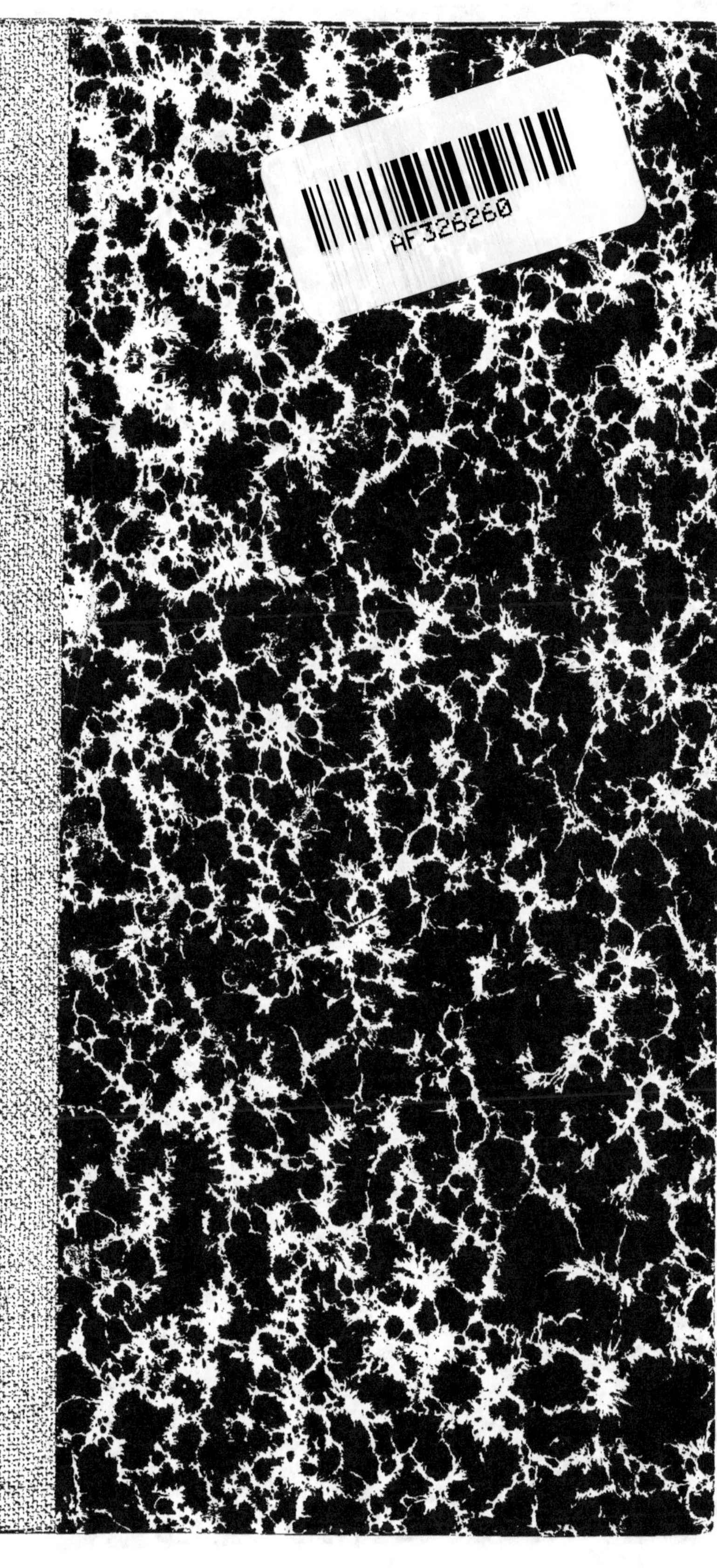
AF326260

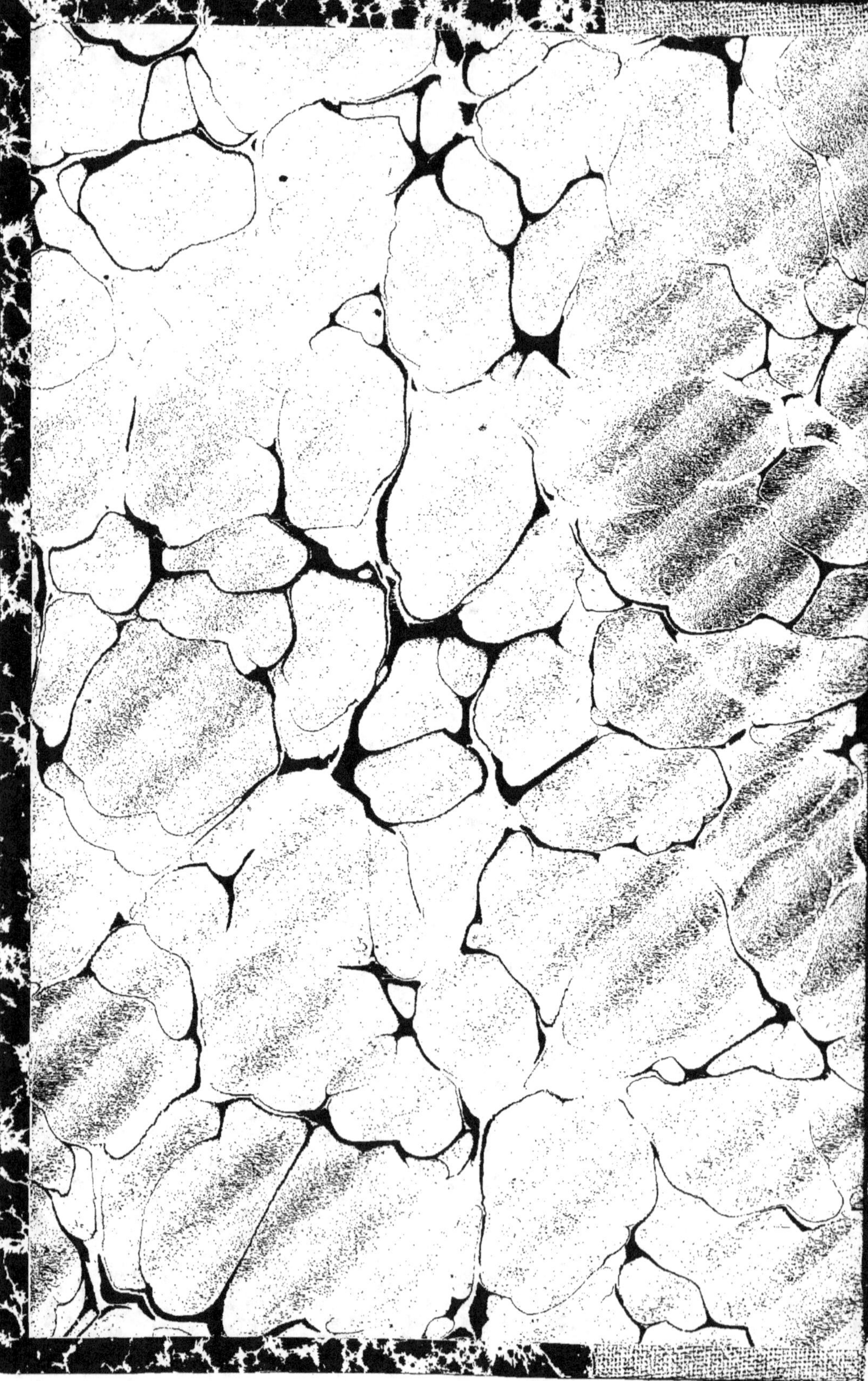

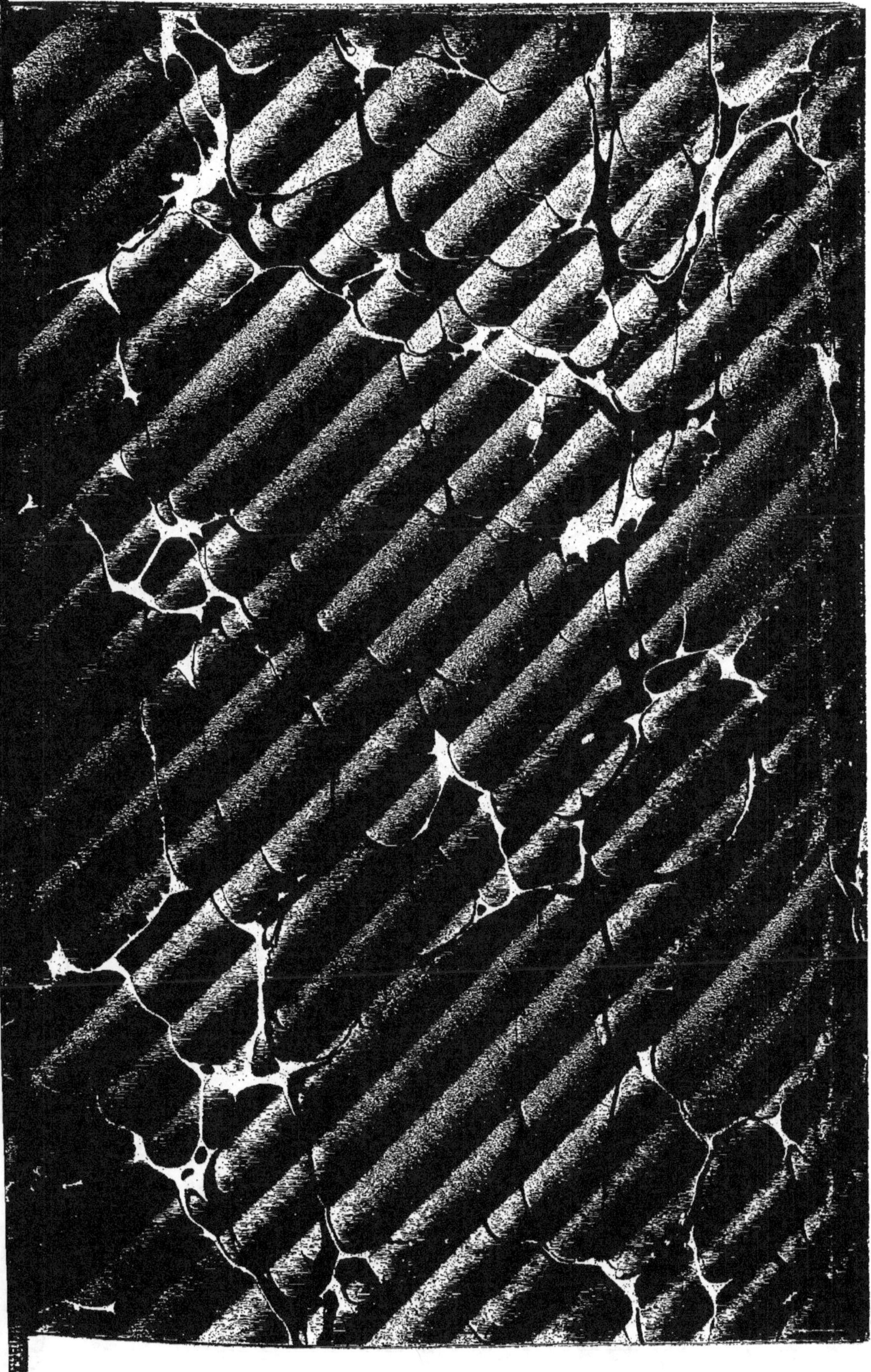

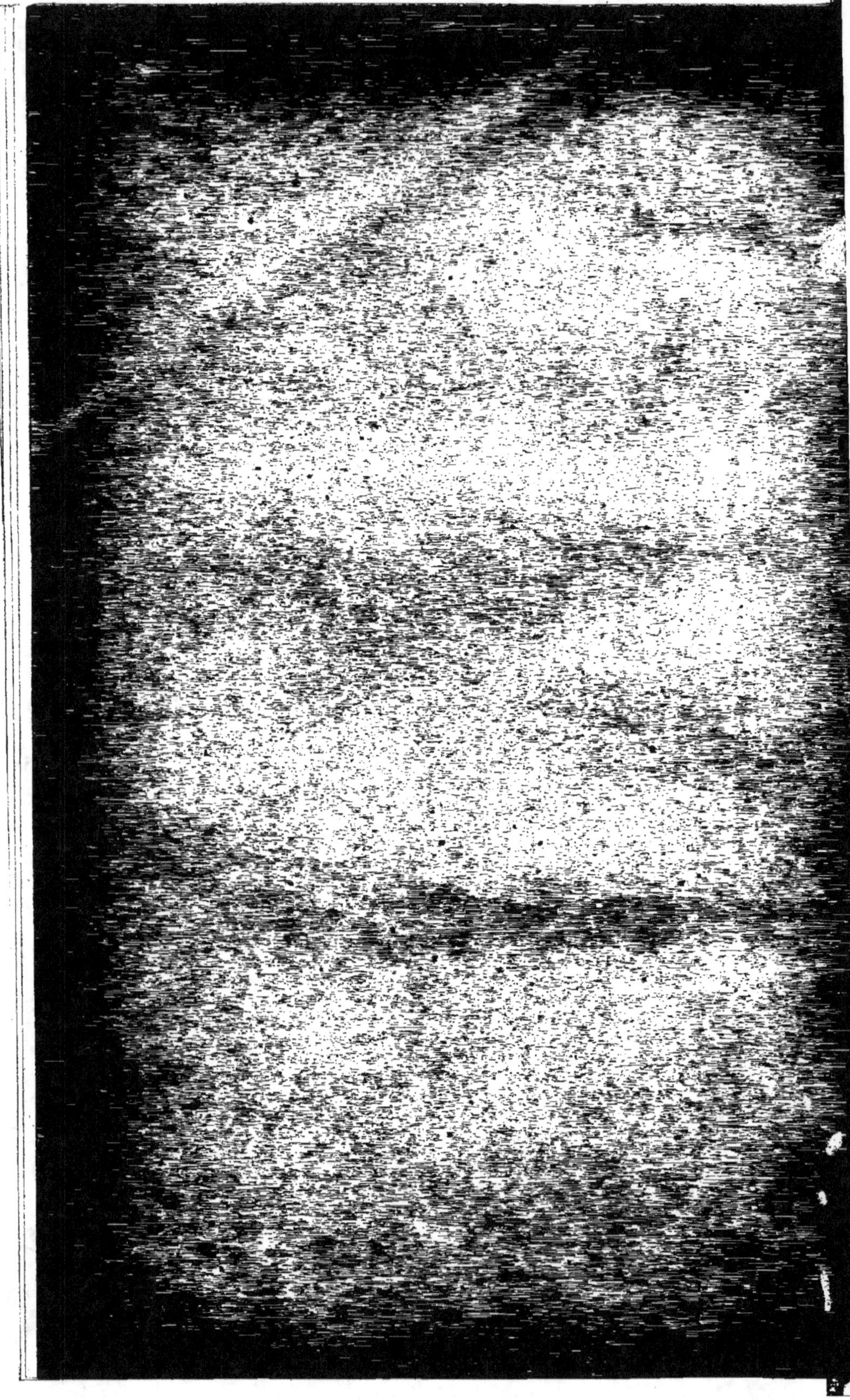

TRAITÉ DES VARIATIONS

DU

SYSTÈME MUSCULAIRE

DE L'HOMME

OUVRAGES DU MÊME AUTEUR

Leçons cliniques sur les fractures de jambe faites à l'Hôtel-Dieu de Paris, en 1875, par le professeur RICHET, recueillies, rédigées et publiées par MM. L. GARNIER et A. LE DOUBLE, internes des hôpitaux. In-8° de 68 pages. Paris, 1875.

Du kleisis génital et principalement de l'occlusien vaginale et vulvaire dans les fistules uro-génitales. (Th. inaug. récompensée par la Faculté de médecine de Paris : médaille de bronze.) In-8° de 250 p. Paris, 1876.

Essai sur la pathogénie et le traitement des hémorrhagies de la paume de la main. In-8° de 110 p. Paris, 1876.

De l'Épididymite blennorrhagique dans les cas de hernie inguinale, de varicocèle ou d'anomalies de l'appareil génital. (Ouvrage récompensé par l'Académie des sciences, prix Godard : 1 000 fr., et par la Faculté de médecine de Paris, prix Chatauvillard : 2 000 fr.). In-8° de 252 p., avec 3 planches. Paris, 1879.

Des avantages de l'allaitement maternel pour la mère, pour l'enfant, pour la famille et pour la société. (Ouvrage récompensé par la Société nationale d'Encouragement au Bien : médaille d'argent.) In-8° de 39 p. Tours, 1880.

La médecine et la chirurgie dans les temps préhistoriques. In-8° de 24 p. Tours, 1887.

La grotte des Fées, de Mettray, à l'époque de la pierre polie. (Reconstitution à l'exposition nationale de Tours, de 1892.) In-8° de 28 p. avec de nombreuses figures dans le texte. Tours, 1892.

Velpeau. In-8° de 24 p. Tours, 1897.

Pour paraître prochainement :

RABELAIS ANATOMISTE ET PHYSIOLOGISTE

ÉVREUX, IMPRIMERIE DE CHARLES HÉRISSEY

TRAITÉ DES VARIATIONS

DU

SYSTÈME MUSCULAIRE

DE L'HOMME

ET

DE LEUR SIGNIFICATION

AU POINT DE VUE DE L'ANTHROPOLOGIE ZOOLOGIQUE

PAR

LE Dʳ A.-F. LE DOUBLE

PROFESSEUR D'ANATOMIE A L'ÉCOLE DE MÉDECINE DE TOURS
LAURÉAT DE L'INSTITUT

AVEC UNE PRÉFACE

DE

M. E.-J. MAREY

Membre de l'Académie des sciences et de l'Académie de médecine,
Professeur au Collège de France.

TOME PREMIER

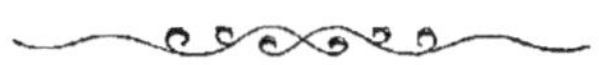

PARIS

LIBRAIRIE C. REINWALD

SCHLEICHER FRÈRES, ÉDITEURS

15, RUE DES SAINTS-PÈRES, 15

1897

car, chez les espèces différentes, les attaches d'un même muscle changent souvent.

Comment sortir de ces difficultés qui semblent inextricables? Est-ce par l'embryologie qui, dans le développement des myotomes, nous révélera des phases plus simples de l'organisation de l'appareil musculaire et déterminera les grandes masses que la différenciation ultérieure subdivisera en muscles spéciaux? Est-ce l'homologie qui servira de base à cette classification en montrant comment un muscle, simple chez une espèce animale, peut prendre, chez une autre, des attaches nouvelles et se diviser en deux muscles différents, comme le plantaire grêle et le fléchisseur perforé des orteils? Ou bien la physiologie nous donnera-t-elle la clé des variations dans la forme et les attaches des muscles en révélant les lois de la morphogénie?

Ces trois sources de connaissances serviront à constituer peu à peu la myologie comparée, mais aucune d'elles ne semble, en ce moment du moins, capable de fournir la base d'une nomenclature méthodique. La possibilité d'établir une telle nomenclature est même très douteuse, puisque les efforts de Cuvier et ceux des plus grands zootomistes n'ont pas réussi à la constituer.

En attendant, le travail le plus utile consiste à rassembler et à classer des documents. On pourrait s'étonner que le livre si riche de M. Le Double n'illustre pas au moyen d'images la description des diverses variations des muscles qu'il signale. Mais on sait l'impuissance des figures à donner une idée précise de la forme des muscles; on s'en aperçoit en étudiant le grand Atlas de Cuvier et Laurillard sur la myologie comparée. C'est par une série de moulages, et mieux encore par des pièces conservées avec leurs articulations flexibles, qu'on aura les éléments d'une comparaison fructueuse des formes musculaires chez les diverses espèces animales. M. Le Double l'a compris et il a déjà rassemblé un grand nombre de moulages et de pièces anatomiques; un éminent zootomiste, M. Montané, a préparé aussi des pièces de ce genre; notre Muséum d'histoire naturelle en possède également quelques-unes. Il est à souhaiter que ces éléments réunis forment bientôt un petit musée de myologie comparée qui sera d'un haut intérêt et s'enrichira bien vite.

Mais je cède trop à mes préoccupations personnelles en signalant les lacunes regrettables de la myologie comparée. Le livre de M. Le Double a pour titre *Les Variations musculaires chez l'homme*; il répond entièrement au but qu'il se propose, et tous ceux qui ont besoin d'une connaissance approfondie de la myologie humaine y trouveront de précieux renseignements. Le chirurgien par exemple sera prévenu, dans l'opération du strabisme, que les muscles de l'œil peuvent augmenter de nombre, se dédoubler ou avoir des tendons surnuméraires; que dans la ligature des artères il peut trouver au-devant de ces vaisseaux un plan musculaire anormal; que la plupart des muscles qui servent de repères en pareil cas peuvent être déplacés ou faire défaut.

La connaissance des variations musculaires chez l'homme est le complément nécessaire des études anatomiques pour celui qui veut se livrer à la pratique chirurgicale. Le livre de M. Le Double répond à cette nécessité, mais en même temps il rassemble de précieux documents pour ceux que préoccupent les questions d'anatomie comparée, de transformisme et de philosophie anatomique.

Une chose pourtant m'a surpris en lisant ces deux volumes : c'est que M. Le Double ait prié un physiologiste d'en écrire la préface. Je n'ai trouvé l'explication de ce choix trop flatteur qu'en lisant les considérations générales où sont acceptées sans réserves certaines idées que j'ai émises sur le rôle de la fonction comme modificatrice de la forme des muscles, et sur les changements que l'action musculaire produit dans la forme des os. Rien ne pouvait être plus encourageant pour moi que cette approbation venant d'un anatomiste dont le nom et les travaux sont tenus en grande estime en France et à l'étranger.

MAREY.

Juillet 1897.

PRÉFACE

Écrire un traité didactique des variations du système musculaire de l'homme et de leur signification au point de vue de l'anthropologie zoologique était une entreprise longue et difficile; M. Le Double s'en est acquitté à son honneur et nous a donné un précieux ouvrage. On y trouve rassemblés, à côté des faits que lui a fournis sa longue pratique des dissections, ceux qui étaient épars dans les recueils anatomiques français et étrangers.

Dans ce vaste compendium, tout est classé avec méthode, et le nombre des documents qui s'y trouvent est assez grand pour que l'auteur ait pu soumettre à la statistique le degré de fréquence des diverses variations musculaires, suivant la race et le sexe des individus étudiés.

M. Le Double a compris également l'intérêt qui s'attache à la comparaison des formes normales ou aberrantes des muscles de l'homme avec celles que présentent les muscles homologues chez les diverses espèces animales. Rien n'est plus suggestif qu'une telle comparaison pour celui qui cherche à saisir les lois encore obscures de la morphogénie.

En voyant combien un même muscle varie, d'une espèce à une autre, par sa forme et par ses attaches, on ne peut s'empêcher d'émettre quelque prévision sur les particularités de sa fonction dans chacune de ces espèces; or, ces prévisions, on peut aujourd'hui les contrôler grâce aux puissantes méthodes dont la physiologie dispose pour analyser les mouvements propres aux diverses espèces animales. Le moment paraît venu où l'anatomie et la physiologie des muscles pourront se développer d'un pas égal en s'appuyant l'une sur l'autre.

Toutefois nos connaissances sur l'anatomie comparée des muscles et sur leurs homologies sont encore fort incomplètes; cela tient, en grande partie, à la difficulté de rassembler et de classer dans les galeries zoologiques les pièces anatomiques du système musculaire. On possède de riches collections de squelettes; la taxidermie reproduit artistiquemeut les formes extérieures et les attitudes des animaux; les centres nerveux et les viscères eux-mêmes sont conservés dans des liquides spéciaux; il en est de même pour les belles dissections du système nerveux. Mais les muscles, difficiles à préparer et à conserver, ne sont représentés que par de rares moulages.

Et pourtant, tout le monde reconnaît l'importance de la myologie comparée; les plus éminents anthropotomistes et anatomistes vétérinaires, réunis en congrès à Bâle et à Berne, ont cherché à porter la lumière dans cette région peu connue de l'anatomie humaine et de l'anatomie comparée; ils ont tenté de créer une nomenclature qui rendît moins incertaine la détermination des homologies musculaires. Mais jusqu'ici aucune résolution n'a prévalu, de sorte que nous gardons encore la nomenclature que la force des choses nous a imposée, celle qui a été faite pour les besoins de l'anatomie humaine. Or, cette nomenclature est des plus défectueuses. Elle manque d'unité en désignant les muscles tantôt d'après leurs attaches, tantôt d'après leur forme, tantôt d'après leur fonction; dans ce dernier cas, le nom donné au muscle consacre souvent une erreur physiologique, ainsi que l'a montré Duchenne, de Boulogne.

La nomenclature qui désigne les muscles par leurs attaches, celle qu'a proposée Chaussier et qu'ont employée partiellement Cuvier et Laurillard, est plus homogène et permet, d'après le nom donné à un muscle, d'avoir déjà quelque idée de sa fonction. Mais, en myologie comparée, cette nomenclature est défectueuse, profit, je devais avoir réuni un chiffre élevé d'anomalies musculaires, traduit et contrôlé maints travaux français et étrangers, soumis aux savants les plus compétents les cas nouveaux et difficiles à interpréter que j'avais rencontrés, démontré l'intérêt qu'offre l'étude des variations morphologiques des agents actifs du mouvement.

Aujourd'hui ce but est atteint. Il est des malformations que j'ai vues plusieurs centaines de fois ; j'ai découvert un grand nombre de faisceaux insolites et dix muscles nouveaux (choanoïde de l'œil, stylopharyngien inférieur, lombo-stylien, masto-hyoïdien, adducteur du second orteil, abducteur accessoire du petit orteil, auriculaire inférieur, accessoire de la longue portion du biceps crural, accessoire du droit antérieur de la cuisse, accessoire du petit fessier). Mes recherches sont invoquées et citées dans les traités classiques d'anatomie, et devant les sociétés savantes, des thèses sur les variations du sterno-cléido-mastoïdien et du groupe scalénique et un ouvrage d'ensemble sur les variations des muscles du corps — non compris les muscles de la face, de la mastication, des yeux, des oreilles, de la langue, du voile du palais, du pharynx, du larynx, du diaphragme, des gouttières vertébrales, du périnée, de la main et du pied — ont été imprimés à Paris et à Bordeaux.

En Amérique, en Angleterre, en Alsace-Lorraine, en Russie, un service de statistique analogue à celui que j'ai établi, en 1878, à l'Ecole de Tours, dès que j'ai pris possession de l'amphithéâtre d'anatomie, est organisé et a déjà donné des résultats curieux sur le degré de fréquence, d'apparition du chef huméral du biceps, du présternal, etc., et de disparition du pyramidal de l'abdomen, du petit psoas, etc., dans les différentes races. En Angleterre même, sur l'initiative des professeurs Cunningham, de l'Université de Dublin et Macalister, de l'Université de Cambridge, la Société anatomique a nommé, le 6 mars 1889, une commission chargée de rassembler et de classer les observations d'un certain nombre d'anomalies organiques mises annuellement et simultanément à l'étude dans les 36 Instituts anatomiques du royaume.

Au congrès d'anatomie humaine tenu à Bâle en 1894 les anthropotomistes allemands ont chargé M. W. His d'élaborer un projet de nomenclature anatomique internationale applicable à l'anatomie de l'homme ; au congrès d'anatomie vétérinaire tenu à Berne en 1895, les vétérinaires de tous les pays ont chargé MM. Arloing et Lesbre d'élaborer un projet analogue applicable à l'anatomie comparée, principalement à la myologie comparée : la forme, la constitution, le volume, les attaches, les usages, et par suite le nom d'un même muscle variant d'une espèce à l'autre. Pour déférer à ce vœu, M. W. His a fait paraître, à Leipsig, en 1896, les *Nomina anatomica*, et M. Lesbre, à Lyon, en 1897, un *Essai de myologie comparée de l'Homme et des Mammifères domestiques en vue d'établir une nomenclature unique et rationnelle.*

Les deux premières questions qui figurent sur le programme de la section d'anatomie du XII⁰ congrès international de médecine qui doit s'ouvrir à Moscou, le 19 août de cette année, sont les suivantes :

« 1° Doit-on admettre comme internationale la nomenclature anatomique latine élaborée par la Société anatomique allemande ?

« 2° De quelle manière peut-on introduire l'unité de nomenclature dans les ouvrages russes sur l'anatomie ? »

A tous égards mon livre arrive donc bien à son heure. *C'est le premier traité didactique complet des variations du système musculaire qui paraisse en France et à l'étranger.* J'ose croire qu'en raison de son utilité et du labeur considérable qu'il m'a coûté, il sera bien accueilli.

Je ne saurais mieux terminer qu'en donnant un souvenir ému à la mémoire de Wood, de Londres; de W. Gruber, de Saint-Pétersbourg; de Broca, de Quatrefages et de Dechambre, avec lesquels j'ai entretenu de si cordiales relations du jour où j'ai commencé à m'occuper des variations organiques au point de vue de l'Anthropologie zoologique, et en remerciant sincèrement les maîtres éminents français et étrangers qui me sont venus en aide, et les prosecteurs, les aides d'anatomie et les élèves de l'École de médecine de Tours qui ont été, depuis vingt ans, mes collaborateurs et qui peuvent attester avec quel soin et quelle persévérance mes recherches ont été faites ;

MM. Macalister, de l'Université de Cambridge; Cunningham et Knott, de l'Université de Dublin ; Humphry, Struthers et Turner, de l'Université d'Edimbourg; Leboucq, de l'Université de Gand ; Krause, de l'Université de Berlin ; Schwalbe et Pfitzner, de l'Université de Strasbourg ; Bertelli, de l'Université de Pise ; Bovero, de l'Université de Turin ; Stoddard, de l'Université de Rochester (États-Unis);

INTRODUCTION

C'est en 1876 que j'ai commencé à m'occuper de la question des variations du système musculaire de l'homme et de leur signification au point de vue de l'Anthropologie zoologique. En 1879, j'ai communiqué à la *Société d'Anthropologie* de Paris mon premier mémoire sur le muscle présternal. En 1880 j'ai lu, au Congrès tenu à Alger par l'*Association française pour l'avancement des sciences*, un travail qui débute ainsi :

« Occupé à préparer un Traité des anomalies musculaires, je crois devoir signaler dès à présent, pour prendre rang, certains muscles des animaux qui peuvent anormalement se reproduire chez l'homme.

« Je n'indiquerai ici que les muscles anormaux des régions de la nuque, du dos, de la région thoracique antérieure, de la région thoracique latérale, de l'épaule et du cou. Les muscles anormaux des autres régions qui reproduisent chez l'homme une disposition animale seront l'objet de communications ultérieures. »

De 1880 à 1883 j'ai écrit dans le *Dictionnaire encyclopédique des sciences médicales* de Dechambre et Le Reboullet, les articles suivants :

« Deltoïde, grand dentelé, petit dentelé postérieur et supérieur, petit dentelé postérieur et inférieur, demi-tendineux, demi-membraneux, intercostaux internes et externes, omo-trachélien, orbiculaire des lèvres, orbiculaire des paupières, sourcilier, sous-clavier, sous-scapulaire, sous-scapulaire accessoire, sous-épineux, sur-costaux, sur-costal antérieur, sternal, sterno-cléido-mastoïdien, cléido-occipital, sterno-cléido-hyoïdien, sterno-chondro-thyroïdien.

Dans chacun de ces articles les malformations du muscle en cause sont largement analysées et interprétées.

Depuis, pas une année ne s'est écoulée, sans que j'aie publié une ou plusieurs monographies sur les vices de conformation des muscles humains. Qu'il me soit permis de citer les principales :

Du muscle sus-claviculaire propre, in *Bulletins de la Société anatomique de Paris*, 1880 ;

Contribution à l'histoire des anomalies du diaphragme, in *Bulletins de la Société d'Anthropologie de Paris*, 1883 ;

Contribution à l'histoire des anomalies musculaires, in *Revue d'Anthropologie de Paris*, 1885-1886-1887-1888 ;

Sur 33 muscles présternaux, in *Comptes rendus de l'Académie de médecine de Paris*, 1890 ;

Du muscle épitrochléo-olécranien ; *eod. loc.*, 1891 ;

Malformations des muscles de l'oreille in *Journal de l'Anatomie et de la Physiologie*, 1894 ;

Malformations des muscles de l'œil, in *Archives d'ophtalmologie*, 1894 ;

Des muscles anormaux et des divers modes de conformation des muscles normaux du larynx, in *Annales de Laryngologie et de Rhinologie*, 1894 ;

Des variations morphologiques des muscles de la face, de la mastication, de la main, du pied et du périnée de l'homme et dix muscles nouveaux dans l'espèce humaine, in *Bibliographie anatomique* 1894-1895-1896.

Faut-il ajouter que je possède les moulages des anomalies musculaires les plus curieuses que j'ai observées, que plusieurs d'entre eux ont été présentés à l'Institut, à l'Académie de médecine, aux Sociétés d'anatomie, d'anthropologie et de biologie de Paris, et que j'espère voir la collection qu'ils forment figurer dans la section des sciences anthropologiques de l'Exposition de 1900 ?

Ceci établi, — et je devais l'établir d'une manière irréfutable dans l'intérêt de la vérité, du droit et de la justice — il me reste à dire pourquoi j'ai tant tardé à écrire ce livre. Parce que, pour faire une œuvre originale, complète, digne de rester et d'être consultée avec

MM. Marey, de l'Institut et du Collège de France ; Deniker, bibliothécaire du Muséum d'histoire naturelle ; Mathias Duval, Farabeuf, Blanchard, Poirier, Pozzi, Sebileau, Laborde, Morestin, de la Faculté de médecine ; Dureau, bibliothécaire de l'Académie de médecine ; Hervé, Manouvrier, Chudzinski et Regnault, de l'École et de la Société d'anthropologie de Paris ; Heydenreich, Nicolas et Prenant, de la Faculté de médecine de Nancy ; Wertheimer, de la Faculté de médecine de Lille ; Charpy, de la Faculté de médecine de Toulouse ; Paulet et Gilis, de la Faculté de médecine de Montpellier ; Maisonneuve et Motais, de la Faculté des sciences et de l'École de médecine d'Angers ; Moussu, Lavocat et Lesbre, des écoles vétérinaires d'Alfort, de Toulouse et de Lyon ; Cuyer, de l'École nationale des beaux-arts ;

MM. Revol, Delaittre, Cuvier, Danseux, Maurice, H. Barnsby, André, J. Thomas, Bougrier, Compain, Bourgougnon, Girard, Petit, Robert, Sabathé, Dubois, Servant, Lelot, Boyer, Alain, Franchet, Audat, Ansaloni, Mahoudeau, Roux, Sainton, George, Jusseaume, etc., etc.

TABLE DES CHAPITRES

MUSCLES DE LA TÊTE

MUSCLES DE LA FACE

FRONTAL

Syn.[1] : *M. frontis* (Fallope, Morgagni) ; *M. frontalis* (N. a.)[2] ; *M. de l'attention, de l'étonnement* (Duchenne, de Boulogne.)

Absence. — M. le professeur Macalister a noté une fois l'absence du muscle frontal. (*Transactions of the royal Irish Academy*, 1871.)

Variations de structure. — Le frontal offre, suivant les individus et suivant les races, des différences sensibles dans son épaisseur et dans sa couleur. M. le docteur Hamy a présenté à la séance de la Société d'anthropologie du 3 mars 1870 une belle planche reproduisant les muscles de la face d'un négrillon. Or dans cette planche on voit très nettement que, malgré la grande jeunesse du sujet, ces agents contractiles, intimement unis entre eux, sont très prononcés. Il en est de même chez le nègre représenté dans l'atlas de Cuvier et Laurillard. M. Chudzinski a constaté : que les « muscles frontaux étaient très rouges, absolument comme les autres muscles striés de l'économie... et le muscle occipito-frontal très épais chez divers nègres et certains

---

[1] Les muscles de la face ayant été décrits sous dès noms très différents, je crois devoir donner ici une synonymie exacte de chacun d'entre eux. Pour me conformer à l'usage je sépare le muscle frontal du muscle occipital que les anthropo-zoologistes considèrent avec raison comme un seul muscle (*M. occipito-frontalis; M. epicranius; M. cranii cutaneus*).

[2] Les deux lettres (n. a.) signifient d'après les *nomina anatomica*.

1

mongoloïdes [1]. » Un nègre Ashanti, disséqué par le docteur Popowsky, avait aussi les muscles faciaux volumineux et peu indépendants [2].

Le frontal peut ressembler aux muscles des *poissons*, être divisé en fasciculi.

M. Chudzinski a trouvé chez une Annamite une intersection tendineuse de 12 mm. au-dessous de l'angle supéro-externe du muscle en question.

Union des deux muscles. — J'ai observé sur une femme l'entre-croisement des fibres inférieures des deux frontaux.

Anatomie comparée. — L'occipito-frontal (*M. cranii cutaneus; sous-cutané épicranien*) appartient à la grande classe des *platysma myoïdes*. Comme les *platysma myoïdes* il est plus ou moins développé, disparaît quelquefois des régions où on le trouve normalement ou se montre anormalement dans des régions où il n'existe pas. Sur un *gorille mâle* disséqué par M. Chudzinski le frontal était très épais et très rouge. Chez *le fœtus de gibbon* les deux frontaux semblent se toucher par leurs bords internes, du moins en bas [3].

Variations des Insertions. — *Variations des insertions supérieures.* — D'ordinaire l'aponévrose épicranienne s'avance entre les bords charnus supérieurs convexes des deux frontaux en formant un angle obtus à sommet inférieur. Comme M. le professeur Macalister et Sœmmerring, j'ai noté souvent la disparition de cette lamelle nacrée triangulaire et la fusion complète des deux frontaux dans toute leur hauteur.

Normalement les frontaux ont pour limite supérieure une ligne située à égale distance de la suture fronto-pariétale et des arcades orbitaires. Exceptionnellement ils s'étendent jusqu'à la suture fronto-pariétale. Mayer [4] a même signalé l'union du muscle occipital et du muscle frontal. Chez deux Néo-Calédoniens disséqués par M. Chudzinski, « le frontal était limité, en haut, par un arc festonné et les fibres du temporal superficiel s'engageaient sous son bord externe qu'elles prolongeaient jusqu'à l'arcade zygomatique ».

[1] Chudzinski. *Quelques observations sur les muscles peauciers du crâne et de la peau dans les races humaines*, Paris, 1896, p. 11.

[2] Popowsky. *Journal l'Anthropologie*, 1893.

[3] Deniker. *Recherches anatomiques et embryologiques sur les singes anthropoïdes*, Paris, 1886, p. 117.

[4] Mayer, t. III, p. 159.

ANATOMIE COMPARÉE. — Dans le *Vespertilio murinus* le peaucier du crâne est une lame musculaire très mince dans laquelle il n'y a pas à considérer une aponévrose épicranienne qui serait intermédiaire à deux muscles dont l'un serait l'occipital et l'autre le frontal, de façon à constituer un véritable digastrique. Il est vrai que par endroits la couche musculaire devient plus épaisse et ses fibres plus nettes; mais en réalité il y a là un pannicule charnu non interrompu dans toute son étendue[1]. M. Chudzinski a retrouvé chez les *gorilles* le mode de conformation du frontal qu'il a observé chez les deux Néo-Calédoniens qu'il a disséqués[2].

Variations des insertions inférieures. — Dans son travail très consciencieux et très complet sur le *Musculus frontalis* in *Verslagen en Mededeelingen der K. Akademie van Wetenschappen Natuurk. Deel VII and Archiv* (Bd. II, Hft. I, p. 48), M. Halbertsma donne, en bas, comme normales les insertions suivantes du frontal :

L'apophyse orbitaire interne, la peau du sourcil et de l'espace intersourcilier, l'élévateur commun de l'aile du nez et de la lèvre supérieure. A ces insertions j'ajouterai avec MM. Wilson et Macalister la face profonde de l'orbiculaire des paupières.

C'est à tort que divers anatomistes prétendent que la continuité du frontal et du releveur commun de l'aile du nez et de la lèvre supérieure constitue une anomalie, l'exception et non la règle. J'admets entièrement cette continuité non seulement avec M. le professeur Halbertsma, mais aussi avec Lauth, Langenbeck, Rosenmüller, Theile, Albinus, Courcelles, etc.

Anormalement le muscle frontal peut se fixer inférieurement :

1° A l'arcade orbitaire (Arnold, Bock, Meckel, deux observations personnelles, sur deux hommes);

2° A l'arcade sourcilière (Bock, Fles, Hyrtl, Langenbeck, Meyer, Weber);

3° A la glabelle (Arnold, Fles et Hyrtl);

4° Aux os propres du nez (Arnold, Bock, Langenbeck, Böhmer, Rosenmüller, Theile, Henle et Weber);

5° A la suture fronto-maxillaire (Macalister);

---

[1] Maisonneuve. *Traité de l'anatomie et de la physiologie du Vespertilio murinus*, Paris, 1878, p. 143.

[2] Chudzinski. *Loc. cit. supra*, p. 13.

6° A l'apophyse nasale de l'os maxillaire supérieur (Meckel, Bock, Böhmer).

Theile a vu le muscle frontal renforcé par un faisceau provenant de la crête temporale de l'os frontal, et d'autres anatomistes, par un faisceau détaché de l'apophyse orbitaire. Au dire de M. Chudzinski, la surface du frontal atteint son maximum de développement dans la race jaune et son minimum dans la race noire ; la race blanche tient le milieu entre les précédentes[1].

ANATOMIE COMPARÉE. — Les fibres du muscle frontal s'entre-croisent chez le *fœtus de gorille* avec celles du muscle orbiculaire et du pyramidal du nez (Deniker). Elles sont donc plus développées que chez le *gorille adulte* chez lequel elles dépassent à peine, d'après Ehlers, la partie postérieure de l'arcade sourcilière.

OCCIPITAL

Syn. : *M. occipitalis* (N. a.) ; *Epicranius occipitalis ; Occipitii, Occipitales musculi.*

Absence. — L'absence des deux occipitaux a été constatée par M. le professeur Macalister et M. Cassebohm[2]. J'ai cherché vainement moi-même ces deux muscles sur une fillette de onze ans.

ANATOMIE COMPARÉE. — Les occipitaux font normalement défaut chez les *Ruminants,* le *bœuf* en particulier.

Variations de structure. — Le muscle occipital est plus épais et plus coloré que le frontal, surtout dans la race noire. Portal a signalé la division en deux faisceaux horizontaux superposés[3]. Je pense que le faisceau supérieur de ce muscle occipital anormal était tout simplement le faisceau supérieur de l'auriculaire postérieur. L'union de l'auriculaire postérieur et de l'occipital est, en effet, assez fréquente. J'incline à croire que l'occipital est plus souvent divisé en

[1] Chudzinski. *Loc. cit. suprà*, p. 13.
[2] Cassebohm, *in* Macalister, *loc. cit. suprà.*
[3] Portal. *Cours d'anat. méd.* Paris, 1803, t. II, p. 50.

fasciculi que le frontal. Chez une Annamite disséquée par M. Chudzinski, l'occipital avait la forme d'un large triangle à sommet supérieur.

Union des deux muscles. — L'entre-croisement de l'occipital droit et de l'occipital gauche sur la ligne médiane est indiqué par Sœmmerring[1].

Anatomie comparée. — La fusion des deux occipitaux sur la ligne médiane est, d'après M. Lesbre, presque constante chez le *chien*.

Chez le *fœtus de gorille* la distance entre les bords internes des deux occipitaux n'est en haut que de 10 millimètres (Deniker).

Variations des insertions et connexions plus intimes avec les muscles voisins. — Je viens de dire que l'union de l'auriculaire postérieur et de l'occipital est assez fréquente.

Je l'ai observée après Lieutaud[2], M. Macalister et plusieurs autres anatomistes. Ce qui est plus rare, c'est la prolongation dans le muscle de la nuque des fibres d'insertion supérieure du sterno-cléido-mastoïdien ou du grand complexus. En disséquant, il y a environ cinq ans, la nuque d'un adjudant d'infanterie qui, pour éviter le conseil de guerre, s'était logé une balle dans le crâne, j'ai mis à nu une bandelette musculaire qui s'étendait du grand complexus droit au muscle occipital du même côté. Cette bandelette avait à peu près la largeur et la longueur de l'index.

M. Chudzinski a remarqué que chez les sujets de race de couleur les faisceaux les plus antérieurs de l'occipital allaient se fixer sur le pavillon de l'oreille. Au dire du même anatomiste, la surface de ce muscle est plus large chez les noirs, un peu moindre chez les blancs et au minimum chez les mongoloïdes.

Anatomie comparée. — Dans son mémoire sur les *Chauves-souris*, M. le professeur Macalister assigne à l'insertion postérieure de l'occipito-frontal la partie interne de la ligne courbe supérieure de l'occipital.

Blanchard fait de même dans le dessin qu'il donne de la myologie du *Vespertilio murinus*.

Selon M. Maisonneuve, il y a là une erreur commise par ces deux auteurs. C'est au-dessous et en arrière du méplat triangulaire cons-

---

[1] Sœmmerring, p. 79.
[2] Lieutaud, p. 121.

titué par l'angle supérieur de l'occipital que se voit l'origine du peaucier du crâne, c'est par conséquent entre les deux grands complexus que s'insère le peaucier[1]. Par sa partie antérieure, ce muscle donne insertion à l'adducteur de l'oreille qui y adhère par sa portion profonde, au pyramidal du nez et à l'élévateur de la lèvre supérieure.

Dans l'*éléphant des Indes*, l'occipito-frontal est sous-cutané : son ventre antérieur est en relation avec les fibres postérieures de l'orbiculaire des paupières et son ventre postérieur avec les muscles de l'oreille (Watson[2]).

Dans le *Troglodytes Aubryï*, quelques fibres de l'occipital se dirigeant vers la partie postérieure de la conque forment un muscle auriculaire postérieur[3]. Chez le *gorille* l'auriculaire postérieur est attaché en arrière sur l'aponévrose du muscle occipital[4].

PYRAMIDAL

Syn. : *Frontalis pars per dorsum nasi ducta* (Eustachi); *M. procerus nasi* (Santorini ; N. a.); *M. pyramidalis nasi; Dorsalis narium; M. de l'agression, de la menace* (Duchenne, de Boulogne).

Le pyramidal est-il une dépendance du muscle frontal, *Frontalis pars per dorsum nasi ducta?* Cette opinion n'est plus soutenable à l'heure présente. Le pyramidal est l'antagoniste du frontal (Sappey, Duchenne, de Boulogne, etc.).

Existe-t-il un interstice aponévrotique qui marque la séparation entre le pyramidal et le frontal ?

Ludovic Hirschfeld prétend qu'en disséquant avec soin le pyramidal, il a trouvé souvent entre ce muscle et le frontal une intersection aponévrotique visible à l'œil nu. Comme Cruveilhier et Duchenne, de Boulogne, je n'ai jamais rencontré cette intersection, mais j'ai vu une fois, sur une femme, le pyramidal droit s'insérer à la peau du front à 3 millimètres du muscle frontal.

---

[1] Maisonneuve. *Loc. cit. suprà*, p. 143.

[2] Watson. *Journ. of. anat. and phys.*, 1874, p. 118.

[3] Alix et Gratiolet. Recherches sur l'anatomie du *Troglodytes Aubryï, Nouv. Arch. du Museum*, 1866, t. II, p. 209.

[4] Deniker. Le développement des muscles de la face chez le gorille, *Comptes rendus de la Soc. de Biolog.*, 1887, p. 449.

Absence. — Le pyramidal peut manquer à droite ou à gauche ou des deux côtés. Harrison a observé divers cas de ce genre. J'ai noté une fois, sur un homme, l'absence du pyramidal droit et une fois, sur une femme, l'absence du pyramidal gauche. Le 21 janvier 1893, mon prosecteur M. André, préparant, sur un vieillard, les muscles de la face pour mon cours, a cherché vainement les deux pyramidaux.

ANATOMIE COMPARÉE. — Les pyramidaux sont rudimentaires ou font défaut chez divers *Mammifères* d'un ordre assez élevé. Chez les *animaux domestiques* le pyramidal n'existe pas ou paraît s'être fusionné avec le releveur commun de l'aile, du nez et de la lèvre supérieure (Lesbre).

« Dans le *Gorilla gina* il n'y a que quelques traces des pyramidaux entre les deux orbites[1], » dit Duvernoy. M. le professeur Hartmann, de l'Université de Berlin, a écrit d'autre part : « Le pyramidal du nez se rencontre chez tous les *Anthropoïdes*, surtout chez le *gorille* et chez l'*orang*. Il est plus faible chez le *chimpanzé* et le *gibbon;* il existe d'ailleurs aussi chez des formes non *Anthropoïdes*, par exemple, chez le *babouin* et l'*atèle.* » (Hartmann, *Les Singes Anthropoïdes*, Paris, 1886, p. 119.) — Ailleurs, M. Hartmann ajoute que le muscle en question est très réduit chez le *gibbon cendré (Die Menschenähnlichen Affen*, p. 142).

Variations de structure. — Les variations de développement et les connexions plus intimes avec les muscles voisins sont, je le répète pour la dernière fois, les anomalies les plus communes de tous les muscles du visage.

Union des deux muscles. — Les pyramidaux sont quelquefois si intimement unis sur la ligne médiane qu'ils semblent ne former qu'un seul muscle[2].

Souvent ils sont seulement confondus vers leur partie inférieure[3].

ANATOMIE COMPARÉE. — Chez le *Vespertilio murinus* les pyramidaux sont séparés entre eux quant à leur portion musculaire, mais se terminent par un tendon commun.

Variations de forme. — D'après M. Chudzinski le pyramidal n'aurait pas la même forme dans toutes les races : il aurait la forme d'un

---

[1] Duvernoy. Des caractères anat. des grands singes pseudo-anthropomorphes, *Arch. du Museum d'hist. nat.*, 1853, p. 192.

[2] Casserius. *De nasi fabricâ*, l. III, cap. VII.

[3] Santorini. *Observationes anatomicæ.* Venetiis, 1724, p. 12, pl. LXVI.

trapèze dans la race blanche et d'un triangle à sommet supérieur dans les races noire et jaune. Chez les quelques nègres et négresses que j'ai disséqués il était, en effet, triangulaire.

Variations des insertions. — Ainsi que je l'ai dit, il peut être séparé du muscle frontal. Cela doit arriver excessivement rarement : en 19 ans (1878-1897) je n'ai rencontré cette conformation qu'une fois. En bas il s'attache généralement à l'aponévrose du transverse du nez et exceptionnellement :

α) Aux os propres du nez ;

β) Aux cartilages de l'aile du nez ;

γ) A l'élévateur commun de l'aile du nez et de la lèvre supérieure ;

δ) A la face profonde de la peau de l'aile du nez.

Anatomie comparée. — Dans les *Chauves-souris* il n'y a qu'un releveur de la lèvre supérieure qui part de l'angle de l'adducteur aurien avec le pyramidal.

Chez le *chat* l'élévateur commun de l'aile du nez et de la lèvre supérieure est formé par deux faisceaux dont les fibres confondues en haut, naissent, les profondes, de l'apophyse nasale du siagon, les superficielles du pyramidal et du muscle frontal [1].

Le pyramidal d'un jeune *gorille* mâle disséqué par M. Chudzinski était divisé en deux faisceaux dont l'interne était constitué par les fibres médianes du muscle frontal qui s'entre-croisaient, au-dessous de la suture naso-frontale pour former une espèce de chevron ouvert en bas. M. Chudzinski a observé un mode de conformation analogue chez une négresse.

TRANSVERSE DU NEZ

Syn. : *Qui alam naris dilatat sine elevatione nasi* (Riolan) ; *Primi paris constringium alas* (Spigel) ; *Compressor naris* (Albinus) ; *Pinnal transverse* (Cruveilhier) ; *Maxillo-nasal* (Chaussier) ; *M. compressor nasi* ; *M. triangularis nasi* ; *M. attrahens nasi* ; *M. constrictor alæ nasi* ; *Pars transversa musculi nasalis* (N. a.) ; *M. de la lubricité* (Duchenne, de Boulogne).

Absence. — Il y a douze ans, un de mes élèves, M. Cuvier, n'a pas rencontré le triangulaire droit sur un homme de 45 ans, mort de paralysie agitante.

[1] Strauss-Durckheim. *Anat. du chat*, t. II. Paris, 1840, p. 208.

Anatomie comparée. — Ehlers ne fait pas mention de ce muscle dans le *gorille* et Bischoff avance qu'il manque dans l'*orang*. Il faisait défaut chez le *fœtus de gibbon* de Deniker.

« Les trois petits muscles suivants, préposés à la dilatation des narines, manquent chez la *girafe*, dit M. Lavocat[1], comme chez les autres *Ruminants* :

Transverse ou triangulaire du nez,

Dilatateur de la narine (pinnal supérieur), } de l'homme. »
Myrtiforme (pinnal radié),

Il n'existe pas non plus de transverse dans deux *Carnassiers* domestiques, le *chien*, le *chat*[2].

Variations de structure. — Quelquefois le transverse est représenté seulement par quelques minces fascicules : Dans le *Troglodytes Aubryï* il n'avait également que « quelques fibres placées à la face dorsale du nez rudimentaire » (Alix et Gratiolet). Chez le négrillon disséqué par M. Hamy il n'y avait aucune trace de séparation entre les faisceaux que l'on distingue habituellement dans le transverse de chaque côté.

Union des deux muscles. — Il peut être entièrement charnu et sembler ne constituer qu'un seul muscle avec celui du côté opposé. Sur une Angolaise j'ai vu les deux muscles séparés seulement l'un de l'autre par un raphé fibreux. M. Maisonneuve a observé ce dernier mode de conformation dans le *murin*. Chez le *porc* qui n'a pas de fausse narine le muscle en question forme au groin une épaisse bordure décrite comme un muscle particulier sous le nom de « *muscle du groin* ».

Variations de forme. — Au lieu d'être triangulaire il est assez souvent rectangulaire.

Variations des insertions et connexions plus intimes avec les muscles voisins. — A son origine il peut être uni au muscle canin ou à l'élévateur commun de l'aile du nez et de la lèvre supérieure. Il se continue presque toujours avec les fibres postérieures et externes du myrtiforme. Chez un nègre disséqué par M. Chudzinski il s'insérait accessoirement à l'apophyse montante du maxillaire supérieur. Dans

[1] Lavocat. *Mém. de l'Acad. des sc. de Toulouse*, 1878, p. 115.
[2] Chauveau et Arloing. *Traité d'anat. comp. des animaux domestiques*. Paris, 1890, p. 294.

les races de couleur, le transversaire du nez « a toujours, dit cet éminent anatomiste, une insertion osseuse au voisinage du muscle myrtiforme ».

DILATATEUR POSTÉRIEUR DES NARINES

Musculus dilatator naris posterior (Santorini); *Pars alaris musculi nasalis* (N. a.); *M. levator proprius alæ nasi posterior; Nasal dilatator* (Leidy); *Dilatateur des narines* (Sappey); *Pinnal supérieur.*

Il est triangulaire et situé dans l'épaisseur des ailes du nez dont il occupe les deux tiers postérieurs. « On le rencontre constamment, dit Sappey, mais parfois si peu développé qu'on ne peut constater sa présence qu'au microscope. » Je ne l'ai pourtant pas trouvé à deux reprises différentes. Par contre je l'ai trouvé très développé chez un homme adulte. M. le professeur Macalister l'a vu recevoir un faisceau de l'orbiculaire des paupières.

ANATOMIE COMPARÉE. — M. Deniker a cherché vainement le dilatateur des ailes du nez chez le *fœtus de gibbon* et le *fœtus de gorille*. Il est pourtant signalé dans le *gorille* adulte par Ehlers[1]. « En cas de dyspnée, observe Cruveilhier, il dilate la narine comme on le voit dans le *cheval* haletant. » C'est en effet chez les *Solipèdes* qu'il acquiert son maximum de développement. Il manque dans les *Ruminants*, le *porc*, les *Carnivores*, etc.

MYRTIFORME

Syn. : *Incisif moyen* (Winslow); *Pinnal radié* (Cruveilhier); *Moustachier; M. depressor alæ nasi; M. depressor labii superioris alæque nasi; M. depressor labii superioris; M. nasalis; M. lateralis nasi; M. dilator narium; M. dilatatator pinnæ; M. fixator labii superioris; Incisivus labii superioris* (N. a.); *Labio-nasal depressor; Nasal depressor.*

Absence. — Le myrtiforme peut manquer. Il faisait défaut chez le *fœtus de gibbon* de Deniker. Il n'existe pas chez le *bœuf*, le *mouton* et la *chèvre* (Lesbre) et est rudimentaire chez les *Carnassiers*.

[1] **Ehlers.** *Abhandlungen der Gesellesch der Wissench zu Gottingen*, 1881, t. XVIII.

Variations de volume. — Suivant M. Chudzinski, le myrtiforme acquiert son maximum de développement chez les nègres d'Afrique.

La forme caractéristique des lèvres des nègres est en grande partie due au développement excessif des muscles myrtiformes et de l'orbiculaire des lèvres. « Chez eux, remarque M. Chudzinski, la moitié supérieure de ce dernier muscle est très remarquable ; elle s'avance presque jusqu'à la base du nez en se renversant sur les autres muscles et surtout sur les myrtiformes. Quelques millimètres séparent à peine la demi-circonférence de ce muscle de la base du nez. Ajoutant à cela les gros faisceaux musculaires qui convergent vers la commissure des lèvres, on aura l'explication de cet aspect charnu qui caractérise les lèvres du nègre[1]. » « Chez les *Anthropoïdes*, déclare encore M. Chudzinski, l'orbiculaire des lèvres est très fort et très épais. » « L'orbiculaire des lèvres du *gorille* est très puissant et prend des dimensions considérables, » dit aussi M. Hartmann[2]. « L'orbiculaire des lèvres du *fœtus de gorille*, observe d'autre part M. Deniker, présente une bande musculaire relativement beaucoup plus étroite que chez l'homme ; il en est d'ailleurs de même chez le *gorille* adulte, comme l'a déjà remarqué Ehlers et comme j'ai pu le constater moi-même[3]. »

Comment concilier ces assertions contradictoires, si on n'admet pas que les muscles des *Anthropoïdes* varient comme ceux de l'homme ?

Variations de structure. — Le myrtiforme peut être divisé en fasciculi.

Connexions plus intimes avec les muscles voisins. — Il est quelquefois inséparable de l'orbiculaire des lèvres. Les fibres internes du myrtiforme et le transverse du nez forment autour de chaque narine un anneau musculeux (*Constrictor alæ nasi* de Cowper ; *M. nasalis* des Allemands), analogue au sphincter qui existe autour des naseaux chez quelques animaux. Cet anneau est surtout très important dans la *girafe*, « de manière, remarque sir Richard Owen, à pouvoir fermer momentanément ces orifices et s'opposer ainsi à l'introduction du sable soulevé par les vents du désert ».

Chez le *fœtus de gorille* on trouve au-dessous et en dedans de l'insertion du canin un muscle que M. Deniker assimile au myrtiforme et au transverse réunis.

[1] Chudzinski. *Revue d'Anthropol.*, 1874.
[2] Hartmann. *Loc. cit.*, p. 120.
[3] Deniker. *Loc. cit.*, p. 116.

ORBICULAIRE DES LÈVRES

Syn. : *Moles carnea, muscula tamen quæ utrumque labium format* (Fallope) ; *Labial* (Chaussier) ; *Sphincter oris ; M. orbicularis oris* (N. a.), *M. constrictor labiorum; M. constrictor prolabii superioris et inferioris ; Oral orbicular muscle.*

Il est peu de muscles qui aient provoqué autant de controverses que l'orbiculaire des lèvres. On les trouvera résumées dans la thèse inaugurale de M. Roy (*Le Muscle orbiculaire des lèvres*, th. Bordeaux, 1890) en même temps qu'un exposé des nouvelles recherches entreprises par l'auteur et MM. Charpy et Poirier pour arriver à établir d'une façon certaine le mode de conformation du muscle dont il s'agit. Mes dissections et mes coupes histologiques des diverses parties de l'orbiculaire des lèvres ne diffèrent pas très sensiblement de celles faites par MM. Roy, Charpy et Poirier. J'admets donc avec ces anatomistes que l'orbiculaire des lèvres comprend deux portions bien distinctes : une portion excentrique (*orbiculaire externe, portion accessoire de Sappey*) formée par le prolongement des triangulaires, des canins, des buccinateurs, des incisifs et une portion concentrique ou marginale (*sphincter oris, orbiculaire interne, portion principale de Sappey*) formée par deux demi-ellipses dont les extrémités entre-croisées s'attachent à la peau et à la muqueuse des commissures de la bouche.

On a donné le nom de *M. depressor septi mobilis narium* [1], *M. nasalis labii superioris, depressor apicis narium, naso-labialis* à un faisceau musculaire qui se porte, à droite et à gauche, de l'orbiculaire sur la cloison des fosses nasales. Je me demande pourquoi Henle a fait de ce petit faisceau qui est toujours séparé de son congénère par un certain intervalle un muscle impair. Le *naso-labial* est si bien confondu chez les animaux comme chez l'homme, avec l'orbiculaire qu'il m'est impossible d'en faire un muscle spécial.

Je dois en dire autant des trousseaux de fibres dépendant de la portion excentrique de l'orbiculaire et qui ont été décrits sous les

[1] Krause. *Anthropotomie*, Band I. Wien, 1835.

noms de *Muscles incisifs*, *M. adductores anguli*, *protractores*, *protusores*, *M. incisivi*, *M. accessorii orbicularis*, etc. J'ai vu manquer :

α) Les quatre incisifs chez une femme.

β) Les deux incisifs supérieurs chez un homme.

γ) L'incisif inférieur droit chez un homme.

δ) L'incisif supérieur gauche chez une femme.

ε) L'incisif supérieur droit chez une femme.

Les muscles incisifs que M. Deniker n'a pu trouver chez le *fœtus de gorille* existent chez les *Anthropoïdes adultes* (Deniker, Bischoff, Ehlers).

COMPRESSEUR DES LÈVRES

Syn. : *Compressor labii; Rectus labii* (Aeby) ; *Muscle de Klein ; Muscle de la succion.* Il n'est pas mentionné dans les *Nomina anatomica.*

Ce muscle qui a été bien étudié par Klein[1], Aeby[2] et mon ami le professeur Wertheimer, de Lille[3], a été découvert par Luschka[4]. Bien développé chez le nouveau-né où il me paraît constant, je l'ai vu manquer quelquefois chez l'adulte. Il n'existe pas chez les *Primates inférieurs*, les *Prosimiens* (Ruge), le *lapin* (Charpy, Poirier, Roy).

ÉLÉVATEUR COMMUN DE LA LÈVRE SUPÉRIEURE
ET DE L'AILE DU NEZ (Boyer, Bichat)

Syn. : *Élévateur ou releveur superficiel* (Cruveilhier) ; *Grand sus-maxillo-labial* (Chaussier) ; *Élévateur commun interne de l'aile du nez et de la lèvre supérieure* (Mathias Duval) ; *Rhinœus* (Cowper) ; *M. pyramidalis ; M. pyramidalis narium ; Caput angulare musculi quadrati labii superioris* (Henle[5], N. a.) ; *Naso-labial elevator; Muscle du sanglot, du pleurer à chaudes larmes* (Duchenne, de Boulogne).

Absence. — Il peut manquer en totalité (Cruveilhier, *Anat. du sys-*

---

[1] Klein. *Zur Kenntniss des Baues der Mundlippen.* Wien, 1869.

[2] Aeby. *Arch. f. microsc. anat.*, 1879.

[3] Wertheimer, *Arch. gén. de méd.*, 1883.

[4] Luschka. *Zeitschrift f. rat. med.*, 1863.

[5] La couche musculeuse qui recouvre le nez et la lèvre supérieure est le plus souvent

tème nerveux, 2ᵉ livraison). J'ai noté son absence des deux côtés sur un enfant, mort de méningite tuberculeuse.

Quand un des faisceaux qui le composent fait défaut, c'est ordinairement le faisceau nasal.

ANATOMIE COMPARÉE. — Le releveur commun de l'aile du nez et de la lèvre supérieure est représenté chez les *Equidés*, les *Ruminants* et les *Carnassiers* par le muscle *sus-naso-labial* (maxillaire de Bourgelat) et le releveur propre de la lèvre supérieure, par le muscle *sus-maxillo-labial* (releveur de la lèvre antérieure de Bourgelat). Le *sus-naso-labial* manque chez le *porc*, le *mouton*, la *chèvre*.

Indépendance des deux chefs dans toute leur longueur ou division de l'un des deux chefs. — Santorini a décrit comme un muscle distinct, sous le nom de *Pyramidalis socius*, le faisceau nasal séparé dans toute sa longueur du faisceau labial [1].

Le faisceau d'insertion aux os du nez peut être double.

Sur un nègre M. Chudzinski a vu ce faisceau naître de l'os nasal par deux chefs qui allaient rejoindre le faisceau externe fixé isolément à l'apophyse montante du maxillaire supérieur.

ANATOMIE COMPARÉE. — En étudiant le muscle suivant nous fournirons une interprétation des subdivisions et de la multiplication des releveurs. Bornons-nous à dire seulement, dès à présent, que chez le *fourmilier*, le *manis*, le *blaireau*, l'élévateur commun de l'aile du nez et de la lèvre supérieure est divisé en deux muscles complètement distincts [2] et que sur le *fœtus de gibbon* M. Deniker a trouvé deux releveurs communs de la lèvre supérieure et de l'aile du nez : un superficiel et un profond.

Variations des insertions et connexions plus intimes avec les

---

très épaisse. « J'ai pu la disséquer, dit M. le professeur Hartmann, de Berlin, tant chez les *Anthropoïdes* que chez d'autres *Singes*, même du nouveau monde, jusque dans ses détails, c'est-à-dire y distinguer les muscles zygomatiques, l'élévateur propre de la lèvre supérieure, l'élévateur commun de l'aile du nez et de la lèvre supérieure. Duvernoy, Alix et Gratiolet ont réussi à le faire sur les *Anthropoïdes* qu'ils ont disséqués, Macalister et Bischoff ont fait de même. L'élévateur commun de l'aile du nez et de la lèvre supérieure était très large chez le *gorille* que j'ai eu à ma disposition. Ehlers prépare le petit zygomatique, les élévateurs de la lèvre supérieur et de l'aile du nez du *gorille* suivant la méthode indiquée par Henle comme une pièce unique, sous le nom de *muscle carré de la lèvre supérieure* (*musculus quadratus labii superioris*). » Hartmann. *Loc. cit.*, p. 118.

[1] Santorini. *Tab.* I.

[2] Meckel. *Anat. comp.* Paris, 1833, t. VIII, p. 550-563.

muscles voisins. — M. Chudzinski affirme que dans les races de couleur, les élévateurs superficiel et profond de la lèvre supérieure sont intimement unis. Pour les séparer il faut avoir recours aux moyens violents. Dans ces conditions les limites des deux muscles sont purement artificielles. Nous avons parlé des connexions que le muscle en cause a avec le frontal et l'orbiculaire des paupières. Chez quelques sujets il a même des rapports intimes avec le pyramidal ou le canin.

ANATOMIE COMPARÉE. — L'élévateur commun du nez et de la lèvre supérieure des *Ruminants* est confondu avec l'élévateur propre de cette lèvre, au point de ne constituer avec lui qu'un seul muscle qui est fort, carré et dirigé d'avant en arrière[1].

Chez les *Solipèdes* le *sus-naso-labial* est composé comme chez l'homme de deux chefs dont l'un, l'antérieur, est superposé, et l'autre, le postérieur, est juxtaposé au *grand sus-maxillo-nasal* (pyramidal du nez de Bourgelat, canin des anthropotomistes). Dans le *bœuf*, les deux branches du *sus-naso-labial* ne sont pas diposées comme chez les *Solipèdes*, c'est la branche antérieure qui recouvre les deux muscles précités. (Chauveau et Arloing.)

Selon Strauss-Durckheim l'élévateur propre de la lèvre supérieure du *chat* « se trouve appliqué sur l'apophyse nasale du siagon, où il naît et est confondu par des fibres superficielles, en dedans avec l'élévateur commun de la lèvre supérieure et de l'aile du nez et en dehors avec le palpébral. En bas il adhère fortement au petit zygomatique[2] ».

ÉLÉVATEUR PROPRE DE LA LÈVRE SUPÉRIEURE

(BOYER, BICHAT)

Syn. : *Elévateur ou releveur profond* (Cruveilhier); *Moyen sus-maxillo-labial* (Chaussier); *Elévateur commun externe de l'aile du nez et de la lèvre supérieure* (Mathias Duval); *Supra-labiat elevator* (Leidy); *M. levator labii superioris proprius vel major; Superior labial elevator; M. incisorius; Caput infra orbitale musculi quadrati labii superioris* (N. a.); *Muscle du pleurer* (Duchenne, de Boulogne).

Absence. — Elle est très rare et signalée, dans un cas seulement, par Otto.

[1] Meckel. *Loc. cit.* p. 412.
[2] Strauss-Durckheim. *Loc. cit.*, p. 210.

ANATOMIE COMPARÉE. — « Chez le *gorille* j'ai observé, dit M. Hartmann, un élévateur ou tenseur de l'aile du nez, placé à côté de l'élévateur du nez et de la lèvre supérieure mentionné plus haut : mais je n'ai pas trouvé d'élévateur propre de la lèvre supérieure. » (Hartmann, *loc. cit.*, p. 118.)

Faisceau pour l'aile du nez. — Nous en avons parlé amplement à propos du muscle précédent.

Variations des insertions. — M. Chudzinski avance que dans les races de couleur le muscle en question, quand il est dissociable du précédent, peut remonter jusqu'à la suture fronto-nasale et même jusqu'à l'arcade sourcilière.

Disposition bicipitale, duplicité et triplicité du muscle. — Ordinairement le chef supplémentaire se détache de l'os malaire (c'est le *Jochbeinzacke* de Henle) et quelquefois de l'orbiculaire des paupières (Cant et Henle). Sandifort et M. le professeur Macalister ont trouvé deux et même trois élévateurs propres de la lèvre supérieure. Un de mes prosecteurs, M. André, a disséqué, en 1893, sur le côté droit du nez d'un sexagénaire, un élévateur propre de la lèvre supérieure composé de deux faisceaux séparés dans toute leur étendue

ANATOMIE COMPARÉE. — Si on veut relire attentivement les quelques pages qui précèdent, on y verra que, dans la série animale comme chez l'homme, les releveurs ne forment souvent qu'une masse indivise, ou se substituent l'un à l'autre ou se multiplient.

Dans le *bœuf*, en plus du *sus-maxillo-labial* qui représente, avons-nous dit, le releveur propre de la lèvre supérieure de l'homme, et dans les *Solipèdes*, les *Ruminants* et divers *Carnassiers* il y a deux autres muscles *sus-maxillo-labiaux accessoires*. Ces muscles qui partent du même point que le *sus-maxillo-labial normal*, se terminent chacun par un tendon ramifié qui passe sous le naseau pour se prolonger dans le tissu de la lèvre supérieure. (Chauveau et Arloing.)

Dans le *porc*, le *sus-maxillo-labial* et le grand *sus-maxillo-nasal* sont remplacés par trois corps charnus à peu près parallèles, couchés sur le côté du chanfrein[1].

---

[1] Chauveau et Arloing. *Loc. cit.*, p. 294.

L'élévateur commun du *hérisson* et de la *taupe*, fortement développé et divisé en plusieurs muscles distincts, va se distribuer en totalité au nez [1].

Le *sus-maxillo-labial* et le *grand sus-maxillo-nasal* du *chien* et du *chat* « ne constituent qu'un seul corps charnu formé de plusieurs faisceaux parallèles, qui prennent leur origine au-dessus du trou sous-orbitaire et qui se terminent à la fois à l'aile externe du nez et dans la lèvre supérieure [2] ».

Les muscles de la lèvre supérieure du *didelphys*, au nombre de trois, sont forts, allongés, étendus de l'os maxillaire supérieur au nez et à la lèvre supérieure, où ils s'attachent par des tendons séparés : ces muscles se succèdent de haut en bas. « Le supérieur, dit Meckel (*loc. cit.*, p. 622), représente l'élévateur commun du nez et de la lèvre supérieure, soit en entier, soit seulement en partie ; dans le dernier cas il en constitue la portion supérieure. Le second muscle est ou bien la portion inférieure du muscle précédent, ou bien l'élévateur propre de la lèvre supérieure. Enfin le troisième est l'élévateur propre ou le zygomatique : dans la première supposition, le zygomatique manque. »

Les *Coatis* ont un nez allongé et mobile ; aussi observe-t-on parmi les muscles de leur face un fort releveur propre de l'aile du nez. Ce muscle est partagé en deux faisceaux qui laissent voir entre leurs tendons, à l'extrémité du nez, le triangulaire [3].

Dans l'*orang*, les zygomatiques et les deux élévateurs sont très minces et chacun d'eux se divise de nouveau en faisceaux distincts. (Hartmann, *loc. cit.*, p. 119.)

Enfin l'insertion du releveur propre de la lèvre supérieure de l'homme à l'os malaire existe parmi les *Primates*. Chez le *Gorilla gina* [4] le releveur propre de la lèvre supérieure s'attache à la portion supérieure de l'os malaire sous l'orbiculaire des paupières et descend un peu obliquement en dehors jusqu'à l'orbiculaire des lèvres, au-dessus et en arrière de la dent canine supérieure.

Connexions plus intimes avec les muscles voisins. — Il peut recevoir ou envoyer des fibres aux grand zygomatique, petit zygomatique et transverse du nez. Le releveur profond de la lèvre supérieure du

---

[1] Meckel. *Loc. cit.*, p. 654.

[2] Chauveau et Arloing. *Loc. cit. suprà.*

[3] Cuvier et Laurillard. *Atl. d'anat. comp.*, pl. du *Coati roux.*

[4] Duvernoy. *Loc. cit.*, p. 192.

nègre Émilien, disséqué par M. Chudzinski, beaucoup plus développé que chez le blanc, naissait du bord inférieur de l'orbite, en arrière du releveur superficiel avec lequel il était confondu. Il recevait aussi des fibres des muscles zygomatiques et de l'orbiculaire des paupières par son bord postérieur. En se réunissant au releveur superficiel il formait un plan musculaire, large et épais, dont les fibres, croisant celles du canin et du myrtiforme, contribuaient puissamment à l'augmentation de l'épaisseur de la lèvre supérieure.

Anatomie comparée. — Je lis dans Strauss-Durckheim[1] : « L'élévateur propre de la lèvre supérieure du *chat* adhère fortement au petit zygomatique. »

Les grands et petits zygomatiques, les releveurs de l'aile du nez et de la lèvre supérieure du jeune *gorille* mâle que M. Chudziński a eu à sa disposition, étaient confondus presque en une seule masse musculaire. J'ai noté plus haut que Henle et Ehlers désignent, chez l'homme comme chez les *Singes,* sous le nom de *M. quadratus labii superioris* un muscle composé des élévateurs de l'aile du nez et de la lèvre supérieure et du petit zygomatique. (*Caput angulare, caput infraorbitale, caput zygomaticum.*)

MUSCLE ANORMAL D'ALBINUS

Syn. : *Musculus rhomboïdeus* (Santorini) ; *Muscle tenseur de la muqueuse alvéolo-labiale* (Sappey). Il n'est pas mentionné dans les *Nomina anatomica.*

Ce muscle avait fort embarrassé Albinus qui en parle en ces termes : « J'ai vu un certain muscle rectiligne et obliquement descendant qui adhère sur toute sa longueur à l'os maxillaire, et qui ne s'insère à aucune partie molle qu'il puisse mouvoir : ce muscle ne me semble donc avoir aucun usage. »

« Si étrange que paraisse cette conclusion, remarque Sappey[2]. elle m'avait d'abord paru exacte. Plus tard, cependant, j'ai pu constater que ce muscle descend jusqu'à la muqueuse gingivale à laquelle

[1] Strauss-Durckheim. *Loc. cit.*, p. 210.
[2] Sappey. *Anat. descript.*, t. II, 2e édit., p. 130.

il adhère, et j'ai dû penser alors qu'il avait pour usage de soutenir et de tendre en quelque sorte le repli que forme la muqueuse buccale en passant de la lèvre supérieure sur l'arcade alvéolaire. On pourrait donc l'appeler *muscle tenseur de la muqueuse alvéolo-labiale*. Il est constant, mais très variable dans ses dimensions. »

Ce muscle que Sappey appelle *muscle tenseur de la muqueuse alvéolo-labiale*, a été nommé par Albinus [1] *Musculus anomalus* et par Santorini [2] *Musculus rhomboïdeus*. Il a été trouvé successivement par Albinus, Santorini, Sœmmerring [3], Sandifort [4], M. le professeur Macalister, Chudzinski, etc. J'en ai vu, moi-même, divers spécimens très curieux.

C'est M. le professeur Macalister qui me semble en avoir donné la description la plus complète et la plus exacte.

Absolument indépendant, dans la généralité des cas, des autres muscles faciaux, sous-jacent d'abord à l'élévateur commun superficiel et puis à l'élévateur commun profond, il s'attache, en haut, à l'apophyse montante du maxillaire supérieur, près de l'orbite et, en bas, au pourtour de la fosse canine. Quelquefois il provient du chef nasal de l'élévateur commun de l'aile du nez et de la lèvre supérieure et se perd dans le muscle canin. Je n'ai jamais vu pourtant les insertions du muscle anormal d'Albinus au releveur commun et au canin sur le même cadavre. Sur une fillette j'ai trouvé, des deux côtés, la prolongation de quelques fibrilles de ce muscle sur l'arcade alvéolaire et dans la muqueuse buccale.

Le *muscle anormal* d'Albinus ne me paraît pas constant. Je l'ai rencontré souvent, mais pas toujours. Sappey et moi avons, sans doute, eu affaire à une série exceptionnelle de sujets.

L'orbito-labial peut être charnu dans toute son étendue ou tendineux à sa partie moyenne (digastrique), ou à ses deux extrémités (fusiforme). Il peut être remplacé par une lame aponévrotique.

Après M. le professeur Macalister j'ai observé, en outre, en mars 1890, sur un homme, une bandelette de nature conjonctive, qui doit évidemment être rapprochée du muscle en question.

C'était un trousseau fibreux nacré, qui, détaché à droite et à gauche de l'apophyse montante du maxillaire supérieur, derrière le ligament palpébral interne, descendait obliquement, de haut en bas et de dedans

[1] Albinus. *Historia musculorum*, p. 167.
[2] Santorini. *Observ. anat. cit.*, Tab. I, f.
[3] Sœmmerring. *Loc. cit.*, p. 102.
[4] Sandifort. *Exercitationes acad.* Lugd. Batav., 1783.

en dehors, au-dessous de la portion inférieure de l'orbiculaire des paupières et se terminait sur le corps du maxillaire supérieur, entre le trou sous-orbitaire et le bord inférieur de l'orbite.

ANATOMIE COMPARÉE. — *A priori* on serait tenté de rapprocher le muscle anormal d'Albinus de la bandelette, mince et plus aponévrotique que musculaire, connue des hippotomistes sous le titre de *muscle lacrymal, lacrymo* ou *orbito-labial*[1]. Ce serait, à mon avis, une erreur. Cette lame fibro-musculaire, située superficiellement, est une expansion du *sous-cutané épicranien;* le muscle anormal d'Albinus est profond, couché au-dessous des releveurs dont il se détache parfois. Il convient plutôt, je présume, de voir dans le faisceau en question un des *sus-maxillo-labiaux accessoires* dont nous avons signalé également la présence chez les *Équidés*, les *Bovidés*, etc., etc.

GRAND ZYGOMATIQUE

Syn. : *Grand zygomato-labial* (Chaussier); *Zygomaticus* (N. a.); *Zygomatic muscle* (Leidy);
Muscle du rire (Duchenne, de Boulogne).

Absence. — A l'inverse du petit zygomatique le grand zygomatique fait rarement défaut.

ANATOMIE COMPARÉE. — « Le grand zygomatique n'existe pas chez le *chat*, si ce n'est le *labio-auriculaire*, » dit Strauss-Durckeim. Il ne se rencontre pas non plus dans le *fourmilier* ni dans le *manis*. Pour Bischoff le large muscle zygomatique de *l'orang* correspond seulement au petit zygomatique.

Variations de volume. — Au dire de M. Chudzinski le grand zygomatique prodigieusement développé dans les races de couleur, est plus éloigné du conduit auditif externe dans la race blanche que dans la race noire, et plus encore dans la race jaune. Ce développement insolite contribuerait pour beaucoup à déterminer cette tuméfaction de la pommette qui est propre aux nègres.

---

[1] Voy. plus loin, *M. abaisseur de la paupière inférieure.*

Disposition tricipitale et duplicité du muscle. — Sur un nègre disséqué par M. Chudzinski il naissait de l'os malaire par trois faisceaux qui se réunissaient bientôt pour former un seul corps musculaire qui échangeait de nombreuses fibres avec l'orbiculaire des paupières et le petit zygomatique. Ainsi que M. Macalister, j'ai trouvé ce muscle double. La division du grand zygomatique en deux faisceaux a été signalée par Ehlers chez le *gorille adulte* et par Deniker chez le *fœtus de gibbon.*

Variations des insertions et connexions plus intimes avec les muscles voisins. — En haut le grand zygomatique peut se détacher soit de l'aponévrose épicranienne (Chudzinski), soit de l'aponévrose qui recouvre le buccinateur, soit de l'aponévrose massétérine ou du faisceau extra-orbitaire de l'orbiculaire des paupières.

En bas je crois, contrairement à Bell[1], qu'il se fixe, à l'état normal, par deux faisceaux à l'angle des lèvres.

La fusion du grand et du petit zygomatique a été constatée par MM. Macalister, Chudzinski et moi. J'ai vu, une fois, le grand zygomatique se perdre dans le risorius, deux fois dans le triangulaire des lèvres, une fois dans le buccinateur, à deux centimètres au-dessus de la commissure des lèvres.

ANATOMIE COMPARÉE. — Le *zygomato-labial* naît de l'aponévrose faciale, entre le zygoma et la mâchoire inférieure dans l'*éléphant indien* (Watson), du voisinage de l'articulation temporo-maxillaire dans le *bœuf* (Lesbre), de l'angle oral du cartilage scutiforme dans le *chien* (W. Ellenberger et H. Baum), de l'aponévrose massétérine dans le *cheval* où il se termine dans l'*alvéolo-labial* (buccinateur) à une petite distance de la commissure des lèvres (Arloing et Chauveau). Dans le *gorille* la fusion du grand et du petit zygomatique a été signalée par M. Macalister, et celle du grand zygomatique et du triangulaire des lèvres, par Elhers. Chez le *gorilla gina* « le grand zygomatique, confondu avec le petit zygomatique, envoie, dit Duvernoy, un faisceau au peaucier ». Un *chimpanzé noir*, disséqué par M. Champneys, n'avait qu'un zygomatique fixé en partie sur l'aponévrose temporale. Le *desman des Pyrénées* ne posssède qu'un zygomatique[2].

[1] Bell. *Engravings of bones, muscles and joints.* Londres, 1819.

E. Trutat. *Essai sur l'histoire naturelle du desman des Pyrénées.* Toulouse, 1891, p. 57.

PETIT ZYGOMATIQUE

Syn. : *Petit zygomato-labial* (Chaussier) ; *Caput zygomaticum musculi quadrati labii superioris* (N. a.) ; *Lesser zygomatic ; Muscle du pleurer* (Duchenne, de Boulogne).

Absence. — Sur 100 sujets dont 50 hommes et 50 femmes je l'ai vu faire défaut 22 fois : 10 fois chez l'homme 7 fois des deux côtés, 1 fois à droite et 2 fois à gauche, 12 fois chez la femme : 5 fois des deux côtés, 4 fois à droite et 3 fois à gauche. Sappey ne se trompe donc pas en affirmant qu'il manque « 1 fois sur 3 ou 4 sujets ».

ANATOMIE COMPARÉE. — Le petit zygomatique disparaît communément chez le *cheval*, l'*âne*, le *mulet*, la *girafe* (Lavocat, Owen, Lesbre).

M. le professeur Macalister avance que, dans l'ordre des *Chéiroptères*, il n'a rencontré ce muscle que chez le *cephalotes*. M. Maisonneuve croit cependant qu'on le retrouve chez toutes les *chauves-souris*, et que dans cet ordre de *Mammifères* il provient de l'oreille.

Disposition bicipitale, duplicité et triplicité du muscle. — Très exceptionnellement le petit zygomatique est attaché à l'os malaire par deux chefs dont l'un va renforcer la demi-zone inférieure de l'orbiculaire des paupières, et l'autre, l'élévateur commun externe. Malgaigne, Mac Whinnie, Santorini, Walther [1], M. le professeur Macalister ont vu, de chaque côté de la face, deux petits zygomatiques provenant soit de l'orbiculaire des paupières, soit de l'os de la pommette. Un cas de triplicité du petit zygomatique est noté dans Morgagni [2]. Je n'ai constaté que deux fois la duplicité de ce muscle (chez deux hommes : une fois des deux côtés, une fois à droite).

ANATOMIE COMPARÉE. — Le petit zygomatique du *chat* est « formé de deux chefs dont l'un, supérieur, naît de l'os malaire au-dessous de l'orbite, et se porte au-dessous et en avant sur la partie postérieure de la houppe fibro-graisseuse qui soutient la moustache. Le second,

---

[1] Walther. *Tenuiorum musc. anat. repetita in Haller's disputat. anat. select.*, vol. VI, p. 670.
[2] Morgagni. *Adversaria anatomica*, XI, p. 23.

inférieur, naît sur le bord alvéolaire devant la grosse molaire, se porte en avant et se fixe à la même houppe, se confondant avec les fibres de l'élévateur de la lèvre supérieure, ainsi qu'avec le canin[1] ».

Variations des insertions et connexions plus intimes avec les muscles voisins. — Les variations des insertions du petit zygomatique ont été indiquées par Cruveilhier : « Le petit zygomatique, dit cet anatomiste[2], naît par plusieurs racines ; souvent l'une de ces racines est constituée par les fibres externes du muscle orbiculaire des paupières. Dans quelques cas le petit zygomatique est exclusivement formé par des fibres détachées de ce muscle. Dans d'autres cas ce muscle extrêmement grêle naît de l'os malaire par deux faisceaux dont l'un va former le faisceau inférieur de l'orbiculaire des paupières et l'autre va s'unir à l'élévateur profond. Le plus ordinairement ce petit muscle naît de l'os malaire, au-dessous du grand zygomatique, se porte en bas et en dedans, gagne le bord externe du relévateur profond avec lequel il se confond (*petit zygomato-labial*, Chaussier). »

Eustachius a signalé l'union de ce muscle et des fibres externes du muscle frontal. Chez le négrillon de M. Hamy, l'orbiculaire des lèvres envoyait de son bord externe au petit zygomatique un faisceau de renforcement et, par son bord interne, s'emmêlait aux fibres externes de l'élévateur superficiel, tandis que de son bord inférieur partaient de petits faisceaux enchevêtrés qui se rendaient à la peau de la face et à l'orbiculaire des lèvres. (Hamy, *Bulletins de la Société d'anthropologie* de Paris, 1870, p. 116.)

M. Chudzinski a vu, sur un nègre, le petit zygomatique naître de l'aponévrose épicranienne, dans la région temporale ; le même auteur l'a vu, sur un Cochinchinois, se prolonger dans le peaucier du cou, et dans le canin chez un Annamite.

En mars 1881, j'ai disséqué des deux côtés, sur une femme, un faisceau musculaire, excessivement grêle, qui naissait par deux racines du grand et du petit zygomatique au niveau de leurs insertions osseuses, se dirigeait obliquement en haut et en arrière et allait rejoindre l'auriculaire antérieur. Le petit zygomatique peut encore se perdre dans les parties molles de la joue, à égale distance du zygoma et de la commissure labiale, être renforcé par une bandelette du risorius.

---

[1] Strauss-Durckheim. *Loc. cit.*, p. 210.
[2] Cruveilhier. *Anat. descript.*, 2ᵉ édit., t. II, p. 218.

ANATOMIE COMPARÉE. — Les zygomatiques étant solidaires, les anomalies de l'un ressemblent beaucoup aux anomalies de l'autre : quand l'un est fort, l'autre est grêle ; quand il n'y en a qu'un, il est large, épais, et parfois bifide à l'une de ses extrémités. Un point digne de retenir l'attention, c'est le déplacement, vers l'oreille des insertions supérieures des zygomatiques qui a été observé anormalement dans l'espèce humaine, et dans le *Troglodytes niger* de Champneys, et qui s'observe normalement dans les *Chéiroptères*, le *chien*[2], etc. « Nous voyons ici, remarque à ce sujet M. le professeur Maisonneuve (d'Angers), un nouvel exemple du procédé employé souvent par la nature de modifier les parties pour les faire servir à des usages différents au lieu d'en créer de nouvelles. L'oreille est dans les *Chéiroptères* l'organe prédominant de la face : cet organe est le mieux fourni en muscles, et même certains d'entre eux, qui sembleraient ne devoir pas entrer dans la constitution de l'appareil de l'audition, y entrent pour renforcer l'action des puissances musculaires nécessaires. »

Dans le *fœtus de gorille* le petit zygomatique n'est qu'une dépendance de l'orbiculaire des paupières.

RISORIUS NOVUS DE SANTORINI

Syn. *Risorius* (N. a.) ; *Muscle du rire forcé, menaçant* (Duchenne, de Boulogne).

Absence. — Le risorius manque assez souvent. Je l'ai vu faire défaut du côté droit seulement chez une femme.

Variations de volume. — Il peut être très fort ou rudimentaire, large ou étroit. M. Chudzinski a noté, dans les races de couleur, le grand développement du risorius qu'il a vu entrer en connexion avec l'orbiculaire des paupières, le muscle occipital, les zygomatiques et le triangulaire des lèvres. Dans l'atlas de Cuvier et Laurillard les risorii du nègre dont la myologie est dessinée, n'atteignaient pas cependant a commissure des lèvres. Ils étaient fusionnés, en bas avec le peaucier et, en haut, avec les zygomatiques, chez le négrillon de M. Hamy.

Variations de structure. — Le risorius est quelquefois décomposé en faisceaux dont le nombre varie entre deux et quinze.

Variations de nombre. — Il peut y avoir deux et même trois risorii de chaque côté de la face (?) (Santorini, Macalister).

Variations des insertions et connexions plus intimes avec les muscles voisins. — Ses insertions peuvent s'étendre, en arrière jusqu'au bord antérieur et même jusqu'au bord postérieur du sterno-cleido-mastoïdien. En avant, il peut ne pas atteindre la commissure des lèvres (Hamy, Chudzinski), ou confondre ses attaches avec celles du triangulaire. Normalement, du reste, il est uni au bord postérieur de ce muscle dont il serait, au dire de Ruge[1] et de Popowsky[2], une dépendance, un chef transversal. Il peut coexister avec les prolongements dénommés *platysma risorius*, *zygoma risorius* que le peaucier et le grand zygomatique envoient quelquefois dans la région parotido-massétérine.

ANATOMIE COMPARÉE. — Le professeur Hartmann, qui n'a pas trouvé le risorius chez l'*orang* ni chez le *gibbon*, l'a rencontré « assez faiblement développé chez un *chimpanzé* », et très long chez le *gorille* où il était « partagé en petits faisceaux près de l'angle des lèvres tandis qu'en arrière il divergeait en trois faisceaux de largeur différente ». Le risorius du *fœtus de gorille* de M. Deniker « était rudimentaire », et celui du *gorille adulte* du professeur Ehlers « confondu avec le triangulaire des lèvres ». Il était « large et épais » chez le *Troglodytes Aubryï*. Il est légitime de croire qu'il varie autant chez les *Anthropoïdes* que chez l'homme. Au-dessous des *Anthropoïdes* le muscle en cause a été signalé dans l'*ateles leucophthalmus* (Hartmann), le *bœuf*, le *mouton*, la *chèvre* (Leybre).

[1] Ruge. *Untersuchungen ueber die Gesichtmuskulatur der Primaten*, 1887.
[2] Popowsky. *Esquisse d'anat. comp. de la face chez l'homme et les animaux* (en russe, 1888).

TRIANGULAIRE DES LÈVRES

Syn. : *Depressor anguli oris* (Albinus) ; *M. triangularis menti* ; *M. depressor labiorum communis* ; *M. pyramidalis menti* ; *Maxillo-labial* (Chaussier) ; *Muscle du mécontentement, du mépris* (Duchenne, de Boulogne). Il n'est pas mentionné dans les *Nomina anatomica*.

Variations de structure. — Les fibres constitutives du triangulaire sont plus fortes et plus colorées dans les races de couleur que dans la race blanche (Chudzinski). Ordinairement le triangulaire des lèvres est divisé en trois faisceaux et très rarement en deux séparés par le nerf mentonnier. Il peut être aussi fasciculé.

Connexions plus intimes avec les muscles voisins. — Henle[1], Froriep[2], W. Schmidt[3] ont signalé des cas dans lesquels le peaucier, après avoir franchi la ligne médiane du cou, se continuait par des faisceaux transversaux dans le triangulaire des lèvres du côté opposé. — Cruveilhier a appelé *muscle triangulaire interne* ou *fibres accessoires du triangulaire* « des fibres curvilignes décolorées à concavité supérieure qui semblent faire suite au muscle triangulaire, sont coupées à angle droit par les fibres du carré, et qui constituent avec lui, dans l'épaisseur de la lèvre inférieure, une espèce de triangulaire ».

M. Poirier a vu le triangulaire émettre par son bord externe un trousseau de fibres qui allait se fixer à l'aponévrose buccinatrice et au-dessous duquel passait l'artère faciale.

Le triangulaire des lèvres peut être intimement uni au carré du menton. Quant aux connexions qu'il a avec le grand zygomatique, l'élévateur commun de l'aile du nez, et le canin, nous y reviendrons en temps opportun.

Anatomie comparée. — L'entre-croisement des peauciers sur la ligne médiane du cou et leur terminaison dans les muscles du menton qui constituent une disposition peu commune chez l'homme, constituent une disposition normale dans quelques espèces animales, notamment dans les *Cynocéphales* et les *Cercopithèques*.

[1] Henle. *Muskellehre.*
[2] Froriep. *Arch. f. an. u. phys.*, Heft t. I, p. 46, 1877.
[3] V. Schmidt. *Arch. f. an. u. phys.* Abth. 5-6, p. 269, 1894.

Dans la *chauve-souris* le triangulaire des lèvres et le carré du menton forment un seul muscle, *l'abaisseur de la lèvre inférieure et de la commissure labiale*, qui se continue sans ligne de démarcation avec le peaucier de la région cervico-faciale (Maisonneuve).

Faisceau complémentaire sous-symphysien. — « On trouve chez un très grand nombre de sujets, dit Cruveilhier, un faisceau musculaire situé au-dessous de la symphyse du menton, et qui me paraît une dépendance du muscle triangulaire avec les fibres internes duquel il se continue. » Ce faisceau, que Cruveilhier appelle *faisceau musculaire sous-symphysien* est le *transverse du menton* de Sappey, le *transversalis menti* de Santorini, le *doppelkinmuskel* des auteurs allemands, la *sangle du menton, sangle du triangulaire* des anthropologistes français.

Il naît d'ordinaire par deux faisceaux de l'angle antéro-inférieur du triangulaire et du maxillaire inférieur et se termine en se perdant sur l'aponévrose sus-hyoïdienne ou en s'unissant avec celui du côté opposé soit par continuité de fibres musculaires, soit par une aponévrose intermédiaire ou même des deux manières à la fois. Il est sous-cutané, pâle et ne dépasse pas 3 à 4 mm. de largeur.

Theile l'a rencontré.	12 fois sur 28 sujets.	
Schmidt	25 fois sur 34 sujets.	
L'auteur[1].	19 fois sur 30 sujets.	
Soit au total.	56	92

Il est donc plus souvent présent qu'absent. Suivant M. Chudzinski il serait plus fréquent dans les races de couleur que dans la race blanche.

ANATOMIE COMPARÉE. — M. Ehlers n'a pas observé de sangle analogue chez son *gorille*, « fait, dit-il, qui, en l'absence de menton proéminent, est d'une signification pour la physionomie ». Mais elle a été observée par M. Deniker chez le *fœtus de gorille*, et par Alix et Gratiole chez le *Troglodytes Aubryï*. Elle faisait défaut chez le *fœtus de gibbon* examiné par M. Deniker. Conclusion : elle manque parfois chez les *Anthropoïdes* comme chez l'homme.

On a fait du faisceau sous-symphysien :

Un muscle autonome, le *muscle transverse du menton* (Sappey) ;

---

[1] Sur mes 30 sujets — qui comprenaient autant d'hommes que de femmes, — je l'ai trouvé huit fois chez l'homme et onze fois chez la femme. Chez une femme il n'existait que du côté gauche.

Une dépendance du peaucier (Froriep, Schmidt) ;

Une dépendance du triangulaire (Cruveilhier).

Je suis de l'avis de Cruveilhier. Dans l'immense majorité des cas ce faisceau se continue manifestement avec le triangulaire ; il est situé au-dessous du peaucier et fait défaut chez les animaux qui ont un peaucier bien développé, mais un triangulaire rudimentaire, chez les *Cercopithèques*, par exemple.

CANIN

Syn. : *M. levator anguli oris* (Albinus) ; *M. levator labiorum communis : Petit sus-maxillo-labial* (Chaussier) ; *Oral angle elevator* (Leidy) ; *Caninus* (N. a.).

Variations de volume. — Le volume du canin serait, d'après Cruveilhier, inversement proportionnel à celui du grand zygomatique. Les insertions labiales du canin sont plus étendues dans la race noire que dans les autres races, et surtout que dans la race blanche (Chudzinski).

Anatomie comparée. — Pour Ch. Bell le canin, secondé par les zygomatiques et le buccinateur, est essentiellement un retrousseur de l'angle labial qui découvre la canine ; selon lui le muscle et la dent correspondante ont un volume proportionnel. Le découvrement de la canine s'observe dans l'acte de mordre, dans la mastication. Physionomiquement c'est un mouvement puissant chez les *Carnassiers* qui montrent leurs crocs.

Variations de structure. — J'ai vu cette année (1896) sur une fillette les canins divisés en trois faisceaux égaux.

Anatomie comparée. — La division des canins en trois faisceaux chez le *fœtus de gorille* et en quatre faisceaux chez le *gorille* adulte a été signalée par M. Deniker. Ehlers ne fait pas mention de cette segmentation dans le *gorille* adulte, mais sur la planche qu'il donne on voit que les muscles dont il s'agit sont composés par trois corps charnus[1]. « Le canin du *porc* se rapproche beaucoup de celui des *Ruminants* mais il n'est formé que de deux portions au lieu de trois, » dit M. Lesbre[2].

[1] Ehlers. *Loc. cit.*, pl. I, fig. 2, c.
[2] Lesbre. *Essai de myologie comparée cit.*, p. 22.

Connexions plus intimes avec les muscles voisins. — Le canin et l'élévateur commun du négrillon disséqué par M. Hamy « étaient en partie confondus, tandis que du premier de ces muscles partait un faisceau externe qui se joignait à l'orbiculaire des paupières ».

De Quatrefages a remarqué que les fusions musculaires à la commissure buccale sont en rapport, chez les peuples nègres, avec un empâtement spécial de cette région qui contribue à leur donner une physionomie caractéristique [1].

La continuité du canin et du triangulaire, du canin et du transverse du nez ou de l'élévateur profond ne me paraît pas rare, même dans la race blanche.

ANATOMIE COMPARÉE. — Les fusions musculaires aux commissures ont été signalées chez le *chimpanzé noir* et le *gibbon cendré* par MM. Hamy et Champneys et chez le *Troglodytes Aubryï* par Gratiolet et Alix. Dans nos *animaux domestiques* le canin plus ou moins confondu avec les releveurs de l'aile du nez et de la lèvre supérieure, agit autant sur les naseaux que sur la lèvre supérieure.

CARRÉ DU MENTON

Syn. : *Depressor labii inferioris; M. quadratus menti; M. quadratus labii inferioris* (N. a.) ; *Mento-labial* (Chaussier); *Muscle du dégoût* (Duchenne, de Boulogne).

Variations de volume. — Chez plusieurs nègres disséqués par M. Chudzinski. — « Les deux muscles carrés, en s'entre-croisant sur la ligne médiane, recouvraient la plus grande partie du menton, comme cela s'observe chez les *Singes*. Les fibres paraissaient finir sur la peau de la lèvre inférieure, juste sur la ligne qui sépare la peau de la muqueuse. »

Dans l'atlas de Cuvier et Laurillard les muscles carrés du menton du nègre écorché qui y est représenté, descendent aussi très bas et ne laissent à découvert qu'une faible partie du menton.

ANATOMIE COMPARÉE. — Le carré du menton « était un muscle exceptionnellement épais » chez le jeune *gorille* mâle de Chudzinski, « s'éten-

[1] De Quatrefages. *Bullet. de la Soc. d'Anthropologie de Paris*, 1870, p. 116.

dait sur toute la symphyse du menton et se prolongeant de là en arrière de la canine » chez le *gorille* de Duvernoy et « était excessivement grêle » chez le *fœtus de gibbon* de Deniker. « Dans la lèvre inférieure du *gorille*, dit M. Hartmann, j'ai remarqué un abaisseur de l'angle des lèvres et un abaisseur de la lèvre inférieure peu développé. Chez le *chimpanzé* et l'*orang* ces deux muscles se voient nettement ; chez le *gibbon*, l'un des deux au moins, l'abaisseur des lèvres, est développé. » En somme la contexture du carré du menton n'est pas immuable dans les *Espèces simiennes*.

Division en plusieurs faisceaux. — La division du carré du menton en fasciculi a été observée par M. Macalister et moi.

Connexions plus intimes avec les muscles voisins. — Dans son mémoire sur les muscles du menton, W. Schmidt déclare qu'il a été très frappé de l'extrême variabilité de ces muscles et de leur continuité habituelle avec le peaucier. Cette continuité fréquente du peaucier et du carré du menton a été notée par MM. Beaunis et Bouchard [1] et Gegenbaur [2].

Anatomie comparée. — Le carré du menton du *fœtus de gorille* de M. Deniker était situé au-dessous du peaucier et fixé, d'une part, au bord inférieur de la mandibule, à 5 mm. de la symphyse, et d'autre part, à l'orbiculaire des lèvres. Chez le *gorille* adulte Ehlers dit que le carré du menton est composé de deux plans musculaires : un superficiel « situé dans le prolongement du muscle peaucier », un profond « situé au-dessus du précédent et sous le triangulaire des lèvres ».

MUSCLE DE LA HOUPPE DU MENTON

Syn. : *M. levator labii inferioris; M. levator menti* (Albinus) ; *M. mentalis; M. incisivus labii inferioris* (N. a).

Variations de volume. — Il a, comme le précédent, nous le répétons, des dimensions très variables. Il est constamment uni au peaucier. Ce muscle manque chez le *porc* et les *Carnassiers*.

[1] Beaunis et Bouchard. *Trait. d'anat.*, p. 257.
[2] Gegenbaur. *Lehrbuch der anatomie des menschen*, 1883, p. 330.

Variations de structure. — Quelquefois, mais très rarement il est divisé en deux faisceaux parallèles.

Anatomie comparée. — « J'ai pu isoler dans le *fœtus de gorille*, dit M. Deniker, la houpe du menton, mais je n'ai pu y distinguer comme le fait Ehlers deux parties : une externe, une interne. »

Le menton fait défaut chez les *Quadrupèdes*, mais il est remplacé dans un certain nombre d'entre eux, tels que les *Solipèdes* et les *Rumi-nants*, par une houppe musculaire située au-dessous et en arrière de la lèvre inférieure avec laquelle elle est confondue, et rattachée à la symphyse horizontale du maxillaire inférieur par deux muscles sus-penseurs bien développés.

Anomalus menti. — Theile a décrit [1] sous ce nom un faisceau mus-culaire à peu près constant, de forme triangulaire, sous-jacent à la houppe et qui naît du maxillaire inférieur et se termine sur l'émi-nence mentonnière. Il se continue parfois avec le muscle de la houppe du menton auquel il doit très vraisemblablement être rattaché.

MUSCLES SURNUMÉRAIRES

Je donne le nom de muscles surnuméraires aux muscles qui sont plus souvent absents que présents dans l'espèce humaine.

Transverse accessoire du nez.

Le *transversus accessorius nasi* est un muscle triangulaire, situé sur la partie inférieure de la portion osseuse du nez, au-dessus du transverse, auquel touche son bord inférieur. « Les fibres qui le composent et que l'on voit quelquefois très bien à l'œil nu naissent, dit Theile qui l'a découvert, de l'apophyse montante du maxillaire supérieur, se portent en avant et en haut sur les os propres du nez, pour gagner le dos de celui-ci, se réunissent du côté opposé, et s'at-tachent aux os nasaux, entre les prolongements nasaux (pyramidal) des muscles frontaux. »

[1] Theile. *Myologie.*

ANATOMIE COMPARÉE. — Chez les *Solipèdes* où il existe entre la pointe nasale et l'apophyse montante de l'intermaxillaire, une lacune occupée par un cul-de-sac du naseau appelé fausse narine, divers hippotomistes ont décrit deux muscles séparés par cette fausse narine : l'un procédant du dos du nez, sous le nom de *court du nez*; l'autre de l'apophyse montante de l'intermaxillaire sous le nom de *petit sus-maxillo-nasal* (transverse du nez chez l'homme, au dire de M. Lesbre).

Dilatateur antérieur des narines.

Sous le nom de *M. dilatator naris anterior*, *M. levator proprius alæ nasi anterior* Theile a décrit[1] un faisceau musculaire encore moins apparent que le précédent. Ce faisceau, situé à la partie inférieure de l'aile du nez, entre le sillon bucco-nasal et le cartilage ovale, fait presque toujours défaut. Quelquefois il est divisé en deux corps.

Petit compresseur des narines.

Arnold a appelé *compressor narium minor* un petit muscle très grêle qui, du bout du nez, se porte en travers sur la face antérieure du cartilage de l'aile du nez[2]. Je l'ai cherché, même avec l'aide du microscope, sur un grand nombre de sujets sans pouvoir le rencontrer. Theile n'a pas été plus heureux que moi.

Le dilatateur antérieur des narines et le muscle d'Arnold, dont il n'est pas question dans beaucoup de traités d'anatomie humaine ont été absolument oubliés ou négligés par les zootomistes.

Considérations générales sur les malformations des muscles faciaux.
— Ainsi que nous l'avons dit, l'union plus intime et le développement plus marqué constituent les deux malformations les plus communes des muscles faciaux. Ce sont des anomalies réversives. *Les singes inférieurs* ne possèdent pour toute la face qu'un seul muscle qui est une dépendance du peaucier[3]; aussi le jeu de leur physionomie se rapporte-t-il à une grimace qui est toujours la même, qui ne pré-

---

[1] Theile. *Myol. cit.*

[2] Arnold, *in* Poirier. *Myologie.*

[3] C'est l'opinion de Ruge, de Gegenbaur, de Rabl, de Popowsky, etc. Il y a lieu pourtant de se demander si les sphincters de la bouche, des narines et des yeux qu'on retrouve chez les *Poissons* qui ne possèdent pas de platysma ne sont pas des muscles autochtones.

sente que des nuances dans son intensité, mais qui ne lui permet point d'exprimer des passions différentes, et même opposées, ainsi qu'on les voit se peindre sur le visage humain.

Chez les *Anthropoïdes*, la séparation est plus complète pour les muscles situés au-dessus de la bouche, mais d'autres causes s'opposent à ce que la face reflète les impressions. Dans la région de la face placée au-dessous de la lèvre inférieure toute la partie du peaucier qui se rend à cette lèvre agit à la fois, ses faisceaux étant à peine séparés les uns des autres. Dans la région de la face placée au-dessus de la lèvre supérieure, la distinction plus grande des faisceaux charnus n'a pas le résultat auquel on pourrait s'attendre au premier abord. Cela tient d'une part à la consistance de la peau qui est couverte de rides et ne peut être comparée qu'à un masque dont tous les traits sont indiqués d'avance; et d'autre part à ce que par leur mode d'insertion sur la lèvre supérieure les muscles faciaux, lorsqu'ils se contractent, tirent cette lèvre de manière à découvrir les canines et les molaires, et à produire une expression féroce et menaçante.

Les *Singes*, imitateurs des gestes de l'homme, ne lui ont jamais emprunté le sourire, et le jeu de leur physionomie n'a pour conséquence que des grimaces plus ou moins hideuses et repoussantes.

Si on s'en tient aux recherches de Cuvier et Laurillard, de MM. Hamy, Chudzinski et Popowsky, c'est le nègre qui, dans les races humaines, a les muscles faciaux les plus grossiers, les plus épais. « Chez la majorité des nègres, dit M. Chudzinski, les muscles peauciers profonds de la tête sont beaucoup plus fusionnés que ceux de la race blanche. En outre chez les hommes noirs il se développe des faisceaux supplémentaires qui se rendent surtout à la commissure des lèvres. En même temps chez les sujets noirs, dans les endroits où la lèvre reçoit les insertions des fibres musculaires, elle s'épaissit au point de simuler la dureté du tissu fibro-cartilagineux.

Le tissu adipeux interposé entre les couches musculaires et même sous la peau des nègres est plus ferme, plus abondant et plus coloré que chez les individus de la race blanche. Enfin les aponévroses des régions cranienne et faciale des nègres sont beaucoup plus résistantes et plus épaisses.

Dans la race jaune les muscles peauciers de la tête ont un développement intermédiaire entre celui des blancs et des noirs.

Cependant ils se rapprochent davantage de ces derniers, soit par leurs caractères généraux, par la vigueur de leurs fibres musculaires, soit par la fusion de leurs faisceaux. Il faut ajouter à cela que leur coloration est plus foncée.

Cela est vrai pour les Chinois et les Indo-Chinois, car nous n'avons pas eu l'occasion de disséquer un vrai Mongol. Chez les trois Peaux-Rouges de l'Amérique du Sud, et chez une jeune Cynghalaise, les muscles se rapprochaient plutôt de ceux de la race blanche. » (Chudzinski, *loc. cit. supra*, p. 9.)

Les agents contractiles de la face varient non seulement suivant les races, mais encore, dans chaque race, suivant les individus. « Il n'est pas d'anatomiste, observe M. le professeur Hamy, qui n'ait eu l'occasion de constater dans les relations des muscles un grand nombre de variétés individuelles. De deux sujets de même race, l'un appartenant au *type fin* aura les muscles de la face bien distincts, l'autre au *type grossier* les montrera plus ou moins confondus. » En effet, si on dissèque une face aux traits fins et accentués, dout l'ensemble a l'expression intelligente, on trouvera des muscles pâles, minces et séparés d'une façon précise. Inversement, si l'on rencontre un sujet à face large sans expression, dont l'ensemble des traits forme un masque presque immobile, les muscles seront rouges, gros et intriqués, fusionnés.

Parmi les hommes appartenant à la race blanche ce sont, sans conteste, ceux doués d'une intelligence inférieure dont les muscles de la figure se rapprochent le plus de ceux du noir, autrement dit de ceux des *Anthropoïdes*. En regardant attentivement, dans la 4ᵉ édition du Traité d'anatomie de Cruveilhier, le dessin si exact de l'appareil locomoteur de la région antérieure de la tête, on y trouve la reproduction de celui du nègre. C'est que si Cruveilhier conseille de choisir des sujets vigoureux et athlétiques pour les études de ce genre, lui-même s'est servi de têtes de suppliciés, et tout le monde a pu remarquer la face hébétée que présentent leurs bustes en plâtre. Pour corroborer cette opinion disons que nous-même avons trouvé cette fusion et cette intrication des muscles faciaux chez deux idiots microcéphales.

Il est indubitable que plus l'intelligence s'élèvera, plus les sensations et les pensées seront compliquées et parfaites, plus la mimique faciale sera expressive, plus les moteurs faciaux devront être divisés et mieux en contact avec la peau[1]. Si le système de Gall est faux

---

[1] Les muscles faciaux de nos *animaux domestiques* sont aussi bien individualisés et à peu près aussi nombreux que ceux de l'homme, mais sont séparés du tégument facial par une expansion du peaucier.

puisqu'il repose sur la corrélation qui existerait entre les saillies et les dépressions de la lame externe et les saillies et les dépressions de la lame interne de la boîte cranienne, ce qui est inexact, puisqu'il y a entre ces deux lames des cavités (sinus frontaux, etc.) et une couche de tissu spongieux plus ou moins épaisse (diploé), il n'en est pas ainsi du système physiognomonique de Lavater[1].

En raison de l'insertion des muscles faciaux à la peau à laquelle leurs fibres terminales sont en quelque sorte identifiées, la contraction fréquemment répétée d'un ou de plusieurs de ces muscles imprime à la longue au tégument du visage des plis ou rides qui persistent même après la cessation et dans l'intervalle des contractions qui les ont déterminées. L'habitude de certaines passions se grave à la longue en caractères indélébiles sur la physionomie, de telle façon qu'avec une grande perspicacité d'observation on peut, jusqu'à un certain point, juger du moral d'un individu d'après l'aspect facial.

Avec Darwin[2], Gratiolet[3], Cruveilhier[4], Zaborowski[5], etc., je pense donc que le système physiognomonique de Lavater est acceptable, sinon toujours dans ses détails, du moins dans son ensemble.

La physiologie expérimentale dénote même des distinctions fonctionnelles que l'anatomie normale ne permet pas de prévoir. Est-il besoin de rappeler les beaux travaux de Duchenne, de Boulogne[6], *Sur le mécanisme de la physionomie humaine*, méconnus en France tant que Darwin ne les a pas reproduits, en les commentant, dans son intéressant ouvrage sur l'*Expression des émotions chez l'homme et chez les animaux?* Faut-il dire que l'introduction de la méthode expérimentale dans l'étude du jeu de la physionomie, jointe à l'observation à laquelle s'étaient tenus Camper[7], Lebrun[8], Lavater, Ch. Bell[9], etc., a permis de classer les muscles faciaux en *muscles*

---

[1] L'édition de Lavater à consulter est l'édition en 10 volumes de Moreau. Paris, 1820.

[2] Ch. Darwin. *L'expression des émotions chez l'homme et chez les animaux.* Trad. française par MM. Benoit et Pozzi. Paris, 1874.

[3] P. Gratiolet. *De la physionomie et des mouvements d'expression.* Paris, 1865.

[4] Cruveilhier. *Anat. descript.*, 2e édit., t. II, p. 227.

[5] Zaborowski. *L'origine du langage.* Paris, 1879, p. 66.

[6] Duchenne (de Boulogne). *Mécanisme de la physionomie humaine ou analyse électro-physiologique de l'expression des passions applicable à la pratique des arts plastiques.* Paris, 1861.

[7] Pierre Camper. *Dissertation sur les différences réelles que présentent les traits du visage chez les hommes de différents pays et de différents âges.* (Œuvres posthumes. Paris, 1786.)

[8] Voy. notamment. *Conférences sur l'expression des différents caractères des passions.* Paris, 1867. Ces conférences ont été imprimées dans l'édition de Lavater, par Moreau, vol. IX, 1820.

[9] Ch. Bell. *Anatomie et physiologie de l'expression*, 1844 (édition publiée après la mort de Ch. Bell.).

expressifs, muscles expressifs complémentaires et *muscles inexpressifs?*

Une dernière question à résoudre pour nos successeurs sera la suivante :

La séparation entre certains muscles qu'on retrouve anormalement, entre le frontal et le pyramidal par exemple, alors que déjà les expériences électro-physiologiques témoignent que ces muscles en état de fusion apparente normalement sont antagonistes; ces séparations qui constituent, pour employer les expressions du professeur M. Duval des *anomalies évolutives*, seront-elles plus tard la règle pour les autres faisceaux musculaires similaires de la face? Aux anatomistes de l'avenir d'en juger. On prétend déjà que l'homme ne se distingue pas seulement par le jeu de sa physionomie mais encore par l'asymétrie de sa musculature faciale droite et gauche, qui rappelle celle des deux moitiés de son cerveau.

MUSCLES DE LA MASTICATION

TEMPORAL

Syn. : *M. crotaphite; M. temporo-maxillaire* (Chaussier); *Temporo-maxillien ; Élévateur de la mâchoire; Temporalis* (N. a.).

Dédoublement en deux plans. — Massa a rencontré un temporal formé par deux couches superposées [1]. La couche superficielle du temporal anormal décrit par Massa répond au *M. temporal superficiel* de Sappey qui est une dépendance de l'auriculaire antérieur. (Voyez ce muscle.)

Variations de volume. — Je l'ai vu très épais sur des sujets où il était plus large et plus long que d'ordinaire.

Variations des insertions. — Il peut se rapprocher assez près du

[1] Massa. *Liber Introductorius*, cap. XXXV, p. 77.

vertex. En mars 1886, un de mes élèves, M. Allain, a trouvé chez une femme, morte de fièvre typhoïde, le muscle temporal droit très épais, et seulement distant de deux travers de doigt de la suture sagittale. Très fréquemment quelques-unes des fibres postérieures du temporal s'insèrent directement à la face interne et au bord postérieur de l'apophyse coronoïde (Bellini [1]).

Une conformation beaucoup plus rare est celle observée par M. le professeur Macalister : l'extension du muscle le long du bord antérieur de la branche montante du maxillaire inférieur jusqu'à la dernière molaire. J'ai eu la bonne fortune de la montrer une fois à mon cours. « Plus le temporal est puissant, dit M. F. Regnault, plus l'apophyse coronoïde s'élargit pour donner une plus grande surface d'insertion. Chez le vieillard dont les fonctions masticatoires déclinent, l'apophyse coronoïde est mince et longue [2]. »

Anatomie comparée. — De tous les *Mammifères*, quelques *Tardigrades* exceptés, c'est l'homme dont les muscles destinés à mouvoir les mâchoires ont le moindre développement et les surfaces d'insertion de ces muscles, le moins d'étendue. Quelle différence entre sa petite fosse temporale, circonscrite en haut par une ligne courbe peu indiquée et la fosse profonde des *Anthropoïdes!* Non seulement chez ces derniers toute la surface latérale du crâne sert d'insertion aux fibres du muscle temporal, le muscle masticateur par excellence, mais encore sur la ligne médiane de la tête du mâle se dresse une crête forte et haute qui permet à ces fibres de se multiplier. Aussi l'élévation de la ligne temporale, l'étendue de sa courbe et son rapprochement de la ligne médiane sont-ils dans le groupe humain un caractère d'infériorité. Sur certains crânes préhistoriques de la Floride et des crânes de Néo-Calédoniens modernes les deux lignes, distantes normalement chez le blanc de 8 à 10cc n'arrivent à s'écarter que de 2cc.

Ce sont là, comme toujours, des caractères généraux. Dans les races préhistoriques et dans les races inférieures actuelles, aussi bien que chez les *Anthropoïdes*, le temporal n'est pas un muscle invariable. Dans les *Troglodytes Aubryï* il ne différait pas sensiblement de celui da l'homme, et dans le *gorille* de Duvernoy il se fixait, comme M. Macalister et moi l'avons vu chez l'homme, à tout le bord antérieur de la

---

[1] Bellini. *Bullet. de la Soc. anat. de Paris*, 1892, p. 457.
[2] F. Regnault. *Bullet. de la Soc. anat. de Paris*, 1896, p. 799.

branche montante de la mâchoire jusqu'à sa base. Il semble même résulter des recherches de **M**. Deniker sur les *fœtus de gibbon* et *de gorille* que le muscle en cause ne diffère pas sensiblement chez les *Anthropoïdes*, pendant la vie fœtale et pendant la première jeunesse de celui de l'homme bien conformé. « Dans le *fœtus de gibbon* il n'occupe que la 10e partie de l'os pariétal....., dans le *fœtus de gorille* il n'occupe la partie inférieure du pariétal que sur une longueur de 16 millimètres, ce qui fait moins d'un quart de la hauteur totale de cet os, tandis que chez le jeune *gorille* il occupe déjà plus d'un tiers de la hauteur totale et chez l'adulte la hauteur entière du pariétal [1]. »

Segmentation du muscle. — J'ai vu parfois le faisceau zygomatique signalé par Sappey [2] séparé du faisceau temporo-sphénoïdal.

Henke a donné le nom de *M. temporalis minor* à de petits faisceaux musculaires indépendants qui se portent du ménisque temporo-maxillaire sur l'échancrure sigmoïde [3].

Anatomie comparée. — Le temporal est divisé en plusieurs faisceaux dans quelques *Mammifères*, notamment dans le *chat* où il est composé de trois chefs : deux superficiels juxtaposés et un profond (Strauss-Durckheim).

Connexions plus intimes avec les muscles voisins. — D'ordinaire il est intimement uni au masséter mais séparé du ptérygoïdien externe et du buccinateur par du tissu cellulo-adipeux qui se prolonge vers la région de la joue. Horner indique cependant un cas où les fibres les plus inférieures de ce muscle étaient fusionnées avec celles du bord supérieur du ptérygoïdien externe [4]. M. le professeur Macalister a observé la même malformation avec passage de l'artère maxillaire interne au-dessous du ptérygoïdien externe [5].

Anatomie comparée. — M. le professeur Humphry, par des dissections minutieuses pratiquées sur le *cryptobranche* et le *lépidosiren*, a dé-

---

[1] Deniker. *Loc. cit.*, p. 114-118.
[2] Sappey. *Anat. descript.*, 2e édit., p. 145.
[3] Henke. *Zeitschr. zür rat. med.*, 3 R. VIII, 76.
[4] Horner. *Spect. anat. Philadelphia*, vol. 1, p. 372.
[5] Macalister. *Loc. cit.*, p. 18.
[6] Humphry. *Observ. in myology.* Cambridge, 1872, p. 117.

montré que le muscle temporal n'est que le prolongement du muscle dorsal vers la nuque et la mâchoire et qu'il en est probablement de même du masséter, du ptérygoïdien externe, du buccinateur, etc.[6]. M. le professeur Mathias Duval a prouvé d'autre part que les muscles masticateurs dérivent tous des masses musculaires de l'arc maxillaire.

MASSÉTER

Syn. : *M. manducatorius*; *M. mandibularis externus* ; *M. zygomato-maxillaire* (Chaussier) ; *Premier mâcheur* (Diemerbroeck) ; *Élévateur inférieur de la mâchoire*; *Masseter* (N. a.) ; *Muscle du plat de la joue.*

Absence. — Duméril a noté cette absence dans un cas de monstruosité (phocomélie[1]).

Anatomie comparée. — Dans les *Vertébrés inférieurs* les masséters, je viens de le dire, manquent ou sont confondus avec les temporaux. La mâchoire inférieure énorme des *Toucans* (*oiseaux*) est retenue simplement par un ligament élastique[2].

Variations de volume. — Il est plus ou moins prononcé dans le genre *Homo* aussi bien que dans les diverses espèces animales. C'est lui qui, très épais, donne à la physionomie de quelques individus l'expression d'énergie brutale qui la caractérise.

Le masséter acquiert un volume considérable chez certaines races noires d'Océanie (Chudzinski).

Anatomie comparée. — C'est chez les *Rongeurs* dont le maxillaire inférieur est porté en avant pendant la mastication, que le muscle en cause acquiert son maximum de développement. Il est très fort aussi dans les *Carnassiers* et principalement dans les *Félins* où sa masse, réunie à celle du temporal, forme cette saillie qui arrondit la tête du *chat*, du *lion*, etc.

Isolement complet des deux faisceaux. — Les deux faisceaux qui composent le masséter sont souvent entièrement indépendants.

---

[1] Dumeril. *Bullet. de la Soc. philomatique*, vol. III, p. 122.
[2] Milne-Edwards. *Leçons sur l'anat. et la phys. comp. de l'homme et des animaux*, 1861, t. VI, p. 57.

Sœmmering les a même vus un peu distants l'un de l'autre, et
Monro, séparés par une bourse séreuse [1]. Une autre bourse séreuse a
été trouvée par Hyrtl entre les fibres profondes et l'articulation temporo-maxillaire [2].

ANATOMIE COMPARÉE. — Le masséter est partagé normalement en deux
faisceaux distincts chez le *chat*, l'*éléphant*, le *hérisson*, les *Martes*, etc.,
etc. Dans le même genre animal ces deux faisceaux peuvent même,
comme chez l'homme, être complètement ou incomplètement différenciés : ils sont complètement différenciés dans l'*hyène rayée* et
l'*hyène brune* et incomplètement différenciés dans l'*hyène tachetée* [3].

Faisceaux surnuméraires. (Masseter trigastricus de W. Gruber.) —
Les professeurs Gruber et Macalister ont vu quelquefois les fibres de
la couche profonde renforcées par un faisceau musculaire détaché du
ligament latéral externe de l'articulation de la mâchoire. M. Chudzinski
a très fréquemment retrouvé ce faisceau chez les nègres. Je l'ai observé
également sur une Angolaise.

J'ai disséqué, à diverses reprises, un faisceau supplémentaire venant de l'os malaire, en arrière du grand zygomatique et une fois, à
droite, un trousseau de fibres pâles qui s'étendait de la partie postérieure du maxillaire supérieur au bord antérieur du masséter. Le professeur Gruber a donné le nom de *masséter trigastrique* au masséter
de l'homme qui présente ces divers vices de conformation.

ANATOMIE COMPARÉE. — A l'état de complet développement, chez les
Rongeurs, (le *lapin* [4], l'*agouti* [5], le *castor* [6], le *cobaye* [7]), le masséter est
formé par trois faisceaux bien isolés en haut et qui pourraient être et
ont été considérés comme autant de muscles particuliers : le *jugo-maxil-
lien*, le *maxillo-mandibulaire* et le *mandibulo-maxillaire*. Dans le *cobaye*
le *mandibulo-maxillaire* se fixe en avant du trou sous-orbitaire qu'il traverse.

Chez le *chat*, d'après Strauss-Durckheim, un faisceau du masséter

---

[1] Monro. *Icones bursarum*, édit. Rosenmuller, 1799, p. 32, t. II.

[2] Hyrtl. *Topographische Anat.*, Band I, p. 299.

[3] Young et Robinson. *Journ. of An. and. phys.*, 1889, p. 187.

[4] Cuvier et Laurillard. *Atlas d'anat. comp.*, pl. 232.

[5] *Eodem loco*, pl. 248, fig. 1.

[6] *Eodem loco*, pl. 219.

[7] Duvernoy, in Cuvier. *Leçons d'anat. comp.*, t. IV, p. 66.

qu'on pourrait considérer même comme un muscle particulier est placé dans la fosse externe de l'apophyse coronoïde. Il prend son origine par une large aponévrose intérieure, fixée en pointe au-devant de la cavité glénoïde.

Le masséter des *chauves-souris* se compose de deux faisceaux : un interne, et un externe séparé du précédent par l'arcade zygomatique et divisé lui-même en deux corps charnus (Maisonneuve).

« Le masséter est conformé chez les *Anthropoïdes* comme chez l'homme, » dit le professeur Hartmann. Oui, si on entend par là qu'il reproduit fidèlement les dispositions normales et anormales de celui de l'homme, même le masséter trigastrique. Le masséter du *fœtus de gorille* et celui du *fœtus de gibbon* de Deniker ressemblaient à celui de l'homme ; celui du *gorille* de Duvernoy était uni au temporal par des trousseaux musculeux ; celui du *gorille* du professeur Ehlers, avait un faisceau supplémentaire antérieur ; celui du *chimpanzé d'Aubry* possédait un faisceau charnu accessoire « qui, de la face externe de l'arcade zygomatique se portait presque directement sur la face externe de l'apophyse coronoïde, au-dessous de l'insertion du temporal » ; celui d'un *orang* que Broca m'a montré (1875) était divisé en deux corps entièrement distincts. Ce dernier vice de conformation existait aussi sur un *orang* de Duvernoy.

Connexions plus intimes avec les muscles voisins. — Divers anatomistes ont cité des cas de fusion des fibres les plus internes de la couche profonde avec quelques-unes des fibres inférieures du muscle temporal. Haller a signalé l'union de ce muscle et du buccinateur[1].

Anatomie comparée. — Je rappelle encore — et une fois pour toutes — que les connexions qui existent souvent chez l'homme entre le ptérygoïdien externe, le temporal et le masséter sont justifiées par ce fait que ces muscles dérivent, au point de vue embryogénique, d'une masse musculaire commune. Ces connexions constituent, d'ailleurs, l'état normal chez divers *Mammifères*. Dans le *gorilla gina* la première portion du temporal est, ainsi que j'ai déjà eu l'occasion de le dire, jointe en arrière au temporal par des faisceaux musculaires. Dans le *cheval* et dans l'*hyène* elle se confond d'une manière si intime avec le crotaphite qu'il est impossible de préciser la limite des deux

---

[1] Haller. *Op. anat. argument. minor*, vol. III. Lausanne, 1768, p. 18.

muscles. Chez le *chat*, les fibres les plus externes du faisceau le plus superficiel du masséter contournent la mâchoire et se fixent à un raphé qui lui est commun avec le ptérygoïdien externe (Strauss-Durckheim).

PTÉRYGOÏDIEN EXTERNE

Syn. : *Pterygoideus minor ; Petit ptérygoïdien : Petit ptérygo-maxillaire ; Alaire extérieur* (Diemerbroeck) ; *Petit sphéno-maxillien ; Fallopien* (Courteille) ; *Pterygoïdeus externus* (N. a.).

Isolement des deux faisceaux constituants. — Le faisceau supérieur et le faisceau inférieur peuvent être séparés dans une partie ou dans la totalité de leur étendue. Le chef sphénoïdal peut être tendineux. J'ai vu aussi la moitié externe du chef inférieur entièrement aponévrotique.

Anatomie comparée. — Suivant les espèces animales le ptérygoïdien externe est plus ou moins large, long et charnu indivis ou divisé en deux faisceaux. « Dans la *chauve-souris* il s'insère au fond de la fosse zygomatique, en dehors de l'apophyse ptérygoïde, parallèlement à elle, et aussi à la surface voisine du temporal. Ces deux insertions d'origine sont très distinctes l'une de l'autre et semblent constituer deux muscles séparés ; entre eux se voit un gros nerf, mais bientôt les deux faisceaux se réunissent en un seul corps musculaire qui va se terminer dans la fosette située en dedans et au-dessous du condyle de la mâchoire. » (Maisonneuve.)

Faisceaux surnuméraires. — Fäsebeck a vu un faisceau détaché du chef inférieur du ptérygoïdien externe qui se rendait à la capsule de l'articulation temporo-maxillaire [1]. J'ai rencontré ce même faisceau, à droite chez un homme, à gauche chez une femme. Dans l'un et dans l'autre de ces deux cas l'artère maxillaire interne passait entre le ptérygoïdien externe et le tractus musculeux supplémentaire. M. le professeur Macalister a trouvé à six reprises différentes une bandelette curieuse, une sorte de ptérygoïdien propre, étendue, en dehors du ptérygoïdien externe, de la tubérosité maxillaire à la crête externe de la

---

[1] Fäsebeck. *Müller's Arch* , 1842, p. 475.

grande aile du sphénoïde, qui sépare la fosse temporale de la fosse zygomatique.

Connexions plus intimes avec les muscles voisins. — Il peut être plus ou moins uni au temporal et même au digastrique. (Meckel, *De duplicitate monstrosa*, p. 42.)

Est-il inadmissible de supposer que cette fusion du ventre postérieur du digastrique avec le ptérygoïdien externe est due à un déplacement du digastrique qui, chez les *Carnassiers*, se fixe au bord inférieur de chaque mâchoire dans le voisinage du masséter : en arrière, dans la *musaraigne d'eau ;* en avant, dans la *taupe ;* au-dessous, dans le *chat* ? (Cuvier).

PTÉRYGOÏDIEN INTERNE

Syn. : *Tertius musculus qui in ore latitat* (Vésale) ; *Ptérygoïdeus major ; Grand palatin ; Masséter interne* (Winslow) ; *Grand ptérygo-maxillaire* (Chaussier) ; *Second mâcheur ; Alaire intérieur* (Diemerbroeck) ; *Grand sphéno-maxillien ; Élévateur inférieur de la mâchoire ; Ptérygoïdeus internus* (N. a.).

Faisceau surnuméraire. — Très fréquemment le ptérygoïdien interne est renforcé par un faisceau détaché de la facette inférieure de l'apophyse pyramidale de l'os palatin.

Anatomie comparée. — Chez les *Oiseaux* [1] et chez le *canard* [2] notamment, le ptérygoïdien interne, très développé, est constitué par trois et même quatre portions plus ou moins séparées dont la première se fixe à l'os maxillaire supérieur, la seconde, à l'os palatin, la troisième, à l'os ptérygoïdien, la quatrième, au sphénoïde ; mais ce démembrement est dû seulement à l'écartement des différentes parties de la charpente céphalique qui constituent la partie postérieure de la voûte palatine.

Dans les *Solipèdes* le masséter interne comprend deux plans de fibres comme l'externe ; les fibres du plan profond débordent les autres en arrière, et, vu leur obliquité, sont certainement capables de contribuer à la propulsion de la mâchoire. Cette couche profonde déjà peu mani-

[1] Milne Edwards. *Loc. cit.*, t. VI, p. 58.
[2] Hérissant. *Mém. de l'Acad. des sc.*, 1848, pl. XXIII, fig. 2, B.

feste dans le *porc* est tout à fait indistincte dans les *Ruminants* et les *Carnivores* (Lesbre).

Connexions plus intimes avec les muscles voisins. — Il échange quelquefois, à son origine, quelques fibres avec le péristaphylin externe. Moser l'a vu donner naissance au stylo-glosse [1] et Gruber, envoyer un faisceau à la bande ligamenteuse qui s'étend de l'épine du sphénoïde à l'angle de la mâchoire inférieure [2].

Je l'ai vu (une fois des deux côtés chez l'homme, une fois du côté droit chez une femme) relié au masséter par des trousseaux de fibres qui passaient au-dessous de la mâchoire inférieure.

Anatomie comparée. — M. le professeur Macalister m'a écrit qu'il avait vu chez un *gorille* le stylo-glosse provenir du ptérygoïdien interne. Dans les *Carnassiers* et en particulier dans le *chat* le ptérygoïdien interne s'unit au masséter sous le bord inférieur du maxillaire inférieur.

BUCCINATEUR

Syn. : *Buccinator*; *Contrahens communis buccarum labiorum* (Spigel); *M. buccæ* (Colombus); *Bucco* (Riolan); *Bucco-labial* (Chaussier); *Alvéolo-maxillaire* (Dumas); *Trumpeter-Muscle*; *Buccinator* (N. a.).

Dédoublement en deux plans. — Sur deux sujets du sexe féminin j'ai vu, en arrière, immédiatement au-dessous du maxillaire supérieur son dédoublement en deux couches.

Anatomie comparée. — Dans l'espèce humaine le buccinateur n'est formé que de fibres longitudinales convergeant à la commissure des lèvres, tandis que dans nos *animaux domestiques*, il présente en outre une couche superficielle, pré-massétérine dont les fibres vont de haut en bas d'une mâchoire à l'autre ; cette couche superficielle est particulièrement développé dans les *Herbivores* où elle affecte une disposition pennée ; les Allemands la décrivent à part sous le nom de buccinateur, tandis que la couche profonde constitue leur muscle malaire

[1] Moser. *Meckel's arch.*, vol. VII.
[2] Gruber. *Neue Anomalien*, t. II, p. 218.

Amincissement du muscle. — Sa portion moyenne peut être très peu épaisse, pour ainsi dire absente. Elle est peu prononcée chez les *Singes quadrupèdes*, sauf chez le *papion* et quelques autres pourvus de grandes abajoues.

Variations des insertions. — On a constaté des modifications dans l'étendue relative des insertions maxillaires supérieures et inférieures du buccinateur. Il en est de même dans la série animale où le muscle en question est forcé de s'adapter à la forme et à la longueur essentiellement variables des mâchoires.

Connexions plus intimes avec les muscles voisins. — Son union avec le masséter à été notée chez un monstre (professeur Macalister). Le buccinateur échange souvent des fibres avec la portion du constricteur supérieur du pharynx qu'on désigne sous le nom de *bucco-pharyngienne*. Il reçoit parfois un faisceau détaché du conduit de Sténon ou du grand zygomatique. Dans le *chat* la partie moyenne du constricteur supérieur se continue directement avec la portion moyenne du buccinateur constituant un seul muscle, mince et grêle que Courcelles a nommé *M. bucco-pharyngien* (voy. *M. constricteur supérieur du pharynx*).

MUSCLES SURNUMÉRAIRES

Ptérygoïdien propre.

Sous le nom de *Pterygoideus proprius* le professeur Henle et divers anatomistes ont décrit un faisceau musculeux qui s'étend de la crête située sur la face externe de la grande aile du sphénoïde, qui sépare la fosse temporale de la fosse zygomatique, au bord postérieur et à une petite portion de la face externe de l'aileron externe de l'apophyse ptérygoïde.

Le ptérygoïdien propre a été trouvé par Henle [1], Gruber [2], Theile [3],

[1] Henle. *Loc. cit.*, p. 164.
[2] Gruber. *Neue Anomalien*, p. 12.
[3] Theile, p. 59.

Shepherd [1], Macalister [2], Wagstaffe [3], Poland [4], etc... M. le professeur Macalister l'a rencontré douze fois. Il peut être remplacé en partie ou en totalité par des fibres conjonctives.

Je le crois assez commun. S'il est peu connu c'est, sans doute, parce qu'on le détruit souvent en détachant l'apophyse coronoïde et le temporal ou le chef supérieur du ptérygoïdien externe auxquels il est parfois uni.

Je l'ai vu trois fois : deux fois chez des femmes et une fois chez l'homme, et toujours des deux côtés et avec ses attaches habituelles.

Ce muscle, suivant MM. Wagstaffe et Macalister, présenterait, en effet, quelques variétés dans ses insertions inférieures. Ainsi, il pourrait se fixer à l'apophyse pyramidale du palatin, à l'os maxillaire supérieur, au ligament ptérygo-maxillaire, à l'os maxillaire inférieur, au muscle buccinateur.

Dans deux cas appartenant à M. Wagstaffe le chef supérieur du ptérygoïdien externe faisait défaut et le chef inférieur de ce muscle se détachait du ptérygoïdien propre aponévrotique.

Ces déplacements ne sauraient nous étonner puisque nous savons que tous les muscles masticateurs sont dérivés d'une masse musculaire commune.

Le ptérygoïdien propre, compris entre deux portions d'un même os et ne pouvant provoquer aucun mouvement, a attiré vivement la curiosité des anatomistes. Je ne sache pourtant pas que personne, jusqu'à ce jour, ait essayé d'en donner la signification.

Moi-même, je ne puis rien dire de positif à cet égard. J'avoue n'avoir rien trouvé chez les *Mammifères* qui soit l'analogue du petit sphéno-ptérygoïdien de l'homme. Je suis donc réduit à faire des suppositions, en les appuyant sur les dispositions ostéologiques des ptérygoïdes, très modifiés dans les différents *Vertébrés*.

Sauf les *Crocodiles* et les *Tortues*, les *animaux ovipares*, depuis les *Poissons* jusqu'aux *Oiseaux*, ont les ptérygoïdes et les palatins mobiles, pour concourir au relèvement de la mâchoire supérieure. Par conséquent, les muscles ptérygoïdiens sont divisés en deux parties : l'une supérieure ou *sphéno-ptérygoïdienne* et *palatine* [5] qui agit sur la tige

---

[1] Shepherd. *Journ. of anat. and phys.*, vol. XV, p. 293.

[2] Macalister. *Trans. irish. acad.*, vol. XXV, 1872.

[3] Wagstaffe. *Journ. of anat. and phys.*, vol. V, p. 281.

[4] Poland. *Journ. of anat. and phys.*, vol. XXIV, p. 567, july 1890.

[5] M. le professeur Macalister a vu le ptérygoïdien propre de l'homme s'attacher à la fois, en bas, à l'apophyse pyramidale du palatin et à l'apophyse ptérygoïde externe.

ptérygo-palatine ; l'autre inférieure ou *ptérygo-maxillaire*, qui relève la mâchoire inférieure (comme chez les *Mammifères*).

Telle est la disposition primitive dans le plan général des *Vertébrés*, disposition nécessairement modifiée lorsque les os ptérygoïdes et palatins deviennent fixes : alors les muscles ptérygoïdiens sont simples et non divisés en deux portions.

Il est donc permis d'admettre que le petit faisceau sphéno-ptérygoïdien observé chez l'homme est un vestige de ce qui existe chez les *Vertébrés ovipares* à ptérygoïdes mobiles.

Ptérygo-épineux.

Le muscle ptérygo-épineux est un muscle étendu de l'épine du sphénoïde au bord postérieur de l'apophyse ptérygoïde externe, entre les deux ptérygoïdiens.

Ce muscle a été trouvé par Thane, Schmidt [1], Theile [2], Poland [3], Quain [4], Macalister [5], etc... Je ne l'ai disséqué qu'une fois, et seulement du côté droit, chez un enfant de douze ans.

M. John Poland, dans son mémoire sur les *Variations of the external pterygoïd muscle*, paru en juillet 1890 dans le *Journal of anatomy and physiology*, donne une description intéressante et complète du ptérygo-épineux qu'il a rencontré douze fois.

Si, ainsi que l'ont avancé Thane, Theile, Schmidt, M. le professeur Macalister, et ainsi que je l'ai vu moi-même, le ptérygo-épineux est constitué par les deux faisceaux ou l'un des deux faisceaux — le plus généralement par le faisceau inférieur — devenus charnus du ligament ptérygo-épineux de Civinini, il peut exister en même temps que ce ligament et entièrement indépendant de lui. Alors il a des attaches supérieures différentes et coïncide, dans beaucoup de cas, avec une absence ou un arrangement anormal du ligament sphéno-maxillaire. Tantôt il se fixe à la fois à l'épine du sphénoïde et à la scissure de Glaser, tantôt exclusivement à la scissure de Glaser, soudé au ligament sphéno-maxillaire ou relié par un tissu cellulaire plus ou

---

[1] *Schmidt's Jahrbuch*. Bd. 23, p. 277.
[2] *Theile*, p. 60.
[3] Poland. *Loc. cit.*, p. 568.
[4] *Quain's anatomy*, 10ᵉ édition, vol. 2, p. 295.
[5] Macalister. *Human anatomy*, p. 229, et *Loc. cit. suprà*.

moins dense à ce ligament atrophié, et inséré, lui aussi, seulement à la scissure de Glaser.

Ces dernières dispositions sont curieuses, car elles viennent à l'appui de la théorie du professeur Humphry et de M. Poland qui considèrent le muscle ptérygo-épineux comme une dépendance du ligament latéral interne sphéno-maxillaire formé, lui-même, aux dépens du prolongement vers l'oreille, entre les deux ptérygoïdiens, de l'arc cartilagineux de Meckel du maxillaire inférieur.

MUSCLES DE L'ŒIL

RELEVEUR DE LA PAUPIÈRE SUPÉRIEURE

Absence. — Elle a été constatée par M. le professeur Macalister chez un individu qui n'avait pas présenté de symptômes de ptosis pendant la vie.

ANATOMIE COMPARÉE. — Les muscles droits et obliques existent seuls chez les *Ophidiens*, les *Squales*, les *Poissons*, et en particulier chez le *Scomber merluccius* (*Téléostéen*) et l'*Acipenser-sturio* du groupe important des *Ganoïdes* [1]. Chez la *chauve-souris*, si bien partagée en ce qui concerne l'ouïe, la vue ne joue qu'un rôle très amoindri, comme appareil destiné à la diriger soit dans le dédale des cavernes, soit à la chasse des insectes dont elle se nourrit. Aussi « les muscles destinés à l'organe de la vision sont-ils peu compliqués, ou plutôt réduits à une très grande simplicité. Nous en trouvons deux seulement qui sont : l'orbiculaire des paupières et l'abaisseur de la paupière inférieure ; mais le muscle surcili-tragien envoie quelques fibres dans son épaisseur [2] ».

[1] Motais. *Anatomie de l'appareil moteur de l'œil de l'homme et des vertèbres.* Paris, 1878.
[2] Maisonneuve. *Loc. cit.*, p. 146.

Duplicité du muscle. — Elle est signalée par Vésale.

Un releveur surnuméraire de la paupière supérieure est appelé par Albinus *comes obliqui superioris*. Le *gracillimus orbitis* de Bochdalek [1] et un faisceau noté par Sandifort [2] sont également des releveurs accessoires.

Une bandelette de ce genre a été montrée à Molinetti par Boldrini [3] et considérée par lui comme un cinquième droit. Des lames musculaires identiques ont été observées par Albinus (p. 176) et par Kulmus (*Descriptio anatomica fœtus monstrosi*, 1724, p. 14). Dans ces trois derniers cas, le muscle supplémentaire se fixait, en avant, à la trochlée.

Le *tensor trochleæ*, découvert par M. le professeur Julius Budge [4], et qui est constitué par des fibres détachées du corps du releveur de la paupière qui se rendent à la trochlée, est évidemment un muscle de la même nature que ceux trouvés par Albinus, Molinetti et Kulmus.

Le *tensor trochleæ* a été rencontré par M. le professeur Macalister avec deux modes de conformation différents :

1° Distinct seulement à son insertion orbitaire du releveur de la paupière supérieure ;

2° Séparé dans ses deux tiers antérieurs du releveur de la paupière supérieure.

D'après Denonvilliers, une bourse séreuse existerait chez quelques sujets entre le releveur de la paupière et le droit supérieur. Je l'ai cherchée en vain.

ANATOMIE COMPARÉE. — Je ne nie pas absolument qu'il puisse se développer, dans l'espèce humaine, deux releveurs de la paupière supérieure, mais je crois que la plupart — sinon la totalité — des faisceaux énumérés ci-dessus ne sont que des faisceaux supplémentaires d'union, analogues à ceux qui existent normalement entre les muscles de l'orbite [5] chez divers animaux.

Variations des insertions. — Au lieu de s'attacher en arrière à la face inférieure de la petite aile du sphénoïde ou à la gaine du nerf

---

[1] Bochdalek. *Prager Vierteljahrsschrift*, 1868, t. IV.
[2] Sandifort. *Loc. cit.*, p. 80.
[3] Boldrini. *Dissertat. anat. et pathol.* Batave, 1669, p. 29.
[4] Budge. *Henle u. Pfeufer's Zeitschrift. Reihe*, 3 Bd., VII.
[5] Voy. plus loin : *Connexions des muscles de l'œil entre eux*.

optique, M. le docteur Kelly, démonstrateur au collège royal de chirurgie de Dublin, l'a vu émaner de la portion frontale de la voûte orbitaire, au-dessus et en avant du nerf optique. Sur une vieille femme, j'ai noté, à droite et à gauche, l'insertion du releveur de la paupière supérieure sur la suture sphéno-frontale.

En avant, au lieu de se fixer sur le bord du cartilage tarse, ce muscle peut s'attacher :

1° A la fois sur ce cartilage et à la face profonde de la conjonctive, au niveau du cul-de-sac oculo-palpébral supérieur ;

2° A la face profonde du cul-de-sac oculo-palpébral supérieur ;

3° A la portion ciliaire de l'orbiculaire des paupières ;

4° A la fois sur le cartilage tarse, à la face profonde du cul-de-sac conjonctival supérieur et à la portion ciliaire de l'orbiculaire des paupières.

ANATOMIE COMPARÉE. — Le releveur de la paupière supérieure a, dans les *Vertébrés*, des insertions variables et en rapport avec le degré de développement de la paupière supérieure, en avant, et du canal optique ou sphénoïdal, en arrière. Dans les *chats*, il s'attache, en avant, à la muqueuse de la paupière, à 2 millimètres du bord de cette dernière. « C'est de la disposition de ce muscle et de l'absence du cartilage tarse, auquel il se fixe chez l'homme, que dépend la courbure anguleuse que prend la paupière de ces animaux lorsqu'ils ouvrent fortement les yeux : c'est à l'endroit de l'angle que s'insère le muscle. » (Strauss-Durckheim.)

GRAND ET PETIT OBLIQUES

Faisceaux d'union entre les deux muscles. — Un faisceau d'union aurait été décrit, dit-on, entre ces deux muscles par les anciens anatomistes. Il est permis d'en douter quand on sait que Reald Columbus ne fait pas même mention de la trochlée du grand oblique [1].

Variations de volume. — En 1885, en préparant le ganglion ophtalmique, j'ai vu sur une vieille femme le petit oblique droit réduit de volume au point d'égaler le grand oblique homologue.

---

[1] Reald Columbus. *De Re anatomicá*, lib. V, cap. VIII.

Anatomie comparée. — Dans les *Vertébrés inférieurs* les deux obliques ont à peu près les mêmes dimensions ou du moins l'oblique inférieur n'est pas plus petit que l'oblique supérieur et l'un et l'autre sont plus larges que les muscles droits [1].

M. Blanc a vu deux fois le petit oblique du *cheval* tendre à prendre la forme digastrique du grand oblique. (Blanc, *Echo médic. de Lyon*, 1896, p. 200.)

MUSCLES DROITS

Absence. — Klincosch, de Prague, a vu manquer tous les muscles de l'œil [2].

Dans quelques cas de strabisme divergent, le droit interne fait défaut, et parfois le droit externe dans certains cas de vues louches convergentes. On lira plusieurs observations très concluantes à cet égard dans Wrisberg [3].

Anatomie comparée. — Dans la *chauve-souris*, les muscles droits de l'œil sont absents, avons-nous dit plus haut. Il en est de même chez tous les animaux dont l'œil est physiologiquement atrophié. Dans les *Batraciens*, ils sont si peu développés que Cuvier a cru que ces *Amphibiens* ne possèdent qu'un seul muscle droit, un seul muscle oblique et le muscle choanoïde [4].

Variations de volume. — Les muscles droits de l'œil, de même que les obliques, peuvent être plus ou moins larges et plus ou moins épais. Ils étaient presque atrophiés chez un amaurotique et très prononcés chez un enfant mort de méningite tuberculeuse, que j'ai eu l'occasion de disséquer.

Anatomie comparée. — Plus l'animal a besoin d'étendue du champ du regard, plus les muscles oculaires se développent.

Ainsi, parmi les *Poissons*, les muscles oculaires sont plus développés

[1] Struthers. *Anat. and phys. observ. on the oblique muscles of the eye in man and vertebrate animals*. Edimbourg, 1854, p. 10.
[2] *In* Otto, *Patholog. anat.*, South's Translation, p. 245.
[3] Wrisberg. *Götting Gelehrten Anzeigen*, 1781, p. 683.
[4] Cuvier. *Leçons d'anat. comp.*, p. 427.

chez les *Esocides ichtyovores* qui cherchent au loin leur proie que chez les *Cyprinides* qui se nourrissent d'herbes fluviales ou marines. Entre les *Mammifères* même il faut distinguer ceux dont le corps est massif et le cou très court et ceux qui offrent une conformation inverse. L'appareil moteur de l'œil est plus marqué chez les premiers. Exemple : les muscles du *bœuf* sont plus larges et plus épais que les muscles du *cheval*.

Les *Oiseaux* et les *Rongeurs* sont pourtant exceptés de la règle formulée plus haut. La raison en est très simple. Chez les *Oiseaux*, la mobilité extrême de l'énarthrose occipitale et des articulations cervicales supplée admirablement au peu de mobilité du globe de l'œil, résultant du peu de puissance des muscles qui s'y insèrent.

Les muscles des *Rongeurs* sont aussi minces et peu longs. Mais cette diminution de volume est compensée par l'énorme développement de la cornée qui recouvre le tiers et près de la moitié de la sphère oculaire. Le champ du regard est naturellement très étendu, et, par suite, le rôle de l'appareil moteur devient secondaire.

Connexions plus intimes des muscles entre eux. — L'union normale des droits interne et inférieur, à leur origine, peut se prolonger plus ou moins loin en avant [1]. Les deux faisceaux du droit externe peuvent être plus ou moins fusionnés [2]. Je ne les ai jamais trouvés indépendants. Cette indépendance a toutefois été notée par Zagorsky et Albinus. M. le professeur Macalister a signalé l'absence du chef externe de ce muscle sur deux cadavres.

« Dans tous les auteurs classiques d'anatomie humaine (Sappey, Richet, Tillaux), dit mon savant collègue, M. le professeur Motais, d'Angers, dans son consciencieux mémoire *Sur l'anatomie de l'appareil moteur de l'œil de l'homme et des vertébrés*, on ne décrit toujours, comme du temps de Tenon, que des ailerons pour les muscles droits interne et externe.

« Chez tous les *Mammifères*, et chez l'homme en particulier, nous

---

[1] On ne parle pas en France de cette fusion des muscles droits interne et inférieur de l'œil, à leur origine, tandis qu'on la considère comme normale à l'étranger. « *The internal and inferior recti arise by a common tendon to the inner side an below to the optic foramen,* » dit Leidy. (*Elementary treatise on human anatomy.* Philadelphia, 1889, p. 861.) Cette assertion est très exacte.

[2] La division du droit externe en deux chefs, plus ou moins unis, est admise aussi, à juste titre, par les anatomistes d'Angleterre, d'Allemagne et d'Amérique. Je l'ai toujours constatée. Entre les deux chefs en question passent le nerf de la troisième paire des nerfs craniens, le rameau nasal de la cinquième paire, la sixième paire et la veine ophtalmique.

avons trouvé des ailerons fibreux ou tendineux non seulement pour les muscles droits interne et externe, mais pour les autres muscles droits supérieur et inférieur.

« Ces ailerons présentent une disposition à peu près semblable dans toutes les espèces.

« Les ailerons ou tendons accessoires des muscles droits interne et externe se détachent du muscle un peu en arrière de l'équateur du globe et se rendent aux angles correspondants de l'orbite. L'aileron externe est généralement plus développé ; chez l'homme il est trois fois plus épais que l'interne.

« Du bord externe et du bord interne du muscle droit supérieur partent deux cordons fibreux qui se jettent : le premier vers l'angle externe de l'orbite, près de l'insertion du releveur ; le second sur la gaine du tendon du muscle grand oblique. *Chez l'homme il n'est pas rare de trouver un faisceau musculaire* dans le cordon interne, et parfois dans le cordon externe [1]. »

Quelques pages plus loin [2], M. le professeur Motais, après avoir noté « qu'il n'est pas rare de voir les ailerons des muscles droits, supérieur et inférieur de l'homme contenir également des fibres musculaires », ajoute :

« Nous avons trouvé aussi dans les deux yeux du même sujet un faisceau volumineux détaché du bord externe du muscle droit inférieur, se dirigeant vers le muscle droit externe et se perdant en forme d'éventail dans la gaine de ce dernier muscle. Cette anomalie est très remarquable, non seulement par sa rareté, mais parce qu'il faut remonter assez loin chez les *Mammifères* (*Ruminants*) pour y trouver une disposition analogue à l'état normal. »

Signalons, enfin, pour terminer, une dernière disposition qui n'avait jamais été indiquée également avant M. Motais, si nous sommes bien informé.

« Du cinquième antérieur du muscle droit inférieur se détache une bande fibreuse qui se dédouble immédiatement ; sa lame superficielle passe au-dessous du muscle oblique inférieur, sa lame profonde au-dessus du même. Sur le bord antérieur du muscle petit oblique, les deux lames se rejoignent et gagnent le rebord orbitaire avec le ligament large. *Nous avons souvent vu dans cet aileron un faisceau muscu-*

---

[1] Motais. *Loc. cit.*, p. 63.
[2] *Ibid.*, p. 69.

laire en avant du muscle droit inférieur ; très rarement un faisceau musculaire se détache du muscle oblique inférieur pour venir à la rencontre du premier [1]. »

J'affirme l'exactitude absolue des recherches de M. Motais, que j'ai controlées sur dix cadavres.

ANATOMIE COMPARÉE. — Dans les *Poissons*, les *Reptiles* et les *Oiseaux* les muscles de l'œil sont généralement indépendants les uns des autres. Chez les *Mammifères*, les muscles droits, obliques et choanoïde sont reliés assez communément par des faisceaux musculaires plus ou moins développés.

Dans le *chien*, un faisceau musculaire est échangé entre le muscle droit postérieur et le muscle oblique inférieur. Ce faisceau est considérable chez le *bœuf* [2], le *mouton*, le *cheval*, etc.

Dans le *bœuf*, le muscle grand oblique envoie un cordon musculaire qui va s'anastomoser avec le muscle choanoïde. De plus, du bord postérieur du muscle oblique inférieur, se détache une large expansion musculaire, qui va se perdre dans la partie de la capsule de Tenon qui recouvre en arrière le muscle choanoïde.

Chez le *cheval*, M. le professeur Motais [3] a trouvé un long et mince faisceau musculaire constant, « qui se détache du muscle choanoïde, se rend à la face profonde du muscle droit supérieur, près de son bord externe, à 15 ou 18 millimètres de son insertion bulbaire, et se mêle aux fibres du muscle droit supérieur par des digitations successives. Avant d'arriver au muscle droit supérieur, ce faisceau envoie trois ou quatre fascicules qui se recourbent en haut pour aller se confondre avec le muscle oblique supérieur. Le faisceau le plus élevé du muscle droit postérieur se jette sur le tendon du muscle oblique supérieur, près de l'insertion de ce dernier, le croise d'abord, puis se joint à lui, en formant une anse à concavité antérieure.

Ces échanges musculaires se font soit directement par anastomose des fibres musculaires elles-mêmes, ou bien les deux faisceaux sont réunis par un tendon médian, formant un petit muscle digastrique, ou des fibres musculaires se détachent d'un seul muscle et vont se jeter sur la gaine d'un muscle voisin. »

[1] Motais. *Loc. cit.*, p. 8, fig. 3.
[2] *Ibid.*, fig. 13, p. 68.
[3] *Ibid.*, p. 67.

ORBICULAIRE DES PAUPIÈRES

Syn. : *M. orbicularis palpebrarum* ; *M. orbicularis oculi* (N. a.) ; *Sphincter palpebrarum or oculi* ; *M. orbicularis latus.* L'orbiculaire supérieur constitue le *Muscle de la réflexion* (Duchenne, de Boulogne).

Absence. — Il est possible de distinguer dans ce muscle : 1° une *portion extra-orbitaire* (Richet) [1] ; 2° une *portion orbitaire* ; 3° une *portion palpébrale* ; 4° une *portion ciliaire* (Riolan) [2] ; 4° une *portion subtarsale* (Moll) [3] et deux faisceaux annexes : le *lacrymal antérieur* et le *lacrymal postérieur.* M. Macalister a noté une fois et moi deux fois, chez deux hommes, l'absence de la portion orbitaire. Le *lacrymal antérieur* (alias *M. depressor supercilii* d'Arlt [4] et du professeur Lesshaft [5], *M. lacrymalis anterior* de Henke [6], *dilatateur supérieur du sac lacrymal* de Bourjut Saint-Hilaire [7]), et le *lacrymal postérieur*, le *muscle de Duverney* [8] appelé, je ne sais pourquoi, *muscle de Horner* (alias *M. sacci lacrymalis* de Rosenmüller [9], *M. lacrymalis posterior* d'Olschewsky et de Henke, *M. lacrymalis* de Krause et d'Arnold, *dilatateur inférieur du sac lacrymal* de Bourjut Saint-Hilaire).

Anatomie comparée. — Le muscle orbiculaire apparaît chez les animaux en même temps que les paupières horizontales.

Dans les *Squales* où des bourrelets cutanés forment les premiers rudiments des paupières, on voit déjà un rudiment de muscle dont les deux divisions se perdent dans ces bourrelets. Dans les ordres plus élevés, l'orbiculaire est plus complet, mais sans ressembler toutefois

[1] Richet. *Anat. chir.*
[2] Riolan. *Anthropographia*, lib. V, cap. ii.
[3] Moll. *Bydragen tot der Anatomie en Physiologie don Oogleden.*
[4] Arlt, *in* Græfe. *Archiv. für ophtalmologie*, Bd. IX, 1ste Abth, p. 64.
[5] Lesshaft. *Reichert u. Du Bois-Reymond Arch.*, 1868, p. 265.
[6] Henke. *In Græfe's archiv.*, Bd. IV, 2te Abth, p. 73.
[7] Bourjut Saint-Hilaire. *Journ. des conn. medic. chir.*, février 1853.
[8] Duverney. *L'art de disséquer méthodiquement les muscles du corps humain.* Paris, 1749, p. 37.
[9] Rosenmüller. *Compendium anatomicum.* Leipsig, 1816, p. 241.
Le *lacrymal postérieur* a été signalé d'abord, en 1749, par Duverney sous le nom de *M. tensor tarsi*, puis par Rosenmüller. On commet donc une erreur et une injustice quand on l'appelle *M. de Horner.*

entièrement à celui de l'homme, surtout en dedans, en raison de la conformation variable du larmier. Je ne sache pas que le *muscle de Duverney* et le lacrymal antérieur aient été signalés chez les *Anthropoïdes*.

Variations de volume. — La *portion palpébrale* ainsi que les *M. lacrymaux* sont souvent rudimentaires. Sur un nègre de la Guadeloupe disséqué par M. Chudzinski, l'orbiculaire des paupières très épais et très large descendait jusqu'au trou sous-orbitaire.

Le ligament palpébrale externe varie de même suivant les sujets : tantôt il est très gros, tantôt difficilement appréciable. M. Chudzinski pense « que par la largeur de la partie externe de l'orbiculaire des paupières, la race jaune se placerait en tête des autres races, viendrait ensuite la race noire et en dernier lieu la race blanche ».

ANATOMIE COMPARÉE. — L'orbiculaire des lèvres était très fort dans le *Troglodytes Aubryi* et très mince dans le *gorille* de Duvernoy. Dans les *Anthropoïdes* comme chez l'homme c'est la portion recouvrant les arcades orbitaires qui est la plus marquée (Hartmann).

Isolement des faisceaux constituants. — M. Macalister a vu la portion orbitaire entièrement séparée de la portion extra-orbitaire [1] et Sandifort la portion ciliaire, de la portion orbitaire [2]. Le lacrymal postérieur peut très exceptionnellement n'avoir aucune connexion avec la face profonde de l'orbiculaire ou être double (Macalister). J'ai noté précédemment que la portion concentrique des orbiculaires faciaux (sphincter des lèvres, des paupières) n'avait très vraisemblablement pas la même origine embryogénique que la portion excentrique.

Faisceaux surnuméraires. — Theile a signalé un petit faisceau surnuméraire autour du lac lacrymal. Indépendant du muscle de Horner ou joint à ce muscle, ce faisceau peut s'attacher au bord libre de la paupière ou au canal lacrymal [3].

A l'orbiculaire doit aussi être rapporté le faisceau musculaire découvert et décrit par le professeur Bochdalek, de Prague, sous le nom de *muscle transverse de l'orbite*.

[1] Macalister. *Loc. cit.*, p. 2.
[2] Sandifort. *Descript. musc.* Lugd. Batav., 1781.
[3] Theile, *in* Foltz. *Journal de la physiologie*, V, p. 226.

Connexions plus intimes avec les muscles voisins. — Le petit zygomatique peut être formé en partie ou en totalité par des fibres détachées de la moitié inférieure de l'orbiculaire. C'est au faisceau qui relie le petit zygomatique à l'orbiculaire et aux fibres qui s'écartent tangentiellement à ce dernier muscle que Henle a donné le nom de *M. malaris.*

Walther a vu des trousseaux de fibres de l'orbiculaire se jeter dans le muscle incisif du même côté et M. Chudzinski, des trousseaux de fibres de l'orbiculaire se jeter dans le grand zygomatique, sur la peau de la joue, de la lèvre supérieure et sur l'arcade zygomatique.

Henle a disséqué un faisceau étendu du sphincter palpébral à l'élévateur commun de l'aile du nez et de la lèvre supérieure.

Dans un cas que j'ai observé, l'élévateur de la paupière allait rejoindre la portion ciliaire supérieure.

Les fibres superficielles de l'orbiculaire qui répondent à la moitié interne de la région sourcilière se confondent parfois avec le plan superficiel du muscle frontal auquel elles semblent appartenir. Parfois encore les faisceaux externes du frontal viennent s'ajouter au muscle orbiculaire et se placent à son côté externe, sans aucune ligne de démarcation, se continuent avec sa moitié inférieure, décrivent comme lui des courbes concentriques à concavité supérieure, et comme lui vont s'insérer du côté interne de la base de l'orbite (Cruveilhier).

Plus exceptionnellement des fibres du peaucier atteignent l'orbiculaire. Le *depressor palpebræ inferioris* de Caldani est constitué précisément par un prolongement du peaucier vers l'orbiculaire. Le mode de continuité des fibres du sourcilier avec les fibres de la portion extra-orbitaire de l'orbiculaire a été spécialement étudié par Walther. Contrairement à l'opinion de cet anatomiste et à celle de Langer, d'Albinus, de Fabricius, etc., je n'admets pas que le sourcilier soit une des racines du sphincter des paupières.

Anatomie comparée. — Chez les *Anthropoïdes* l'orbiculaire a des connexions nombreuses avec les divers muscles de la face qui l'avoisinent : le frontal, le releveur de l'aile du nez et de la lèvre supérieure le sourcilier, le grand zygomatique, le petit zygomatique, etc.

L'orbiculaire des paupières du *Troglodytes Aubryï*, uni au muscle sourcilier et à la portion la plus externe du muscle frontal, entre-croisait, en outre, vers l'angle interne de l'œil, ses fibres avec celles du releveur de l'aile du nez et de la lèvre supérieure. Dans cet *Anthro-*

poïde, le petit zygomatique était formé également de quelques fibres externes du sphincter palpébral et d'un faisceau qui s'attachait à l'angle externe de l'articulation du malaire avec le maxillaire (*M. malaris* de Henle).

On pouvait distinguer de la partie palpébrale de l'orbiculaire des paupières du *gorille* de Duvernoy un faisceau externe qui s'élevait vers l'arcade orbitaire et se terminait probablement à la peau. (C'est encore vraisemblablement le *M. malaire* de Henle.)

Dans les *fœtus de gorille et de gibbon* de M. Deniker le muscle en question entremêlait ses fibres avec celles du petit zygomatique et du releveur commun superficiel.

Après cela, je me demande comment le professeur Hartmann, de l'Université de Berlin, a pu écrire : « Je n'ai pas vu de faisceaux partant de l'orbiculaire des paupières des *Anthropoïdes*, pour se prolonger sur les joues et les tempes, tandis que ces faisceaux atteignent un développement très considérable dans la tête d'un nègre mongalo que j'ai disséqué [1]. »

SOURCILIER

Syn. : *Cutanéo-sourcilier* de (Dumas) ; *Fronto-sourcilier* de (Chaussier) ;
Corrugator supercilii (N. a.) ; *Muscle de la douleur* (Duchenne, de Boulogne).

Absence. — Elle a été notée plusieurs fois par M. le professeur Macalister et par Harrison. J'ai constaté à deux reprises cette suppression sur un homme et sur une femme.

ANATOMIE COMPARÉE. — Darwin trouve que, comparée à la face humaine, celle des *Anthropoïdes* est généralement inexpressive, ce qui tient principalement à ce que, selon lui, aucune émotion psychique ne leur fait froncer le sourcil. Le froncement, qui constitue l'une des particularités les plus importantes dans l'expression du visage humain est dû à la contraction des sourciliers qui abaissent les sourcils et les rapprochent l'un de l'autre, de manière à produire sur le front des plis verticaux. « Il paraît, dit Hartmann (*loc. cit.*, p. 121), que l'*orang*

[1] Hartmann. *Loc. cit.*, p. 117.

et le *chimpanzé* possèdent ce muscle, mais il semble qu'ils le mettent rarement en action, au moins d'une manière bien visible. » M. Deniker l'a retrouvé chez le *fœtus de gibbon* et sur celui de *gorille* où il était beaucoup plus fort que celui d'un fœtus humain de cinq mois qu'il a disséqué parallèlement. « Je tiens à signaler ce fait, dit-il, car l'existence du muscle sourcilier chez le *gorille* était niée par Macalister et Ehlers [1]. »

Fasciculation dans le sens de la longueur. — Le sourcilier peut être partagé longitudinalement, en un certain nombre de fascicules séparés. Dans ce cas, les faisceaux d'insertion à l'arcade sourcilière peuvent être charnus (Macalister) ou tendineux.

Variations de volume. — Au lieu de recouvrir la moitié ou les deux tiers internes de l'arcade sourcilière, il peut recouvrir la totalité de la longueur de cette arcade. Il peut être aussi épais en dehors qu'en dedans. Par contre, il est quelquefois réduit à une simple lamelle cellulo-musculeuse.

Variations des insertions et connexions plus intimes avec les muscles voisins. — Le sourcilier peut se perdre en dehors : 1° dans la peau du front et de l'orbiculaire des paupières ; 2° dans la peau du front et dans le muscle frontal ; 3° dans la peau du front, le muscle frontal et l'orbiculaire des paupières. La fusion du sourcilier et de l'orbiculaire des paupières est assez fréquente pour que divers anatomistes (Albinus, Fabricius et autres) décrivent, ainsi que nous l'avons dit plus haut, le sourcilier comme un des faisceaux d'origine de l'orbiculaire.

ANATOMIE COMPARÉE. — Dans le *Troglodytes Aubryï* l'orbiculaire des paupières était uni au muscle sourcilier, qui n'en était qu'une partie interne et profonde. Dans les *Annales and magazine of natural history*, 1871, t. VII, p. 342, M. le professeur Macalister dit qu'on ne peut séparer le sourcilier des *Anthropoïdes* de l'orbiculaire des paupières. Le professeur Hartmann en dit autant.

---

[1] Deniker. *Loc. cit.*, p. 3.

MUSCLES SURNUMÉRAIRES

Choanoïde.

Ce muscle, qu'on rencontre chez les *Amphibiens* et certains *Reptiles*, existe aussi chez le plus grand nombre des *Mammifères*.

On le trouve chez les *Cétacés*, les *Marsupiaux*, les *Solipèdes*, les *Artiodactyles*, les *Ruminants*, les *Rongeurs*, les *Carnivores*, les *Lémuriens*, et même parmi les *Singes* chez le *macaque Rhesus* et le *maïmon*.

Il ferait par contre défaut chez la *grande roussette* (*Pteropus*), de l'ordre des *Chéiroptères* et dans le *ouistiti*, le *saimiri*, le *sajou*, le *cynocéphale*, la *guenon patas*, etc.

Il atteint son maximum de développement dans les *Ruminants* et présente bien chez ces animaux la forme en entonnoir qui lui a valu son nom. Lorsqu'il s'atrophie et se réduit à un seul faisceau (*maki*, *macaque*), ce faisceau se place toujours entre le muscle droit supérieur et le muscle droit externe, plus près de ce dernier.

Le muscle choanoïde peut offrir un ou plusieurs interstices celluleux qui le divisent en deux ou plusieurs parties. Ces interstices sont larges dans les *Carnivores*. Dans le *chien*, le choanoïde est constitué par quatre muscles droits profonds, situés non exactement au-dessous des droits proprement dits, mais plutôt dans le tissu cellulo-graisseux qui les sépare. Partagé en trois faisceaux chez les *Sauriens*, le muscle en question n'a plus que deux faisceaux (un supérieur et un inférieur) [1] chez les *Solipèdes* et les *Ruminants*. Dans le *porc*, il n'a plus qu'une incisure médiane inférieure ; il est complètement indivis chez les *Rongeurs*.

Il s'insère, en arrière :

1° Soit sur le corps du sphénoïde (*Batraciens*) ;

2° Soit dans un canal spécial, canal post-orbitaire (*Téléostéens, Sauriens, Crocodiliens*) ;

3° Soit dans le canal sphénoïdal ou le canal optique (*Mammifères*).

---

[1] Le faisceau le plus important est le faisceau inférieur, qui comprend les deux tiers ou les trois quarts de la masse totale du muscle.

En avant :

A la sclérotique sur l'hémisphère postérieur du globe de l'œil [1].

En tirant l'œil en arrière et en facilitant ainsi le déploiement de la troisième paupière ou membrane nictitante, le muscle choanoïde est, chez les animaux, un des principaux muscles protecteurs de la vue.

Je ne sache pas qu'aucun anatomiste l'ait rencontré chez l'homme.

Je suppose donc que la reproduction de ce faisceau doit être excessivement rare dans l'espèce humaine. Je n'ai pas encore de chiffres précis à cet égard, mais, depuis 1879, je n'ai pu recueillir que deux spécimens de cette malformation, dont un m'a été montré par un de mes prosecteurs ; ces spécimens reproduisaient assez fidèlement le faisceau atrophié du choanoïde du *macaque*.

Les voici :

1er cas. (Observé par moi en janvier 1879.) H. soixante-quatorze ans. — Entre le droit supérieur et le droit externe, un peu au-dessous de l'un et de l'autre et fixé, en arrière, sur le nerf optique près de l'anneau de Zinn et, en avant, sur la sclérotique, à l'union de son tiers postérieur avec ses deux tiers antérieurs, existe un petit faisceau d'un rouge pâle, très grêle à sa partie moyenne. Les muscles de l'orbite sont normaux et les deux faisceaux du droit externe très distincts. La bandelette anormale examinée au microscope, d'abord à l'état frais, puis après durcissement dans l'alcool, la gomme et l'acide picrique, est constituée par des fibres musculaires striées.

2e cas. (Observé en 1888 par M. Danseux en préparant la branche ophtalmique de Willis. F... quarante-cinq ans.) — En soulevant la voûte orbitaire, on découvre un tractus mince, très étroit, dirigé obliquement de haut en bas, de dedans en dehors et d'arrière en avant, plongé dans le tissu graisseux de l'orbite, entre le droit supérieur et le chef supérieur du droit externe, et inséré d'une part sur l'anneau de Zinn et d'autre part sur la sclérotique, à un centimètre en dehors du nerf optique. Ce faisceau enlevé, plongé dans le liquide de Muller et examiné ultérieurement au microscope, contenait des fibres musculaires striées.

---

[1] Chez les *Carnivores* il dépasse toutefois l'équateur de l'œil.

Transverse de l'orbite.

Ce muscle a été découvert par M. le professeur Bochdalek, de Prague. Il naît de la partie antérieure et supérieure de l'os planum, longe la partie supérieure de la paupière, intimement uni au releveur de la paupière, et se fixe à la paroi externe de l'orbite [1].

M. le professeur Macalister considère à juste titre, je crois, cette bandelette comme le résultat du déplacement en arrière de quelques fibres de l'orbiculaire.

Abaisseur de la paupière inférieure.

Caldani a donné le nom de *depressor palpebræ inferioris* à un petit faisceau musculaire, placé en dehors des portions palpébrale, extra-orbitaire et orbitaire inférieures de l'orbiculaire des paupières, auxquelles il adhère même quelquefois et inséré à la demi-zone ciliaire inférieure. En bas, le *depressor palpebræ inferioris* se continue avec le peaucier [2]:

ANATOMIE COMPARÉE. — Un muscle abaisseur de la paupière inférieure se retrouve chez les *Oiseaux* et chez la *chauve-souris*.

Le muscle abaisseur de la paupière inférieure de Caldani, est-il l'homologue du muscle abaisseur de la paupière inférieure des *Oiseaux* ou de la *chauve-souris*? Evidemment non. Il est superficiel, et le muscle abaisseur de la paupière inférieure des *oiseaux* est développé dans l'intérieur du périoste, et celui de la *chauve-souris*, composé de deux faisceaux, bien distincts fixés au bord alvéolaire du maxillaire supérieur au niveau des molaires et remontant verticalement dans l'épaisseur de la paupière inférieure jusqu'à l'orbiculaire où ils se terminent.

Le *depressor palpebræ inferioris*, de Caldani, est superficiel, se perd dans le peaucier et rentre certainement dans la catégorie des platysma.

Dans nos *animaux domestiques*, sauf chez le *porc*, on trouve une mince et pâle expansion musculaire, située au-dessous de l'œil, confondue, d'une part avec l'orbiculaire, de l'autre, avec le peaucier et destinée à faire trémousser la peau du larmier et peut-être aussi à abaisser la paupière inférieure. C'est le *muscle lacrymal* des vétéri-

---

[1] Bochdalek. *Prager Vierteljahrsschrift*, 1866, t. IV.
[2] Caldani. *Instit. anat.*, t. XI, p. 41.

naires français, le *muscle palpébral* inférieur des vétérinaires allemands. Il est très développé chez le *bœuf* où il descend jusque sur le buccinateur. Si ce muscle n'est pas l'homologue du *depressor palpebræ inferioris* de Caldani, il faut convenir qu'il lui ressemble singulièrement? Ellenberger et Baum décrivent le *lacrymal* du *chien* sous le nom de malaire ou petit zygomatique, ce qui implique une homologation erronée, ainsi que l'a remarqué M. Lesbre [1].

MUSCLES DE L'OREILLE

MUSCLES DE L'OREILLE EXTERNE

MUSCLES EXTRINSÈQUES

AURICULAIRE POSTÉRIEUR

Absence. — L'auriculaire postérieur est rarement absent. Je l'ai pourtant vu manquer, à droite et à gauche, chez une aliénée et un enfant de dix ans. Dans un cas observé par M. le professeur Macalister, il était remplacé, des deux côtés, par une bande fibreuse [2].

Anatomie comparée. — Bischoff déclare que tous les muscles de l'oreille externe faisaient défaut chez un jeune *gorille* qu'il a disséqué. « Même au microscope je n'ai pu voir, dit-il, de fibres musculaires striés dans les endroits où devaient se trouver les muscles auriculaires. »

Division en plusieurs faisceaux. — Des auriculaires postérieurs composés de deux faisceaux ont été trouvés chez le blanc par M. Whinnie [3], Walther [4], Sœmmerring, Macalister, etc., et chez les races de couleur par M. Chudzinski [5].

[1] Lesbre. *Essai de myologie comparée cit.*, p. 27.
[2] Macalister. *Loc. cit.*, p. 4.
[3] M. Whinnie. *London Medic. Gaz.*, 1846, p. 185.
[4] Walther. *Disput. Anat. select.* Göttingen, 1751, vol. VII. p. 615.
[5] Chudzinski. *Revue d'anthropologie*, 1878, p. 2.

Dans les cas de Walther et de Sœmmerring, le faisceau inférieur recevait des fibres du sterno-mastoïdien ; dans le cas de M. le professeur Macalister, le faisceau supérieur se détachait de l'apophyse mastoïde et le faisceau inférieur, du fascia cervical. Le faisceau inférieur se perd quelquefois dans le transverse de la nuque. Selon Hallett [1], cette malformation se rencontrerait 5 fois sur 200 sujets. Cette proportion me paraît assez exacte.

Des auriculaires postérieurs à trois faisceaux ont été décrits par Casserius [2], Sandifort [3] et Albinus (*tres retrahentes auriculam*) et des auriculaires postérieurs à quatre faisceaux par Valsalva [4], Morgagni [5], Sœmmerring [6] et Haller [7]. Quand les rétracteurs de l'oreille sont ainsi divisés ils peuvent, comme l'a remarqué Sandifort et comme je l'ai remarqué moi-même à deux reprises, s'étendre jusqu'à l'occipital.

Duverney assure avoir trouvé des protracteurs articulaires composés de cinq et même de six bandes musculeuses distinctes [8]. Pour moi, je n'en ai jamais rencontré.

ANATOMIE COMPARÉE. — On ne compte dans l'homme que trois muscles extrinsèque de l'oreille externe, les auriculaires postérieur, supérieur et antérieur ; encore ne peuvent-ils produire aucun mouvement, étant entièrement rudimentaires. Chez le *chat*, on en trouve au contraire jusqu'à vingt-cinq tous très bien prononcés, distincts les uns des autres, et fort actifs : aussi tout le monde connaît la parfaite mobilité des oreilles de ces animaux. Ces muscles se divisent en prétracteurs, fléchisseurs en avant, abaisseurs, abducteurs, rétracteurs, extenseurs, adducteurs, rotateurs en dedans, rotateurs en dehors, élévateurs et constricteurs (Strauss-Durckheim). Le *cheval*, l'*âne*, le *lièvre*, le *lapin*, le *chien*, la *chauve-souris*, la *girafe*, l'*éléphant*, etc., qui doivent percevoir les sons d'une faible intensité et en apprécier la direction pour fuir le danger ou se procurer leur nourriture, ont aussi une conque auditive mue dans tous les sens par de nombreux agents musculaires.

C'est assez dire que l'auriculaire postérieur de l'homme, — quelle

[1] Hallett. *Loc. cit.*, p. 2.
[2] Casserius. *Tabula* 2, fig. 1.
[3] Sandifort. *Historia muscul.*, p. 65.
[4] Valsalva. *Loc. cit.*
[5] Morgagni. *Epistol.*, IV, n° 4.
[6] Sœmmerring, p. 81.
[7] Haller. *Elém. de physiologie*, lib. XV, p. 191.
[8] Duverney. *Loc. cit. suprà.*

que soit la quantité des faisceaux qui le composent, — a son équivalent dans les espèce zoologiques inférieures.

Dans les *Chéiroptères* (le *murin*, la *chauve-souris à larges oreilles*, etc.),
il est représenté par deux faisceaux musculaires (*M. occipiti-aurien*
et *M. occipiti-aurien rotateur*) qui naissent tous deux de l'occipital,
dans la *girafe*, le *cheval*, le *chien*, etc., par trois faisceaux dits *M. cer-
vici-auriens* [1], qui, dans la *girafe*, proviennent tous de la nuque (Lavocat [2]), dans le *cheval*, de la corde du ligament cervical (Arloing et
Chauveau [3]), et dans le *chien*, l'un de l'apophyse interpariétale et de la
crête pariétale (*M. long abducteur de l'oreille* d'Ellenberger et Baum [4]),
l'autre de la ligne courbe supérieure de l'occipital ou de l'apophyse
interpariétale (*M. court abducteur de l'oreille* d'Ellenberger et Baum),
le troisième de la ligne médiane de la nuque (*M. long releveur de
l'oreille* d'Ellenberger et Baum).

Selon M. le professeur Watson, l'*éléphant des Indes* a quatre rétracteurs de l'oreille : 1° le *retrahens inferior* ; 2° le *retrahens superior* ;
3° le *retrahens anterior* ; 4° le *retrahens internus*. Le *retrahens inferior*
et le *retrahens superior* confondent, au niveau de la nuque, leurs fibres
avec celles du trapèze et du muscle occipital [5].

Cuvier a noté chez divers *mammifères* la présence de cinq muscles
auriculaires postérieurs : le *cervici-aurien*, naissant du ligament cervical ou os occipital, l'*occipiti-aurien*, se détachant du pourtour de la
crête occipitale, le *cervico-tubien profond*, l'*occipiti-aurien rotateur*,
émanant l'un et l'autre de l'occiput, et le *cervico-scutien* qui rapproche,
en arrière, les deux oreilles. « Ce dernier muscle est spécial au *chien* et
au *lapin*. »

Strauss-Durckheim a retrouvé la plupart de ces muscles dans le *chat*
et les a dénommés : le *cervici-aurien*, *sus-cervico-pavillien*, l'*occipiti-
aurien rotateur*, *occipito-pavillien*, le *cervico-tubien profond*, *lambdo-
conchien* et le *cervico-scutien*, *occipito-scutien*.

Dans le *fœtus de gibbon* de Deniker l'auriculaire postérieur était
« double à gauche et simple à droite ».

---

[1] Maisonneuve. *Loc. cit*, p. 154, Macalister, *Sur la névrologie des cheiroptères*, in *Philoso-
phical Transactions*.

[2] Lavocat. *Mém. de l'Acad. des sciences, lettres et inscript. de Toulouse*, 1878, p. 113.

[3] Arloing et Chauveau. *Traité d'anat. des animaux domestiques*, 1890, p. 286.

[4] Ellenberger et H. Baum. *Anat. descript. et topog. du chien*, trad. Deniker. Paris, 1892
p. 130.

[5] Watson. *Journ. of. anat. and phys.*, 1874, p. 128.

Variations des insertions et connexions plus intimes avec les muscles voisins. — Hallett l'a vu naître en totalité du traverse de la nuque[1], Rowley du fascia cervical[2], Valsalva[3] et M. le professeur Macalister de l'occipito-frontal[4].

Selon M. Chudzinski il est plus long chez les blancs que chez les mongoloïdes.

ANATOMIE COMPARÉE. — On trouvera plus loin une étude complète du transverse de la nuque dans l'espèce humaine et des homologues de ce muscle chez les animaux. Quant aux connexions assez fréquentes de l'auriculaire postérieur de l'homme avec le fascia cervical ou l'occipito-frontal, elles ne sont pas inexplicables. M. le professeur Humphry a démontré en effet que chez le *ceratodus*, le *chien de mer* et le *lépidosiren* les muscles faciaux, auriculaires et occipito-frontaux sont unis au platysma cervical qui n'est, lui-même, qu'une dépendance du stratum brachio-céphalique superficiel[5]. J'ai noté du reste, plus haut, que l'auriculaire postérieur du *gorille* s'attache en arrière sur l'aponévrose du M. occipital. (Voy. ce muscle.)

AURICULAIRE SUPÉRIEUR

Absence. — Elle a été notée une fois par M. le professeur Macalister et une fois par moi (des deux côtés, chez une femme).

Division en fasciculi. — J'ai observé ce mode de conformation chez un enfant.

Variations des insertions et connexions plus intimes avec les muscles voisins. — Cuvier et Chudzinski l'ont vu, sur des nègres, remonter jusqu'à la crête temporale des pariétaux. Quelquefois une partie de ses fibres inférieures se fixe sur l'aponévrose du crotaphite. Il peut échanger des fibres plus ou moins nombreuses avec le transverse de la nuque, l'auriculaire postérieur et surtout avec l'auriculaire antérieur. Cru-

[1] Hallett. *Loc. cit.*, p. 2.
[2] Rowley. *Schola medicinæ nova Universalis*, 1794, p. 18, 8.
[3] Valsalva. *De Aure*, cap. I, p. 11.
[4] Macalister. *Loc. cit.*, p. 5.
[5] Humphry. *Observ. in myolog.*, *cit.*, p. 133.

veilhier décrit même l'auriculaire antérieur et l'auriculaire supérieur, comme un seul muscle, l'*auriculo-temporal*. D'après M. Chudzinski, « l'auriculaire supérieur atteint son maximum de largeur supérieure chez les nègres et son minimum chez les blancs ».

Aɴᴀᴛᴏᴍɪᴇ ᴄᴏᴍᴘᴀʀᴇ́ᴇ. — L'auriculaire supérieur de la *girafe*, encore appelé *temporo-auriculaire*, descend de la crête temporale (Lavocat).

Parmi les muscles extenseurs de l'oreille du *chat*, Strauss-Durkheim en cite un, le *sagitto-pavillien* ou *occipito-conchien* des zootomistes, « qu'on peut considérer, dit-il, comme représentant l'auriculaire supérieur de l'homme, dont il diffère cependant considérablement par son attache sur la tête ». Ce muscle naît en dedans sur la crête wormienne et plus en avant sur une partie de la crête sagittale [1].

Pour ma part, je croirais plutôt que l'auriculaire supérieur de l'homme est, chez le *chat*, l'*interscutien* du même auteur, autrement dit le *vertico-scutien* de Cuvier, muscle qui se détache du cartilage scutiforme, c'est-à-dire au-dessus de l'oreille, et se continue sans ligne de démarcation apparente avec celui du côté opposé.

AURICULAIRE ANTÉRIEUR

Absence. — En mars 1887, j'ai constaté l'absence complète de l'auriculaire antérieur droit d'une femme de quarante-cinq ans, morte de phtisie. D'après M. le professeur Macalister [2], l'auriculaire antérieur manquerait beaucoup plus fréquemment que l'auriculaire supérieur et que l'auriculaire postérieur.

Aɴᴀᴛᴏᴍɪᴇ ᴄᴏᴍᴘᴀʀᴇ́ᴇ. — L'auriculaire antérieur semble parfois manquer chez *le gorille* adulte. Dans le *gorille* adulte, Hartmann et Macalister le signalent comme étant très peu développé tandis que Ehlers n'a trouvé à sa place qu'une plaque de tissu conjonctif, dans laquelle on ne pouvait point constater de fibres musculaires, même au microscope. Dans le fœtus de *gorille* de Deniker « la partie charnue était longue de 66 millimètres et large de 2 millimètres ».

Division en fasciculi. — Cette malformation a été signalée par M. Macalister.

[1] Strauss-Durckeim. *Loc. cit.*, p. 125.
[2] Macalister. *Proceed. of the royal Irish Academy*, 1870-74, t. I, p. 501.

Dédoublement du muscle. — Walther a trouvé l'auriculaire antérieur constitué par deux minces couches musculeuses [1]. Dans un cas de ce genre que M. Macalister a observé, la lame superficielle n'était guère formée que de tissu aréolaire. S'agit-il ici d'une anomalie réversive, d'une reproduction, avec le muscle normal, d'un des faisceaux d'un des muscles auriculaires antérieurs, si nombreux dans les espèces animales, ou d'un arrêt de développement inexplicable? Il est difficile de se prononcer.

Variations des insertions. — Avec M. le professeur Macalister je crois que le nom d'*epicranio-temporalis* que lui donne Henle lui convient mieux que celui qu'on lui attribue. Le plus généralement il ne prend aucune insertion sur l'oreille et quand il s'y attache, c'est au moyen d'une lame aréolaire très fine.

Faisceaux surnuméraires. — Je l'ai vu cinq fois et toujours des deux côtés (trois fois chez l'homme et deux fois chez la femme) avoir un faisceau de renforcement provenant de l'arcade zygomatique.

C'est ce faisceau que Cruveilhier appelle muscle *auriculaire antérieur profond*.

« Il est, dit-il, quadrilatère et m'a paru constant; il est situé sur un plan plus profond que le muscle précédent. Il s'étend de la face du tragus à l'apophyse zygomatique sur laquelle il s'insère à l'aide de fibres aponévrotiques. »

A l'inverse de Cruveilhier je pense que l'*auriculaire antérieur profond* qui a été décrit aussi par Jones Wharton [2], Harrison [3], Gegenbaur, Macalister et divers autres anatomistes, est rare.

J'ai vu, enfin, l'auriculaire antérieur recevoir un trousseau de fibres naissant de la crête temporale de l'os frontal.

Dans le *Troglodytes Aubryï* Alix et Gratiolet ont signalé en même temps que l'auriculaire antérieur « un petit faisceau, inséré en avant du tragus, se dirigeant vers l'apophyse zygomatique. » Chez la *girafe*, l'*éléphant*, le *cheval*, le *chat*, le *chien*, etc., qui possèdent plusieurs auriculaires antérieurs, il en est un, dit M. *zygomato-auriculaire*, qui prend son point fixe d'insertion sur l'arcade zygomatique.

Connexions plus intimes avec les muscles voisins. — Il peut être

---

[1] Walther. *Anat. muscul. Tenuior, in Haller's Disputat. Anat. select.*, vol. VI, 613.
[2] Jones Wharton. *Todd's cyclopedia*, vol. II, p. 352.
[3] Harrison. *Dublin Dissector.*

relié par quelques fibres avec le peaucier (Henle) et, comme je l'ai déjà dit, avec l'auriculaire supérieur. Mais le plus ordinairement c'est avec le muscle frontal qu'il se prolonge. C'est aux muscles frontal et auriculaire antérieur réunis que Sappey et Tillaux ont donné le nom de *M. temporal superficiel*, et Gegenbaur celui de *M. auriculo-frontalis*. M. Bertelli soutient avec raison que le temporal superficiel n'existe pas en tant qu'organe distinct[1] et M. Schwalbe, qu'il n'est pas constant[2]. Huit fois sur dix il est à peine visible à l'œil nu.

ANATOMIE COMPARÉE. — Gegenbaur affirme que l'union de l'auriculaire antérieur et du frontal se rencontre plus communément chez les animaux et, en particulier, chez les *Prosimiens* et plusieurs espèces de *Singes* que chez l'homme[3]. Dans le mémoire de Ruge sur les *Primates*, la planche 64 en fournit, en effet, un bon dessin. Il est décrit et figuré aussi par Bischoff chez l'*orang*[4] et par Deniker chez le *fœtus de gorille*.

MUSCLES SURNUMÉRAIRES

Muscle auriculaire inférieur.

Chez beaucoup de *Mammifères* on trouve au-dessous du pavillon de l'oreille un muscle dit *auriculaire inférieur, parotido-auriculaire* ou *abaisseur de l'oreille* de Gurlt, qui procède de la surface de la glande parotide, couvert par le peaucier du cou avec lequel il est presque confondu, et monte jusqu'à la base de la conque qu'il tire en bas.

A la fin de novembre 1880, un de mes élèves, M. Robert, a disséqué ce muscle chez l'homme et m'a remis la note suivante qui en donne exactement la situation, la forme, les dimensions, les insertions, la structure et l'innervation.

« Femme, cinquante-sept ans, morte d'un cancer stomacal.

« Après avoir enlevé le peaucier du côté droit, mis à nu l'aponévrose cervicale et principalement la portion située en avant du sterno-cléido-mastoïdien appelée par Richet aponévrose d'insertion faciale, je

[1] Bertelli. *Processi verbali della società Toscana di science naturale*, juillet 1889, et *Il musculo temporale superficiale*, Pisa, 1889.
[2] Schwalbe. *Jahresberichte für Anatomie*, 1889.
[3] Gegenbaur. *Traité d'anat. hum.*, trad. franç. de Julin, 1889, p. 399.
[4] Bischoff. *Loc. cit.*, p. 7 et pl. I, 10.

remarque une bandelette musculeuse très nette qui se porte en haut, un peu d'avant en arrière, vers la conque de l'oreille. Je procède attentivement à la dissection de cette bandelette. Elle est composée d'une seule couche de fibres d'un rouge assez pâle et a la forme d'un triangle isocèle dont la base, charnue, s'insère sur la face externe de l'aponévrose parotidienne et le sommet, fibreux à la base de la conque; elle est très mince. Le triangle qu'elle forme mesure à sa base 3 centimètres et demi et à son sommet un demi-centimètre, et de son sommet à sa base 4 centimètres et demi.

« J'ai la bonne fortune d'avoir conservé la branche auriculaire du plexus brachial, je la suis jusqu'au filet anastomotique qu'elle envoie au nerf auriculaire postérieur du nerf facial et un peu au-dessus de l'anastomose de ce filet et du nerf auriculaire postérieur, je découvre un ramuscule transversal très grêle qui se rend au muscle anormal. La région parotidienne gauche est conformée comme de coutume. »

Mon muscle, par son indépendance, sa direction, ses insertions, est l'homologue du *parotido-auriculaire* des *Solipèdes*, et si je ne l'ai rencontré qu'une fois, j'espère que d'autres anatomistes seront plus heureux que moi. Je dis l'homologue du *parotido-auriculaire* des *Solipèdes* parce que la *parotido-auriculaire* n'a pas toujours dans la série animale le mode de conformation que je viens d'indiquer. Dans le *porc* il procède par deux faisceaux de l'angle de la mâchoire et de la face externe de la parotide. Dans le *chien* et le *chat* il est constitué par une bandelette étroite qui descend sur la parotide et la maxillaire jusqu'à la région de la gorge.

Transverse de la nuque.

Syn. : *Transversus nuchæ* (d'Eilhard Schultze et des anatomistes anglais); *Corrugator posticus*; *Occipitalis teres*; *Occipitalis minor* (Santorini); *Peaucier sous-occipital* (Cruveilhier); *Faisceau inférieur de l'auriculaire postérieur* (Sappey); *Occipital transverse* (Testut), etc.

Insertions et structure. — Il a été décrit pour la première fois, et d'une façon magistrale, par M. le professeur F. Eilhard Schultze, de Rostock[1].

Il naît de la protubérance occipitale externe et de la partie interne de la ligne courbe supérieure de l'occipital, au-dessous ou au-dessus du trapèze, et se termine en dehors d'une façon variable.

[1] Eilhard Schultze, de Rostock. *Schmidt's Jahrbuch*, Bd CXXVII, p. 288.

Il est donc tantôt *sus-trapézien*, tantôt *sous-trapézien*.

Lorsqu'il est *sus-trapézien*, il se fixe, en dehors, soit à la partie la plus externe de la ligne courbe supérieure de l'occipital, soit au bord postérieur du sterno-cléido-mastoïdien, soit à l'auriculaire postérieur. Quand cette dernière disposition existe, comme les deux muscles sont unis par une corde tendineuse, le muscle transverse de la nuque et le muscle auriculaire postérieur semblent ne former qu'un seul muscle digastrique. Des exemples de muscles transverses de la nuque ayant l'une ou l'autre des conformations ci-dessus sont notés par Henle[1], par Gibson[2] et par Hallett[3], etc.

Si le transverse de la nuque est *couché en partie ou en totalité au-dessous du trapèze*, il s'attache en dehors, soit au crâne dans le même point que le splenius capitis, soit à l'auriculaire postérieur, soit au bord postérieur du sterno-cléido-mastoïdien, soit au trapèze, avec lequel il se confond souvent.

Des cas de ce genre sont signalés par Walther, Sœmmerring[4], Schultze, Theile et Macalister.

Fréquences. — Le professeur Schultze prétend avoir trouvé ce muscle dix-huit fois sur vingt-cinq sujets. M. le professeur Macalister ne croit pas à un pareil degré de fréquence, il l'a rencontré sept fois seulement sur trente sujets[5]. Flesch abaisse un peu cette proportion[6]. La statistique du professeur Macalister me paraît être exacte : elle est corroborée par celle du docteur Knott et par la mienne.

Il ne me paraît pas encore possible de déterminer laquelle des deux variétés, sus ou sous-trapézienne, est la plus commune.

Ce qui me semble certain, c'est que, quand le transverse de la nuque est profond, il est plus souvent confondu en dehors avec le trapèze.

Selon M. le professeur Macalister, ce muscle serait toujours symétrique et les deux transverses de la nuque se rejoindraient au niveau de la protubérance occipitale externe.

« Je ne connais, pour ma part, dit M. le professeur Testut, de Lyon, aucun fait en désaccord avec cette dernière assertion. »

[1] Henle. *Muskellehre*, p. 138.
[2] Gibson. *Anatomy*, 1716, p. 489.
[3] Hallett. *Edinb. Med. Journ.*, 1849, p. 2.
[4] Sœmmerring, vol. III, p. 81.
[5] Macalister. *Loc. cit.*, p. 4.
[6] Flesch. *Varietaten Beobachtungen aus dem Præparirsaale zu Wursbourg ; sep. abd. aus den Veshandl der phys. med. ges zu Wursbourg*, 1879, N F., XIII. Bd.

Il en existe pourtant. Sur vingt-huit sujets qu'il a examinés, le docteur Knott a trouvé sept fois le transverse de la nuque ; cinq fois le muscle était bilatéral et deux fois unilatéral [1]. Dans le cas d'unilatéralité, le muscle manquant était remplacé par une corde tendineuse. J'ai trouvé huit fois le transverse de la nuque sur trente-quatre sujets : cinq fois il était bilatéral, deux fois unilatéral avec une arcade tendineuse du côté opposé, une fois unilatéral sans trace de tissu fibreux ou musculaire du côté opposé. Chez les sujets qui n'ont pas de transverse de la nuque, une corde tendineuse unilatérale ou bilatérale constitue souvent un vestige de ce muscle.

Signification. — Il est hors de doute pour moi que sous le nom de transverse de la nuque on a décrit :

1° Des fibres du cléido-occipital ;

2° Des rudiments des muscles rétracteurs de l'oreille qui chez les animaux s'étendent, ainsi que nous l'avons vu, jusqu'à la protubérance occipitale externe. Tels sont les cas de Hallett, de Gibson, etc., où le transverse de la nuque se continuait directement avec l'auriculaire postérieur ;

3° Des vestiges du panicule charnu des *Quadrupèdes*. Tels sont les *peauciers sous-occipitaux* de Cruveilhier, « petits faisceaux parallèles au muscle auriculaire postérieur, se fixant à la peau par leurs extrémités qui présentent des languettes tendineuses d'une très grande longueur ».

Pour Gegenbaur, l'auriculaire postérieur, l'occipital et le transverse de la nuque dérivent, du reste, du peaucier du cou qui remonte derrière l'oreille.

Stylo-auriculaire.

Syn. : *Stylo-auricularis* (Hyrtl). *Depressor auriculæ* (Lauth). *Faisceau auriculaire du stylo-glosse* (Wenzel Gruber), *Auriculo-glosse* (Macalister), *Auriculo-styloïdien* (Testut, etc.).

Le stylo-auriculaire est un muscle situé profondément dans la loge parotidienne, entre l'os temporal et la parotide et inséré, en dedans, à l'apophyse styloïde ou aux parties dures ou molles qui l'avoisinent et, en dehors, au conduit auditif externe.

[1] Knott. *Journal of anatomy and phys.*, vol. XV.

Historique. — Il a été trouvé d'abord par Garengeot [1], puis successivement par Souchon et Rambaud [2], Duverney [3], Macalister, Walsham [4]. Hyrtl et Lauth qui l'ont rencontré aussi l'ont appelé, le premier *stylo-auriculaire* [5], le second *depressor auriculæ* [6]. Wenzel Gruber l'a consciencieusement étudié et le considère comme un faisceau auriculaire du stylo-glosse [7].

Le stylo-auriculaire dont Sappey a mis l'existence en doute a été signalé encore, en 1887, par Tataroff [8]. D'après Gruber on l'observait chez un sujet sur six.

Structure et insertions. — Il peut être composé d'un chef unique charnu ou tendineux dans toute son étendue, ou tendineux seulement à sa partie moyenne (digastrique), à l'une ou l'autre de ses deux extrémités, et même à ses deux extrémités. Ce chef unique, quelle que soit sa structure, naît en général de l'apophyse styloïde ou de l'apophyse vaginale et se termine sur le conduit auditif externe à l'union de sa portion osseuse et de sa portion cartilagineuse, ou dans un point quelconque de sa portion cartilagineuse, le plus communément près du méat externe.

Il peut être bicipital soit avec deux faisceaux d'origine, soit avec deux faisceaux de terminaison. Il peut enfin être constitué uniquement par un tractus contractile qui se rend de l'oreille au stylo-glosse (cas de Gruber) ou à l'aponévrose cervicale (cas de Walsham).

Dans un autre cas de Walsham, la constitution du muscle en question était singulière : émanant du cartilage du canal conchinien par deux têtes distinctes, il se divisait de nouveau en dedans pour envoyer un premier chef sur l'apophyse styloïde et un second chef sur l'aponévrose cervicale, sous la carotide.

J'ai vu deux fois ce muscle. Je transcris mes notes.

I. Le 17 mars 1888, un de mes élèves, M. E. Dubois, m'appelle pour me montrer un petit faisceau anormal qu'il vient de mettre à

[1] Garengeot. *Myotomie*, p. 68.

[2] Souchon et Rambaud. *Gaz. méd.*, 1861, n° 37, p. 585.

[3] Duverney. *L'Art de disséquer méthodiquement les muscles du corps humain*, Paris, p. 11 et 12.

[4] Walsham. *Bartholomeus hospital Reports*, 1881, t. VII, p. 70.

[5] Hyrtl. *Œsterreich. medic. Jarhbuch.*, vol. XXX.

[6] Lauth. *Mémoire de la Société d'histoire naturelle de Strasbourg*, t. I, 1830, p. 65.

[7] Wenzel Gruber. *Bull. math. class. Akad. der Wissenchr.*, in St-Pétersbourg, 1854, vol. XIII, p. 257, et vol. XV, p. 286 : « *Henle u. Pleufer's Zeitschrift* », Recher, X, p. 268.

[8] Tataroff, *Arch. f. anat. u phys.*, 1887.

nu au-dessous du pavillon de l'oreille droite d'un homme de cinquante-cinq ans, mort de congestion pulmonaire. Ce faisceau se fixe, en dehors, à la partie inférieure du cartilage du conduit auditif externe, au niveau de l'orifice de ce conduit, et profondément à la partie profonde du rocher près de l'apophyse vaginale. Très mince et très étroite la production musculaire anormale est plaquée sur le canal conchien auquel elle est même reliée, par un tissu aréolaire assez dense, à l'union de la portion cartilagineuse et de la portion osseuse. Il n'y a aucun vice de conformation à gauche.

II. Homme, vingt-sept ans, suicide par coup de feu dans la tempe droite. Juin 1889.

En sectionnant le pavillon de l'oreille droite pour examiner la blessure, je m'aperçois qu'il est retenu par une petite lame musculaire. Je poursuis cette lame qui côtoie la partie inférieure du conduit auditif externe dans toute sa longueur et se termine profondément par deux tendons, dont l'un s'attache à la face externe de l'apophyse vaginale et l'autre à la partie moyenne de l'apophyse styloïde. La disposition est identique à gauche.

Anatomie comparée. — Avec Wenzel Gruber faut-il admettre que l'auriculo-styloïdien est un faisceau accessoire du stylo-glosse ? A coup sûr quand il reproduit un auriculo-glosse, c'est-à-dire reproduit exactement une conformation spéciale à divers animaux. Chez le *phoque* par exemple, « le stylo-glosse provient non de l'apophyse styloïde, mais de la portion inférieure du conduit auditif externe ».

Mais je ne saurais regarder comme des auriculo-glosses les stylo-auriculaires qui s'étendent de la portion dure de la pyramide du temporal au canal conchinien. Quelle serait donc leur signification ? Voici mon opinion :

Dans quelques espèces animales, les *Équidés*, entre autres, la charpente cartilagineuse de la conque est formée de trois pièces qui sont : 1° le *cartilage conchinien ;* 2° le *cartilage annulaire ;* 3° le *cartilage scutiforme.* Du *cartilage scutiforme,* situé à la surface du muscle crotaphite, en avant de la conque à laquelle il transmet l'action de quelques muscles fixés sur les os du crâne, nous n'avons rien à dire. Il n'en est pas de même du *cartilage annulaire.*

On appelle ainsi une toute petite lame roulée en anneau et servant d'intermédiaire à la conque et au conduit auditif. C'est la membrane tégumentaire interne, doublée de quelques faisceaux jaunes élastiques, qui unit le cartilage annulaire aux deux parties entre lesquelles il se trouve placé ; il reçoit la saillie osseuse circulaire formant le contour de l'hiatus auditif, et lui-même peut s'enfoncer dans le canal infundibuliforme du canal conchinien : disposition qui rappelle le mode d'articulation des différents tubes d'une lunette d'approche.

Pour raidir le tube auditif et le raccourcir en faisant rentrer l'une dans l'autre les différentes pièces qui le composent il faut un muscle ? Ce muscle existe, c'est le *tympano-auriculaire*, *mastoïdo-auriculaire* ou *auriculaire profond*.

Très grêle chez le *cheval* où il est accolé au côté interne du tube cartilagineux qui représente l'entrée du conduit auditif, il est inséré, d'une part, sur le sourcil de l'hiatus auditif externe et, d'autre part, sur la base de la conque. Dans la *girafe* il s'étend également de la portion dure du temporal au tube conchinien sur lequel il se termine. Dans le *porc* il présente un faisceau supplémentaire qui se détache de la face interne du *cartilage scutiforme*. Dans le *chien* et le *chat* un de ses faisceaux antérieurs se prolonge jusqu'à la pointe de la conque. Il manque, enfin, normalement chez le *bœuf*.

Pour moi j'opinerais à supposer que, les auriculo-glosses exceptés, la plupart des faisceaux anormaux compris chez l'homme entre le rocher et le canal conchinien sont les homologues de l'auriculaire profond des animaux. Comme presque tous les muscles auriculaires, l'auriculaire profond disparaît chez l'homme qui n'a pas besoin, pour veiller à sa défense et pourvoir à la recherche de sa nourriture, d'un cornet acoustique mobile susceptible d'allongement ou de raccourcissement.

MUSCLES INTRINSÈQUES

Ce sont des muscles qui s'insèrent exclusivement sur le pavillon de l'oreille. Ils sont au nombre de sept.

Ce sont :

1° Le grand muscle de l'hélix ;

2° Le petit muscle de l'hélix, peaucier ;

3° Le muscle du tragus à fibres croisées (*muscle de Tataroff*);

4° Son faisceau pyramidal atteignant l'hélix (*m. pyramydalis auriculæ* de Jung, *faisceau accessoire de Sappey* [1]);

[1] Tataroff. *Arch. f. anat. u. Phys.*, 1887 ; Jung, *Bericht über die Verhandl d. Nat. Gesellsch*, 1849.

5° Le muscle de l'anti-tragus ;
6° Le muscle transverse ;
7° Le muscle oblique.

Absence. — J'ai constaté souvent l'absence de l'un ou l'autre de ces muscles et principalement du petit muscle de l'hélix, et du muscle de l'antitragus. Quelquefois les fibres musculaires du transverse sont remplacées par des fibres conjonctives.

Augmentation de nombre. — Il n'est pas rare non plus de rencontrer à la partie supérieure du pavillon une bandelette musculeuse isolée (*muscle transverse supérieur*). J'ai vu sept fois cette bandelette : cinq fois chez l'homme, deux fois chez la femme et toujours des deux côtés.

Variations des insertions et connexions plus intimes des muscles entre eux. — Sœmmerring[1] et Albinus[2] ont trouvé un faisceau de communication entre le muscle du tragus et le muscle de l'hélix, et un entre le muscle du tragus et le grand muscle de l'hélix. Je suis certain de la fréquence de ces malformations. Le grand et le petit muscle de l'hélix peuvent être plus ou moins confondus.

Anatomie comparée. — Chez les animaux mêmes dont le pavillon de l'oreille est formé par des cartilages plus ou moins étalés et minces et, par conséquent, dont l'oreille se soulève au moindre bruit, les muscles de la conque n'ont pas l'importance qu'on supposerait. L'*éléphant* n'a que le muscle du tragus et le muscle transverse. Le *chat* ne possède que l'*antitragus-antilobien* qui n'existe pas chez l'homme, et le *conchien interne* qui est l'homologue du muscle du tragus de l'homme. Dans le *chien*, cependant, le muscle transverse assez bien développé est divisé en deux portions : *une portion orale*, la plus importante, située au milieu de la face convexe de la conque, et une *portion aborale*, située près de la base et du bord aboral de la conque.

---

[1] Sœmmerring. *De corpor. humano*, Fabri. III, p. 32.
[2] Albinus. *Historia musculorum*, p. 183.

MUSCLES DE L'OREILLE MOYENNE
OU MUSCLES DE LA CHAINE DES OSSELETS TYMPANIQUES

Ils sont extrêmement petits et la nature musculeuse de deux d'entre eux est même mise en doute par beaucoup d'anatomistes. C'est ainsi que MM. Morel et Mathias Duval et M. Bonnier se bornent à signaler le muscle interne du marteau et le muscle de l'étrier. Sappey, par contre, en admet trois et croit que le petit muscle externe du marteau est un ligament. Les dissections minutieuses auxquelles je me suis livré, tant sur l'homme que sur le *bœuf* et le *cheval*[1], m'autorisent à déclarer qu'ils sont normalement au nombre de quatre.

Ce sont :

Le muscle de l'étrier, frénateur tympanique interne ou *stapédien*[2];

Le muscle interne du marteau (tensor tempani) frénateur tympanique externe ou *eustachien;*

Le muscle antérieur ou externe du marteau (laxator tempani) ou *folien;*

Le petit muscle externe du marteau (laxator tempani minor) ou *cassérien*[3].

Muscle de l'étrier. — Il est quelquefois remplacé par un ligament, ou double.

D'après Rüdinger il fournirait un faisceau au renflement lenticulaire de l'enclume. Ce faisceau est inconstant.

ANATOMIE COMPARÉE. — Si on admet, avec MM. les professeurs Macalister, Bardeleben, Pozzi et moi, qu'un muscle peut être l'homologue d'un ligament et vice versa, on a l'explication immédiate de la nature tantôt musculeuse, tantôt fibreuse du stapédien qui représente une partie du second arc viscéral post-oral. Si le muscle de l'étrier du *cheval*

---

[1] C'est chez les *grands quadrupèdes* où ils sont bien développés qu'il convient surtout de les étudier.

[2] De *stapedius*, étrier.

[3] Le muscle de l'étrier excepté, les adjectifs terminaux ci-dessus rappellent le nom des anatomistes Eustachius, Folius et Casserius, qui ont noté, les premiers, la présence chez l'homme du tensor tempani, du laxator tempani et du laxator tempani minor. C'est à tort qu'on croit, en effet, qu'Arantius a découvert le muscle interne du marteau. En parlant de ce muscle Arantius l'appelle lui-même « le muscle découvert par Eustachius ».

n'est pas double, son tendon est, du moins, divisé en deux par un petit os.

Muscle interne du marteau. — C'est avec le muscle de l'étrier le plus constant des muscles de l'oreille moyenne. Böhmer[1] et Cassebohm[2] l'ont, chacun, trouvé double.

Muscle antérieur du marteau et petit muscle externe du marteau. — Le muscle antérieur ou muscle externe du marteau et le petit muscle externe du marteau sont très souvent absents. Sœmmerring parle d'un petit muscle du marteau qui, au lieu de se rendre au col, se rendait au sommet du marteau.

Anatomie comparée. — Plusieurs muscles de l'oreille moyenne de l'homme manquent chez les animaux. Le *chat*, qui est si bien partagé sous le rapport des muscles auriculaires externes, n'a pas de muscle cassérien (Strauss-Durckheim). Dans les *Oiseaux* il n'existe plus qu'un seul muscle bien développé, le rétracteur du marteau, et dans les *Reptiles* ces organes moteurs sont rudimentaires ou font complétement défaut[3].

DE LA MOBILITÉ DU PAVILLON DE L'OREILLE
DANS L'ESPÈCE HUMAINE

De même qu'il y a des hommes qui ont un bec-de-lièvre ou une gueule de loup ; d'autres une toison velue (les Aïnos et Esaü, s'il faut en croire la Bible) ; d'autres 4, 6 ou 7 doigts aux extrémités, comme les *Icthyosaures de l'époque du lias*, ou 3, 4, 5, 6 mamelles, comme divers *mammifères*, etc. ; etc., il y en a qui, comme le *chien*, le *chat*, le *cheval*, l'*éléphant*, l'*ours*, ont la faculté de faire mouvoir à volonté le pavillon de l'oreille.

Cette particularité, dont Darwin (*La descendance de l'homme*, trad., I, p. 19) et Broca ont déterminé nettement la cause, le développement plus grand des muscles auriculaires qui, communément, ne sont chez nous d'aucun usage et rappellent simplement un état ancestral, cette

---

[1] Böhmer. *Loc. cit.*, p. 7.

[2] Cassebohm. *De aure humani tract.*, IV, p. 64.

[3] Pour plus de détails sur les muscles des osselets tympaniques, je renvoie au travail spécial publié sur ce sujet par l'anatomiste suisse Hagenbach (*Disquisitiones anatomicæ circa musculos auris internæ hominis et mammalium*, 1833, pl. I-IV).

particularité, disons-nous, a attiré l'attention des anciens. Hercule avait, paraît-il, l'oreille mobile. Une anomalie musculaire « vestigiaire » chez une divinité grecque ! Eh ! pourquoi pas ? c'est d'Hercule, en effet, qu'il s'agit, du dieu de la force brutale. C'était, d'ailleurs, seulement quand il était à table, que le fils de Jupiter et d'Alcmène aimait à imiter maître Aliboron.

Athénée rapporte à ce sujet des vers d'Épicharme (liv. X) : « Sa mâchoire choque bruyamment, ses molaires frappent avec éclat, ses canines grincent, il agite ses oreilles. »

Bayle, lisons-nous à la pagne 175, n° 5, de l'année 1892, de la *Revue mensuelle de l'École d'anthropologie*, rapporte ce fait dans son *Dictionnaire historique et critique* (art. Hercule), et ajoute : « Ce phénomène est des plus rares. » Ici une des notes documentées qui donnent à cet admirable ouvrage un caractère si particulier. Les cinq gros volumes in-folio n'étant pas entre les mains de beaucoup de personnes, nous reproduisons la note en question :

« Le *Journal des Curieux de la Nature* [1] parle d'une fille dont les oreilles se mouvoient. L'auteur des *Nouvelles de la République des Lettres*, en donnant un extrait de ce journal, observa [2] qu'il n'y avoit point lieu de douter de cette singularité, après ce que Monsieur l'Abbé de Marolles atteste du philosophe Crassot dans la page 32 de ses Mémoires. « *Il avoit beaucoup de rapport, dit-il, à ces portraits des Philosophes Cyniques qui se trouvent dans le cabinet des curieux, étant mal propre comme eux, avec une barbe longue et touffue, et les cheveux mal peignez. Il avoit une chose bien particulière, et que je n'ai jamais vue qu'en lui seul, qui étoit de plier et de redresser ses oreilles quand il vouloit sans y toucher.* Pierre Messie rapporte dans le chapitre 24 de sa première partie, que saint Augustin a veu un homme qui non seulement remuoit ses oreilles comme il vouloit, mais aussi ses cheveux, sans faire aucun mouvement ni des mains ni de tête. » Qu'il me soit permis de joindre à cela quelques Recueils qui s'y rapportent. Je commence par un assez long passage de Casaubon. *Istud plane communi hominum naturæ contrarium est : (solis ex omnibus animantibus, nisi forte simias excipias) dedit aures ἡ πολυποίκιλος τοῦ θεοῦ σοφία moveri suapte sponte nescias. (Nam quod scribit Martialis, Cinnæ cuidam natum filium* auribus longis quæ sic moventur, ut solent asellorum : *poetica*

[1] Volume de 1685.
[2] Septembre, 1686, p. 1021.

sine dubio licentia est, non rei veritas.) Narrat tamen Eustathius sacer-
dotem fuisse quendam aures movitantem. Accepimus etiam a viris fide
dignis, visas manifesto aures movere viro cuidam eruditissimo cum
Allobrogum fines transiens, vivicomburii periculum sibi a magistratu
imminere intellexisset : quod diceretur nefandi criminis reus Tolosa
in Italiam fugere. Puisque Casaubon ne doute pas de ce que rapporte
Eustathius, ni de ce qu'on lui avoit dit touchant l'habile homme qui
s'étoit sauvé de Toulouse, pourquoi doute-il de ce qui regarde l'enfant
de Cinna dans l'Épigramme XXXIX du VI° livre de Martial? Il en
auroit moins douté s'il eût pris garde, non seulement à ce que rapporte
saint Augustin dans le chapitre XXIV du livre XIV de la *Cité de Dieu :*
sunt qui et aures moveant vel singulas vel ambas simul ; mais aussi à
ce qu'atteste Vesalius. Ce grand anatomiste assure qu'il a vu à Padoue
deux hommes dont les oreilles se mouvoient. Il explique ailleurs la
cause de ce mouvement : *Interdum,* dit-il (44), *quibusdam raris fibris*
carnalis membrana quam carnosam vocamus supra aures augetur, et
modice auri proximam cutem, et ipsam quoque aurem motu agit arbi-
trario. Du Laurent affirme qu'il a vu quelques personnes qui faisoient
mouvoir leurs oreilles. Valverd a vu la même chose dans un Espagnol
qui étoit à Rome. Procope compare Justinien « à un âne, non seulement à cause de sa pesanteur d'esprit et bestise, mais encore eu égard
à ses oreilles mobiles qui le firent nommer en plein théâtre γαύδανε,
c'est-à-dire mot pour mot Maître Baudet, par ceux de la faction Verte
ou Prasine dont il étoit ennemi. » J'ai lu ces paroles dans La Mothe
le Vayer, à la page 134 du III° Tome in-12. Il cite la page 36 des Anec-
dotes de Procope. »

M. Manouvrier, professeur à l'École d'anthropologie, parle également
d'un médecin qui était pourvu d'un muscle auriculaire postérieur assez
développé pour mouvoir le pavillon de l'oreille et qui pouvait s'en
servir par manière de plaisanterie. M. R. Blanchard a vu un individu
aussi bien loti. Pour ma part il m'a été donné d'en rencontrer deux.

En terminant je ferai observer que les *Anthropoïdes* qui possèdent
normalement, comme l'homme, trois muscles auriculaires externes,
n'ont pas les oreilles mobiles. Le gendre de Bischoff, Tiedemann, de Philadelphie, et plusieurs autres naturalistes qui ont vécu un certain
nombre d'années près de *chimpanzés* et d'*orangs*, n'ont jamais vu ceux-
ci remuer les oreilles. On n'a pas noté, dit-on, d'exceptions individuelles à ce sujet. Dans quelques *Cercopithèques, Babouins, Macaques*
et *Magots*, au contraire, les oreilles sont mobiles.

MUSCLES DE LA LANGUE

MUSCLES EXTRINSÈQUES

HYO-GLOSSE

Faisceaux surnuméraires. — Aux deux faisceaux de ce muscle, le *basio-glosse* ou *ypsilo-glosse* et le *cérato-glosse* qu'on décrit dans les traités classiques il faut en ajouter un troisième, le *chondro-glosse* d'Albinus qui provient des petites cornes de l'os hyoïde. Haller, qui a fait du *chondro-glosse* d'Albinus un muscle particulier, a raison de prétendre qu'il est normal. Sœmmerring parle en termes assez vagues d'un quatrième faisceau [1]. C'est sans doute celui qui a été découvert par Bochdalek et décrit par l'éminent anatomiste de Prague sous le nom de *M. triticeo-glossus* [2]. Le *triticéo-glosse* naît du noyau cartilagineux ou osseux (*cartilage hordéiforme, cartilago-triticea, corps triticéal*) contenu dans l'épaisseur du ligament thyro-hyoïdien latéral, se porte en haut et en avant et se termine à côté du cérato-glosse, en s'épanouissant dans la langue.

A Prague, M. Bochdalek l'a trouvé chez huit sujets sur vingt-deux, soit approximativement chez un sujet sur trois, tandis qu'à Dublin, M. Macalister ne l'a trouvé que chez un sujet sur six, et complètement indépendant du cérato-glosse que chez un sujet sur trente. Sur soixante-huit sujets comprenant trente-huit hommes et trente femmes, je l'ai rencontré onze fois. Chez deux hommes et chez l'un et chez l'autre, des deux côtés, il était complétement indépendant du cérato-glosse, chez cinq hommes (4 fois des deux côtés et 1 fois à gauche) et chez quatre femmes (2 fois des deux côtés, 1 fois à droite et 1 fois à gauche), il était uni à ce dernier muscle.

Isolement plus complet des faisceaux constituants. — Les trois faisceaux qui composent le muscle en cause sont assez souvent isolés pour

[1] Sœmmerring. *Loc. cit.*, p. 122.
[2] Bochdalek. *Prager Vierteljahrschrift*, Hft. II, 1866.

que les Primitifs les aient décrits comme des muscles distincts. C'est, du reste, une disposition fréquente parmi les *Mammifères*. Sœmmerring et Kelly ont vu un faisceau de ce muscle recouvrir la neuvième paire cranienne [1].

Connexions plus intimes avec les muscles voisins. — Il n'est pas très rare de voir un trousseau de fibres provenant de l'hyo-glosse se perdre dans le sterno-chondro-thyroïdien. D'après Walsham, cette anomalie rappellerait le mode de conformation de l'hyo-glosse des *Fourmiliers*. Est-ce trop s'avancer que de supposer que le triticéo-glosse n'est autre chose que le faisceau d'union anormale de l'hyo-glosse et du sterno-chondro-thyroïdien dont l'extrémité antérieure a disparu ?

MYLO-GLOSSE

« Les mylo-glosses sont de petits plans charnus situés transversalement l'un d'un côté et l'autre de l'autre côté, entre la branche de la mâchoire inférieure et la base de la langue. Leur attache à la mâchoire est immédiatement au-dessus de la moitié postérieure du muscle mylo-hyoïdien, entre la ligne saillante oblique de la face interne de la mâchoire, sous les dents molaires. De là ils se portent aux côtés de la base de la langue, et s'y perdent à côté du glosso-pharyngien. Ils disparaissent souvent. » (Winslow [2]). Ces muscles sur lesquels Rolfincius a appelé le premier l'attention ont été depuis signalés par Diemerbroeck, Winslow, Verdier, Blancard, Wood, etc., etc. Sur douze préparations des muscles de la langue faites pour mon cours depuis 1879 je ne les ai vus manquer que trois fois. Ils sont donc normaux. Dans les neuf cas que j'ai observés ils avaient un volume assez variable [3].

Anatomie comparée. — Les mylo-glosses s'insèrent à tout le pourtour de la mâchoire inférieure dans l'*éléphant* [4], et au tiers moyen seulement de cet os dans les *Didelphys*.

STYLO-GLOSSE

Absence. — Albinus a vu ce muscle manquer d'un côté et Böhmer

[1] Kelly ; Sœmmerring, *in* Macalister, *loc. cit.*, p. 38.
[2] Winslow. *Expos. de la struct. du corps humain.*, 1782, t. I, p. 715.
[3] Milne-Edwards. *Anat. et phys. comp.*, t. VI, p. 21.
[4] Duvernoy, *Mém. de la Soc. d'hist. nat. de Strasbourg*, t. I, fig. A. B. C.

des deux. Dans le cas de Böhmer les muscles styliens présents étaient plus volumineux que d'habitude.

Le stylo-glosse absent est souvent remplacé par un mylo-glosse.

Anatomie comparée. — Le stylo-glosse fait défaut chez les *Fourmiliers* et les *Sarigues*, même chez les sujets très forts (*didelphys virginiana* [1]).

Duplicité du muscle. — Cette malformation a été observée par Courcelles, Cheselden, Haller, Meckel, Mac-Whinnie, Fallope, [2] etc. « Dans l'homme, dit Diemerbroeck, la première paire des muscles de la langue (le stylo-glosse) est mince et dans les *bœufs*, elle est double, charneuse et épaisse [3]. » Le silence des traités d'anatomie comparée touchant la duplicité du stylo-glosse dans les *Bovidés* permet de croire que Diemerbroeck s'est trouvé en présence d'une anomalie.

Variations de structure. — Il peut être entièrement charnu, entièrement tendineux ou en partie charnu et en partie tendineux.

Faisceaux surnuméraires. — Le stylo-glosse reçoit quelquefois un faisceau de renforcement provenant du ligament stylo-maxillaire ou de la face interne de l'angle de la mâchoire inférieure. Ces faisceaux ont été étudiés d'une façon complète par M. Macalister dans le mémoire « Sur les Variétés des muscles styliens » qu'il a publié dans le *Journal of Anatomy and Physiology* (t. V, p. 28).

Dans certains cas ils sont reliés par quelques fibres au stylo-hyoïdien et au stylo-pharyngien.

Anatomie comparée. — Le stylo-glosse du *chat* a trois origines : une sur l'apophyse styloïde, une sur la pièce cartilagineuse de la corne céphalique de l'os hyoïde (ligament stylo-hyoïdien de l'homme), une sur le ligament stylo-maxillaire, fixé lui-même à l'os tympanique. (Strauss-Durckheim).

On peut regarder avec M. Macalister le faisceau de renforcement mandibulaire du stylo-glosse de l'homme comme un mylo-glosse dévié de son trajet.

[1] Duvernoy. *Loc. cit. suprà.*
[2] Fallope. *Institutiones*, p. 56.
[3] Diemerbroeck. *Anatomie du corps humain*, 1727, t. II, p. 421.

Variations des insertions et connexions plus intimes avec les muscles voisins. — Harrison prétend que le stylo-glosse naît du côté interne de l'apophyse styloïde, près de sa pointe [1] et Gray de la pointe de cette apophyse, en dehors et en avant [2]. L'une et l'autre de ces dispositions se rencontrent, mais la seconde est, je crois, de beaucoup la plus commune. Riolan [3], Winslow [4], Douglas, Theile, Macalister l'ont vu se détacher de l'angle du maxillaire inférieur ; Cloquet, du ligament stylo-maxillaire [5] et Moser, du M. ptérygoïdien interne (voy. ce muscle). En parlant du muscle stylo-auriculaire (voy. ce muscle), j'ai noté son insertion à la face inférieure du conduit auditif externe (*M. stylo-auricularis* de Hyrtl, *M. auriculo-glossus* de Gruber).

Portal [6] et Sandifort [7] ont disséqué, l'un et l'autre, des auriculo-glosses qui abandonnaient quelques fibrilles au pharynx et au génio-glosse.

GÉNIO-GLOSSE

Le génio-glosse peut envoyer :

α) Un faisceau à la base de l'épiglotte, *M. génio-épiglottique* (Voy. *M. du larynx*) ;

β) Un faisceau au pharynx, remplissant tout l'intervalle qui sépare sur les faces latérales de cet organe l'os hyoïde des stylo-glosses ;

γ) Un, deux et même trois faisceaux [8] au ligament stylo-hyoïdien.

Luschka a donné le nom de *M. genio-glossus accessorius* à un petit corps charnu qui naît de la partie la plus inférieure des apophyses géni et se termine dans le génio-glosse dont il est séparé, à son origine, par un étroit interstice rempli de tissu aréolaire.

MUSCLES INTRINSÈQUES

Les divers procédés employés pour arriver à déterminer l'agencement des muscles intrinsèques de la langue (dissection de la langue

[1] Harrisson, p. 38.
[2] Gray. *Anat.*, p. 222.
[3] Riolan, p. 74.
[4] Winslow, p. 285.
[5] Cloquet, p. 285.
[6] Portal. *Cours d'anat. médic.*
[7] Sandifort, p. 81, cap. vi.
[8] Mayer, vol. III, p. 547.

naturelle, de la langue infiltrée d'eau [1], de la langue bouillie, de la langue durcie dans l'alcool ou les acides, coupes histologiques, etc.) n'ont fourni jusqu'ici aucun résultat précis, aussi bien en anatomie comparée qu'en anatomie humaine. Les opinions émises par Gerdy sur la structure de la langue d'après ce qu'il avait vu ou cru voir chez les *Bovidés*, sont contredites à la fois par Arloing, Chauveau, Cruveilhier, Sappey, etc. Ajoutons, pour être juste, que ces anatomistes ne s'accordent pas davantage entre eux. Pour Theile les faisceaux, décrits sous le nom de « m. linguaux verticaux, ne sont que des faisceaux détachés des génio-hyo-glosses ». « Quant à la division des autres fibres intrinsèques, elle est purement fictive », dit, de son côté, le professeur Macalister [2].

Une pareille incertitude impose une grande réserve. C'est pourquoi je me bornerai à citer sans commentaire une irrégularité des muscles intrinsèques de la langue, signalée par Knox [3] et Bochdalek [4]. « Il s'agit d'un petit corps charnu, dit *M. central de la langue*, situé dans le quart postérieur de la langue et le frein de l'épiglotte, entre les faisceaux médians des génio-glosses. »

MUSCLES DU VOILE DU PALAIS

PÉRISTAPHYLIN INTERNE

Le péristaphylin interne peut :
α) N'avoir qu'un chef, soit pétreux, soit salpingien ;
β) Avoir ses deux chefs indépendants ;
γ) Avoir son chef pétreux divisé complètement ou partiellement en deux faisceaux.

Deux nouveaux muscles du voile du palais ont été décrits par Tourtual, en 1841, sous les noms de *M. pterygo-palatinus* et *M. levator*

[1] Lacauchie. *Traité d'hydrotomie*, p. 20.
[2] Macalister. *Cat. d'anat cit.*, p. 38.
[3] Knox. *Tr.*, p. 285.
[4] Bochdalek. *Reichert's arch.*, 1866, p. 744.

palati mollis anterior [1]. Ce sont des faisceaux profonds du péristaphylin interne. L'élévateur du voile du palais n'a qu'un chef d'origine dans les *Équidés* et le *chien*, et trois chefs dans le *chat*. Je ferai remarquer incidemment que les épithètes d'interne et d'externe au moyen desquelles on distingue les deux péristaphylins de l'homme sont inexactes en ce qui concerne l'élévateur et le tenseur du voile du palais de la généralité des animaux.

PÉRISTAPHYLIN EXTERNE

Le péristaphylin externe peut :

α) Être formé par deux faisceaux ;

β) Être tendineux à sa partie moyenne et charnue à ses deux extrémités ;

γ) Recevoir un faisceau de renforcement provenant du bord externe de la fosse scaphoïdienne ;

δ) Avoir une partie de ses fibres insérées à la base du crochet de l'aile interne de l'apophyse ptérygoïde ;

ε) Envoyer quelques fibres au ptérygoïdien interne, au buccinateur (Sœmmerring) ou à la bourse de Gerlach.

Dans la *Bibliotheca anatomica*, imprimée à Londres en 1712, il est question d'un muscle péristaphylin externe qui était attaché, d'une part, au maxillaire supérieur, près de la 3° molaire et, d'autre part, au bord latéral de la luette (?).

Les modes de conformation si divers du gosier dans la série animale se traduisent dans l'espèce humaine par le déplacement fréquent des insertions ou la segmentation des muscles de l'arrière-bouche ou le renforcement de ces muscles par des faisceaux surnuméraires (*M. sphéno-pharyngien*, *pétro-pharyngien*, *salpingo-pharyngien*, *azygos du pharynx*, *stylo-pharyngien inférieur*, etc., etc.). Si les anomalies des muscles du voile du palais sont moins complexes, c'est parce que — les *Crocodiles* exceptés — ce voile ne se rencontre que chez les *Mammifères* et qu'il est même dépourvu de luette, et par conséquent de glosso-staphylins, chez la plupart d'entre eux. En réalité, à part le palato-pharyngien qui est à la fois un muscle du voile du palais et du

---

[1] Tourtual. *Muller's arch.*, 1841, p. 452.

pharynx, ce voile n'a que deux muscles propres : un tenseur et un élévateur.

PALATO-STAPHYLIN

Absence. — Sur une fille dont la luette était rudimentaire j'ai noté l'absence du palato-staphylin droit. Il ne s'agissait pas là d'une fusion des deux releveurs de la luette, car le faisceau musculaire unique était très faible et distant de la ligne médiane du voile du palais.

ANATOMIE COMPARÉE. — La luette est bien prononcée chez tous les Anthropoïdes, sauf chez l'*orang*[1]. Le professeur Hartmann a toutefois observé un *orang*[2] qui avait la luette, les piliers du voile du palais bien apparents et la base de la langue voûtée. Cruveilhier dit, du reste, que la luette manque quelquefois chez l'homme.

Fusion des deux muscles. — Les releveurs de la luette sont si souvent fusionnés que les anciens anatomistes, Morgagni entre autres, les avaient décrits comme un seul muscle sous le nom de *M. azygos uvulæ*. Entre la fusion complète et l'indépendance absolue j'ai rencontré tous les degrés.

Variations des insertions. — J'ai vu les deux palato-staphylins d'un aliéné se détacher de la face supérieure du voile du palais, à deux centimètres des os palatins. M. Macalister a vu de son côté, à « Adelaïde Hospital », un individu dont la luette se repliait sur elle-même comme un doigt de gant, quand, la bouche ouverte, cet individu provoquait par une large inspiration la contraction des muscles palato-staphylins. « Il est évident que pour produire cette involution il était nécessaire, dit M. Macalister, que le motor uvulæ fût attaché tout à fait à l'extrémité de la luette et n'eût avec cet organe aucune autre connexion[3]. »

ANATOMIE COMPARÉE. — Dans le *cheval* et presque toujours dans l'*âne*

[1] Bischoff. *Anat. des gorilla cit.*, p. 37 et Reichert, *Pharynx als sprach und schluckap parat.* Munchen, 1882, p. 24, pl. III, fig. 10.

[2] Duvernoy. *Loc. cit.*, p. 201.

[3] Macalister. *Loc. cit.*, p. 41.

et le *mulet* les palato-staphylins prennent leur origine, non pas aux palatins, mais à l'aponévrose du voile du palais. (Chauveau et Arloing[1].)

Faisceaux surnuméraires. — Au dire de Diemerbroeck et de Heister, « les palato-staphylins sont secondés par deux autres petits muscles placés sur les côtés appelés *cérato-staphylins* et surnommés *épistaphylins latéraux*. Ils ont leur attache fixe au bec osseux que termine l'aile interne de chaque apophyse ptérygoïde et couchés sur la face supérieure de la cloison ils vont se perdre à la luette ».

Ces épistaphylins latéraux me paraissent être des faisceaux aberrants des péristaphylins externes.

PALATO-GLOSSE

Il est quelquefois rudimentaire. M. Macalister l'a vu échanger quelques fibres avec l'hyo-glosse et le pharyngo-glosse. Le glosso-staphylin droit est souvent relié au gauche par un faisceau qui croise à angle droit le raphé médian de l'aponévrose du voile du palais. Cette disposition est considérée peut être avec raison comme normale par le professeur Leidy, de Philadelphie[2]. Dans le *Troglodytes Aubryï* le muscle dont il s'agit, n'était représenté que par de « faibles tractus[3] ».

MUSCLES DU PHARYNX

CONSTRICTEUR SUPÉRIEUR

Variations de développement des faisceaux. — Le constricteur supérieur est formé par la réunion des muscles *ptérygo-bucco-mylo et glosso-pharyngiens* Selon Verdier le mylo-pharyngien ne se rencontre

---

[1] Arloing et Chauveau. *Loc. cit.*, p. 409.
[2] Leidy. *Elementary treatise on human anatomy*, 2e édit., 1889, p. 281.
[3] Alix et Gratiolet. *Loc. cit.*, p. 213.

pas chez tous les sujets[1]. Le bucco-pharyngien est quelquefois rudimentaire. Chez le *chat* qui ne possède pas de mylo-pharyngien, j'ai dit que le buccinateur était « mince et grêle ».

Variations des insertions des faisceaux. — Le ptérygo-pharyngien peut naître de tout le bord de l'aile interne de l'apophyse ptérygoïde, de la moitié supérieure ou inférieure de ce bord ou seulement du crochet ptérygoïdien. Il est parfois formé par deux faisceaux dont l'inférieur provient de ce crochet (*M. ptérygo-pharyngien extrinsègue* de Cruveilhier). On a vu le mylo-pharyngien constitué par les fibres les plus externes du mylo-hyoïdien (Andersen[2]) et le glosso- pharyngien par un prolongement de l'hyo-glosse, du génio-glosse et du lingual transverse. Il faut, sans doute, chercher la raison d'être de plusieurs de ces substitutions dans ce fait que le mylo-hyoïdien, le génio-hyoïdien et le glosso-pharyngien dérivent de la même couche du muscle ventral que les muscles du voile du palais (Humphry).

Isolement des faisceaux. — Le bucco-pharyngien a été considéré comme un muscle autonome par Rowley[3], le glosso-pharyngien, par Santorini[4], le ptérygo-pharyngien, par Santorini et Winslow[5].

Broca a donné le nom de *M. amygdalo-glosse* à un petit faisceau qu'on trouve entre le bord inférieur de l'amygdale et la partie correspondante du bord de la langue et qui n'est vraisemblablement qu'un faisceau aberrant du glosso-pharyngien[6]. Winslow a appelé *M. géniopharyngien* un faisceau du génio-glosse qui se perd sur les parties latérales du pharynx. Dans le *chat* le glosso-pharyngien et le géniopharyngien sont séparés des constricteurs supérieurs du pharynx par le constricteur moyen et ne font pas, par conséquent, partie du premier (Strauss-Durckheim).

CÉPHALO-PHARYNGIEN

Le céphalo-pharyngien dont les traités classiques d'anatomie française ne parlent pas ou ne parlent que d'une façon confuse bien

[1] Verdier. *Abrégé de l'anatomie du corps humain*, Bruxelles, 1759, t. I, p. 213.
[2] Andersen. *Journ. of anat. and phys.*, 1888.
[3] Rowley. *Schola Medic Universalis Nova*, Londres, 1794, vol. I, pl. XVIII, fig. 4, K.
[4] Santorini. *Observat. anat. cit.*, p. 213.
[5] Winslow. *Expos. Anat.* Amsterdam, 1793, p. 350 et 708.
[6] Bonamy, Broca et Beau. *Atlas d'anatom. descript.*, t. III, pl. VII *bis*.

qu'il soit constant, est un muscle qui s'attache, en haut, sur les iné-
galités qu'on remarque sur la face inférieure de l'apophyse basilaire
de l'occipital, en avant de ses condyles et, en bas, sur la partie postérieure du pharynx. (Verheyen [1], Verdier [2], Albinus [3], Sandifort [4], Rolfincius [5], etc.) Rigoureusement parlant le céphalo-pharyngien type est
donc un *occipito-pharyngien*.

Segmentation du muscle. — Meckel l'a vu formé par deux faisceaux
qui semblaient être une dépendance du stylo-pharyngien.

Variations de forme. — A l'état normal il est plat comme un ruban;
à l'état anormal, rond comme un cordon.

Variations des insertions. — Il se termine le plus souvent sur le
ptérygo-pharyngien, principalement dans la variété dite *M. pétro-pharyngien d'Albinus;* mais il peut se terminer aussi sur la muqueuse du
pharynx en passant entre le constricteur supérieur et le constricteur
moyen (Albinus, Macalister, 1 cas personnel), sur l'aponévrose pha-
ryngienne, etc.

En haut le déplacement de ses insertions donne lieu aux formations
anormales appelées *M. pétro-pharyngien*, *M. salpingo-pharyngien* et
M. sphéno-pharyngien. Je vais les décrire succinctement.

A. *Pétro-pharyngien d'Albinus.* — Il naît de la face inférieure du
rocher, en dedans de l'apophyse styloïde et se perd généralement dans
le ptérygo-pharyngien. Macalister l'a vu se détacher de l'apophyse
vaginale, Lutchmans [6] du canal carotidien; Debierre du temporal, au
niveau de l'angle de jonction des aponévroses céphalo et pétro-pharyn-
giennes (*M. mastoido-pharyngien* de Debierre).

B. *Salpingo-pharyngien de Sandifort et de Santorini.* — Encore
appelé *M. levator pharyngis internus;* il se porte du bord inférieur de
la trompe d'Eustache sur les parois latérales du pharynx où il se confond avec le palato-pharyngien. En raison de ses connexions intimes
avec ce muscle et de sa non-insertion aux os du crâne les professeurs

---

[1] Verheyen. *Anat.* Bruxelles, 1710, 2ᵉ édit., t. I, p, 205.
[2] Verdier. *Loc. cit.,* p, 210.
[3] Albinus. *Annot. Acad.,* lib. IV, cap. IV, p. 26.
[4] Sandifort. *Exercit. Acad.* Lugd. Batav., 1783, lib. II, cap. VI, p. 61.
[5] Rolfincius. *Dissertat. anat.,* p. 534.
[6] Lutchmans, *cit. p.* Sandifort.

Leidy, Macalister et plusieurs autres en font une dépendance du palato-pharyngien. La question sera jugée le jour où il sera prouvé sans conteste que la portion osseuse et la portion cartilagineuse de la trompe d'Eustache ont une origine embryogénique différente.

Au dire de Haller ce qu'on nomme *M. salpingo-pharyngien* est un amas glandulaire et non un faisceau contractile. On rencontre, sans doute, des glandules muqueuses ou en grappes, disposées linéairement dans la partie supérieure de la paroi postérieure du pharynx et principalement dans le voisinage de la trompe d'Eustache, mais ce n'est pas une raison pour nier l'existence du salpingo-pharyngien.

Je l'ai trouvé deux fois et les coupes histologiques que j'en ai faites après durcissement, ont témoigné péremptoirement qu'il était bien constitué par des fibres musculaires striées.

G. *Sphéno-pharyngien de Riolan.* — Il a été décrit en ces termes par Riolan. « Le premier des muscles du pharynx se nomme sphéno-pharyngien et sortant d'une petite pointe de l'os sphénoïde (l'épine) qui est proche de l'apophyse styloïde et se baissant finit aux côtés du gosier [1]. » M. Macalister l'a vu provenir de l'épine du sphénoïde et du ligament de Civinini et se terminer dans le constricteur inférieur du pharynx. Il peut être remplacé par un ligament.

Valsalva et Winslow l'appellent *sphéno-salpingo-pharyngien,* « en raison, disent-ils, de son attache fixe à l'apophyse épineuse du sphénoïde et aussi à la portion cartilagineuse de la trompe d'Eustache ». C'est là, au contraire, un mode de conformation exceptionnel.

Faisceau surnuméraire. — Le céphalo-pharyngien reçoit quelquefois un faisceau de renforcement provenant de l'aponévrose du voile du palais. Ainsi conformé, il constitue le *M. occipito-staphylin* de Sappey [2].

De l'étude des anomalies du muscle en cause il appert :

I. Que le terme générique sous lequel on le désigne n'est pas absolument à rejeter. Il s'applique aussi bien à lui qu'à tous les faisceaux ses dérivés, qui se portent de la base du crâne au pharynx. Mais, dira-t-on, le ptérygo-pharyngien et le stylo-pharyngien sont également des céphalo-pharyngiens ? Nullement. Dans les *mammifères* la lame

<hr>

[1] Riolan. *Manuel anat. et pathol. ou Abrégé de toute l'anatom.*, trad. franç. Paris, 1661, liv. V, p. 527.

[2] Sappey. *Trait. d'anal. descript.*, 1857, t. III, p. 38.

interne de l'apophyse ptérygoïde est un os distinct, *l'os ptérygoïde,* qui fait partie de la face. L'apophyse styloïde (stylhial) regardé pendant longtemps comme une dépendance du crâne, appartient à la chaîne hyoïdienne ;

II. Que les anatomistes qui décrivent l'occipito-pharyngien avec le ptérygo-pharyngien, qui ne font pas de l'occipito-pharyngien un muscle autonome, commettent une erreur.

Anatomie comparée. — Au muscle ptérygo-pharyngien s'adjoignent normalement dans nos *quadrupèdes :*

Des faisceaux venant de la base de la langue et dits *glosso-pharyngiens* qui sont les homologues des pharyngo-glosses des anthropotomistes ;

Des faisceaux procédant du voile du palais et qui vont au pharynx et au cartilage thyroïde et qui sont, par conséquent, équivalents aux pharyngo et thyro-staphylins de l'homme ;

Et quelquefois un faisceau grêle qui se porte au conduit guttural du tympan ou aux parties qui l'avoisinent et qui peut être assimilé au céphalo-pharyngien de Verheyen et de Rolfincius et à ses différentes variétés.

CONSTRICTEUR MOYEN

Variations de structure. — La partie moyenne du constricteur moyen est parfois si rudimentaire qu'il semble être formé par deux corps. Le faisceau qui s'attache à la grande corne de l'os hyoïde (*grand cérato-pharyngien* de Winslow) peut manquer. Il était « mince et grêle » dans le *gorille* de Duvernoy.

Variations des insertions supérieures. — Chez deux hommes et chez une femme, j'ai vu le constricteur moyen remonter, à droite et à gauche, sur toute la longueur du ligament stylo-hyoïdien. La même malformation a été observée par M. Macalister.

Faisceaux surnuméraires. — Il est renforcé quelquefois par un faisceau provenant du corps triticéal. Dans des cas observés par Hasse[1] et

---

[1] Hasse. *Myotomie specimen.* Leipsick, 1784, p. 28.

Sœmmerring [1] il était formé par trois faisceaux naissants : le premier des cornes de l'os hyoïde, le deuxième du corps triticéal, le troisième du ligament thyro-hyoïdien. Ces faisceaux ne sont vraisemblablement que des faisceaux détachés de la masse commune des constricteurs qui se sont soudés aux parties molles qui relient les arcs hyoïdiens et thyroïdiens au lieu de se souder à ces arcs eux-mêmes.

Connexions plus intimes avec les muscles voisins. — Il peut être inséparable du constricteur inférieur, échanger quelques fibres avec le stylo-glosse et le thyro-hyoïdien. Dans le *chat*, d'après Strauss-Durckheim, quelques faisceaux du thyro-hyoïdien passent directement dans le constricteur moyen.

CONSTRICTEUR INFÉRIEUR

Faisceaux surnuméraires. — Meckel et Winslow appellent *muscle œsophagien* et *muscle thyro-adénoïdien* des trousseaux de fibres du constricteur inférieur du pharynx qui se portent sur l'œsophage et la glande thyroïde (Voy. *M. élévateur de la glande thyroïde*).

Douglas nomme *muscles syndesmo-pharyngiens* des faisceaux de fibres qui naissent « tout le long des ligaments par lesquels les cornes supérieures du cartilage thyroïde tiennent aux pointes des grandes cornes de l'os hyoïde et qui viennent en arrière se rencontrer sur la ligne blanche [2] ».

Connexions plus intimes avec les muscles voisins. — Le constricteur inférieur peut être plus ou moins uni par quelques fibres aux muscles sterno-hyoïdien, thyro-hyoïdien et crico-thyroïdien, et même à la trachée et au crico-aryténoïdien postérieur (voy. ce muscle).

Anatomie comparée. — Dans le *Troglodytes Aubryï* le constricteur inférieur se détachait du cartilage thyroïde et du premier anneau de la trachée. Chez un *chimpanzé* disséqué par M. Testut, les faisceaux externes du sterno-thyroïdien s'inclinaient en haut et en arrière pour aller se confondre avec le constricteur inférieur [3]. D'après Kanthack

---

[1] Sœmmerring. *Loc. cit.*, p. 130.
[2] Winslow. *Loc. cit.*, p. 709.
[3] Testut. *Trait. des anom. musc.*, p. 247.

le crico-thyroïdien de l'homme est encore, vers le quatrième mois de la vie intra-utérine, si intimement uni au constricteur inférieur du pharynx qu'il est impossible de les séparer [1].

STYLO-PHARYNGIEN

Böhmer a donné le nom de *stylo-pharyngeus alter* à un second stylo-pharyngien situé au-dessous et en dedans du stylo-pharyngien dont il partage les insertions. C'est pour moi le faisceau profond du stylo-pharyngien dédoublé.

PALATO-PHARYNGIEN

Luschka décrit à ce muscle deux portions : une portion thyro-palatine et une portion pharyngo-palatine [2] qui peuvent anormalement être entièrement distinctes.

Avant Luschka ces deux portions ont été signalées par Winslow et appelés par lui *M. pharyngo-staphylin* et *M. thyro-staphylin*. Mieux encore Winslow en avait indiqué une troisième, le « *M. péristaphyli-pharyngien*, qui est attaché entre la luette et l'extrémité inférieure de l'aile interne de l'apophyse ptérygoïde et se termine sur les côtés du pharynx ». Cette troisième portion, très difficile à trouver chez les sujets maigres et fort jeunes, est l'homologue du *M. hypéro-pharyngien* de Santorini.

MUSCLES SURNUMÉRAIRES

Azygos du pharynx

Ce muscle dont Meckel et Santorini [3] ont donné une excellente description est impair, médian, en rapport avec les des muscles constricteurs supérieur et moyen du pharynx sur lesquels il repose et dont il est quelquefois inséparable.

[1] Kanthack. *Journ. of anat. and phys.*, 1892, p. 219.
[2] Luschka. *Anatomie des Menschlichen*, Halses, Tubingen, 1862, p. 200.
[3] Santorini. *Observ. anat. cit.*, p. 121.

C'est donc bien un muscle particulier et non une variété du céphalo-pharyngien qui est bilatéral et par conséquent double.

Il s'étend du tubercule pharyngien de l'apophyse basilaire de l'occipital au raphé du pharynx. « Sa longueur, dit M. Macalister, dépasse rarement un quart de pouce ou un demi-pouce, mais je l'ai vu atteindre un pouce [1]. » Je l'ai rencontré un certain nombre de fois et j'incline volontiers à croire qu'il est beaucoup moins rare qu'on ne le prétend. J'ignore quel est son homologue dans la série animale.

Pharyngo-cutané

M. Lejars a désigné sous ce nom un muscle creux, formé de fibres striées qu'il a trouvé dans la région sous-hyoïdienne et qui s'étendait du bord supérieur du cartilage thyroïde à la peau recouvrant l'articulation sterno-claviculaire [2]. C'est un vestige de ces diverticula pharyngés, pourvus d'une couche contractile, dont la littérature anatomique cite maints cas chez l'homme.

Stylo-pharyngien inférieur

En recherchant le *stylo-pharyngien alter* « de Bohmer » mon chef des travaux anatomiques, M. le docteur Revol, un de mes prosecteurs, M. Cuvier et moi, avons trouvé un stylo-pharyngien surnuméraire.

Premier cas. (Note communiquée par M. le docteur Revol, chef des travaux anatomiques.) Homme, cinquante ans, aliéné, décédé en janvier 1885. — A droite et à gauche du pharynx, on rencontre une bandelette charnue, plate, étroite, qui se détache du sommet, de l'apophyse styloïde, descend en croisant obliquement d'avant en arrière le stylo-pharyngien normal, sous le constricteur moyen et le faisceau thyroïdien du constricteur inférieur et va se perdre, non loin du raphé aponévrotique postérieur, dans la partie moyenne du faisceau cricoïdien de ce dernier constricteur.

Deuxième cas. (Observé par M. Cuvier en 1878.) — A un centimètre et demi environ du sommet de l'apophyse styloïde, on trouve, à droite,

[1] Macalister. *Catal. d'anotom. cit.*, p. 39.
[2] Lejars. *Bullet. de la Soc. d'Anthropol. de Paris*, 1890, p. 155.

une lamelle musculaire très mince qui se dirige en bas, en formant un X avec le stylo-pharyngien et se termine en arrière, à deux travers de doigts du raphé médian postérieur, dans le chef le plus élevé du constricteur inférieur.

Le sujet qui présente cette anomalie est une fille de vingt-cinq ans, morte phtisique.

Troisième cas. (Personnel.) — C'est la reproduction du vice de développement précédent. Je l'ai observé également à droite et sur une personne du sexe féminin.

Anatomie comparée. — Ce n'est pas là évidemment un stylo-pharyngien dédoublé. Il s'attache au sommet de l'apophyse styloïde au lieu de s'attacher à sa base, est dirigé d'avant en arrière au lieu d'être dirigé d'arrière en avant et n'a aucune connexion avec le cartilage thyroïde. Qu'est-ce donc ?

Chez les *Équidés*, il n'est pas rare de rencontrer un second muscle stylo-pharyngien. Celui-ci procède de l'extrémité inférieure de la grande branche hyoïdienne ou os styloïde, au lieu de la partie supérieure ; ces fibres s'engagent sous les muscles hyo et thyro-hyoïdiens, se dirigent de bas en haut en croisant la direction du précédent et se terminent sur le raphé fibreux médian de la face supérieure. Il attire la paroi supérieure du pharynx en arrière et en bas. Certains anatomistes l'appellent, disent MM. Arloing et Chauveau, *stylo-pharyngien inférieur* et le considèrent comme un constricteur du pharynx. Ce muscle n'existe quelquefois que d'un seul côté. Entre le stylo-pharyngien inférieur des animaux et le faisceau précité que j'ai disséqué chez l'homme, la similitude me semble absolue.

MUSCLES DU COU

RÉGION CERVICALE SUPERFICIELLE

PEAUCIER

Le peaucier qui dans la plupart des *Mammifères* et des *Oiseaux* double toute l'enveloppe tégumentaire à laquelle il imprime en se contractant des mouvements qui débarrassent les poils et les plumes des corps étrangers, se cantonne, dans l'espèce humaine, à la région cervico-faciale. Grâce à la mobilité extrême du membre supérieur et à la transformation de son extrémité distale en un merveilleux organe de préhension et de tact, il n'est plus, en effet, nécessaire chez l'homme. Ainsi que le pyramidal de l'abdomen qui est un muscle des *Marsupiaux* et le petit psoas qui est un muscle des *Animaux sauteurs*, il ne devait s'y montrer qu'à l'état rudimentaire. Entrant toutefois dans le plan général des êtres vivants il réapparaît chez l'homme dans les régions du dos, de l'épaule, de l'aisselle, etc., où on ne le trouve pas d'ordinaire. A dire vrai, la localisation à la région cervico-faciale du peaucier chez l'homme est plus apparente que réelle. Avec un grossissement moyen le microscope fait voir des fibres musculaires striées, disposées en faisceaux cylindriques anastomosées dans toute l'épaisseur du derme humain au-dessous duquel elles forment une couche mince de $0^{mm},1$. Cette disposition est d'autant plus manifeste que le sujet est plus jeune ; elle atteint son maximum d'évidence chez le fœtus.

Pour plus de clarté, j'étudierai d'abord les variations du peaucier

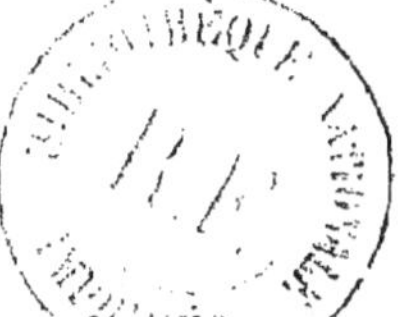

cervico-facial, puis les lambeaux de peaucier qui ont été rencontrés dans les régions du dos, des aisselles, etc.

I. — Variations du peaucier cervico-facial.

Absence. — Cette absence, qui rentre dans le cadre des anomalies évolutives ou progressives, a été constatée d'un seul côté et des deux côtés par M. Macalister et moi. Gegenbaur a observé un cas d'atrophie complète de toute la moitié inférieure du peaucier, « fait qui est important, dit-il, parce que la partie supérieure de ce muscle qui est innervé également par le nerf facial, paraît la plus primitive [1] ». Une anomalie analogue a été notée chez un Parisien par M. Chudzinski.

Variations de texture. — Les peauciers cervicaux peuvent être constitués par des fibres très minces et très pâles séparées par des interstices celluleux plus ou moins larges ou, au contraire, par des fibres très denses et très rouges rappelant les fibres du *platysma myoïdes* des animaux. Il n'est pas rare de disséquer des sujets chez lesquels les peauciers cervicaux sont inégaux en force. Avec Meyer, je crois qu'ils sont plus épais et plus larges chez l'homme que chez la femme [2].

Anatomie comparée. — Dans le *mouton*, le *bœuf*, la *chèvre* et même assez souvent chez les *Solipèdes* le peaucier est réduit, au cou, à un mince fascia aponévrotique sur lequel se perdent un ou deux faisceaux charnus. Dans le *porc* il est, par contre, relativement épais.

Dédoublement du muscle. — Henle a signalé le premier la possibilité de l'apparition au cou de faisceaux musculeux sous-cutanés transversaux [3].

Anatomie comparée. — Les *Mammifères inférieurs* possèdent deux peauciers cervicaux, à droite et à gauche : un peaucier superficiel ou externe composé de fibres longitudinales et un peaucier profond ou interne (*sphincter colli*) formé par des fibres transversales. « Chez le *chien* et le *chat*, dit M. Lesbre [4], le peaucier du cou se dédouble en

---

[1] Gegenbaur. *Trait. d'anat. hum.* cit., p. 15.
[2] Meyer, t. III, p. 203.
[3] Henle. *Muskellehre*.
[4] Lesbre. *Loc. cit.*, p. 12.

deux couches principales : l'une naissant du sternum et disposant ses fibres transversalement sur le devant du cou, l'autre procédant de là face externe de l'épaule et du bord postérieur du cou. Ces deux couches se rencontrent encore chez les *Makis* (Gegenbaur, Rabl, Ruge, Wiedersheim [1], etc.).

Chez un *gibbon entelloïde* disséqué par M. Chudzinski, le peaucier, formé par un double plan charnu, présentait deux entre-croisements dont un était placé au niveau de la fourchette sternale, et l'autre au niveau du bord inférieur de l'os hyoïde [2].

Entre-croisement des deux muscles sur la ligne médiane. — L'entre-croisement des deux muscles, au niveau du menton, peut faire défaut ou être plus étendu. Zagorsky [3], Gantzer [4] et Fleischmann [5] ont signalé l'existence de faisceaux d'union sous-mentonniers entre les deux muscles. Kelch a disséqué deux sujets chez lesquels un ruban musculaire étroit, détaché de l'apophyse mastoïde, allait rejoindre au-dessous du menton, après avoir croisé la glande parotide, le masséter et l'artère faciale, un ruban de même nature venant du côté opposé. Ce ruban contractile auquel Kelch a donné le nom de *M. menti accessorius* a été retrouvé par Wood [6]. Dans deux cas observés par Froriep les peauciers entre-croisés se continuaient dans les triangulaires des lèvres. Sur deux nègres M. Chudzinski [7] a vu les muscles en question commencer à s'entre-croiser au-dessous de l'os hyoïde et s'envoyer une bandelette charnue formant, au niveau de la saillie du cartilage thyroïde, un angle ouvert en bas. La fusion complète des deux peauciers en avant a été notée par M. Macalister. J'ai eu quelquefois l'occasion de rencontrer des trousseaux de fibres reliant, au-dessous de la pomme d'Adam, le peaucier droit au peaucier gauche. Il me semble que Quain a raison de prétendre « que lorsqu'il y a chez l'homme une décussation des fibres des peauciers, ce sont les fibres du peaucier gauche qui sont les plus superficielles ».

ANATOMIE COMPARÉE. — Je rappelle pour mémoire que dans diverses

[1] Wiedersheim. *Manuel d'anat. des Vertébrés*, 1890.
[2] Chudzinski. *Quelques observations sur les muscles peauciers*, p. 71.
[3] Zagorsky. *Mém. de l'Acad. impér. de St-Pétersbourg*, t. I, p. 357.
[4] Gantzer. *Dissert. anat. musc. variet. sistens*, p. 6.
[5] Fleischmann. *Erlangen Abhandlungen*, vol. 1, p. 28.
[6] Kelch. *Beiträge*, XX, p. 30.
[7] Chudzinski. *Bullet. de la Soc. d'anthrop. de Paris*, 1875, p. 5.

espèces animales, notamment dans les *Cynocéphales* et les *Cercopithèques*, l'entre-croisement des peauciers sur la ligne médiane du cou et leur terminaison dans les muscles du menton constituent une disposition normale. « Si dans le *gibbon*, dit M. Deniker, les bords internes du peaucier sont divergents en bas, comme dans la majorité des cas chez l'homme, ils se rencontrent sur la ligne médiane chez le *gorille* et chez le *chimpanzé* [1]. » Cette fusion a été signalée en effet chez le *gorille* et chez le *chimpanzé* par Duvernoy, Ehlers, Vrolik, etc., et chez l'*hapale* par Ruge.

Variations de largeur et connexions plus intimes avec les muscles voisins. — Le peaucier qui chez l'homme s'étend en haut jusqu'aux dents inférieures et, en bas, jusqu'au creux sous-claviculaire, possède à peu près la même extension chez le *gibbon*. Chez le *chimpanzé* il remonte jusqu'à l'arcade zygomatique et même au-dessus. « J'ai observé un cas, dit M. Hartman [2], où le peaucier des *Anthropoïdes* envoyait un faisceau large d'environ 18 millimètres jusqu'à l'origine des lignes temporales inférieures. » M. Deniker a rencontré le peaucier de la nuque une fois sur six chez le *gorille adulte*. Dans le *fœtus de gorille* le peaucier de la nuque est constant et empiète sur la région parotidienne.

Dans l'*orang*, le peaucier envoie des faisceaux supérieurs vers la face et des faisceaux inférieurs sur l'aponévrose deltoïdienne. Le muscle dont il s'agit embrasse toute la nuque, toute la partie supérieure du cou et se prolonge jusque sur le dos et sur la partie latérale du thorax dans les *Cynocéphales* (Broca) [3], le *magot* (Cuvier), le *bonnet-chinois* et quelques *Singes* du Sénégal (Testut).

Ces prolongements du peaucier vers la partie supérieure de la face et vers la nuque et le thorax se rencontrent souvent dans l'espèce humaine. On a vu le peaucier de l'homme remonter jusqu'à la parotide (Chudzinski), au muscle petit zygomatique (J. Cloquet, Macalister, Cruveilhier), à l'orbiculaire des paupières (Cruveilhier), au front (Chudzinski, Rolfincius) [4], à l'apophyse mastoïde (Zagorsky) [5], à l'apophyse zygomatique (Turner) [6], à la partie inférieure et externe de

[1] Deniker. *Loc. cit. suprà*, p. 172.

[2] Hartman. *Les Singes anthropoïdes et l'Homme cit.*, p. 123.

[3] Broca. *L'ordre des Primates cit.*, p. 313.

[4] Rolfincius. *Dissertat. anat. Noribergæ*, 1656, p. 521.

[5] Zagorsky. *Loc. cit. suprà*.

[6] Turner. *Journ. of anat. and phys.*, 1879, p. 382.

la conque du pavillon de l'oreille (Fallope[1], Chudzinski), à la partie inférieure et externe de la conque et à la partie antérieure du lobule de l'oreille (Albinus[2], Barkow[3]), au tiers supérieur du sterno-cléido-mastoïdien (Halett), à l'auriculaire postérieur (Henle), au transverse de la nuque, à l'occipital (Zagorsky), etc. J'ai dit antérieurement que le *corrugator posticus* ou *M. occipitalis teres vel minor* de Santorini, et les *peauciers sous-occipitaux de la nuque* de Cruveilhier sont des variétés du transverse de la nuque. A mon avis, il faut rapporter au *risorius* et aux fibres parotidiennes du peaucier la portion du peaucier décrite par Riolan sous le nom de « *portio musculi cutanei supra parotidem ad aurem ascendentis* ».

MM. Beaunis et Bouchard ont fait mention dans leur *Traité d'anatomie* d'un faisceau musculaire sous-cutané qui, provenant de la ligne courbe supérieure de l'occipital, passait derrière l'oreille pour aller se perdre au-dessus de l'arcade zygomatique. Theile a vu le même faisceau naître du raphé cervical postérieur, un peu au-dessous de la protubérance occipitale externe[4].

Voici pour l'extension du peaucier humain en haut. En bas Sœmmerring l'a vu se prolonger jusqu'à la quatrième côte[5]. Wood a disséqué, des deux côtés, chez un homme une bandelette musculeuse qui, détachée du bord interne du peaucier, près de l'insertion inférieure du sterno-cléido-mastoïdien, croisait la clavicule et la partie supérieure du grand pectoral avant de s'insérer au niveau du troisième cartilage costal, sur l'aponévrose présternale[6]. Le peaucier descendait jusque sur l'épaule chez un nègre (Chudzinski).

Henle a trouvé des trousseaux de fibres rouges qui avaient la même origine que la bandelette précédente, mais qui se terminaient, au niveau des troisième et quatrième articulations synchondro-sternales, en formant des X en avant du sternum[7]. (Voy. *M. présternal.*) Dans un cas signalé par M. Macalister le peaucier cervico-facial naissait inférieurement par trois faisceaux : un interne fixé au sternum, un moyen à la clavicule, un externe à l'acromion[8]. Ibsen a décrit, sous

[1] Fallope, p. 63.
[2] Albinus. *Histor. muscul*, p. 194.
[3] Barkow. *Monstra duplicia*, Leipsick, 1828, p. 10.
[4] Theile, p. 183.
[5] -Sœmmerring, p. 110.
[6] Wood. *Variations in human myology. Proc. of the Roy. Soc.*, n° 86, 1866, vol. XV, p. 229.
[7] Henle. *Muskellehre*, p. 108.
[8] Macalister. *Proceed. of the Roy. Irish. Acad. cit.*

le nom de *tensor fasciæ brachii*, un faisceau musculaire sous-cutané étendu de l'extrémité sternale de la clavicule au fascia sus-deltoïdien [1]. MM. Gantzer [2] et Macalister ont disséqué un faisceau analogue, mais qui provenait du corps de la clavicule. Chez deux femmes, j'ai vu le peaucier descendre, à droite et à gauche, jusqu'au pourtour du mamelon.

II. — Peauciers dorsaux, axillaires, thoraciques, abdominaux.

Dans le *chat*, Strauss-Durckheim décrit, en plus du peaucier du cou et du peaucier releveur de la vulve et du scrotum, trois autres peauciers :

I. *Le sus-cervico-cutané* qui « ne semble être que la continuation du peaucier du cou vers la nuque ».

II. *Le dermo-huméral ou dorso-humérien* qui recouvre presque toute la poitrine, l'abdomen, les fesses et la racine de la queue et se fixe à la partie antérieure de l'humérus en se confondant avec le grand dorsal.

III. *Le dermo-gastrique* qui est composé de quelques fibres se portant de la ligne blanche au derme de la peau de la région latérale de l'abdomen.

Le *dorso-humérien* dont la connaissance remonte à Cuvier (voy. *Leçons d'anat. comp.*) conserve son insertion à l'humérus dans les *Solipèdes* (Arloing et Chauveau), le *chien* (W. Ellenberger et H. Baum [3]), le *pigeon* (Rolleston [4]), les *Cercopithèques*, le *macaque*, l'*ours*, le *loup* (Testut), le *renard* (Testut, Le Double), le *Cynocéphale Anubis* (Champneys), etc.

Dans les *Chéiroptères* le peaucier du dos est formé par deux larges bandelettes très minces, reliées l'une à l'autre au-dessus de l'épine dorsale par un tissu cellulaire extrêmement fin, et qui prennent naissance, au niveau de chaque aisselle, dans l'intervalle des deux lames cutanées qui constituent le plagio-patagium. Le professeur Macalister l'appelle *dorsi-patagialis*.

Les lambeaux de peauciers axillaires, dorsaux, costaux, etc., de

---

[1] Ibsen, *Ugeskrift for Laeger*, Copenhague, 1842. Bd 7, p. 456.

[2] Gantzer. *Dissert. anat. muscul. varietat. sistens*, p. 6.

[3] W. Ellenberger et H. Baum le nomment « *Grand peaucier ou peaucier du thorax et de l'abdomen* ».

[4] Rolleston. *Transact. lin. soc.*, juin 1868, pl. 2.

l'homme qui n'ont aucune connexion avec le peaucier cervical doivent être rapportés soit au *dorso-humérien*, soit au *dermo-gastrique*.

Décrivons-les brièvement :

Peaucier axillaire. — Il n'est pas rare de rencontrer dans le creux de l'aisselle des trousseaux de fibres rouges, dites *fibres de Lucas*, dirigés parallèlement au bord inférieur du grand pectoral. Wood a trouvé, à droite et à gauche, dans la région thoracique latérale une bandelette musculeuse qui naissait, entre le deuxième et le troisième cartilage costal, de l'aponévrose présternal et allait s'insérer sur le tendon du grand dorsal [1]. Cette bandelette a été observée aussi par Henle, Macalister et Turner. Le professeur Testut a appelé *peaucier dorso-huméral* une série de fibres contractiles qu'il a trouvées chez un nègre où elles s'irradiaient de la face externe de l'aponévrose axillaire, en partie sur la peau du dos, en partie sur la peau du bras [2].

Peaucier costo-abdominal. — MM. Macalister [3] et Turner [4] ont noté la présence de lambeaux de platysma, le premier sous la peau qui recouvre les quatrième et cinquième digitations du grand dentelé, le second sous la peau qui recouvre la partie moyenne et antérieure du grand oblique de l'abdomen.

Peaucier du dos. — M. Turner a disséqué [5] :

α) Un faisceau musculaire couché sur l'aponévrose sous-épineuse ;

β) Un faisceau naissant de l'aponévrose sus-acromiale et se confondant avec le trapèze, au niveau de l'apophyse épineuse de la première dorsale ;

γ) Un faisceau sus-trapézien, parallèle à la colonne vertébrale, et ayant pour limite supérieure une ligne passant par la deuxième dorsale et pour limite inférieure une ligne passant par la sixième. Perrin a vu un faisceau analogue fixé sur les parties droites des apophyses épineuses de la huitième et de la neuvième dorsale. Il l'a appelé *M. dorso-fascialis*.

En 1873, Popoff a fait mention d'un muscle *tensor fasciæ, deltoideæ* s'étendant de l'aponévrose deltoïdienne à l'aponévrose sous-épineuse.

---

[1] Wood. *Loc. cit. suprà*, p. 229.
[2] Testut. *Contribution à l'anatomie des races nègres.*
[3] Macalister. *Cat. cit.*, p. 17.
[4] Turner. *Journ. of anat. and phys.*, vol. I, p. 252.
[5] Turner. *Ibid.*, vol. V, p. 117.

Un muscle du même genre a été signalé en 1877 par Zincone [1]. Sur deux sujets disséqués par Flesch, le peaucier dorsal qui avait pour origine la ligne courbe supérieure de l'occipital se terminait par trois dentelures sur la peau de la nuque, l'aponévrose parotido-massétérine et le peaucier cervico-facial [2]. Pendant l'hiver de 1887-1888, j'ai rencontré chez l'homme et chez la femme, d'un seul côté ou des deux, des îlots de platysma : (*a*) sur le sus-épineux, tout près du bord vertébral du scapulum, (*b*) sur le sous-épineux, entre l'acromion et le trapèze (les fibres sous-cutanées, formant avec celles du trapèze un angle de 60° et n'ayant aucune connexion avec elles), (*c*) sur le grand dorsal, (*d*) sur le trapèze.

STERNO-CLÉIDO-MASTOÏDIEN

Absence. — L'absence des deux sterno-cléido-mastoïdiens coïncidant avec l'absence des deux clavicules a été notée par Kappeler [3]. M. Macalister a constaté le défaut de présence du chef sternal.

Indépendance des deux chefs. — Depuis la publication de mon article *sterno-cléido-mastoïdien*, dans le Dictionnaire de Dechambre et Le Reboullet, j'ai acquis la conviction que ce mode de conformation, que j'avais considéré comme anormal est, au contraire, normal. Le sterno-mastoïdien et le cléido-mastoïdien sont bien deux faisceaux distincts comme l'ont prétendu Albinus et Theile [4].

Anatomie comparée. — La séparation du sterno-cléido-mastoïdien en deux corps « est la règle chez tous les *Anthropoïdes* » (Deniker). Dans la série animale le sterno-mastoïdien et le cléido-mastoïdien sont d'autant mieux séparés et indépendants que la clavicule est plus fortement développée. Le sterno-mastoïdien est également libre de toute adhérence dans les *Équidés*, — où il est connu sous le nom de *sterno-maxillaire* ou *sterno-mandibulaire*, — parce que son tendon terminal

---

[1] Popoff et Zincone cités par Froriep *in Arch. f. an. u. phys.*, 1877, p. 46.

[2] Flesch. *Varietæten Beobatchungen aus dem Præpararsaale zu Wurzburg*, 1879, n° 16.

[3] Kappeler. *Myologie.*

[4] Theile, p. 162. — Theile a appelé *abaisseurs de la tête* (*nutatores capitis*) le sterno-mastoïdien et le cléido-mastoïdien, dont il a fait, à l'exemple d'Albinus, deux muscles autonomes.

se fixe à l'angle du maxillaire inférieur ; mais ce terme exprimant une particularité secondaire a le défaut de faire supposer que l'attache essentielle n'existe pas, tandis qu'elle est bien représentée par une aponévrose qui émane du tendon terminal, passe sous la parotide, et va se fixer avec celle du cléido-mastoïdien à l'apophyse mastoïde. Une disposition analogue se retrouve chez les *Chameaux*.

Fusion des deux chefs. — Cette fusion peut être plus ou moins complète. La fusion complète a été observée par MM. Mac-Whinnie, Macalister et moi (des deux côtés, chez une jeune fille). Dans mon article sterno-cléido-mastoïdien, du *Dictionnaire* de Dechambre, j'ai donc déclaré qu'elle était « très rare ». Dans son *Traité des anomalies musculaires* imprimé après la publication de mon article M. Testut a avancé qu'elle n'était pas « très rare ». Lequel, de M. Testut ou de moi, a raison ? Un des prosecteurs du professeur de Lyon s'est chargé de la réponse [1] :

« Sur soixante sujets examinés, dit-il, il ne nous a pas été donné de trouver cette disposition... Nous nous sommes adressés à des sujets fortement musclés et toujours il y avait isolement des deux faisceaux, au moins à leur origine. » Dans la *taupe* le chef claviculaire très grêle se confond immédiatement avec le chef sternal dont on ne peut le séparer (Meckel).

Variations de volume des deux chefs. — D'ordinaire le chef sternal est plus prononcé que le chef claviculaire, mais on peut observer une disposition inverse.

Anatomie comparée. — Le chef sternal était plus gros que le chef claviculaire dans les *chimpanzés* disséqués par MM. Macalister, Wilder, Wyman et Champneys, et moins gros dans le *gorille* disséqué par Duvernoy. Le chef sternal est le plus faible chez le *Cynocéphale Anubis*, les *Cercopithèques* et les *Macaques* (*Macacus rhesus, sinicus, nesmestrinus, cynomolgus*, etc.). Il est le plus fort dans l'*inuus* (Vrolik).

Intersections aponévrotiques dans le corps charnu du muscle. — Ces intersections occupent, en général, d'un côté ou des deux côtés la partie inférieure des deux faisceaux ou d'un seul. Elles peuvent comprendre toute la profondeur et toute la largeur des fibres charnues,

[1] Maubrac. *Recherches anatomiques et physiologiques sur le muscle sterno-cléido-mastoïdien*, th. inaug. Paris, 1883, p. 10.

ou seulement une partie de leur largeur et de leur profondeur, être rectilignes ou en zigzags, etc. M. le professeur Testut en a observé un cas très net chez un nègre dont les sterno-hyoïdiens et les sterno-thyroïdiens étaient coupés par des intersections analogues [1]. J'ai disséqué une démente dont le chef sternal du sterno-cléido-mastoïdien droit était divisé en trois parties égales par deux tractus aponévrotiques linéaires comprenant toute son épaisseur. Les autres muscles étaient normaux.

Tout en observant que les intersections fibreuses du sterno-cléido-mastoïdien ont la même signification que celles des autres muscles du cou, je note pour mémoire que le sterno-mastoïdien (sterno-maxillaire) de la *girafe* est un muscle digastrique (Lavocat).

Breschet a donné le nom d'*ossa suprasternalia sive ep-isternalia* à des osselets qu'on trouve quelquefois en nombre double au-dessus de l'échancrure claviculaire de la partie supérieure du sternum [2]. Otto a considéré ces os comme des rudiments des septièmes côtes cervicales [3], et d'autres anatomistes comme des sésamoïdes encastrés dans les tendons d'origine des *nutatores capitis* [4]. Ce sont simplement des vestiges de la partie interne ou médiane de l'épisternum si développé encore chez les *Monotrèmes*.

Variations des insertions inférieures du chef sternal. — Ce chef peut s'attacher sur la face antérieure du sternum, plus ou moins près de la fourchette sternale, sur la fourchette sternale, sur l'angle externe du manubrium. Observons à ce sujet que plus les sterno-mastoïdiens se rapprochent de la ligne médiane, plus leur union est intime, et qu'entre l'entre-croisement de la totalité ou de quelques-unes de leurs fibres tous les types se rencontrent. Ils sont même quelquefois entièrement indépendants. L'insertion des sterno-mastoïdiens sur le bord supérieur du manubrium constitue une disposition normale chez les *Mammifères* dont les pectoraux sont très développés.

Quelquefois le tendon du chef sternal envoie chez l'homme, comme chez le *castor*, le *tatou*, l'*échidné*, etc., une expansion aponévrotique

[1] Testut. *Loc. cit.*, p. 221.

[2] Breschet, *Ann. des sc. nat.*, 2e série, X, 91, t. VIII.

[3] Otto. *De rarioribus quibusdam sceleti humani cum animalium sceleti analogiis*, Breslau, 1820, p. 20.

[4] Voy. Luschka, *Zeitsch f. vissenschaftl Zool.* VI, 36, Tafl. 11 ; Gegenbaur, *Jenaische Zeitschr, f. med. u. natur*, 1,175 ; Poirier, *Journal de l'anat.*, 1890, etc.

qui donne insertion a des fibres du grand pectoral (Knott[1], Maubrac[2], plusieurs cas personnels).

Connexions plus intimes du chef sternal avec les muscles voisins.
A). Avec le cléido-mastoïdien. Nous les avons indiquées ;
B). Avec le présternal (voy. ce muscle) ;
C). Avec l'omo-hyoïdien. Ces connexions anormales assez rares ont été signalées par MM. Schwegl[3] et Macalister.

Muscle sterno-occipital. — Il existe parfois en dehors du sterno-mastoïdien un faisceau musculaire qui se porte du sternum à l'occipital, et qu'on a appelé *m. sterno-occipital.*

Le sterno-occipital peut être entièrement libre ou bien se confondre plus ou moins avec le sterno-mastoïdien ou le cléido-occipital (voy. ce muscle). Il a été signalé par Theile, Ch. Richet[4], Macalister, Ehlers[5], Wood, Testut, Maubrac et moi.

MM. Maubrac et Testut ont trouvé trois chefs sternaux : un sterno-mastoïdien, un sterno-occipital et un sterno-mastoïdien profond naissant du bord supérieur de la fourchette.

M. Walsham[6] a rencontré deux fois et M. Testut une fois une bandelette musculaire qui se portait de l'apophyse mastoïde à la gaine des vaisseaux carotidiens (*m. masto-carotidien* de Testut).

ANATOMIE COMPARÉE. — Le sterno-mastoïdien du *chimpanzé* de Champneys et celui de *l'orang* de Vrolik naissaient du sternum par deux tendons. Le sterno-occipital, libre ou fusionné avec le sterno-mastoïdien, existe dans le *dauphin*, *l'hyène*, le *blaireau* (Meckel), *l'ours brun* d'Amérique (Testut).

Variations des insertions inférieures du chef claviculaire. — D'après Hallett, ce chef se prolongerait jusqu'au tiers externe de la clavicule chez un sujet sur huit. Des mensurations prises sur 14 chefs claviculaires par M. Maubrac il appert :

[1] Knott. *Journ. of an. and phys.*, t. XV, p. 140.
[2] Maubrac. *Loc. cit. suprà*, p. 12.
[3] Schwegl. *Sitzungberichte der K. Akad. in Wien.* Bd XXXIV, p. 51.
[4] Ch. Richet. *Bullet. de la Soc. anat.*, Paris, 1873, t. XVIII, p. 137.
[5] Ehlers. *Henle u. Pfeufer's Zeitschrift*, vol. XXI, p. 297.
[6] Walsham, Testut, Maubrac, Wood, Macalister, Theile. *Loc. cit. passim.*

« I. Que ce chef s'insère sur la clavicule à une distance de 1 centimètre et demi au plus de l'articulation sterno-claviculaire, mais peut s'en rapprocher jusqu'à s'accoler au chef sternal.

« II. Que la largeur de l'insertion variable peut se rapprocher du tiers de la longueur de la clavicule, même l'atteindre 2 fois sur 14 (c'est à peu près la proportion indiquée par Hallett).

« III. Que la ligne d'insertion ne dépasse jamais en dehors le milieu de la clavicule. »

Variations des insertions supérieures du chef claviculaire. — Dans un cas observé par Gruber ce chef s'arrêtait à l'apophyse transverse de l'axis. A cette occasion Gruber a rappelé que R. Owen a trouvé le même mode de conformation sur un *orang* (*Jaresbucher* de Gruber, t. XVII).

Connexions plus intimes du chef claviculaire avec les muscles voisins.

A). Avec le trapèze (voy. ce muscle) ;

B). Avec le cléido-occipital. Elles seront notées ci-dessous.

Muscle cléido-occipital. — Je n'ai que quelques adjonctions à faire à la description que j'ai donnée de ce muscle en 1881 dans les *Bulletins de la Société d'Anthropologie de Paris*[1].

Le cléido-occipital est un muscle situé en dehors du cléido-mastoïdien ou du sterno-occipital, — quand ce dernier existe, — dans le triangle sus-claviculaire qu'il rétrécit. Ordinairement distinct du cléido-mastoïdien, il peut être uni inférieurement à ce muscle et en être détaché supérieurement ou, au contraire, lui être uni supérieurement et en être détaché inférieurement. Sur un sujet disséqué par M. Maubrac il formait avec le sterno-occipital et le cléido-mastoïdien un faisceau nettement différencié du sterno-mastoïdien. Il coexiste parfois aussi avec un sterno-occipital, un sterno-mastoïdien et un cléido-mastoïdien autonomes. J'ai montré, en mai 1896, à MM. P. Barnsby, Thomas et Verbeck un cléido-occipital bilatéral dont l'extrémité supérieure était divisée en deux languettes aponévrotiques dont l'antérieure était fixée à la ligne courbe supérieure de l'occipital, en arrière du cléido-mastoïdien et la postérieure sur le trapèze, près de l'occiput. Wood a vu

[1] T. IV, p. 654 et suiv.

ce muscle fusionner ses insertions inférieures avec celles du cléido-mastoïdien et se perdre supérieurement dans le trapèze. Wood, Testut et Maubrac ont trouvé, chacun, un cléido-occipital qui avait une seconde tête d'origine provenant de l'extrémité sternale de la clavicule. Dans un cas observé par M. Macalister le muscle en question, bien conformé en bas, allait rejoindre, non loin de l'occiput, le bord antérieur du trapèze. Il est quelquefois très grêle ou divisé en fasciculi. M. Walsham a noté la présence d'un cléido-occipital qui se partageait, à deux pouces au-dessous du crâne en deux corps charnus dont l'un s'insérait sur la partie moyenne de la clavicule et l'autre sur le même os, près du trapèze. Un sujet a offert à M. Nicolas un cléido-occipital segmenté vers le milieu de son trajet en trois branches dont l'une se perdait sur le splénius, l'autre sur le trapèze et la troisième sur l'occipital [1].

Wood a publié, en 1869, un travail fort important sur ce muscle dans les *Transactions of the Royal Society of London*. Sur 102 sujets, dont 68 hommes et 34 femmes il dit l'avoir rencontré 37 fois, 27 fois chez l'homme et 10 fois chez la femme ; 34 fois il existait des deux côtés et 3 fois d'un seul. Dans les 3 cas d'unilatéralité, 2 fois le cléido-occipital avait pour homologue, du côté opposé, un *omo-trachélien*. D'autre part, le professeur W. Gruber a trouvé 2 fois sur 40 sujets le muscle dont il s'agit entièrement indépendant, 1 fois sur 3 sujets plus ou moins uni au cléido-mastoïdien et 7 fois sur 70 sujets au trapèze [2]. Le cléido-occipital a encore été observé par Sœmmerring [3], Kelch [4], Meckel [5], Theile [6], Hallett [7], Wagner [8], Henle, Quain [9], Mac-Whinnie, Flower et Murie [10], Bradley [11], Curnow [12], Bardeleben [13], Chudzinski, Krause, Gegenbaur, Kölliker [14], Knott, Giacomini [15], Giovanardi [16], etc.

[1] Nicolas, *in* Prenant. *Loc. cit.*, p. 26.
[2] W. Gruber. *Abhandlungen*, S. 16, 17, 18.
[3] Sœmmerring. *De corpor. human. fabric.* p. 112.
[4] Kelch. *Beiträge*, XXI, p. 31.
[5] Meckel. *De Duplic. monstr*, p. 40-41.
[6] Theile. *Encycl. anal.*, p. 163 et suiv.
[7] Hallett. *Edinburg med. and surg Journ.*, 1816, p. 6.
[8] Wagner. *Heusinger's Zeitschrift*, Bd III, L. 337.
[9] Quain. *Artéries*, pl. XXV.
[10] Flower et Murie. *Journ. of an. and phys.*, vol. 1, p. 189.
[11] Bradley. *Ibid.*, 1872, p. 420.
[12] Curnow. *Ibid.*, 1874, p. 376.
[13] Bardeleben. *Jahresbericht fur an. u. phys.*, 1877 et *Jenaische Zeitschrift*, 1881.
[14] Kölliker et Flesch, *Varitæten Beobachtungen*, Wurzburg, 1879.
[15] Giacomini. *Arch. ital. de biologie*, t. VI.
[16] Giovanardi. *Lo Spalanzanni*, fasc. 3 et 4, 1876.

C'est Wood qui a soupçonné le premier qu'il représentait chez l'homme une portion du céphalo-huméral des animaux.

Wood dit l'avoir rencontré chez le *Macacus radiatus*, le *slender*, les *Loris*, le *Maki vari*. Il est figuré avec une notice explicative dans les planches myologiques du *marmouset*, du *sajou* et du *callitrix* de l'atlas de Cuvier et Laurillard. Il existe également, plus ou moins différencié, dans le *fourmilier*, le *tenrec*, le *hérisson*, la *taupe*, le *lapin*, le *cochon d'Inde*, la *marmotte*, le *blaireau*, la *belette*, le *chien*, le *chat*, etc. Chez l'*écureuil* il est uni, en haut, au trapèze, mais en est séparé, en bas, par l'omo-trachélien. Chez le *surmulot* il s'attache près de l'acromion.

Chez les *Chauves-souris* qui n'ont pas de cléido-mastoïdien, le cléido-occipital serait représenté, d'après Wood, par le *muscle occipital* ou *portion de la nuque du long extenseur des ailes*, appelé par Cuvier *dorso-occipital*. Dans le *tatou* M. Galton a décrit sous le nom de *levator claviculæ* un muscle commençant à l'aponévrose occipitale et se terminant à la clavicule, à côté du cléido-mastoïdien, en avant du trapèze. Ce muscle est signalé aussi chez cet animal par Cuvier et Laurillard. Il s'agit là évidemment d'un cléido-occipital et non d'un omo-trachélien (voy. ce muscle).

Meckel a observé chez la *marmotte* et la *sarigue* deux cléido-mastoïdiens ; le second cléido-mastoïdien de ces *Mammifères*, le plus externe, répond entièrement au cléido-occipital. Il a été appelé par Meckel *accessoire du sterno-cléido-mastoïdien* [1]. « Il est cependant bien plus vraisemblable, remarque M. Maubrac, de le considérer comme dépendant du céphalo-huméral. L'intervention de l'insertion acromiale de l'acromio-trachélien entre le cléido-occipital et le trapèze propre, l'insertion du cléido-occipital sur l'intersection fibreuse du masto-huméral, le point d'émergence des branches du plexus cervical superficiel, semblent séparer le cléido-occipital du trapèze et le rattacher à l'ensemble du sterno-cléido-mastoïdien.

« Chez l'homme, par exemple, lorsque le cléido-occipital manque, le plexus cervical émerge derrière le bord postérieur du cléido-mastoïdien ; qu'intervienne un cléido-occipital, et l'émergence n'aura lieu qu'à son bord postérieur, comprenant dans son anse les trois faisceaux sterno-mastoïdien, cléido-mastoïdien, cléido-occipital [2]. »

[1] Meckel. *Handbuch der Mensch anat.*, 1816, p. 474.

[2] Maubrac. *Th. cit.*, p. 21. M. Maubrac ajoute à tort au *céphalo-huméral* le faisceau claviculaire du grand pectoral : ce faisceau est supprimé chez *les animaux peu ou point cla-*

Chez les *animaux dépourvus de clavicule* les fibres antérieures du trapèze, unies à celles du cléido-mastoïdien ou à celles du cléido-occipital et du cléido-mastoïdien, concourant à la formation du céphalo-huméral, la question n'a, en somme, qu'un intérêt relatif; que le sterno-cléido-mastoïdien soit constitué par deux, trois ou quatre faisceaux, le sterno-cléido-mastoïdien et le trapèze n'en appartiennent pas moins, au point de vue embryogénique, au même groupe musculaire (Humphry, Gegenbaur, etc.).

Faisceaux aberrants. — J'ai trouvé chez deux hommes le chef sternal divisé à 4 centimètres au-dessus du sternum en deux faisceaux digastriques dont l'externe se portait à l'apophyse mastoïde, l'interne à l'angle de la mandibule. Cette anomalie a été observée par Brugnone[1], Macalister, Theile, Maubrac, etc. Meckel déclare avec raison qu'elle est assez commune[2].

On a vu encore des faisceaux des *nutatores capitis* se perdre :

α) Sur l'anneau tympanique (Macalister);

β) Sur le pavillon de l'oreille (Macalister);

γ) Sur le ligament stylo-maxillaire (Macalister, 1 cas chez une femme);

δ) Sur la peau de la nuque (2 cas chez 2 hommes);

ε) Sur la cloison aponévrotique inférieure de la loge parotidienne (*M. mastoïdo-parotidien* de M. Chudzinski);

ι) Sur l'os hyoïde (Barkow[3]).

ANATOMIE COMPARÉE. — J'ai dit plus haut que dans les *Équidés* et les *Chameaux* le sterno-mastoïdien était appelé *sterno-maxillaire* ou *sterno-mandibulaire*, parce que son insertion la plus apparente avait lieu à l'angle de la mâchoire inférieure.

Chez les *Ruminants* le sterno-mastoïdien se termine généralement par un tendon lamelleux fixé à la crête qui réunit les apophyses mastoïde et basilaire. D'où le nom de *sterno-basilaire* sous lequel il est désigné dans ces *Mammifères*. En outre, dans le *bœuf*, la *chèvre*, les *cerfs*, — mais non dans le *mouton*, — ce muscle est recouvert par une forte

viculés, en même temps que l'espace sterno-scapulaire est rétréci et le thorax comprimé latéralement. De plus, la veine céphalique monte entre le deltoïde et le faisceau sternal du grand pectoral.

[1] Brugnone. Cit. in *Anat.* de Meckel.
[2] Meckel. *Trait. d'anat.*, 1825.
[3] Barkow. *Monstra duplicia*, Leipzig, p. 20.

bande musculaire qui s'étend du sternum au masséter et à la crête zygomatique, depuis l'orbite jusqu'à l'apophyse malaire. Les zootomistes qui, depuis Bourgelat jusqu'à Rigot, se sont spécialement occupés des *Quadrupèdes domestiques*, ont admis que cette couche superficielle constitue le sterno-mastoïdien des *Ruminants*. Quant à la couche profonde — qui est le véritable sterno-mastoïdien — elle a été assimilée à l'omo-hyoïdien, bien que ce muscle ait pour homologue le corps contractile qui se porte de l'os hyoïde vers la 3e vertèbre cervicale sans l'atteindre (voy. *M. omo-hyoïdien*). Ces erreurs de détermination ont cessé d'être, dès qu'il a été reconnu que la couche superficielle en question appartient au *sous-cutané au cou*.

Le sterno-mastoïdien a également des connexions intimes avec la mâchoire inférieure dans l'*éléphant*, l'*hyrax*, le *tapir*, les *oiseaux*, etc.

Dans l'*hippopotame* il envoie un faisceau à l'apophyse transverse de l'atlas.

« Envisagé dans la série animale, le sterno-mastoïdien, dit M. Lesbre, ne varie pas dans ses insertions inférieures qui se font toujours sur l'extrémité sternale ; mais il n'en est pas de même de ses attaches céphaliques qui peuvent se transférer de l'apophyse mastoïde à l'angle de la mâchoire inférieure, à la crête zygomatique ou sur l'apophyse basilaire de l'occipital... Il est clair que, eu égard à la variété de ses insertions supérieures, le nom de *sterno céphalique* lui conviendrait beaucoup mieux en anatomie comparée que celui de sterno-mastoïdien. Ici, comme dans bien d'autres cas, une bonne nomenclature ne saurait être déduite d'une seule espèce [1]. »

A l'état normal le muscle *mastoïdo-parotidien* de M. Chuzinski me paraît être représenté par l'*aponévrose d'insertion faciale* du sterno-cléido-mastoïdien du professeur Richet.

Nutatores capitis à quatre chefs. — Des sterno-cléido-mastoïdiens composés par un sterno-mastoïdien, un sterno-occipital, un cléido-mastoïdien et un cléido-occipital entièrement distincts ont été trouvés par Hallett, Wood, Curnow, Kölliker, Farabeuf. M. Maubrac en a observé six cas et moi trois (deux chez l'homme, un chez la femme et toujours des deux côtés). Une disposition semblable se rencontre normalement dans l'*hyène*, la *genette*, le *putois*, la *marmotte* (Meckel ; Cuvier et Laurillard, *Atl. d'anat. comp.*, pl. LXVIII).

---

[1] Lesbre. *Loc. cit.*, p. 183.

Considérations générales sur le sterno-cléido-mastoïdien. — C'est au professeur Krause de l'Université de Berlin que revient l'honneur d'avoir établi, en 1876, en se basant sur l'anatomie comparée, que le sterno-cléido-mastoïdien est, en réalité, composé par quatre muscles, (le sterno-mastoïdien, le sterno-occipital, le cléido-mastoïdien et le cléido-occipital) et qu'on doit l'appeler *M. quadrijumeau de la tête*[1].

Dans l'espèce humaine les quatre faisceaux formant le quadrijumeau du cou se sont simplement plus ou moins soudés au lieu d'être restés à l'état de complète indépendance comme dans quelques espèces animales. Les anomalies du sterno-cléido-mastoïdien de l'homme s'expliquent par l'isolement ou l'absence du sterno-mastoïdien, du sterno-occipital, du cléido-mastoïdien ou du cléido-occipital. Les portions sterno-mastoïdienne et cléido-mastoïdienne sont les plus fixes.

Dans ces dernières années, MM. Farabeuf et Maubrac, s'appuyant sur la direction, les insertions, l'innervation, la physiologie et même la pathologie différentes du groupe constitué par le sterno-mastoïdien, le sterno-occipital, le cléido-occipital et du groupe constitué par le cléido-mastoïdien, ont proposé justement de subdiviser le *quadrijumeau de la tête* en deux muscles que l'on désignerait, le superficiel sous le nom de *sterno-cléido-mastoïdo-occipital*, le profond sous celui de *cléido-mastoïdien*[2].

RÉGION SUS-HYOÏDIENNE

DIGASTRIQUE

Le digastrique est généralement décrit par les anatomistes vétérinaires comme un muscle de la mâchoire inférieure tandis que les anthropotomistes le considèrent comme un muscle de l'os hyoïde. Ainsi qu'on va en juger, les deux manières de voir peuvent se défendre ; mais celle des vétérinaires est certainement plus judicieuse.

---

[1] Krause. *Centralblatt für die medicinischen Wissenchaften.*
[2] Maubrac. *Loc. cit.*, p. 23 et suiv.

En fait, le digastrique est, dans la série animale, un muscle qui, suivant les espèces, peut soulever l'appareil hyoïdien, la mâchoire inférieure ou la tirer en arrière.

Absence du ventre antérieur. — Platner a appelé[1] *M. digastricus maxillæ inferioris* un faisceau musculaire qui se porte de l'apophyse mastoïde à la branche de la mandibule inférieure. Ce faisceau, qui n'est rien autre que le ventre postérieur du digastrique, a été rencontré aussi par Mac-Whinnie[2], Testut[3] et moi (des deux côtés chez une femme).

En 1890, mon chef des travaux anatomiques, M. Revol, a disséqué un homme chez lequel le digastrique droit était seulement constitué par le ventre postérieur ayant gardé ses rapports, sa direction, ses insertions, ses filets nerveux normaux[4].

Anatomie comparée. — Le ventre postérieur du digastrique est innervé par le facial, le ventre antérieur par le nerf mylo-hyoïdien, c'est-à-dire par la racine motrice du trijumeau. Ce fait montre que le digastrique représente primitivement deux muscles bien distincts, l'un (futur ventre antérieur) appartenant à l'arc maxillaire, et par suite innervé par le nerf masticateur, l'autre appartenant au premier arc branchial, et par suite, comme tous les muscles styliens, innervé par le facial. En somme les deux ventres se développent séparément et le ventre postérieur s'étend d'abord chez l'embryon humain, de la base du crâne à l'angle de la mandibule.

Chez presque tous les *Vertébrés*, le digastrique de l'homme a, du reste, pour homologue un muscle unique qui s'étend d'un point très variable de la base du crâne à l'angle de la mandibule (*Monotrêmes, Chéiroptères*, le *chien*, le *chat*, etc.). Chez certains, sa direction est à peu près parallèle à celle de la mâchoire inférieure ; ce qui lui permet d'agir puissamment comme rétropulseur (Ex. : le *porc*).

Dans le *purpoise* on trouve un muscle qui se porte de la face inférieure du temporal à l'os hyoïde et auquel Rapp (*Die Cetaceen Zoologisch-anatomisch dargestellt*, S. 132) et Stannius ont donné le nom de *M. occipito-hyoïdien* et qui, d'après Stannius[5], correspond au ventre

---

[1] Platner. *De musculo digastrico maxillæ inferioris.* Leipzig, p. 14.
[2] Mac-Whinnie. *Quain's anatomy.*
[3] Chez un microcéphale. Testut. *Trait. d'anat.*
[4] Le Double. *Bibliographie anat.*, mai-juin 1896.
[5] Stannius. *Muller's arch.*, 1849, S. 7.

postérieur du digastrique de l'homme. « Outre les stylo-hyoïdiens, il existe dans l'*hyène striée*, disent Cuvier et Laurillard, un petit ruban musculaire, tout à fait externe, qui se rend de l'apophyse mastoïde à l'os hyoïde. » Ce masto-hyoïdien, qui est indiqué par les lettres SS sur le dessin des planches CXXXI et CXXXII de l'Atlas de myologie comparée de Cuvier et Laurillard, n'est pas mentionné par Meckel ni par Young et Robinson. (Voy. plus loin pour détails complémentaires : *Variations des insertions mastoïdiennes et faisceaux surnuméraires.*)

Excepté l'*orang* [1], tous les *Singes* possèdent un digastrique à deux ventres.

Duplicité du muscle. — Albinus a trouvé deux digastriques du même côté. On a noté la présence d'un ventre antérieur surnuméraire naissant soit du ventre antérieur, soit du tendon intermédiaire (*musculus trigastricus* de Gruber, *musculo interdigastrico* de Bianchi). Quand le corps charnu provient du ventre antérieur, il peut se terminer soit :

α) Sur la fossette digastrique du même côté ;

β) Sur la fossette digastrique du côté opposé ;

γ) Sur l'aponévrose du mylo-hyoïdien du même côté ;

δ) Sur le raphé sus-hyoïdien ;

ε) Sur l'os hyoïde (Weber-Hildebrandt, p. 139) ;

ʒ) Sur un faisceau semblable venu du côté opposé. Cette anomalie est moins commune que les autres, qui sont presque toujours unilatérales.

Quant au ventre antérieur surnuméraire naissant du tendon intermédiaire, il a une structure, une configuration et une étendue très variables. Il se prolonge souvent tout le long de l'arcade fibreuse qui relie les tendons intermédiaires des digastriques. Il a été rencontré avec des modes de conformation les plus divers par Hallett, Fleischmann [2], Gantzer [3], Sœmmerring, Theile, Henle, Knott, Macalister, J. Cloquet, Wood, W. Gruber, Monro [4], Weibrecht [5], Testut, Cruveil-

[1] Owen, Sandifort, Bischoff, Testut.

[2] Fleischmann. *Anat. Vahrnem in Erlang. Abhandlung*, Bd. I, p. 26.

[3] Gantzer. *Dissertat. Anatom. muscul. varietatis sistems*, 1813.

[4] Monro. *Essays of a Society at Edinburgh*, vol. II, p. 266.

[5] Weibrecht. *Acta Petropol.*, vol. IX, p. 265.

hier, Morestin[1], Giacomini[2], Guiria[3], Bovero[4], Bianchi[5], Titone[6], Romiti[7], Allomello, Sperino[8], Siraud[9], etc., etc.

En fait, la duplicité du ventre antérieur du digastrique constitue l'anomalie la plus fréquente de ce muscle. Sur 102 sujets dont 68 hommes et 34 femmes, Wood l'a trouvée 6 fois ; 5 fois chez l'homme et une fois chez la femme. D'après Wood, elle s'observerait donc en moyenne chez 1 sujet sur 17 et beaucoup plus souvent chez l'homme que chez la femme.

Hallett a noté son existence chez 1 sujet sur 15.

Sur 110 sujets dont 80 hommes et 30 femmes, je l'ai observée 7 fois : 6 fois chez l'homme et 1 fois chez la femme. Chez 4 hommes et chez la femme la malformation était unilatérale.

M. Bovero déclare de son côté que sur 112 sujets qu'il a disséqués il a rencontré 30 fois (12 fois des deux côtés, 9 à droite et 9 fois à gauche) des faisceaux musculaires détachés des digastriques dans l'espace inter-digastrique.

M. Testut attribue la duplicité du ventre antérieur du digastrique « à la tendance que possèdent tous les muscles obliques ou transversaux à s'entre-croiser sur la ligne médiane[10] ». Si cela était, pourquoi l'anomalie serait-elle plus souvent unilatérale que bilatérale ?

Fusion des ventres antérieurs. — Les ventres antérieurs des digastriques peuvent ne former qu'un seul corps charnu figurant un triangle isocèle dont la base correspond à l'arcade fibreuse qui réunit les tendons intermédiaires et le sommet à la symphyse de la mâchoire. Quelquefois les ventres antérieurs juxtaposés sont seulement soudés au niveau de leur insertion au maxillaire inférieur.

Ces anomalies ne sont qu'une exagération de la précédente.

[1] Morestin. *Bullet. de la Soc. anat. de Paris*, LXIXe année, 5e série, t. VIII, fasc. 24, p. 801.

[2] Giacomini. *Giorn. della Accad. di Medicina di Torino*, 1882, p. 32.

[3] Guiria. *Atti. della R. Univers. di Genova*, 1886, p. 63-65.

[4] Bovero. *Monitore zoolog. ital.*, 1895, p. 25.

[5] Bianchi. *Ibidem*, 1890, n° 2.

[6] Titone. *Anomalie anatomische*. Palermo, 1893, p. 10-12.

[7] Romiti. *Trait. anat., Myologie*, p. 602.

[8] Allomello, Sperino. *Cit.*, par Bovero.

[9] Siraud. *Province médicale*, p. 219.

[10] Testut. *Trait. des anom. musc.*, p. 295.

Anatomie comparée. — Chez les *Macaques* (Morestin)[1], le *papion* et le *callithrix* (Cuvier et Laurillard), le *Cercopithecus sabœus* (Rudolphy)[2], le *Macacus decumanus* (Wood)[3], il existe normalement une nappe musculaire indivise étendue de l'arc fibreux hyoïdien à la mandibule. Si on veut se donner la peine de préparer les digastriques, chez les *Ruminants* et en particulier chez le *bœuf*, le *veau*, le *mouton*, etc., on constatera que ces muscles émettent d'une façon constante un grand nombre de faisceaux qui se dirigent vers la ligne médiane et se continuent d'un côté à l'autre sans aucune interruption.

L'origine embryogénique différente des deux ventres et l'absence du ventre antérieur chez beaucoup de *Mammifères* expliquent la plus grande fréquence des anomalies de ce ventre chez l'homme.

Anneau fibreux pour le tendon intermédiaire. — Cet anneau, dont Richet, Mathias-Duval, Morel, Krause ne font pas mention, est regardé comme constant par Bourgery, Sappey, Tillaux, Testut, Debierre, Sebileau. Cruveilhier dit qu'il manque souvent, c'est-à-dire par conséquent que son absence est l'exception. Laquelle de ces opinions est la vraie? Aucune. La poulie du digastrique existe, mais elle est plus souvent absente que présente. Les recherches que M. Morestin a faites sur 60 sujets à cet égard sont absolument d'accord avec les miennes[4]. Ce qui maintient le tendon intermédiaire du digastrique, c'est, comme l'avait déjà remarqué Albinus, « un ligament aponévrotique et non une gaine ou espèce de poulie, comme il paraît d'abord à cause de son trajet par l'extrémité d'un petit muscle nommé stylo-hyoïdien ».

Anatomie comparée. — Chez les *Macaques* (*Macacus rhesus*), le *mandrill*, le *papion*, le *mangabey*, les digastriques n'ont pas de poulie de réflexion.

Intersections fibreuses dans le ventre postérieur. — J'ai rencontré plusieurs fois ces intersections qui peuvent être unilatérales ou bilatérales, siéger dans un point quelconque du corps charnu, comprendre une partie ou la totalité de ses fibres. Chez un sujet disséqué par

---

[1] Morestin. *Loc. cit. suprà.*
[2] Rudolphy. *Heusinger's Zeitschrift.*
[3] Wood. *Proceed. of the Roy. soc.*, 1868, vol. 16, n° 104.
[4] Morestin. *Loc. cit. suprà*, p. 80.

Walsham, elles étaient constituées, à droite, par un tractus fibreux, linéaire, à gauche par un tendon cylindrique.

Anatomie comparée. — Dans plusieurs espèces de *Chauves-souris* telles que le *cephalotes*, le *megaderma*, le *Pteropus edulis* (Macalister), le *Plecotus auritus*, le *Rhinoloptus ferrum equinum* (Bovero) et dans l'*ours brun d'Amérique* (Testut) le faisceau musculaire, étendu du temporal à l'angle de la mâchoire, est complètement divisé par un étranglement fibreux. Cet étranglement est moitié fibreux, moitié musculaire dans la *loutre*, le *rat*, le *cavias*, le *chien*.

Variations des insertions mastoïdiennes et faisceaux surnuméraires. — Il est question dans la *bibliotheca anatomica* d'un sujet chez lequel le ventre postérieur provenait de l'apophyse styloïde [1]. Le ventre postérieur peut naître d'une partie ou de la totalité de l'étendue de la rainure digastrique, se prolonger même jusqu'à la ligne courbe supérieure de l'occipital.

En 1871, M. Perrin a décrit dans le *Journal of anatomy and physiology* sous le titre : *On a peculiar additionnal digastric muscle*, un faisceau musculaire étendu de l'occipital à l'os hyoïde et qu'il avait rencontré, l'année précédente, chez trois sujets disséqués au *King's college*. Chez le premier sujet ce faisceau, coupé par une intersection aponévrotique, immédiatement au-dessous de l'occipital, était divisé, en bas, en deux languettes, dont l'une se perdait sur l'aponévrose du constricteur moyen du pharynx et l'autre sur la grande corne et la petite corne de l'os hyoïde. Chez le second sujet il était monogastrique et étendu de l'occipital à l'os hyoïde. Chez le troisième il était également monogastrique mais fixé d'une part à l'occipital et à l'apophyse mastoïde, et, d'autre part, à l'os hyoïde, en avant de l'omohyoïdien. Chez les deux premiers il n'avait que des rapports de continuité avec les muscles sus-hyoïdiens normaux, chez le troisième il échangeait quelques fibres avec le digastrique.

Depuis Perrin, il a été retrouvé, dans l'un et dans l'autre sexe, d'un seul ou des deux côtés, formé d'un ventre ou de deux ventres, par West [2], Curnow [3], Flesch [4], Bovero [5] et moi (à gauche, chez une

---

[1] *Bibliotheca anatomica*, t. 1.

[2] West. *Journ. of an. and phys.*, 1873, p. 150.

[3] Curnow. *Ibid.*, 1874, p. 379.

[4] Flesch. *Varietæten beobachtungen*, etc. Wurzbourg, 1879.

[5] Bovero. *Loc. cit. suprà*, p. 6.

femme). Dans le cas de Flesch et dans le mien, il se terminait par deux languettes sur le tendon intermédiaire du digastrique et le constricteur supérieur du pharynx et dans celui de Bovero sur le stylopharyngien et le constricteur supérieur.

Pouvant naître de la ligne courbe supérieure de l'occipital seule, de l'apophyse mastoïde seule (voy. plus haut *M. masto-hyoïdien*) ou à la fois de la ligne courbe supérieure de l'occipital et de l'apophyse mastoïde, être interrompu ou non par une intersection fibreuse, se terminer dans le digastrique ou lui être plus ou moins uni, le faisceau musculaire anormal en question doit être regardé comme une dépendance du digastrique dont le ventre antérieur a avorté[1]. L'occipito-hyoïdien est regardé, il est vrai, comme une dépendance du stylo-hyoïdien par Cuvier, Perrin, Milne-Edwards, Ellenberger et Baum, et comme une dépendance du digastrique et du stylo-hyoïdien par le professeur Humphry[2], mais cela importe peu puisque ces muscles appartiennent au même groupe embryogénique. L'occipito-hyoïdien a été décrit dans le *phoque commun* par Perrin et Cuvier. Dans nos *Animaux domestiques* il s'insère, d'une part, à l'apophyse jugulaire de l'occipital et, d'autre part, à la pointe du stylhial. Très frêle chez les *Carnivores* et le *porc*, il est très prononcé chez les *Ruminants* et les *Solipèdes* où il comble l'angle que l'apophyse jugulaire forme avec le stylhial entièrement osseux et élargi à sa partie supérieure. Les anatomistes vétérinaires le connaissent bien, car c'est à travers son épaisseur que l'on ponctionne la poche gutturale des *Solipèdes* dans l'opération classique de l'hyo-vertébrotomie.

Gruber[3], Beaunis et Bouchard[4], Gegenbaur[5], ont observé, dans l'espèce humaine, des cas dans lesquels le ventre antérieur du digastrique recevait un faisceau de renforcement de l'angle de la mandibule. Henle[6] a vu un faisceau de même nature qui allait se jeter dans le ventre postérieur en passant au-dessous du ptérygoïdien interne. En outre de l'occipito-hyoïdien, on décrit chez les *Solipèdes* un gros faisceau musculaire, qui se jette du ventre postérieur du digastrique sur

---

[1] J'ajouterai que dans le cas que j'ai observé il était innervé par un filet provenant du rameau du facial qui se perd dans le stylo-hyoïdien et le ventre postérieur du digastrique.

[2] Humphry. *Observ. in myol. cit.*, p. 137 et *British med. Journ.*, 1873, p. 695. MM. Lesbre, Chauveau et Arloing, Lavocat, font même de l'occipito-hyoïdien un muscle autonome.

[3] Gruber. *Virchow's arch.*, Bd. LXXXI, p. 445 et 449.

[4] Beaunis et Bouchard. *Trait. d'anat.*, p. 355.

[5] Gegenbaur. *Trait. d'anat.*, p. 405-406.

[6] Henle. *Muskellehre*, p. 112.

l'angle de la mâchoire et que Bourgelat a appelé *M. stylo-maxillaire*.
Lee et White ont trouvé, chez un homme, des faisceaux anastomotiques entre le ventre antérieur et le ventre postérieur du digastrique
(Lee et White, *Proceed. of the anat. Soc. of great Britain an Ireland*,
nov. 1891).

Connexions plus intimes avec les muscles voisins. — *A*). Avec le
mento-hyoïdien (voy. ce muscle).

B). Avec le splénius. Le professeur Macalister a trouvé, près de
l'apophyse mastoïde, un faisceau d'union entre le splénius et le ventre
postérieur du digastrique.

C). Avec le mylo-hyoïdien. Le ventre antérieur du digastrique et le
mylo-hyoïdien qui échangent souvent de nombreux faisceaux musculaires, sont parfois même complètement soudés. La fusion du ventre
antérieur du digastrique et du mylo-hyoïdien que Casserius[1] me
semble avoir signalé le premier, se rencontrerait, d'après Hallett,
chez 1 sujet sur 5. Lovegrove[2] a fait mention d'un cas dans lequel le
digastrique gauche envoyait un trousseau de fibres au mylo-hyoïdien
droit. Mac-Whinnie, Horner et Macalister ont noté l'insertion d'une
portion du mylo-hyoïdien droit sur le tendon intermédiaire.

D). Avec le stylo-hyoïdien. Haller[3], Mac-Whinnie[4], Macalister et
Knott ont vu le stylo-hyoïdien détacher quelques fibres au tendon
intermédiaire. Sur un sujet disséqué par Wood un faisceau provenant
de l'apophyse styloïde allait se fixer sur le tendon intermédiaire du
digastrique dans le ventre postérieur duquel se jetait le stylo-hyoïdien.

E). Avec le génio-hyoïdien. M. le professeur Macalister a noté
l'échange de trousseaux fibrillaires entre le génio-hyoïdien et le ventre
antérieur du digastrique.

F). Avec l'occipito-hyoïdien (voy. ce muscle).

G). Avec le trapèze. M. Bovero a disséqué des fibres qui se portaient
du trapèze au ventre postérieur du digastrique[5].

ANATOMIE COMPARÉE. — En parlant des constricteurs du pharynx,
j'ai déjà eu l'occasion de citer les recherches du professeur Humphry

[1] Casserius, vol. 1, Tab. I, fig. 1, E.
[2] Lovegrove. *Med. Times and gaz.*, IV, S. vol. XVIII, p. 198.
[3] Haller. *Élém. de phys.*, III, p. 416.
[4] M. Whinnie. *Journ. of an. and phys.*, vol. V, p. 29.
[5] Bovero. *Loc. cit. suprà*, p. 5.

sur le développement des muscles du cou. Ces recherches, en même temps qu'elles confirment celles de MM. Duval, Gegenbaur, Vanucci [1], Sebileau [2], etc., touchant le développement des ventres du digastrique, expliquent les connexions anormales que ces ventres peuvent avoir avec les autres muscles cervicaux. Voici les conclusions générales du professeur Humphry [3] :

I. L'hyo-glosse, le génio-glosse, les hyo- et thyro-pharyngiens, le constricteur inférieur du pharynx ainsi probablement que le stylo-glosse, le stylo-hyoïdien, le ventre postérieur du digastrique, le stylo-pharyngien, le constricteur supérieur du pharynx, les muscles faciaux et palatins ont pour origine commune le stratum moyen du muscle ventral qui, dans les *Vertébrés inférieurs*, se continue jusqu'à la langue, la mâchoire et le pharynx.

II. Entre les deux feuillets de la portion cervicale du stratum brachio-céphalique — (le feuillet externe aux dépens duquel se forme le peaucier du cou, le feuillet interne aux dépens duquel se forme le sterno-cléido-mastoïdien et le trapèze) — se développent quatre autres muscles, le *cervici-submaxillaris*, le *depressor mandibulæ*, le mylo-hyoïdien et le génio-hyoïdien. Ces quatre muscles sont très variables et deux d'entre eux, les deux premiers, manquent chez les *Vertébrés supérieurs*.

III. La conformation spéciale du digastrique chez l'homme et l'inter-section aponévrotique de ce muscle ont excité l'attention et suscité beaucoup d'hypothèses. Il faut en chercher la raison dans ce fait que les deux ventres du digastrique émanent des deux strata du muscle brachio-céphalique. Le ventre postérieur émane du stratum moyen avec le stylo-hyoïdien, le ventre antérieur du stratum superficiel.

Le mylo-hyoïdien, le génio-hyoïdien, le ventre antérieur du digas-trique dérivant du même stratum on comprend que par suite d'un vice de développement leurs éléments anatomiques se dissocient mal ou ne se dissocient pas. On peut en dire autant du ventre postérieur du digastrique et du stylo-hyoïdien qui proviennent, l'un et l'autre, d'un feuillet plus profond que le précédent.

Du reste, dans le *porc*, le muscle qui correspond au stylo-hyoïdien envoie, au niveau de l'angle de la mâchoire, un faisceau au digastrique et dans le *paca* le stylo-hyoïdien n'est qu'une portion du digastrique.

[1] Vanucci. *Bullettino delle sc. Mediche.* Bologne, 1889, p. 106-113.
[2] Sebileau. *Demonstrations d'anat.* Paris, 1892, p. 74, 75 ; 146, 147.
[3] Humphry. *Observ. in myol. cit.,* p. 126 et 136.

STYLO-HYOÏDIEN

Les anomalies de ce muscle ont été l'objet d'un travail très intéressant de la part du professeur Macalister (*Journ. of an. and phys.*, vol. V, p. 28).

Absence. — Il faut distinguer l'absence *virtuelle*, c'est-à-dire celle dans laquelle le stylo-hyoïdien étant resté confondu avec le ventre postérieur du digastrique, celui-ci est plus volumineux que d'ordinaire (cas de Mac-Whinnie[1], un cas personnel), de l'absence *réelle*, c'est-à-dire de celle dans laquelle le ventre postérieur du digastrique a ses dimensions normales (cas de Böhmer[2], d'Otto, de Kölliker, de Knott, de Hallett, de Walsham, etc.). Le professeur Macalister a vu et j'ai vu moi-même — (chez une femme, à gauche) — le muscle en cause remplacé par le stylo-hyoïdien profond de Sappey. Au dire de Hallett, le stylo-hyoïdien ferait défaut sur 1 sujet sur 200.

Anatomie comparée. — J'ai écrit plus haut que dans le *paca* « le stylo-hyoïdien n'est qu'une portion du digastrique » (Cuvier). Selon Duvernoy, le digastrique et le stylo-hyoïdien sont inséparables dans le *paresseux* et, selon Watson et Mayer, dans l'*éléphant*. Le professeur Testut a disséqué une *guenon* chez laquelle le stylo-hyoïdien manquait d'un côté.

Imperforation du stylo-hyoïdien. — La non perforation du stylo-hyoïdien par le digastrique est une anomalie qui a été signalée par maints anatomistes et que j'ai observée plusieurs fois.

Anatomie comparée. — Chez tous les *Animaux domestiques*, les *Solipèdes* exceptés, le stylo-hyoïdien est imperforé. Dans le *fœtus de gibbon* de M. Deniker le digastrique ne perforait pas le stylo-hyoïdien, contrairement à ce qui existait chez le *Gibbon cendré* de Bischoff.

Duplicité et triplicité du muscle. — Le stylo-hyoïdien est souvent

---

[1] Mac-Whinnie. *London med. gaz.*, 1846, vol. II, p. 186.

[2] Böhmer. *Observationes anatomicæ variorum, Præfatium fasciculus alter, Halie.* Magdeburg, 1712, p. 5.

accompagné par un stylo-hyoïdien surnuméraire. Ce second stylo-hyoïdien a été appelé *stylo-hyoïdeus novus* par Santorini, *stylo-hyoïdeus alter* par Albinus, *stylo-chondro-hyoïdeus* par Douglas, *stylo-hyoïdien profond* par Sappey, *petit stylo-hyoïdien* par Gavarde, *stylo-hyoïdeus secundus* par Macalister, etc.

Il a des modes de confirmation divers. En voici un certain nombre :

I. Il est formé par la portion profonde du stylo-hyoïdien dont la fente destinée au passage du digastrique s'est prolongée jusqu'à l'apophyse styloïde (cas de Mac-Whinnie, de Macalister, de Testut ; — un cas, à droite et à gauche chez une femme).

II. Il a les mêmes rapports, la même direction, les mêmes insertions, la même structure que le stylo-hyoïdien normal (cas d'Eustachius [1], d'Albinus, de Bidloo [2], de Santorini [3], de Wistar [4], etc.; — un cas, à droite et à gauche, chez un homme).

III. Il naît à côté du stylo-hyoïdien, mais se confond avec lui au-dessus de l'os hyoïde (cas de Testut [5]).

IV. Il a les mêmes insertions et la même structure que le stylo-hyoïdien normal, mais il est placé en arrière de la carotide interne et le stylo-hyoïdien en avant (cas de Quain [6], de Kölliker [7], de Shepherd [8]).

V. Il remplace le ligament stylo-hyoïdien (cas de Drake [9], de Santorini [10], de Weitbrecht [11], de Blandin [12], de Gavarde [13], de Cruveilhier [14], de Beaunis et Bouchard ; — deux cas : un des côtés chez un homme, un, à gauche, chez une femme).

VI. Il se termine sur l'extrémité mousse de la grande corne de l'os hyoïde (cas de Beaunis et Bouchard [15]).

---

[1] Eustachius. Tab. XII, fig. 5.
[2] Bidloo. Tab. XIV.
[3] Santorini. *Obserr. anat. Venet.*, 1727, p. 117.
[4] Wistar. *Anatomy Pennsylvania*, 1823, p. 189.
[5] Testut. *Trait. des anom. musc.*, p. 279.
[6] Quain. *Anatomy and operative surgery of the arteries.*
[7] Kölliker. *Loc. cit. suprà.*
[8] Shepherd. *Montreal's general hospital Reports.*
[9] Drake. *Anthropographia*, lib. III, cap. XVII.
[10] Santorini. *Loc. cit. suprà.*
[11] Weitbrecht. *Comment. Petropol.*, IX, p. 256.
[12] Blandin. *Nouv. Elém. d'anat. descript.*, 1838, p. 374.
[13] Gavarde. *Traité de myologie suivant la méthode de Desault.* Paris, an VII.
[14] Cruveilhier. *Loc. cit. suprà.*
[15] Beaunis et Bouchard. *Anat. descript.*, 2e édit., p. 361.

VII. Il se termine sur le cartilage triticéal (cas de Petsche [1], de Reid et Taylor [2]).

VIII. Il se divise inférieurement en deux faisceaux dont l'un se termine sur l'extrémité mousse de la grande corne de l'os hyoïde et l'autre sur le cartilage triticéal (un cas, à droite et à gauche, chez une femme).

IX. Il se divise inférieurement en deux faisceaux dont l'un se termine sur la petite corne de l'os hyoïde et l'autre sur le cartilage triticéal (un cas, à droite, chez un homme).

X. Il se divise inférieurement en deux faisceaux dont l'un termine sur l'extrémité mousse de la grande corne de l'os hyoïde et l'autre sur la petite corne (un cas, à gauche, chez un homme).

XI. Il naît de la face inférieure du rocher entre l'épine du sphénoïde et l'orifice externe du canal carotidien (cas de Calori) [3].

XII. Il naît du corps charnu du stylo-hyoïdien (cas de Gegenbaur) [4].

XIII. Il naît du corps charnu du styloïdien et se divise inférieurement en deux faisceaux dont l'un se termine sur la grande corne de l'os hyoïde et l'autre sur le mylo-hyoïdien (Chudzinski).

De ces divers modes de conformation les plus communs sont ceux indiqués sous les numéros II et V.

Hyrtl et Gruber ont trouvé, de chaque côté, trois stylo-hyoïdiens ayant les mêmes insertions, la même structure, les mêmes rapports que le stylo-hyoïdien normal. Chez un sujet disséqué par M. Chudzinski le stylo-hyoïdien se partageait inférieurement en trois faisceaux dont l'un se portait sur la grande corne de l'os hyoïde, l'autre sur la petite corne, le troisième sur l'aponévrose du mylo-hyoïdien.

ANATOMIE COMPARÉE. — Au point de vue de l'anatomie comparée il faut distinguer le stylo-hyoïdien surnuméraire qui coexiste avec le ligament stylo-hyoïdien de celui qui remplace ce ligament.

M. Macalister partage ma manière de voir à ce sujet et voici la lettre qu'il m'a écrite il y a plus de quinze ans dans laquelle il apporte l'appui de sa haute autorité à mes opinions :

« Je pense que vous êtes entièrement dans le vrai en regardant le stylo-hyoïdien surnuméraire qui coexiste avec le ligament stylo-

[1] Petsche. *Haller's disput. anat. Selectæ*, VI, 767.
[2] Reid et Taylor. *Loc. cit. suprà*.
[3] Calori. *Varieta dei muscoli di tronco*. Bologne, 1868.
[4] Gegenbaur. *Loc. cit.*, p. 407.

hyoïdien, comme un faisceau du muscle normal, car, ainsi que vous, j'ai trouvé ces deux muscles innervés par les deux branches d'un seul et même nerf.

« Je partage également votre manière de voir sur le stylo-hyoïdien surnuméraire que vous avez étudié spécialement, sur le stylo-hyoïdien surnuméraire qui se substitue au ligament stylo-hyoïdien. Il représente un des faisceaux musculaires qui existent entre l'épihyal et le cératohyal dans certains *Poissons osseux* et correspond au *orthe foremost muscle* du suspensorium chez l'*esturgeon*. Comme l'apophyse styloïde n'est elle-même qu'un rudiment du système des arcs branchiaux des *Vertébrés inférieurs*, il n'est pas étonnant que ses muscles offrent beaucoup de variations. Mes recherches d'embryogénie me donnent même sérieusement lieu de croire que les constricteurs du pharynx ne sont que les reliquats des muscles qui ouvrent et ferment les fentes branchiales chez ces *Vertébrés*, des élévateurs et des abaisseurs des arcs branchiaux. »

Dans le jeune *chimpanzé* le stylo-hyoïdien se fixe à la base de l'apophyse styloïde indépendamment du stylo-pharyngien et du stylo-glosse qui proviennent de cet apophyse par un tendon unique. « Les insertions du stylo-hyoïdien et du stylo-glosse sur le cartilage stylo-hyoïdien sont très éloignés l'une de l'autre chez *le fœtus du gorille;* elles se rapprochent avec les progrès de l'âge par suite de l'atrophie du cartilage stylo-hyoïdien. » (Deniker.) Ce rapprochement des deux muscles sus-mentionnés s'explique d'autant mieux qu'ils continuent à croître alors que le cartilage stylo-hyoïdien décroît de plus en plus.

Insertion à l'angle de la mandibule. — 1. *Muscle stylo-maxillaire.* On donne ce nom à un faisceau musculaire étendu du sommet de l'apophyse styloïde à l'angle de la mâchoire inférieure. Il a été observé par Alessandrini, Mayer[1], Macalister, Calori, etc. Au dire de Calori, l'honneur de sa découverte reviendrait au professeur Mondini[2]. Je l'ai trouvé trois fois : deux fois chez l'homme, une fois à droite, une fois à gauche, et une fois des deux côtés chez une femme.

II. Le professeur Macalister et le docteur Kelly ont vu le stylo-hyoïdien avoir une seconde tête d'insertion à l'angle de la mandibule (*M. hyo-angularis* du professeur Macalister).

[1] Mayer. *Beschr des menschl Korpers*, III, p. 547.
[2] Calori. *Loc. cit. suprà.*

Anatomie comparée. — Le muscle stylo-maxillaire est très vraisemblablement l'homologue du muscle, étendu du suspensorium à la mandibule, décrit dans le *ceratodus* par Huxley.

Dans les *Mammifères* je ne vois pas, en effet, de faisceaux du digastrique qui s'y rapporte, mais chez les *Oiseaux* le digastrique est formé de trois portions distinctes nommées par Hérissant : grand pyramidal triangulaire, carré droit. Il en est à peu près de même chez les *Sauriens* et les *Batraciens*. Enfin chez les *Poissons* ces faisceaux du digastrique sont remplacés par des muscles dont l'origine est commune avec ceux de l'appareil hyoïdien [1].

Connexions plus intimes avec les muscles voisins.
A). Avec le digastrique (voy. ce muscle) ;
B). Avec l'omo-hyoïdien (voy. ce muscle) ;
C). Avec le stylo-glosse, l'hyo-glosse, le génio-glosse (voy. *Muscles de la langue*).

MYLO-HYOÏDIEN

Absence. — Hallett et le professeur Macalister ont vu le mylo-hyoïdien remplacé par le ventre antérieur du digastrique plus épais et étalé en éventail. Il n'est pas nécessaire d'insister sur cette fusion totale du mylo-hyoïdien et du ventre antérieur du digastrique qu'explique leur origine embryogénique commune.

Fusion des deux muscles. — Le raphé fibreux sus-hyoïdien est quelquefois interrompu en partie ou en totalité par suite de l'entrecroisement des fibres du mylo-hyoïdien droit et du mylo-hyoïdien gauche.

Anatomie comparée. — La fusion des deux mylo-hyoïdiens sur la ligne médiane a été notée dans le *Troglodytes Tschégo* et le *Gorilla gina* par Duvernoy, dans le *Troglodytes Aubryï* par Alix et Gratiolet, et le *fœtus de gibbon* par M. Deniker.

Variations des insertions inférieures. — Ces insertions peuvent être

[1] Pour détails complémentaires voy. M. *digastrique*.

très restreintes ou comprendre toute la portion du bord supérieur de l'os hyoïde comprise entre les petites cornes. Sur deux nègres et une négresse MM. Hamy et Chudzinski ont observé l'attache du mylo-hyoïdien sur l'arcade fibreuse reliant les tendons intermédiaires des digastriques.

ANATOMIE COMPARÉE. — Dans la *sarigue*, le *fourmilier*, le muscle en question n'a aucun rapport avec l'os hyoïde (Cuvier) chez un grand nombre d'*Oiseaux*, quelques *Reptiles* et l'*éléphant Indien*, le mylo-hyoïdien est formé par deux faisceaux, dont l'antérieur constituant le *diaphragma oris* n'atteint pas l'os hyoïde.

Division en plusieurs faisceaux. — On a signalé la division du mylo-hyoïdien en :

α) Un grand nombre de fasciculi ;

β) Deux faisceaux (Mac-Whinnie) ;

γ) Deux faisceaux entre lesquels passait le stylo-hyoïdien (Macalister) ;

δ) Deux faisceaux entre lesquels passait le canal de Wharton (Macalister, Knott ; — un cas personnel).

ANATOMIE COMPARÉE. — Nous venons de dire que, chez beaucoup d'oiseaux, divers *Reptiles* et l'*éléphant Indien*, le mylo-hyoïdien est composé par deux faisceaux. Il en est de même chez les *Rongeurs*, « chez l'*échidné* il y a trois portions dont la dernière remonte sur les côtés de la partie occipitale du crâne » (Cuvier, *Leçons d'anat. comp.*, t. IV, p. 49). Dans les *Ruminants* le mylo-hyoïdien présente au fond de l'angle des deux branches maxillaires deux plans de fibres de direction différente.

Connexions plus intimes avec les muscles voisins :

A). Avec le digastrique (voy. ce muscle) ;

B). Avec le sterno-hyoïdien (voy. ce muscle) ;

C). Avec le stylo-hyoïdien, M. Macalister a noté l'échange de quelques fibres entre les deux muscles, au voisinage de la grande corne de l'os hyoïde.

D). Avec l'omo-hyoïdien (voy. ce muscle).

E). Avec le mylo-pharyngien (voy. ce muscle).

F). Avec le génio-hyoïdien (voy. le muscle suivant).

GÉNIO-HYOÏDIEN

Fusion des deux muscles. — Les génio-hyoïdiens qui, chez les *Cétacés* et les *Fourmiliers*, sont représentés par un muscle médian qui n'offre pas de division dans la plus grande partie de son étendue, (Milne-Edwards [1]), sont souvent, chez l'homme, intimement unis.

Division en deux faisceaux. — « *Régulièrement*, dit Theile, on trouve encore, en dehors du génio-hyoïdien, un faisceau grêle qui se dirige en avant, au bord inférieur de la grande corne de l'os hyoïde [2]. »

Je partage cette manière de voir. Pour moi, Horner, Mayer [3] et Chudzinski [4] croient à tort que la division du génio-hyoïdien en deux faisceaux est un vice de développement. Elle a été rencontrée, au surplus, dans le *gorille adulte* par Duvernoy et dans le *fœtus de gorille*, et celui de *gibbon* par M. Deniker.

Connexions plus intimes avec les muscles voisins :
A). Avec le mento-hyoïdien. Dans un cas d'absence partielle du mylo-hyoïdien, M. Macalister a vu le mento-hyoïdien inséré sur le génio-hyoïdien ;
B). Avec le ventre antérieur du digastrique (voy. ce muscle) ;
C). Avec le mylo-hyoïdien. Le mylo-hyoïdien et le génio-hyoïdien sont parfois complètement unis au niveau de leur point d'attache à l'os hyoïde.
D). Avec le génio-glosse et l'hyo-glosse (voy. ces muscles).

Les deux génio-hyoïdiens accolés ou même fusionnés sont particulièrement développés dans les animaux qui ont la langue prétractile, tels que les *Ruminants*, les *Carnivores* et même le *porc*.

---

[1] Milne-Edwards. *Leçons sur l'anat. et la phys. comp. de l'homme et des animaux*, t. VI, p. 85.
[2] Theile. *Encycl. anat. myolog.*, p. 74.
[3] Mayer. *Beschreibung des mensch. Korpers*. Bd. III, p. 547.
[4] Chudzinski. *Rev. d'Anthrop.*, 1873.

RÉGION SOUS-HYOÏDIENNE

STERNO-CLÉIDO-HYOÏDIEN

Absence. — Je ne sache pas qu'on ait signalé l'absence totale du sterno-cléido-hyoïdien, mais celle de l'un ou l'autre de ses deux faisceaux et, en particulier, du faisceau sternal peut se rencontrer. D'après Schwegl, le faisceau sternal manquerait chez 3 sujets sur 100 [1].

Anatomie comparée. — Le muscle en question n'a qu'un faisceau claviculaire dans les *Chéloniens*, et qu'un faisceau sternal dans les *Lémuriens* (Milne-Edwards), les *Édentés* (Cuvier) et le *fourmilier* (Meckel).

Cléido-hyoïdien accessoire. — On peut trouver en dehors du cléido-hyoïdien un faisceau complètement indépendant, dit *cléido-hyoïdien accessoire*. Au lieu de constituer un muscle autonome, le cléido-hyoïdien accessoire est parfois représenté par un trousseau de fibres provenant du sternum ou de la clavicule et inséré sur le bord externe du sterno-cléido-hyoïdien. Quand le cléido-hyoïdien accessoire forme avec le sterno-cléido-hyoïdien un triangle à sommet supérieur, le ventre antérieur de l'omo-hyoïdien est quelquefois absent. Des cléido-hyoïdiens accessoires ayant l'une ou l'autre des dispositions que je viens d'indiquer ont été observés par Oribasius [2], Sœmmerring [3], Gruber, Macalister, Gegenbaur, Schwegl, Testut, Schmidtmüller, Chudzinski, Cuyer [4], Souligoux [5], etc. Chez le sujet disséqué par Schmidtmüller l'omoplat-hyoïdien faisait défaut et chez celui, disséqué par M. Chudzinski, le sterno-cléido-hyoïdien était aponévrotique au-dessous du point où il recevait le faisceau anormal.

L'étude des muscles de la région sous-hyoïdienne me fournira l'occasion d'écrire que dans certaines espèces animales et même chez l'en-

[1] Schwegl. *Sitzungsber. d. K. Akad.*, Wien, Bd XXXIV.
[2] Oribasius. *Opera*, p. 202.
[3] Sœmmerring. *Loc. cit.*, p. 115.
[4] Cuyer. *Bullet. de la Soc. d'Anthrop. de Paris*, octobre 1893, p. 466.
[5] Souligoux. *Bullet. de la Soc. anat. de Paris*, décembre 1895, p. 660.

fant nouveau-né les muscles sous-hyoïdiens constituent une couche musculeuse indivise. Le cléido-hyoïdien accessoire est un reliquat de cette couche musculeuse indivise dont l'omo-hyoïdien forme le bord externe et le sterno-cléido-hyoïdien le bord interne. Dans la *noctulina* de l'ordre des *Chéiroptères* un faisceau de fibres rouges se porte de la clavicule au sterno-cléido-hyoïdien (Macalister).

Intersections fibreuses dans le corps charnu. — Le sterno-cléido-hyoïdien est assez souvent divisé par une intersection aponévrotique étroite ou large, oblique ou horizontale, linéaire, en chevron (Chudzinski) ou en zigzag, unilatérale ou bilatérale, comprenant une partie ou la totalité de l'épaisseur des fibres et siégeant au niveau du tendon moyen de l'omoplat-hyoïdien auquel elle peut plus ou moins adhérer.

Dans un cas observé par M. Macalister, cette intersection était située tout près de l'os hyoïde. Ces intersections sont les vestiges de la division primitive du muscle en différentes portions correspondant aux métamères du corps. (Pour détails complémentaires, voy. le muscle suivant.)

Union des deux muscles. — Les deux muscles peuvent être confondus dans toute leur longueur ou depuis l'os hyoïde jusqu'à 3 centimètres au-dessus de la fourchette sternale (Macalister, Testut), ou réunis seulement par un faisceau charnu plus ou moins large (Schwegl).

Anatomie comparée. — Chez le *dauphin* les sterno-cléido-mastoïdiens sont représentés par un muscle impair et médian. Dans les *Mammifères domestiques* le sterno-hyoïdien et le sterno-thyroïdien se joignent sur la ligne médiane et couvrent plus ou moins la face antérieure de la trachée et du larynx. Et même chez les *Solipèdes*, les quatre muscles en question sont confondus en un seul faisceau dans le moitié inférieure du cou. Dans les *Chauves-souris* les sterno-cléido-mastoïdiens sont fusionnés, « assez intimement, en certains endroits, pour faire croire au premier abord à un seul muscle impair » (Maisonneuve). Les deux sterno-cléido-hyoïdiens du *gorille* de Bischoff étaient inséparables à leur origine au sternum.

Variations des insertions. — Le sterno-cléido-hyoïdien se fixe d'ordinaire sur l'extrémité interne de la clavicule et du ligament sternoclaviculaire postérieur et au pourtour de la circonférence de la facette claviculaire du sternum. Mais il peut aussi se fixer en dehors de l'extrémité interne de la clavicule ou en dedans, à quelques millimètres de la ligne médiane de la face postérieure du manubrium. L'insertion fréquente à la face postérieure du cartilage de la première côte a été notée par Albinus.

ANATOMIE COMPARÉE. — Dans le *chien* et le *chat* le muscle en question se détache du cartilage de la première côte. Chez les *Pangolins* et les *Fourmiliers*, il s'insère à la face interne des côtes et au sternum jusqu'à l'appendice xyphoïde[1].

Connexions plus intimes avec les muscles voisins :

A). Avec l'omo-hyoïdien (voy. ce muscle);

B). Avec le mylo-hyoïdien. Mac-Whinnie et Chudzinski ont vu le mylo-hyoïdien relié au sterno-cléido-hyoïdien par quelques trousseaux musculaires qui passaient au dessus de l'os hyoïde.

ANATOMIE COMPARÉE. — Chez les *Fourmiliers*, les *Pangolins* et les *Tatous* les fibres des sterno-hyoïdiens ne se fixent pas à l'os hyoïde, mais se portent plus en avant dans la substance de la langue (Owen).

C). Avec le sterno-thyroïdien (voy. ce muscle).

D). Avec le sterno-cléido-mastoïdien, Schwegl a noté la présence d'un faisceau de communication entre le sterno-cléido-hyoïdien et le sterno-cléido-mastoïdien.

E). Meckel a disséqué un homme chez lequel le sterno-cléido-hyoïdien recevait un faisceau de renforcement provenant de l'apophyse coracoïde[2]. Ce faisceau n'est certainement que le muscle coraco-cervical de Krause prolongé. (Voy. *M. péri-claviculaires surnuméraires*.)

STERNO-CHONDRO-THYROÏDIEN

Absence. — L'absence complète du sterno-chondro-thyroïdien coïncidant avec un épaississement de la portion sous-thyroïdienne du sterno-cléido-hyoïdien a été notée par Otto et Chudzinski. Walsham a vu le muscle en question remplacé par deux faisceaux dont l'un, l'inférieur, s'étendait du sternum à la partie supérieure de la gaine

[1] Owen. *Transact. of Zool. soc.*, t. IV, p. 128, pl. XXXVII, fig. 2.
[2] Meckel. *Arch.*, vol. VIII, p. 585.

des vaisseaux carotidiens et l'autre, le plus élevé, de l'os hyoïde au lobe gauche du corps thyroïde. J'ai constaté plusieurs fois le défaut de présence du faisceau qui s'insère au cartilage de la première côte.

ANATOMIE COMPARÉE. — Walsham dit que l'anomalie qu'il a observée « était l'effet d'un défaut de développement d'un des myomères ». Le sterno-chondro-thyroïdien n'avait qu'un faisceau sternal dans le *gorille* de Duvernoy. Il n'en a toujours qu'un dans le *murin*.

Variations de volume. — Chez les goitreux le sterno-chondro-thyroïdien est généralement plus large et plus mince.

Division en deux faisceaux. — La division en deux faisceaux ayant les mêmes dimensions transversales a été observée par Hallett et Tarin[1], et celle en deux faisceaux dont l'interne était plus étroit, par Cowper.

ANATOMIE COMPARÉE. — Le sterno-chondro-thyroïdien du *porc* a « une branche supplémentaire qui se rend à la face inférieure du thyroïde » (Arloing et Chauveau).

Le dédoublement du sterno-chondro-thyroïdien et l'énorme développement du sterno-hyoïdien compense, sans doute, chez cet animal, la gracilité de l'homo-hyoïdien, réduit à une étroite et mince bandelette présentant les mêmes insertions et les mêmes rapports que dans les *Solipèdes*.[1]

Faisceaux surnuméraires. — Humphry, Kelch, Gunz [2], Macalister, Curnow ont disséqué un faisceau qui se portait de la face postérieure de la clavicule, immédiatement en dehors de son extrémité interne au bord externe du sterno-chondro-thyroïdien. Wood a vu deux fois ce faisceau provenir du tiers moyen de la clavicule.

Au lieu de se porter sur le bord externe du sterno-chondro-thyroïdien, ce faisceau peut se porter sur le bord interne. Cruveilhier a signalé la coexistence chez le même sujet d'un chef surnuméraire pour le sterno-cléido-hyoïdien et d'un chef surnuméraire pour le sterno-chondro-thyroïdien [3].

ANATOMIE COMPARÉE. — Au dire d'Humphry le mode de conformation du

[1] Tarin. *Myographie*, Paris, 1753, p. 59, fig. 37.

[2] Gunz. *Mém. de l'Acad. des Sc.*, Paris, 1753, p. 59, fig. 37.

[3] Cruveilhier. *Trait. d'anat.*, 2ᵉ édit., p. 173.

sterno-chondro-thyroïdien observé chez l'homme par Kelch, Gunz, etc., serait constant chez le *lézard*.

Union des deux muscles. — Ils peuvent être entièrement confondus sur la ligne médiane ou seulement reliés par un ou plusieurs trousseaux de fibres entre-croisées (Girardi [1], Wood).

Walsham a fait mention d'un cas dans lequel une moitié des fibres du sterno-chondro-thyroïdien droit était confondu avec celles du sterno-chondro-thyroïdien gauche qui était atrophié et une moitié fixée sur le premier cartilage costal gauche et le bord gauche du sternum.

ANATOMIE COMPARÉE. — Les sterno-chondro-thyroïdiens s'entre-croisent sur la ligne médiane dans toute leur longueur chez l'*Écureuil* et les *Rongeurs voisins* et dans une partie de leur longueur dans le *fourmilier* (Owen).

Intersections fibreuses dans le corps charnu. — Une intersection fibreuse, unilatérale ou bilatérale, libre ou soudée à une intersection analogue du sterno-cléido-mastoïdien ou au tendon intermédiaire de l'omoplat-hyoïdien, coupe assez souvent une partie ou la totalité des fibres musculaires du sterno-chondro-thyroïdien. M. Chudzinski a vu sur un nègre de la Guadeloupe et j'ai vu sur une négresse d'Angola les fibres musculaires du sterno-chondro-thyroïdien situées au-dessous de cette intersection s'attacher en bas, sur une arcade ligamenteuse très forte, étendue du quart interne du bord postérieur de la clavicule à la partie supérieure de la seconde pièce du sternum. Il est très rare de trouver dans le muscle en question deux intersections fibreuses superposées.

ANATOMIE COMPARÉE. — M. Deniker dit « que les intersections aponévrotiques manquent très souvent sur les muscles sous-hyoïdiens du *gorille* et du *chimpanzé* ». Dans les dessins très soignés de Duvernoy, de Vrolik et de M. Eudes-Deslongchamps [2] concernant ces deux *Anthropoïdes* on ne trouve pas, en effet, les intersections indiquées et il n'en est pas fait mention dans le texte. Alix et Gratiolet ont signalé, dans leur mémoire sur le *Troglodytes Aubryï*, l'intersection du sterno-cléido-hyoïdien, mais non celle du sterno-chondro-thyroïdien.

[1] Girardi. *De Re Anatomica oratio*, Parma, 1781, p. 36.
[2] Les dessins de M. Eudes-Deslongchamps, professeur à la Faculté des sciences de Caen, représentant toute la myologie du *chimpanzé*, sont encore inédits.

Par contre dans les *Singes Pithéciens* les deux muscles dont je viens de parler se détachent d'une arcade ligamenteuse rétro-sternale analogue à celle que nous avons rencontrée, M. Chudzinski et moi, dans la race nègre.

Les muscles sterno-hyoïdiens et sterno-thyroïdiens sont normalement digastriques dans les *Solipèdes* et dans les espèces où ils ne le sont pas d'ordinaire, telles que les *Ruminants*, le *porc*, le *chien*, le *chat*, il n'est pas entièrement rare de trouver des individus dont les muscles en question sont coupés par une ou plusieurs intersections tendineuses (Lesbre). Chez la *girafe* il semble y avoir toujours plusieurs intersections tendineuses.

Variations des insertions. — Le sterno-chondro-thyroïdien peut descendre jusqu'à la deuxième côte. J'ai dit que cette prolongation sur le thorax du sterno-cléido-hyoïdien qui appartient à la même couche embryogénique que le sterno-chondro-thyroïdien, est normale chez les *Pangolins* et les *Fourmiliers*.

Connexions plus intimes avec les muscles voisins.
A). Avec le sterno-cléido-hyoïdien. Le sterno-chondro-thyroïdien et le sterno-cléido-hyoïdien peuvent être entièrement ou partiellement unis chez l'homme comme chez les *Monotrèmes*, les *Ruminants*, les *Carnassiers*, etc.

B). Avec le thyro-hyoïdien. J'ai noté :

α). La continuité du sterno-chondro-thyroïdien et du thyro-hyoïdien;

β) La présence d'un ou de plusieurs faisceaux du sterno-chondro-thyroïdien se portant à l'os hyoïde.

Dans un cas observé par Walsham le trousseau de fibres reliant le sterno-chondro-thyroïdien et le thyro-hyoïdien recevait un petit filet nerveux du rameau que le grand hypoglosse fournit au thyro-hyoïdien. M. Macalister a vu le ventre antérieur du digastrique détacher quelques fibres au sterno-chondro-thyroïdien dont une portion se prolongeait en dehors jusqu'à la grande corne de l'os hyoïde où elle se fusionnait avec l'hyo-glosse et le constricteur moyen du pharynx.

Le cartilage thyroïde dérive du quatrième arc du squelette branchial ou viscéral. Seule partie persistante de cet arc, ses rapports avec les puissances musculaires qui l'entourent et qui le meuvent subissent de nombreuses transformations pendant la vie embryonnaire de l'homme.

C). Avec l'omo-hyoïdien. (Voy. ce muscle.)

D). Avec le constricteur moyen ou le constricteur inférieur du pharynx (Haller [1]). (Voy. ces muscles.)

E). Avec l'élévateur de la glande thyroïde. (Voy. ce muscle.)

F). Le sterno-chondro-thyroïdien envoie quelquefois un faisceau musculaire soit à la gaine des vaisseaux fémoraux (Virchow, Macalister, Walsham), soit à l'aponévrose d'enveloppe de la glande sous-maxillaire, soit au cartilage cricoïde.

THYRO-HYOÏDIEN

Absence. — Elle a été notée par Pye-Smith, Howse et Davies Colley. D'après Meckel, le thyro-hyoïdien ferait défaut dans le *buffo-agua* et le *Crocodilus lucius* [2].

Segmentation du muscle. — Cette anomalie, observée plusieurs fois par M. Macalister, est appelée par lui « variation par fission ». Elle est, je crois, assez commune. J'en possède pour ma part plus de vingt cas dont onze ont trait à la division du muscle en deux faisceaux indépendants dans toute leur étendue. Dans le *gorille* de Duvernoy le thyro-hyoïdien était également formé par deux faisceaux, d'abord juxtaposés, puis superposés, dont l'un provenait de la corne hyoïdienne, et l'autre du corps de l'os hyoïde. Il convient, je crois, de regarder également comme des faisceaux du thyro-hyoïdien segmenté les muscles dont la description suit :

I. Le *thyro-hyoïdeus superior or minor or azygos* de Sœmmerring [3], de Weber-Hildebrandt [4], de Morgagni [5], de Haller [6], de Luschka [7] et de Gruber [8], qui naît à côté du thyro-hyoïdien, du bord supérieur du cartilage thyroïde pour se rendre au corps ou à la grande corne de l'os hyoïde ;

[1] Haller. *Élém. de phys.*, vol. III, 1761, p. 381.
[2] Meckel. *Anat. comp.*, t. V, p. 522.
[3] Sœmmerring. *Loc. cit.*, p. 117.
[4] Weber-Hildebrandt. *Handbuch*, p. 358.
[5] Morgagni. *Epistola anat.*, II, art. 43, pat. 1764, p. 112.
[6] Haller. *Élém. de phys. cit.*, t. 3, lib. IX, p. 383.
[7] Luschka. *Anat. des Menschlichen Halses*, Tubingen, 1562, p. 275-
[8] Gruber. *Reichert's u Du Bois-Reymond Arch.*, 1868 avec une planche. (Tab, XV, fig. B. B.)

II. Le *thyro-hyoïdeus lateralis or cerato-hyoïdeus* de Gruber, qui se porte de la grande corne de l'os hyoïde à la grande corne du cartilage thyroïde[1] ;

III. Le *thyreo-syndesmicus* de Sœmmerring et de Knott[2] ;

IV. Le *thyreo-triciticealis* de Macalister[3], qui ont l'un et l'autre les mêmes insertions inférieures que le cérato-hyoïdien de Gruber, mais qui se fixent en haut, le *thyreo-syndesmicus* à la partie postérieure de la face externe du ligament thyro-hyoïdien, le *thyreo-triticealis* sur le noyau cartilagineux ou osseux (corps triticéal) que contient ce ligament ;

V. Le *thyroïdeus superior de Morgagni*, qui se détache du sterno-thyroïdien au niveau du bord supérieur du cartilage thyroïde et va se terminer sur les grandes cornes de l'os hyoïde[4].

De tous ces faisceaux je n'ai trouvé que le *thyro-hyoïdeus superior* (à droite, chez une vieille femme) et le *thyreo-syndesmicus* (deux fois, à droite, chez deux hommes[5]).

Connexions plus intimes avec les muscles voisins. — J'ai noté les connexions qu'il peut avoir avec les constricteurs du pharynx et le sterno-chondro-thyroïdien. J'ajouterai qu'il peut échanger aussi un plus ou moins grand nombre de fibres avec l'omo-hyoïdien, l'élévateur de la glande thyroïde, l'hyo-trachéal, prendre quelques insertions sur le cartilage cricoïde.

OMO-HYOÏDIEN

Les variations de l'omoplat-hyoïdien ont été étudiées dans trois mémoires importants :

Le premier, dû au professeur Turner, a paru en mai 1861 dans l'*Edinburgh medical Journal* sous le titre *On irregularities of the omo-hyoïd muscle ; with remarks upon their bearings on the surgical Anatomy of the muscle*. Dans ce mémoire, qui s'adresse principalement aux chirurgiens, l'auteur a relevé 20 cas d'irrégularités de l'omo-

---

[1] Gruber. *Neue anomalien*, Berlin, 1849, p. 14.

[2] Sœmmerring. *Loc. cit.*, p. 117. — Knott. *Contribut. to the abnormal anat.*, Dublin, 1881, p. 6.

[3] Macalister. *Loc. cit. passim*.

[4] Morgagni. *Epistol. anat. cit.*, X, p. 362.

[5] Le Double. *Annales de laryngologie et de rhinologie*, 1894.

hyoïdien dans son trajet, dans ses insertions et sa texture. Ces 20 cas ont été rencontrés sur 373 sujets, soit approximativement chez 5 ou 6 sujets sur 100. Dans ces 20 cas, 17 fois (11 fois chez la femme et 6 fois chez l'homme), l'anomalie portait sur le renflement postérieur. Cette statistique, qui prouve que le ventre postérieur de l'omo-hyoïdien est plus souvent mal conformé que le ventre antérieur, ne prouve pas toutefois que ce vice de conformation existe plus communément chez la femme que chez l'homme. Dans les 373 sujets disséqués par le professeur Turner il y avait, en effet, deux fois plus de femmes que d'hommes.

« L'omo-hyoïdien étant, dit le professeur Turner, divisé en deux ventres, un ventre antérieur et un ventre postérieur par un tendon, il est tout naturel de classer les irrégularités de ce muscle :

« I. En irrégularités du ventre postérieur ;

« II. En irrégularités du ventre antérieur. »

Nous ne suivrons pas ce plan adopté par M. Turner. Excellent au point de vue de l'anatomie chirurgicale, il laisse à désirer au point de vue de l'anatomie descriptive.

Le second mémoire concernant les anomalies de l'omo-hyoïdien est l'œuvre de Gegenbaur. Il est intitulé : *Ueber den omo-hyoïdeus und seine Schüsselbeinverbindung* (*Morph. Jahrb.* 1, 2, 1876, p. 243) et ses conclusions, basées sur de sérieuses recherches d'anatomie comparée et d'embryogénie, donnent la clef de presque toutes les anomalies de l'omo-hyoïdien.

Les voici :

I. L'omoplat-hyoïdien appartient à un groupe musculaire qui se compose chez l'homme de l'omoplat-hyoïdien, du sterno-hyoïdien, du sterno-chondro-thyroïdien et du thyro-hyoïdien.

II. Chez les *Vertébrés inférieurs*, et en particulier chez les *Reptiles*, ce groupe musculaire indivis prend son origine dans la région sternale et de là s'étend à la clavicule, puis à l'omoplate[1].

III. C'est par une scission des différentes parties de ce groupe que se forment les muscles sus-mentionnés.

IV. C'est par une régression des fibres musculaires moyennes de ce

[1] Dans les *Sauriens* (*uromastix*, *platydactylus*, etc.), cette lame contractile unique qui s'insère à la fois à l'épisternum et à la clavicule est décrite par Fuerbringer sous le nom de *M. episterno-cleido-hyoïdeus sublimis*. — Elle se fixe dans le *scinque* à la clavicule et au *scapulum*, et dans le *phoque*, parmi les *Mammifères* ; elle a pour limites, en haut, l'os hyoïde et en bas une arcade fibreuse comprise entre le sternum et le tubercule interne de l'humérus. (Humphry, *Obs. in myology. cit.*, p. 126.)

groupe que l'on doit expliquer la présence du fascia qui unit chez l'homme l'omo-hyoïdien à la clavicule.

V. Chez l'enfant nouveau-né ce fascia, qui à l'œil nu semble de nature aponévrotique, montre, lorsqu'on l'examine au microscope, des fibres musculaires striées.

Le troisième mémoire concernant l'omo-hyoïdien appartient à Albrecht. Comme celui de Gegenbaur, c'est une longue étude morphologique. (Albrecht, *Beitrag zur morphologie des m. omo-hyoïdes und des ventralen innen interbranchialmusculatur in der Reihe der Wirbelthiere*, Kiel 1876.) Albrecht rapporte le muscle omo-hyoïdien au 6e muscle interbranchial et assimile l'intersection au 6e arc branchial.

Pour ne rien omettre de ce qui a été écrit sur l'omo-hyoïdien je terminerai en ajoutant que Henle et quelques autres anatomistes rattachent le ventre antérieur au sterno-cléido-hyoïdien et le ventre postérieur au grand dentelé, et ne voient dans le tendon intermédiaire que le rudiment de la 7e côte cervicale. (Henle, *Handbuch der system anatomie des menschen*, t. I, abth. 3, p. 123, 2e édit. 1871.)

Absence totale ou partielle. — L'absence totale des deux omo-hyoïdiens a été signalée par Buchner [1], von Behr [2], Cruveilhier [3] et celle de l'omo-hyoïdien droit ou gauche par Hallett [4], Cheselden [5], Schwegl [6], Schultze, Otto, Gruber, Testut et moi (à droite chez une femme).

Hallett a vu le ventre postérieur réduit à quelques fibrilles. Les professeurs Gruber [7] et Macalister ont noté l'épanouissement en éventail sur l'aponévrose omo-claviculaire des fibres inférieures du ventre antérieur du digastrique dépourvu de tendon intermédiaire et de ventre postérieur. J'ai rencontré cette malformation, des deux côtés chez un homme, et du côté gauche chez une femme.

Walsham, Kölliker et Knott ont disséqué des sujets de l'un et l'autre sexe où le ventre antérieur était représenté par un cordon tendineux.

Le professeur Testut a écrit ceci : « L'absence du ventre antérieur s'observerait une fois sur 100 d'après Hallett; cette proportion est

[1] Buchner. *Miscellen*, 1727, p. 252.

[2] Von Behr, p. 118.

[3] Cruveilhier. *Anat. descript.*, 2e édit., t. II, p. 172.

[4] Hallett. *Edinburgh med. and chirurg. journ.* 1849.

[5] Cheselden. *Anatomy*, 1740, p. 79.

[6] Schwegl. *Loc. cit. suprà*.

[7] Gruber. *Virchow's arch.*, vol. LXXIV, p. 454.

assurément trop forte si je m'en rapporte aux dissections de Macalister qui n'a pu rencontrer ce cas une seule fois sur 600 sujets. Quoi qu'il en soit, dans une pareille anomalie, le ventre postérieur se termine sur un tendon qui vient se perdre sur l'aponévrose cervicale, et l'on a le type parfait du muscle *coraco-cervicalis* de Krause [1]. » Il n'y a rien de tel dans Hallett. Ce que Hallett a trouvé une fois sur 100 sujets et ce que le professeur Macalister a cherché vainement sur 600 sujets, c'est le *coraco-cervical* de Krause. Assimiler le *coraco-cervical* de Krause au ventre postérieur de l'omo-hyoïdien, c'est également commettre une erreur.

Hallett l'a toujours vu coexister avec le ventre postérieur de l'omo-hyoïdien et Krause qui l'a signalé le premier, en a donné la définition suivante :

« C'est un petit muscle supplémentaire, tenseur de l'aponévrose cervicale ; il fait souvent défaut. Il s'insère à l'apophyse coracoïde, en avant du muscle omo-hyoïdien, s'incurve en avant et en haut vers la fosse sus-claviculaire *et passe au dessous du ventre postérieur de l'omo-hyoïdien*. Il se termine par des fibres tendineuses qui vont se perdre dans l'aponévrose cervicale [2]. » Le coraco-cervical n'est pas l'homologue du ventre postérieur de l'omo-hyoïdien, mais une variété du muscle scapulo-claviculaire, ainsi que nous l'avons écrit dans le travail sur *les muscles surnuméraires péri-claviculaires* que nous avons publié il y a longtemps dans la *Revue d'Anthropologie*.

Anatomie comparée. — Si dans l'espèce humaine on décrit isolément le sterno-hyoïdien, le sterno-thyroïdien et l'omoplat-hyoïdien, c'est, nous l'avons dit, parce que les fibres charnues qui unissent ces muscles disparaissent après la naissance. Anormalement la *régression* du muscle triangulaire sous-hyoïdien dont l'omo-hyoïdien, le sterno-hyoïdien, le sterno-chondro-thyroïdien et le thyro-hyoïdien forment les bords, peut être plus ou moins marquée. Si elle est très marquée, l'omo-hyoïdien ou l'un de ses ventres fait défaut ; si elle est peu marquée, l'omo-hyoïdien ou l'un de ses ventres est double ; des faisceaux cléido-hyoïdiens, costo-hyoïdiens, coraco-hyoïdiens persistent ; l'omoplat-hyoïdien est relié par des faisceaux au sterno-cléido-hyoïdien, au sterno-chondro-thyroïdien, etc.

[1] Testut. *Trail. des anom. muscul. cit.*, p. 255.
[2] Krause. *Manuel d'anatomie humaine*, trad. franç. par L. Dollo, Paris, 1888, fasc. II, p. 169.

Normalement l'omo-hyoïdien manque dans le *Myrmecophaga tamandua* (Owen) [1], le *Dasypus sexcinctus* (Galton), les *Paresseux* (Cuvier, Meckel), la *taupe*, le *pécari*, les *Chauves-souris*, etc.

L'assertion de Cuvier « qu'il n'existe pas chez tous les *Mammifères claviculés* » est toutefois inexacte. On ne le rencontre pas, il est vrai, dans les *Carnivores*, mais on le rencontre, à peu près conformé comme chez l'homme dans les *Chevaux* et les *Sangliers*. « Dans les *Ruminants*, dit M. Lesbre [2], l'omo-hyoïdien n'a point d'attache scapulaire ; il paraît réduit au ventre supérieur de celui de l'homme. Si nous le suivons à partir de l'hyoïde, nous le voyons croiser en dedans la gouttière de la jugulaire et le sterno-mastoïdien, immédiatement au-dessous du larynx, et venir se perdre sous le mastoïdo-huméral en s'épanouissant à la surface d'une aponévrose, en regard de la 3e et de la 4e vertèbre cervicale. Il ne prend aucune attache sur les apophyses transverses de ces vertèbres ; aussi le nom de trachélo-hyoïdien qu'on a proposé de lui donner ne nous paraît pas justifié. »

Duplicité totale ou partielle. — On a trouvé d'un seul côté ou des deux côtés :

α) Un omo-hyoïdien supplémentaire identique à l'omo-hyoïdien normal (Cruveilhier [3], Kelch, un cas personnel).

β) Un omo-hyoïdien supplémentaire qui naissait près de l'angle supérieur et externe du scapulum (Cruveilhier).

γ) Un omo-hyoïdien supplémentaire qui naissait de l'apophyse coracoïde et du ligament coracoïdien (Testut).

ẟ) Un omo-hyoïdien supplémentaire qui se terminait sur le bord externe du sterno-cléido-hyoïdien (Koster) [4].

ε) Un omo-hyoïdien constitué par un tendon intermédiaire, deux ventres postérieurs et deux ventres antérieurs (Curnow).

ꞇ) Un omo-hyoïdien constitué par un tendon intermédiaire, deux ventres postérieurs et deux ventres antérieurs dont le supérieur se terminait sur le bord externe du sterno-cléido-hyoïdien (Gruber [5], un cas personnel).

[1] Owen. *Trans. zool. soc.*, july 1854.

[2] Lesbre. *Loc. cit.* p. 36.

[3] Cruveilhier. *Loc. cit., suprà*, p. 172.

[4] Koster. *Verslagen en mededeelingen der Konink Akad. van Wetenschappen, afdeeling Naturk*, 12 nd *Reeks, IV, Deel.*

[5] Gruber. *Vier Abhandl*, p. 13.

χ). Un omo-hyoïdien du ventre postérieur duquel naissait près du scapulum, un faisceau musculaire qui se terminait sur le bord externe du sterno-cléido-hyoïdien (Hallett).

λ). Un omo-hyoïdien du ventre postérieur duquel naissait, près du scapulum, un faisceau musculaire qui se terminait sur le bord externe du sterno-chondro-thyroïdien (Sels) [1].

Sur 70 sujets dont 40 hommes et 30 femmes, Wood a trouvé 4 fois (2 fois des deux côtés et 2 fois du côté droit) et toujours sur des sujets du sexe masculin, le ventre antérieur double [2]. La duplicité de ce ventre s'observerait donc chez 1 sujet sur 17 et beaucoup plus communément chez l'homme que chez la femme. Comme toutefois, parmi ces 70 sujets, il y avait un homme dont ce ventre était composé de trois corps, Wood a formulé cette proposition plus générale : « La multiplication du renflement antérieur de l'omo-hyoïdien existe chez 5 sujets sur 70, ou approximativement chez 7 sujets sur 100. »

Dans un des cas de duplicité du ventre antérieur observé par Wood, le chef supplémentaire était relié au stylo-hyoïdien par une aponévrose lamelleuse. Dans le seul cas de triplicité rencontré par le même anatomiste le faisceau moyen avait les insertions du ventre antérieur normal, le faisceau supérieur était fixé à l'aponévrose cervicale et le faisceau postérieur à la corne supérieure du cartilage thyroïde.

Le professeur Macalister a vu le ventre antérieur de l'omo-hyoïdien composé de deux corps dont le supérieur, après avoir reçu des fibres de renforcement du sterno-thyroïdien, allait se perdre dans l'hyoglosse et le constricteur moyen du pharynx. W. Gruber s'est trouvé en présence d'un vice de conformation identique [3]. Sur un sujet disséqué par Bradley [4] le ventre antérieur était formé de deux chefs dont l'interne était attaché au corps de l'os hyoïde et l'externe à l'extrémité postérieure de la grande corne de cet os.

La duplicité du ventre postérieur a été constatée par Winslow et Duille [5]. Je possède un moulage de cette malformation. La duplicité

---

[1] Sels. *De muscul. variet.* Berlin, p. 6. — Kelch. Hallett. Curnow, Testut. *Passim.*

[2] Et non le ventre postérieur, comme le dit M. Testut dans son *Traité des Anomalies musculaires* (voy. Wood, Variations in human Myology, *Proceedings of the Royal Society*, n° 104, 1868, p. 485).

[3] Gruber. *Vier Abhandl*, p. 13.

[4] Bradley. *Jour. of an. and phys.*, t. XIV, p. 420.

[5] Duille. *Dissertatio anatomica nonnullas musculorum varietates exhibens*, Landshuti, 1813.

du renflement postérieur de l'omo-hyoïdien est presque toujours due à l'adjonction d'un faisceau venant de la clavicule.

Variations de volume de l'un et l'autre des deux ventres. — Je ferai remarquer — et cette remarque s'applique à tous les muscles digastriques : au digastrique proprement dit, à l'occipito-frontal, au *biventer cervicis*, etc., — que les deux corps charnus d'un muscle digastrique ne sont pas solidaires l'un de l'autre quant à leur développement. Ainsi, pour l'omo-hyoïdien, un ventre scapulaire fort répond quelquefois à un ventre hyoïdien faible ou inversement.

Variations du tendon moyen. Omo-hyoïdien monogastrique. — « Le tendon qui forme la partie moyenne de l'omoplat-hyoïdien, dit le professeur Sappey[1], présente une longueur très variable. Il n'est souvent sensible qu'en avant. Je l'ai vu réduit à l'état de simple intersection aponévrotique. Son étendue pour ce muscle comme pour tous ceux du même ordre est généralement en raison inverse du développement et de la vigueur du système musculaire. »

Ce sont là, en effet, les anomalies les plus communes de ce tendon. M. le professeur Macalister l'a vu constitué par un cordon fibreux, cylindrique, d'un pouce de long, et Hyrtl[2], Haller[3] etc., par un tractus fibreux, linéaire, presque imperceptible.

Quelquefois même il disparaît en partie ou en totalité. L'omo-hyoïdien sans tendon central a été rencontré par Walsham, Testut, Wood et moi.

Les anatomistes ne sont pas d'accord sur la raison d'être du tendon médian.

Pour Albinus ce tendon n'existerait pas à la période initiale de la formation du muscle. Ce ne serait que peu à peu, par suite des pressions exercées en sens opposé sur l'omo-hyoïdien entièrement charnu par le cléido-mastoïdien, d'une part, et le scalène antérieur et la jugulaire interne, d'autre part, dans le point où l'omo-hyoïdien est enclavé entre ces organes, que le tendon en cause se produirait pendant l'évolution fœtale[4]. C'est là une assertion *à priori*. Gegenbaur a noté la présence de ce tendon sur le cadavre de 7 nouveau-nés et

[1] Sappey. *Traité d'anatomie descriptive*, t. II, 2e édition, p. 156.
[2] Hyrtl. *Anatomia del uomo*, trad. ital., p. 341.
[3] Haller. *Éléments de physiologie*, liber IX, p. 415.
[4] Albinus. *Histor musc. cit.*, p. 200.

sur un certain nombre d'embryons de 12 semaines. Une seule fois sur un fœtus de 14 semaines le tendon intermédiaire était absent. Sur 60 fœtus de 4 à 9 mois appartenant à l'un et l'autre sexe, que j'ai examinés avec mes prosecteurs MM. Danseux et Bougrier, je l'ai vu seulement manquer 3 fois : 2 fois chez deux fœtus masculins (l'un de 5 mois et l'autre de 8), 1 fois chez un fœtus féminin de 7 mois.

Pour Humphry, ce cordon nacré est dans l'espèce humaine un vestige de l'insertion tendineuse de l'omo-hyoïdien à la clavicule dans divers *Vertébrés* [1]. Si cela était, on devrait le rencontrer chez tous les *animaux claviculés* et jamais chez les *animaux non claviculés*. Or, cela n'est pas.

Les assertions émises par Gegenbaur, Albrecht et Henle sur ce point spécial et que j'ai notées au début de cette étude, ne sont guère plus satisfaisantes. Ainsi chez le *gibbon*, comme chez le *gorille* et le *chimpanzé*, l'intersection intermédiaire manque souvent au muscle omohyoïdien ; on serait donc en droit d'admettre que ce dernier ne représente que le ventre postérieur du même muscle chez l'homme, homologue au 6º muscle interbranchial des *Poissons*. D'ailleurs, chez l'homme, à l'état embryonnaire, le ventre antérieur est très court par rapport au postérieur et ne se développe qu'avec l'âge [2]. Ces faits ne cadrent avec aucune des théories existantes sur le muscle omohyoïdien. L'absence normale du tendon intermédiaire chez les *Anthropoïdes* peut servir d'argument en faveur de la théorie de Gegenbaur qui rattache l'omo-hyoïdien au système du sterno-hyoïdien ; tandis que l'insertion près de l'angle de l'omoplate et l'absence de faisceaux cléidiens (voy. plus loin ces anomalies) donnent un appui aux théories de Henle, d'Albrecht qui rattachent ce muscle, l'un au dentelé et au sterno-hyoïdien (en assimilant le tendon moyen à une côte), l'autre au 6º muscle interbranchial (en assimilant le tendon au 6º arc branchial).

Pour moi le tendon moyen du muscle omo-hyoïdien est l'homologue de ces intersections aponévrotiques que l'on observe souvent dans les muscles sterno-hyoïdiens et sterno-thyroïdiens. Ces intersections sont les vestiges de la division primitive de ces muscles en différentes portions correspondantes aux *métamères* du corps. Elles siègent au même niveau dans le sterno-hyoïdien ; le sterno-thyroïdien et l'omoplathyoïdien coexistent parfois, et sont parfois également soudées ensemble dans ces trois muscles. Au point de vue morphologique le

---

[1] Humphry. *Observat. in myol. cit.*, p. 126.
[2] Albrecht. *Loc. cit. suprà*, p. 96 et suiv.

sterno-hyoïdien, le sterno-thyroïdien et l'omoplat-hyoïdien sont équivalents au droit antérieur de l'abdomen.

Le tendon intermédiaire a été rencontré anormalement et à un degré variable de développement dans le *chimpanzé* par Champneys, Macalister et Testut. Dans un *orang* disséqué par le professeur Testut il se prolongeait jusqu'à l'os hyoïde prenant ainsi la place du ventre antérieur absent. Alors que Vrolik ne l'a pas trouvé dans le *macaque*, le *babouin*, l'*inuus* et le *cynocéphale*, il a été trouvé dans le *Macacus cynomolgus*, l'*inuus*, le *Cynocéphalus porcarius* et l'*hamadryas* par M. Macalister, et dans le *Macacus sinicus* par M. Testut. Sa présence a été signalée aussi par Alix dans l'*ornithorynque* et l'*échidné*. En fait l'omo-hyoïdien et normalement monogastique chez presque tous les animaux.

Variations des Insertions du ventre postérieur. — Autant les insertions du ventre antérieur sont fixes, autant celles du ventre postérieur sont variables. Il peut naître :

1° Du bord supérieur de l'omoplate, au-dessous de l'échancrure coracoïdienne ;

2° Du ligament coracoïdien. Dans ces deux cas il est perforé par les vaisseaux sus-scapulaires ;

3° Près de l'angle supérieur et externe de l'omoplate ;

4° Près de l'angle supérieur et interne. Cette anomalie que M. Testut dit n'avoir jamais rencontrée[1], a été rencontrée par moi chez 8 hommes (7 fois des deux côtés, 1 fois à droite) et chez 4 femmes (2 fois des 2 côtés, 1 fois à droite et 2 fois à gauche). M. Testut a donc tort de se baser sur son absence pour combattre l'opinion de Henle sur la nature de l'omo-hyoïdien.

5° De l'apophyse coracoïde (*M. coraco-hyoïdien* de W. Gruber). Cette malformation a été observée par Macalister, Gruber, Hyrtl, Knott, Testut et moi (à gauche chez une femme).

6° De l'acromion (*M. acromio-hyoïdien*). Ce vice de développement a été signalé par Macalister. Je l'ai cherché vainement sur 95 sujets.

7° De la première côte (*M. costo-hyoïdien*). Cette disposition anormale a été observée par Theile, Wagner[2], Gruber[3], Bellini, Schwegl, etc.

[1] Testut, *Trait. des an. muscul.*, p. 252.
[2] Wagner. *Heüsinger's Zeitschrift*, p. 335.
[3] W. Gruber. *Abhandl. aus dem gebiete der med. chir. anat.*. Berlin, 1847.

8° Des apophyses transverses des deux dernières cervicales (*M. cervico-hyoïdien*). J'ai trouvé ce mode de conformation sur deux hommes (1 fois des 2 côtés, 1 fois à droite).

9° De la clavicule (*M. cléido-hyoïdien*). Le muscle *cléido-hyoïdien* a été très bien étudié par le professeur Schmidtmüller, de Landshut[1]. Il a été disséqué par Petsche[2], Rosenmüller, Luschka[3], Hallett, Wood, Mac-Whinnie, Turner, Knott, Gegenbaur, etc.

Il est presque toujours monogastrique — (9 fois sur 10 cas que j'ai vus) — et quand il est digastrique son tendon intermédiaire n'est, en général, représenté que par une intersection aponévrotique linéaire. Il échange parfois, près de l'os hyoïde, quelques fibres avec le sterno-cléido-hyoïdien. Comme le *coraco-hyoïdien*, l'*acromio-hyoïdien*, etc., il peut être unilatéral ou bilatéral, peu prononcé ou très développé. Sur un sujet disséqué par Ch. Richet il occupait toute la région sous-hyoïdienne[4]. Gegenbaur avance que chez les nègres l'origine exclusivement claviculaire de l'omo-hyoïdien est plus fréquente que dans la race blanche[5].

ANATOMIE COMPARÉE. — L'insertion scapulaire de l'omo-hyoïdien monogastrique du *gorille* et du *gibbon* se trouve tout près de l'angle supérieur de l'omoplate (Deniker). L'omo-hyoïdien du *cheval* s'étend de l'angle scapulo-huméral au fond de l'auge. Nous avons indiqué plus haut (voy. *M. sterno-cléido-hyoïdien*) qu'il existe un certain nombre de *Mammifères* dans lesquels le sterno-hyoïdien descend plus ou moins bas sur les côtes. Dans les *Serpents proprement dits* (la *vipère*, la *couleuvre*, le *boa*, etc.), les muscles sus-hyoïdiens ont pour antagonistes des muscles *costo-hyoïdiens* et *vertébro-hyoïdiens*[6].

Faisceau cléidien surnuméraire. — On lit dans l'*Anatomie* de Cruveilhier : « Chez un sujet très vigoureux, il existait un faisceau claviculaire plus volumineux que le faisceau scapulaire, qui naissait du bord

---

[1] Schmidtmüller. *Reil u Autenrieth's arch.*, vol. VIII.

[2] Petsche. *Loc. cit. suprà*, p. 769.

[3] Luschka. *Muller's arch.*, 1865, p. 284.

[4] Ch. Richet. *Bullet. de la Soc. anat. de Paris*, 1873, p. 73.

[5] Gegenbaur. *Trait. d'anat., Trad. franç. cit.*, p. 411.

[6] Dugès. *Annales des sciences naturelles.* 1827, t. XII, p. 368, pl. XLVI, fig. 15. — Losana. *Essai sur l'os hyoïde de quelques Reptiles. Memorie della reale Academia delle scienze di Torino*, 1834, t. XXXVII. — Duvernoy. Mém. sur la langue. *Mém. de la Société d'histoire naturelle de Strasbourg*, 1830, t. 1.

postérieur de la clavicule ou plutôt de la lèvre postérieure de la gouttière du sous-clavier, se portait obliquement en haut et en dedans pour se terminer au bord inférieur du tendon moyen. Ce faisceau avait déjà été rencontré par Winslow qui l'a décrit [1]. »

Le renforcement du ventre postérieur ou du tendon intermédiaire par un faisceau musculaire provenant de la clavicule est, après l'insertion à la clavicule du ventre postérieur, la plus commune des anomalies de l'omo-hyoïdien. Sur les 17 cas d'irrégularité du ventre postérieur qu'a trouvés le professeur Turner sur les 373 sujets qu'il a examinés, 9 fois cette irrégularité était la conséquence de l'insertion du ventre postérieur à la clavicule et 8 fois la conséquence du renforcement du ventre postérieur ou du tendon moyen par un faisceau musculaire provenant de la clavicule.

Le renforcement du ventre postérieur ou du tendon intermédiaire du muscle en question par un faisceau cléidien a été encore observé :

5 fois sur 70 sujets par Wood ;

1	—	15	—	Hallett ;
2	—	100	—	Schwegl ;
1	—	12	—	Gegenbaur ;
1	—	20	—	Walsham ;
3	—	56	—	moi (2 fois, à droite et à gauche, chez deux

hommes et 1 fois à gauche chez une femme, sur 30 hommes et 26 femmes).

Soit, — y compris les cas du professeur Turner (8 cas sur 373 sujets) — 21 fois sur 646 ou approximativement 1 fois sur 30. Ce chiffre diffère de celui qui figure dans le *Traité des anomalies musculaires* du professeur Testut. Cela n'a rien d'étonnant. M. Testut n'a pas soustrait du total de sa statistique les 9 cas d'insertion du ventre postérieur à la clavicule signalés par M. Turner.

Unilatéral ou bilatéral, rubané ou cylindrique, mince ou épais, large ou étroit, le faisceau de renforcement de l'omo-hyoïdien, se détache de la clavicule, presque aussi communément du tiers externe que du tiers moyen et excessivement rarement du tiers interne.

S'il naît du tiers interne, son insertion d'origine est cachée par les fibres claviculaires du sterno-mastoïdien. Il est d'ordinaire tendineux à son extrémité supérieure quand il se perd dans le tendon médian de l'omo-hyoïdien, et charnu quand il se jette dans le renflement posté-

---

[1] Cruveilhier. *Loco citato suprà*, p. 172.

rieur. Sur un sujet disséqué par Gegenbaur il se divisait, au niveau du tendon moyen en deux faisceaux dont l'un allait rejoindre le ventre postérieur et l'autre la face antérieure de l'os hyoïde. Ce n'est que très exceptionnellement qu'il se porte sur l'intersection fibreuse du sterno-hyoïdien. Dans un cas où l'omo-hyoïdien était déjà renforcé par un coraco-hyoïdien, le professeur Testut a vu un cléido-hyoïdien assez volumineux gagner directement l'os hyoïde. M. Cuyer a trouvé sur le même cadavre l'omo-hyoïdien droit constitué par un ventre composé de deux corps dont l'un venait de l'angle supéro-interne de l'omoplate et l'autre de la moitié externe du bord antérieur de la face inférieure de la clavicule et l'omo-hyoïdien gauche formé par deux chefs dont l'un avait pour origine la partie moyenne du bord cervical du scapulum et l'autre la moitié externe de la clavicule. Un vieillard m'a présenté, mais à droite seulement, trois rubans musculeux étroits séparés par des intervalles à peu près égaux et qui se rendaient l'externe, du tiers externe de la clavicule au renflement postérieur de l'omo-hyoï-dien, le moyen, du milieu de la clavicule au tendon intermédiaire, l'interne du tiers interne du même os au renflement antérieur.

La réapparition d'une partie des faisceaux cléidiens du muscle dont l'omo-hyoïdien n'est, au dire de Gegenbaur et d'autres anatomistes, que le bord externe a une grande importance au point de vue chirurgical. La sous-clavière cesse d'être sous-cutanée et sa ligature est rendue plus difficile. Sur 13 des 373 sujets examinés par le professeur Turner l'artère sous-clavière était ainsi plus ou moins masquée par un plan musculeux. Ce chiffre 13 semblera *a priori* extraordinaire puisque Turner n'a vu que 8 fois le faisceau de renforcement claviculaire de l'omo-hyoïdien. C'est que chez 5 des sujets disséqués par le professeur Turner la sous-clavière était recouverte par le ventre postérieur de l'omo-hyoïdien inséré à la clavicule (*M. cléido-hyoïdien*) ou à l'acro-mion (*M. acromio-hyoïdien*).

ANATOMIE COMPARÉE. — Dans le *Troglodytes Aubryi* le muscle en question était représenté par un muscle *coraco-hyoïdien* auquel venait s'unir, au niveau de la sixième vertèbre cervicale, un *faisceau cléi-dien* naissant de la portion moyenne du tiers externe de la clavicule. Cette disposition n'ayant été signalée que par Alix et Gratiolet, elle constitue donc chez le *chimpanzé* comme chez l'homme une anomalie régressive.

Connexions plus intimes avec les muscles voisins.

A). Avec le sterno-cléido-hyoïdien. Sur 4 des 373 sujets qu'a examinés M. Turner le bord inférieur du ventre antérieur de l'omo-hyoïdien était confondu avec le bord externe du sterno-cléido-hyoïdien. Chez ces quatre sujets une bande fibreuse détachée du tendon moyen de l'omo-hyoïdien se prolongeait à travers le sterno-cléido-hyoïdien qu'elle divisait en une portion supérieure et une portion inférieure. Cette union du ventre antérieur et du sterno-cléido-hyoïdien en changeant la configuration des deux triangles sous-hyoïdiens (triangle *omo-hyoïdien* et triangle *omo-trachéal* de Velpeau) change aussi les conditions des opérations chirurgicales qui s'y pratiquent.

B). Avec le sterno-chondro-thyroïdien. On a vu une bandelette musculeuse se porter du sterno-chondro-thyroïdien sur le ventre antérieur (Sels) ou le ventre postérieur de l'omoplat-hyoïdien (Macalister).

C). Avec le sterno-cléido-mastoïdien. Schwegl a disséqué un omoplat-hyoïdien qui avait deux faisceaux aberrants dont l'un se perdait dans le sterno-cléido-hyoïdien et l'autre dans le sterno-cléido-mastoïdien. Dans les *Équidés* l'omo-hyoïdien adhère au sterno-mastoïdien.

D). Avec le stylo-hyoïdien. L'union de l'omo-hyoïdien et du stylo-hyoïdien a été observée par Sœmmerring et Wood.

E). Avec le mylo-hyoïdien. Cette anomalie est signalée sans aucun détail par le professeur Macalister.

Enfin Mac-Whinnie a trouvé un faisceau de l'omo-hyoïdien qui allait se fixer à la symphyse du menton près du génio-hyoïdien. Sels et Rudolphy ont vu un cordon musculeux détaché de l'omoplat-hyoïdien gagner la 2ᵉ vertèbre cervicale. La description assez confuse que ces anatomistes font de cette malformation me donnent à penser qu'il s'agit là d'une fusion de l'omo-hyoïdien et de l'omo-trachélien[1]. Dans un cas cité par M. Macalister un trousseau de fibres de l'omoplat-hyoïdien se perdait sur la gaine des vaisseaux du cou.

ANATOMIE COMPARÉE. — Dans les *Herbivores* (*Solipèdes, Ruminants*) les deux omo-hyoïdiens s'unissent l'un à l'autre en couvrant la terminaison des sterno-hyoïdiens et toute la face antérieure du larynx. Les omo-hyoïdiens de l'*ornithorynque* se composent de deux faisceaux dont l'un provient de l'os hyoïde et l'autre de la partie postérieure et interne de la mâchoire inférieure. Dans le *caïman* (*crocodilien*) ces

---

[1] Sels. *Loc. cit.*, p. 4, Rudolphy cité par Otto, *Path. anat.*, p. 247.

muscles se divisent en deux portions « dont l'interne se détache de bonne heure de la suivante et va s'insérer à la membrane palatine près de la mâchoire » (Cuvier et Duvernoy, *Leçons d'anatomie comparée*, t. IV).

RÉGIONS CERVICALES
PROFONDES ANTÉRIEURE ET LATÉRALES

SCALÈNES

C'est aux recherches de MM. Krause, Gilis et Sebileau que la question de la morphologie et des variations des scalènes doit d'être à peu près élucidée. Voici les titres des publications dans lesquelles ces trois anatomistes ont consigné le résultat de leurs recherches :

Krause, *Manuel d'anat. hum.*, trad. franç. de L. Dollo, fasc. II, p. 171.

Gilis, note sur l'anatomie des muscles scalènes, *Comptes rendus hebdomadaires des séances de la Société de Biologie de Paris*, n° 33, p. 781 et *Mém. de la Société de Biologie*, 1891, p. 201, 223 et 869.

Sebileau. L'appareil suspenseur de la plèvre, *Bullet. de la Société anat. de Paris*, 1890, p. 410 et le muscle scalène, *Mém. de la Soc. de Biologie de Paris*, décembre 1891.

On peut résumer ainsi l'histoire des scalènes :

Dans une première période on décrit un scalène unique.

Dans une seconde période les anatomistes comptent 3, 4, 5, 6, 7 scalènes.

Dans une troisième on les réduit à deux en France, mais à l'étranger on décrit encore trois scalènes : l'antérieur, le moyen et le postérieur.

Les scalènes ont été considérés comme un muscle unique étendu des vertèbres aux deux premières côtes par Riolan (*Les Œuvres anatomiques de* Jean Riolan, Paris, 1628), Dionis (*L'anatomie de l'homme suivant les dernières découvertes*, chez Laurent Doury, Paris, 1694, p. 444) et Chaussier (*Exposition sommaire des muscles suivant la classi-*

fication et la nomenclature méthodique adoptée au cours d'anatomie de Dijon, Dijon, 1789) [1]. « J'ai dans ma bibliothèque, dit M. Sebileau, une vieille anatomie qui n'est pas signée et qui date de 1684 (*L'anatomie du corps humain avec ses maladies*, chez Couterol et Guérin, 1684, p. 336) et dans laquelle on lit : « Le second des muscles qui abaissent le col est nommé scalène parce qu'il ressemble au triangle scalène... Il est troué pour donner passage aux veines, aux artères et aux nerfs. »

Postérieurement à Riolan, tous les anatomistes, sauf Chaussier, ont dissocié la masse scalénique en plusieurs faisceaux : suivant la délicatesse de la dissection, les artifices du bistouri et peut-être aussi suivant le hasard des anomalies, ils reconnaissent trois, quatre, cinq, six ou sept muscles scalènes. Parmi ces scalènes il en est dont l'existence est inconstante : ce ne sont pas des muscles fixes : on les appelle des *surnuméraires;* leur nombre est variable ; mais il en est qu'on retrouve partout ; ce sont des muscles réguliers : on les nomme les *vrais scalènes;* leur nombre ne change pas : Il y en a trois, l'*antérieur*, le *moyen* et le *postérieur*.

C'est ainsi que pour Sabatier (*Traité complet d'anatomie*, Paris, 1775) et Sœmmerring (*De corporis humani fabricâ*, t. III et *De musculis, tendinibus et bursis mucosis*, Francfort-sur-le-Mein, 1796) il y a trois scalènes, que pour Meckel il y a trois scalènes principaux et des scalènes accessoires (Meckel, *Man. d'anat. génér. descript.*, traduit par Jourdan et Breschet, 1825, p. 99), que pour Albinus il y a cinq scalènes (*Historia musculorum hominis*, Leyde, 1734) et que pour Haller il y en a sept.

La troisième phase de l'histoire des scalènes apparaît. Alors nos auteurs pensent « que le parallélisme des faisceaux de ces muscles et leur isolement accidentel plus ou moins complet permet d'en varier le nombre sur plusieurs sujets, mais que la division de leur masse musculaire, en deux faisceaux, évidente en anatomie, est la seule féconde en applications chirurgicales ». Winslow[2], Buisson et Roux[3], Boyer[4], Cloquet[5], Bourgery[6], Cruveilhier[7], Sappey[8], Coste[9], Morel et

---

[1] Chaussier appelait ce scalène unique muscle *costo-trachélien.*
[2] Winslow. *Exposition anatomique de la structure du corps humain*, Paris, 1732, p. 230.
[3] Buisson et Roux. *Encyclopédie des sciences médicales*, Paris, 1834, t. I, p. 89.
[4] Boyer. *Traité complet d'anatomie*, Paris, 1810, t. II, p. 208.
[5] Cloquet. *Traité d'anatomie descriptive*, Paris, 1831, t. I, p. 498.
[6] Bourgery. *Anatomie descriptive*, Paris, 1852, t. II, p. 33.
[7] Cruveilhier. *Traité d'anatomie descriptive*, Paris, 1862, 4ᵉ édit., t. I, p. 557.
[8] Sappey. *Traité d'anatomie descriptive*, 1872, t. II, p. 172.
[9] Coste. *Manuel de dissection*, Paris, 1847, p. 172.

Mathias Duval[1], Beaunis et Bouchard[2], Debierre[3], Testut[4], etc., c'est-à-dire tous les auteurs de traités d'anatomie descriptive ou de manuels de dissection ne décrivent plus que deux scalènes. Malgaine[5], Petrequin[6], Jarjavay[7], Velpeau et Béraud[8], B. Anger[9], Paulet[10], Richet[11] et Tillaux[12], etc., c'est-à-dire tous les auteurs de traités et de manuels d'anatomie chirurgicale, agissent de même. Faisons pourtant une exception pour Lauth[13], Blandin[14], Poirier qui en ont signalé trois.

Mais tandis qu'en France on ne décrit généralement plus que deux scalènes, les anatomistes étrangers persistent à en décrire trois. Ainsi font Quain, Macalister, Cristopher Heath[15], Cunningham[16], Henle, Heitzmann[17], Krause, Gegenbaur, Leidy, Romiti, etc.

En 1891, M. Gilis a soutenu, devant la Société de Biologie de Paris, qu'il était logique d'admettre, comme les anatomistes étrangers, trois scalènes. M. Sebileau s'est élevé, en ces termes, dans les mémoires que nous avons cités, contre les assertions de M. Gilis :

Le scalène moyen n'existe pas.

Il n'est différencié :

α) Ni par ses insertions supérieures ;

β) Ni par son ventre musculaire ;

γ) Ni par ses attaches inférieures.

Le scalène antérieur est bien décrit par tous les anatomistes.

Le scalène postérieur s'implante en haut non pas sur les tubercules postérieurs des apophyses transverses, comme on l'écrit d'habitude, mais sur leurs tubercules antérieurs. En bas sur les deux premières

[1] Morel et Duval. *Manuel de l'anatomiste*, 1883, p. 331.
[2] Beaunis et Bouchard. *Nouveaux éléments d'anatomie descriptive*, 1885, 4ᵉ édit., p. 246.
[3] Debierre. *Traité élémentaire d'anatomie de l'homme*, 1890, t. I, p. 322.
[4] Testut. *Traité d'anatomie*, 1890, t. I, p. 523.
[5] Malgaigne. *Traité d'anatomie chirurgicale*, 1838, p. 252.
[6] Petrequin. *Traité d'anatomie topographique*, 1857, 2ᵉ édit., p. 215.
[7] Jarjavay. *Traité d'anatomie chirurgicale*, 1854, t. II, p. 198.
[8] Velpeau et Béraud. *Manuel d'anatomie chirurgicale*, 2ᵉ édit., 1860, p. 308,
[9] B. Anger. *Nouveaux Éléments d'anatomie chirurgicale*, 1869, p. 491.
[10] Paulet. *Résumé d'anatomie appliquée*, 1875, p. 158.
[11] Richet. *Traité pratique d'anatomie chirurgicale*, 1877, 5ᵉ édit., p. 663.
[12] Tillaux. *Traité d'anatomie topographique*, 1879, 2ᵉ édit., p. 125
[13] Lauth. *Nouveau Manuel de l'anatomiste*, Paris, 1834, p. 124.
[14] Blandin. *Traité d'anatomie topographique*, 1826, p. 221.
[15] Cristopher Heath. *Pratical anatomy*, 1885, p. 392.
[16] Cunningham. *Manuel de dissect.* trad. franç. Liège, p. 57.
[17] Heitzmann. *Die descript. and topograph. anat.*, Wien, 1887, p. 156.

côtes, ses attaches sont multiples, étendues, variées. C'est un muscle à plusieurs faisceaux : mais c'est un muscle un — indivisible — au sens propre du mot.

Le scalène pleural, qu'on peut encore appeler pleuro-transversaire ou muscle suspenseur de la plèvre, est un faisceau du scalène antérieur différencié pour un rôle spécial : la suspension du dôme de la plèvre.

Les faisceaux erratiques du scalène ne sont que des faisceaux détachés du scalène postérieur; on voit souvent une languette musculaire tendue entre le scalène antérieur et le scalène postérieur.

Il n'y a qu'un muscle scalène : celui-ci est divisé en bas pour laisser passer les nerfs du plexus brachial et l'artère sous-clavière. Les raisons qui plaident en faveur de cette opinion sont :

1° Les insertions d'origine uniformes de toute la masse scalénique;

2° Les faisceaux anastomotiques qui existent souvent entre le scalène antérieur et le scalène postérieur ;

3° La division quelquefois constatée du scalène antérieur pour le passage de l'artère sous-clavière;

4° La division du scalène postérieur observée sur certains sujets pour le passage du plexus brachial ;

5° La fusion sur le dôme pleural du muscle pleuro-transversaire et du ligament costo-pleural.

Le scalène est formé par un groupe de muscles intercostaux. C'est un long intercostal cervical : il va, en effet, d'une côte (tubercule antérieur des apophyses transverses) à une autre côte.

Sans nier la haute valeur des recherches de M. Sebileau, je dois dire que je ne saurais admettre un seul scalène. J'ai constaté avec mes prosecteurs et mes élèves :

I. Que dans la majorité des cas on sépare sans difficulté le scalène moyen du scalène postérieur;

II. Que le scalène moyen s'insère parfois aux tubercules antérieurs des apophyses transverses sans se confondre avec le scalène antérieur;

III. Que, contrairement à l'opinion émise par MM. Krause et Sebileau, l'insertion du scalène postérieur aux tubercules postérieurs des apophyses transverses constitue la règle et non l'exception;

IV. Que le scalène pleural est constant mais souvent rudimentaire.

Cette manière de voir est corroborée, du reste, par l'anatomie comparée. Les lignes ci-jointes empruntées à M. Lesbre en font foi :

« Il y a lieu, observe M. Lesbre [1], de distinguer chez les animaux au moins trois scalènes dont l'existence est indépendante de leurs rapports avec le plexus brachial et les vaisseaux axillaires. Deux de ces muscles placés l'un au-devant de l'autre s'arrêtent à la première côte et correspondent l'un à une sorte de long intercostal du cou, l'autre à un premier sur-costal. Quant au 3e scalène, il est situé sur un plan plus externe et croise un nombre variable de côtes avant de se termi·ner ; il fait défaut dans les *Solipèdes* ainsi que, le plus souvent, dans le *mouton* [2] ; tandis qu'il se décompose en deux ou plusieurs branches chez les *Carnivores*.

« Ces trois scalènes équivalent respectivement aux scalènes antérieur moyen et postérieur de l'homme ; mais il est vraiment impossible de leur appliquer les mêmes noms, vu que le scalène transcostal, lorsqu'il existe, n'est pas postérieur aux deux autres, c'est-à-dire situé dorsalement, mais appliqué sur leur face externe ; le nom de scalène externe lui conviendrait beaucoup mieux. Nous dirons donc pour éviter toute confusion : *scalène antérieur, scalène moyen, scalène transcostal ou supracostal* et l'on se rappellera que ce dernier équivaut au scalène postérieur de l'homme.

« Le plexus brachial ne sort pas toujours entre les scalènes antérieur et moyen ; il passe au-dessous du scalène antérieur chez les *Carnassiers* et les *Rongeurs*. De même, l'artère sous-clavière qui, dans l'homme, passe entre les deux muscles, rejoint chez les *Animaux domestiques* la veine homonyme au-dessous du scalène antérieur ; dans l'homme lui-même on a rencontré plusieurs fois cette disposition. Ces changements de rapport n'influent pas beaucoup sur la constitution de la masse scalénique. C'est à tort, pensons-nous, que Meckel [3] et les anatomistes vétérinaires allemands nient l'existence d'un scalène antérieur chez les *Carnassiers* et les *Rongeurs*. La division de la masse scalénique en trois muscles principaux paraît indépendante des vaisseaux et des nerfs, qui passent où ils peuvent, dans les intervalles qui s'offrent devant eux. Il est évident toutefois que, dans les espèces où les vaisseaux et les nerfs ne passent pas entre

---

[1] Lesbre. *Loc. cit.*, p. 89.

[2] Quand le *mouton* en a un, celui-ci est extrèmement rudimentaire, à l'état d'une bande·lette pâle de 2 à 3 millimètres de largeur qui ne dépasse pas la 2e côte. Dans la *chèvre*, au contraire. ainsi que dans le *bœuf* le scalène *transcostal*, très fort s'épanouit sur les 3. ou 4 premières côtes.

[3] Meckel. *Anat. comp.*, t. VI, p. 158.

le scalène antérieur et le scalène moyen, ces deux muscles arrivent au contact et sont beaucoup moins distincts.

« M. Gilis a donc raison, au point de vue de l'anatomie comparée, de plaider en faveur de l'indépendance du scalène postérieur de l'homme que les anatomistes français modernes confondent avec le scalène moyen. Celui-ci s'associerait beaucoup plus naturellement avec le scalène antérieur, car à eux deux ils forment la couche profonde de la masse scalénique, tandis que le postérieur constitue la couche superficielle. Les deux premiers sont beaucoup moins développés chez les *Animaux domestiques* que chez l'homme, parce que la première côte est beaucoup moins mobile, moins arquée et moins longue ; le scalène moyen en particulier, au lieu de figurer une sorte de long sur-costal du cou sautant plusieurs vertèbres cervicales, ne représente plus qu'un court sur-costal jeté de la dernière cervicale à la première côte.

« Par contre, le scalène supra-costal, quand il ne fait pas totalement défaut, comme dans les *Solipèdes*, est susceptible d'un extrême développement.

« Vu son peu d'importance, nous avons négligé de parler du *scalenus minimus* des animaux ; il existe du moins chez les *Solipèdes*, à l'état lombricoïde, dans l'espace angulaire qui donne passage au plexus brachial. C'est donc à tort que certains anatomistes vétérinaires allemands, tels que Franck, décrivent sous ce nom le scalène moyen véritable. »

J'admets donc : un scalène antérieur (*scalenus anterior* de His), un scalène moyen (*scalenus medius* de His), un scalène postérieur (*scalenus posterior* de His), et un scalène pleural (*scalenus minimus* de His). Gegenbaur et Poirier considèrent le scalène antérieur et le scalène moyen·nés des tubercules antérieurs (apophyses cervicales costiformes) comme des intercostaux et le scalène postérieur né des tubercules postérieurs (apophyses cervicales transverses) comme un sur-costal postérieur alors que Cruveilhier considère les scalènes comme des longs intertransversaires cervicaux, le professeur Krause comme de longs intercostaux cervicaux homologues des muscles sous-costaux et M. Sebileau comme de longs intercostaux cervicaux qui sont à la face externe des côtes, les homologues des sous-costaux. En ce qui me concerne je crois que l'opinion de Gegenbaur et de Poirier, pour être la plus plausible, n'acquerra une entière évidence que le jour où nos connaissances sur le mode de développement des scalènes et des lames osseuses qui limitent les trous des apophyses transverses des vertèbres cervicales, seront plus sûres. D'ores et déjà, du reste, les recherches du professeur Leboucq, de Gand, sur l'embryogénie de la 7e côte cervicale marquent à cet égard un pas en avant (voy. Leboucq, *Mém. de l'acad. des sc. de Belgique*, 1896).

SCALÈNE ANTÉRIEUR

Absence. — Elle a été notée par M. Macalister. Sur un bossu disséqué par Isenflamm les trois scalènes faisaient défaut[1]. J'ai cherché vainement le scalène antérieur droit chez une vieille hémiplégique.

ANATOMIE COMPARÉE. — L'*aï*, le *tatou*, la *sarigue*, le *porc-épic*, la *marmotte*, l'*agouti*, les *Chauves-souris* et très vraisemblablement la plupart des *Rongeurs* et des *Carnassiers* « n'ont, dit Meckel, que deux scalènes qui sont situés derrière le plexus brachial et qui représentent par conséquent le moyen et le postérieur[2] ». J'ai noté plus haut ce que M. Lesbre pense de cette affirmation de Meckel en ce qui touche les *Carnassiers* et les *Rongeurs domestiques*. Bischoff n'a pas rencontré le scalène antérieur dans l'*orang* qu'il a examiné.

Variations de volume et de structure. — Le scalène antérieur est plus ou moins large et plus ou moins fort. Le professeur Macalister l'a vu réduit à l'état tendineux, dans son tiers inférieur. Il est quelquefois fasciculé.

ANATOMIE COMPARÉE. — Le scalène antérieur a des dimensions et un volume très variables dans les *Singes* et particulièrement dans les *Anthropoïdes*.

Variations des insertions. — Pour Theile, le scalène antérieur s'insérerait normalement au sommet et au bord inférieur du tubercule antérieur des apophyses transverses des 4e, 5e et 6e vertèbres cervicales et pour M. Gilis à la face externe et postérieure du tubercule antérieur des apophyses transverses de ces mêmes vertèbres. J'ai rencontré plus fréquemment l'attache indiquée par Theile. J'ai vu aussi quelquefois le scalène antérieur se prolonger jusqu'au fond des 4e, 5e

---

[1] Isenflamm, *Abh der Knocher u. der Krankh*, 1782.
[2] Meckel. *Anat. comp.*, t. VI, p. 158.

et 6° gouttières transversaires envoyer même, comme l'ont noté Cruveilhier et Bourgery deux languettes tendineuses aux tubercules postérieurs des apophyses transverses des 4°, 5° et 6° vertèbres cervicales. Je l'ai vu, enfin s'insérer une fois aux tubercules antérieurs des apophyses transverses des 2°, 3°, 4° et 5° vertèbres cervicales, deux fois aux tubercules antérieurs des apophyses transverses des 2°, 3°, 4°, 5° et 6°, quatre fois aux tubercules antérieurs des apophyses transverses des 2°, 3° et 4° et six fois aux tubercules antérieurs des apophyses transverses des 4°, 5°, 6° et 7°.

Theile, Lawson Tait, Curnow, Pye-Smith et Colson ont noté la continuité du scalène antérieur et du sur-costal antérieur. La réduction des insertions du scalène antérieur est bien plus fréquente que leur extension qui, suivant M. Chudzinski, s'observerait surtout dans les races nègres.

Anatomie comparée. — Pour ne pas tomber dans des redites, je m'occuperai plus loin de la continuité du scalène antérieur et du sur-costal antérieur (voy. ce muscle). Dans le *fœtus de gibbon* le scalène antérieur se fixe aux cinq premières vertèbres cervicales et envoie un faisceau anastomotique au grand droit (Deniker). Dans le *papion* (*Simia sphynx*) il s'attache aux 4 cervicales supérieures et dans l'*atèle* aux 4 cervicales inférieures. Dans le *Troglodytes Aubryï* il provenait des 3°, 4°, 5° et 6° vertèbres cervicales.

Faisceaux surnuméraires et connexions plus intimes avec les muscles voisins. — « Je considère, dit Theile[1], comme duplication du muscle scalène antérieur l'anomalie suivante que j'ai rencontrée sur le côté droit d'un homme : des apophyses transverses de la 4° et de la 5° vertèbre cervicale naissait par des fibres charnues et tendineuses un muscle qui se dirigeait en bas et en dehors, passait au-devant du ventre inférieur de l'omoplat-hyoïdien et s'attachait dans l'étendue d'un pouce, au milieu du bord supérieur de la clavicule en dehors du sterno-cléido-mastoïdien. » Ce faisceau a été observé depuis Theile par V. Veau[2] et W. Gruber[3], qui l'a regardé aussi comme un scalène égaré sur la clavicule. J'établirai ailleurs (voy. *M. omo-trachélien*) qu'il répond plutôt au *levator claviculæ*.

[1] Theile. *Encycl. anat.*, t. III, p. 152.
[2] V. Veau, *Bullet. de la Soc. anat. de Paris*, t. VII, p. 168.
[3] W. Gruber. *Jahresb. f. anat. u. phys.*, 1877.

Le scalène antérieur est quelquefois, à son origine, inséparable des intertransversaires du cou ou relié par des trousseaux de fibres d'un volume variable au grand droit antérieur de la tête. M. Sebileau a vu sur un cadavre la curieuse disposition suivante :

Du bord externe du scalène antérieur se détachait, près de son insertion supérieure à la colonne vertébrale, une languette charnue, longue de 5 centimètres, qui descendait presque verticalement et qui s'unissait bientôt à un nouveau faisceau plus petit, né plus bas, de la face postérieure du muscle, au niveau d'un plan passant par le bord inférieur du cartilage cricoïde. Ensemble, ils formaient un petit muscle qui se portait en dehors derrière le scalène antérieur, le long de son bord externe dont il était absolument indépendant, rencontrait la première paire dorsale déjà fusionnée avec la dernière cervicale, devenait tendineux, et se divisait en deux petits trousseaux fibreux : l'un passait en avant du nerf et venait s'attacher au bord supérieur de la première côte, un peu en arrière, l'autre obliquait fortement en dehors et venait confondre ses fibres avec celles du scalène postérieur au point où il s'attache au premier arc costal. Entre le scalène antérieur et le faisceau supéro-externe du muscle supplémentaire, passait le cinquième nerf cervical ; entre son faisceau inféro-interne et le scalène antérieur cheminait l'artère sous-clavière. Enfin, entre le scalène moyen et la face postérieure de ce muscle surnuméraire, l'on voyait sortir les sixième et septième paires nerveuses cervicales [1].

Il est un autre faisceau erratique du scalène antérieur que Theile, Wood, Macalister, Sebileau, etc., ont signalé et dont, j'ai pour ma part constaté plusieurs fois l'existence : c'est une sorte de pont musculaire jeté d'avant en arrière, mais toujours plus ou moins obliquement du scalène antérieur au scalène postérieur ; il se détache, suivant les cas, de l'un ou l'autre muscle, et partage en deux segments le triangle interscalénique : l'un supérieur, contient les nerfs du plexus brachial ; l'autre, inférieur, l'artère sous-clavière.

ANATOMIE COMPARÉE. — Dans le *singe vert* (Humphry) [2], dans le *fœtus de gorille* et dans celui de *gibbon* le scalène antérieur détache un faisceau anastomotique au grand droit antérieur du cou [3].

Perforation du scalène antérieur par l'artère sous-clavière ou le

[1] Sebileau. *Le muscle scalène cit.*, p. 27.
[2] Humphry. *Observ. in myol. cit.*, p. 25.
[3] Deniker. *Loc. cit. suprà*, p. 132.

nerf phrénique. — La division du scalène antérieur en deux chefs entre lesquels passe l'artère sous-clavière, a été signalée par Morel, M. Duval, Beaunis, Bouchard, Sebileau, etc. J'ai observé trois fois cette malformation (2 fois chez l'homme, des deux côtés, 1 fois à droite chez la femme). Cruveilhier a vu et j'ai vu aussi, des deux côtés chez un paralytique général, l'artère et la veine sous-clavières placées en avant du scalène antérieur [1]. Dans deux cas décrits par Moser [2] et Knott [3], le nerf phrénique traversait ce muscle.

SCALÈNE MOYEN

Absence. — (Voy. muscle précédent.)

Variations des insertions. — Je l'ai vu provenir très souvent des 4 ou 5 dernières vertèbres cervicales et quelquefois des 7 vertèbres cervicales. Il peut descendre jusqu'à la 2e côte et même jusqu'à la 3e. Il naît normalement du bord externe et de la concavité de la gouttière transversaire des six premières cervicales, depuis le tubercule antérieur jusqu'au tubercule postérieur. C'est à tort que certains anatomistes le font insérer uniquement aux tubercules antérieurs et d'autres aux tubercules postérieurs.

Connexions plus intimes avec les muscles voisins. — J'ai signalé le faisceau musculaire qui le relie parfois au scalène antérieur. Sa fusion avec le scalène postérieur a été le point de départ des descriptions des scalènes en France ; nos anatomistes lui ayant accordé une constance et une signification qu'elle n'a pas. On l'a vu envoyer quelques trousseaux de fibres au multifide et au demi-épineux du cou. Il n'est pas rare qu'il soit perforé par une ou plusieurs branches du plexus brachial. La perforation du scalène moyen par un des rameaux du plexus brachial a été retrouvé chez un *cercopithèque* par M. Testut.

[1] Cruveilhier. *Anat. descript.*, 2e édit., t. II, p. 141.
[2] Moser. *Meckel's arch.*, vol. VII, p. 226.
[3] Knott. *Loc. cit. suprà*, p. 9.

SCALÈNE POSTÉRIEUR

Absence. — L'absence de tout le muscle a été constatée par Isenflamm (voy. *M. scalène antérieur*) et celle du chef superficiel ou du chef profond par Morel et Mathias Duval, Sappey, Cruveilhier, Macalister, etc.

Variations de volume et de structure. — M. Macalister l'a vu partagé en trois faisceaux dont l'un se portait à la 1re côte, l'autre à la 2e et le dernier à la 3e. J'ai noté 3 fois (2 fois chez la femme, 1 fois des deux côtés, 1 fois à droite, et 1 fois à gauche chez l'homme), l'indépendance complète des deux chefs qui le composent. Il était rudimentaire chez une jeune négresse que j'ai disséquée.

Variations des insertions. — Ses insertions supérieures peuvent être réduites aux 5e et 6e ou aux 4e et 5e cervicales. Theile, Macalister, Shepherd et Testut ont signalé son extension jusqu'à la 3e côte et Bouchard jusqu'à la 4e. Au dire de M. Chudzinski, le scalène postérieur descendrait ordinairement plus bas dans les races de couleur.

ANATOMIE COMPARÉE. — Le scalène postérieur se prolongeait jusqu'à la 4e côte dans la *guenon* du professeur Testut, jusqu'à la 5e chez les *cynocéphales* de Broca et de Champneys, jusqu'à la 6e chez le *papion* et l'*atèle* de Meckel, etc.

Connexions plus intimes avec les muscles voisins. — J'ai indiqué les relations que le scalène postérieur peut avoir avec le scalène moyen. Un faisceau du scalène postérieur se porte quelquefois du scalène postérieur jusqu'à l'apophyse transverse de l'atlas, en dedans du muscle angulaire avec lequel il se confond. On a vu le scalène postérieur relié par des trousseaux de fibres au premier muscle sous-costal ou aux deux premiers muscles intercostaux. Le *scalène latéral* d'Albinus qui émane des tubercules postérieurs des 2e, 3e, 4e et 5e vertèbres cervicales et aboutit à la face externe de la 2e côte n'est qu'un faisceau dissocié du scalène postérieur.

SCALÈNE PLEURAL

Syn. : *M. scalenus minimus* (Albinus, Sœmmerring, His), *petit scalène* (Meckel, Bourgery), *scalenus accessorius* (Macalister) ; *scalène intermédiaire* (Testut) ; *scalène pleuro-transversaire*, *M. suspenseur de la plèvre* (Sebileau).

« On trouve souvent, dit Boyer, entre le scalène antérieur et le postérieur un petit muscle qui monte du bord interne ou supérieur de la 1re côte à l'apophyse transverse de la 7e vertèbre du cou et quelquefois à celle de la 6e. Ce muscle est placé derrière l'artère sous-clavière et devant la branche antérieure des deux dernières paires des nerfs cervicaux. » Ce petit muscle si bien décrit en quelques mots par Boyer a été vu par d'autres anatomistes. On le retrouve signalé dans l'anatomie de Cloquet, c'est lui qu'Albinus et Sœmmerring nomment *musculus scalenus minimus*, Meckel et Bourgery *petit scalène*, Macalister *scalenus accessorius*, et Testut *scalène intermédiaire*. Mais personne n'a indiqué nettement avant M. Sebileau la véritable disposition, la nature et le rôle de ce faisceau charnu.

M. Sebileau a démontré, en effet, qu'il soutient le dôme pleural sur lequel il s'attache inférieurement. Winslow a, il est vrai, indiqué son insertion sur la séreuse qui enveloppe le poumon ; mais il a douté ; il n'a pas su s'il avait bien vu. MM. Beaunis et Bouchard ont signalé aussi dans leur *Traité d'anatomie* « un faisceau venant de la 7e cervicale et se perdant dans le sommet du cul-de-sac pleural ». Mais ils n'ont attaché aucune importance à ce faisceau, l'ont noté comme au passage et classé dans les exceptions.

Or, M. Sebileau affirme — et je suis absolument de son avis — qu'il est constant et non anormal, toujours et invariablement pleural avant d'être costal, parfaitement différencié et adapté à des fonctions spéciales, la principale pièce d'un appareil qui ne manque chez aucun sujet et qui est destiné à maintenir dans sa forme et dans sa sa place le sommet du dôme pleural.

Le scalène pleural offre, dans ses grandes lignes au moins, la même disposition, c'est-à-dire qu'il se détache de la 7e, quelquefois de la 6e et de la 7e vertèbre cervicale[1], descend vers le cul-de-sac pleural,

---

[1] Il remplace là, en quelque sorte, le faisceau du scalène antérieur qui, comme on le sait, ne dépasse pas en bas la sixième cervicale.

étale, ses fibres sur lui, s'y attache et vient enfin s'implanter en éventail sur la première côte, entre le scalène antérieur et le scalène moyen. Il est long de 6 à 8 centimètres, d'épaisseur variable, et quelquefois complètement atrophié mais alors remplacé par un ligament.

Sous le scalène pleural ou sous le ligament qui le remplace, et en dehors de lui, existent des trousseaux fibreux constituant ce que M. Sebileau a appelé le *ligament costo-pleural* ou *faisceau profond de l'appareil suspenseur de la plèvre* et qui se portent de l'arc postérieur de la 1re côte sur le cul-de-sac pleural [1].

Alix et Gratiolet ont disséqué chez le *Troglodytes Aubryï*, le *gorille*, l'*orang*, le *gibbon* et le *papion*, et le professeur Testut, dans le *Troglodytes niger* un ruban musculaire qui se portait, entre l'artère sous-clavière et le plexus brachial, de la 6e ou de la 7e vertèbre cervicale à la 1re côte. M. Deniker a retrouvé le même ruban musculaire, en arrière du plexus brachial, dans le *fœtus de gorille* et un *gorille adulte*. J'ai dit antérieurement que le scalène pleural se rencontre, à l'état lombricoïde, chez les *Solipèdes*.

GRAND DROIT ANTÉRIEUR DE LA TÊTE

Variations des insertions. — Halbertsma a vu le grand droit antérieur de la tête, séparé du trou occipital par un 3e condyle, se fixer plus en avant que d'ordinaire sur l'apophyse basilaire. Il peut s'insérer, en bas, sur les tubercules antérieurs des 2e, 3e, 4e, 5e cervicales ou des 3e, 4e, 5e ou des 3e, 4e, 5e et 6e ou des 2e, 3e et 4e et même des 1re, 2e, 3e, 4e, 5e et 6e (Meckel).

Anatomie comparée. — Il occupe toute la longueur du cou dans l'*ornithorynque* (Meckel) et l'espace compris depuis l'atlas jusqu'à la 6e cervicale dans le *chat* (Strauss-Durckheim), depuis l'axis jusqu'à la 6e dans le *chien*, depuis l'axis jusqu'à la 7e dans l'*ours* (Testut), depuis

---

[1] D'après M. Sebileau, l'appareil suspenseur de la plèvre est formé par deux faisceaux qui se confondent plus ou moins à leur extrémité inférieure sur le dôme pleural, mais qui sont entièrement distincts à leur extrémité postéro-supérieure, l'un supérieur, superficiel et interne, c'est le muscle pleural ou le ligament qui le remplace ; l'autre est inférieur, profond et externe, c'est le ligament costo-pleural. Entre le faisceau superficiel et le faisceau profond de l'appareil suspenseur de la plèvre passe la dernière paire nerveuse cervicale.

la 3ᵉ jusqu'à la 6ᵉ dans le *cheval*, la *girafe* (Lavocat), le *murin* (Maisonneuve).

Division en deux faisceaux. — Sur une femme que j'ai disséquée, il était formé par deux faisceaux indépendants dont l'externe provenait des 5ᵉ et 6ᵉ vertèbres cervicales, et l'interne des 3ᵉ, 4ᵉ et 5ᵉ. Une malformation analogue a été observée par Macalister et par Sappey[1].

« Le grand droit antérieur du *gorille* se sépare presque complètement en deux faisceaux, dit M. Deniker. Le faisceau externe s'insère en bas par des tendons grêles aux apophyses transverses de la 5ᵉ et de la 6ᵉ vertèbres cervicales et en haut au basi-occipital; il est nettement digastrique; le faisceau interne s'insère en bas à la cinquième cervicale, en dedans du précédent, et se porte vers le basi-occipital en envoyant quelques fibres charnues anastomotiques au faisceau externe[2]. »

Faisceaux anastomotiques entre les deux muscles. — W. Gruber a vu les deux grands droits reliés par un faisceau musculaire qui croisait obliquement la colonne vertébrale. Sur une épileptique dont le crâne était asymétrique j'ai rencontré un faisceau semblable, mais horizontal. W. Gruber a noté aussi l'union du grand droit antérieur du côté droit et du petit droit antérieur du côté gauche par l'intermédiaire d'une bandelette musculeuse. Dans les *Vertébrés inférieurs* et en particulier dans le *cryptobranche* les muscles « *transversalis, depressores costarum, subvertebral rectus, longus colli, rectus capitis*, forment, d'après Humphry, au-devant de la colonne vertébrale, un muscle unique coupé seulement de quelques intersections tendineuses[3] ». Chez les *Mammifères domestiques* le grand droit antérieur de la tête se termine en s'unissant à celui du côté opposé sur le basi-occipital à sa jonction avec le sphénoïde.

Connexions plus intimes avec les muscles voisins.
A). Avec le transversalis cervicis (voy. ce muscle).
B). Avec le scalène antérieur (voy. ce muscle).
C). Avec le long du cou. Cette dernière anomalie a été signalée par plu-

---

[1] Sappey. *Anat. h.*, t. II, p. 175.
[2] Deniker. *Loc. cit. suprà*, p. 127.
[3] Humphry, Observ. in *Myol.* cit., p. 17.

sieurs anatomistes, notamment par les professeurs Sappey et Macalister. Dans le *Troglodytes Aubryï* « la digitation qui va à la 6° apophyse transverse s'unit aussi à une digitation du long du cou » (Alix et Gratiolet).

D). Avec le petit droit antérieur de la tête (voyez le muscle suivant).

PETIT DROIT ANTÉRIEUR DE LA TÊTE

On peut considérer le petit droit antérieur de la tête comme un intertransversaire antérieur étendu entre l'occipital et l'atlas, le droit latéral constituant l'intertransversaire postérieur (Cruveilhier, Henle, Gegenbaur).

Absence. — L'absence des deux petits droits antérieurs a été constatée par MM. Macalister, Testut et moi (1 fois chez l'homme, 1 fois chez la femme).

Duplicité. — La duplicité bilatérale du muscle a été observée par le professeur Macalister.

Variations des insertions. — Il peut s'étendre, en dehors, assez loin sur l'arc antérieur de l'atlas. M. Macalister l'a vu et je l'ai vu également se fixer, en haut, sur le ligament occipito-atloïdien antérieur.

Faisceaux surnuméraires. — Il reçoit parfois un faisceau provenant du corps de l'axis. Sur un sujet disséqué par M. Macalister ce faisceau était indépendant. Après avoir décrit le muscle en question Gegenbaur ajoute : « J'ai aussi constaté l'existence d'un muscle semblable allant de l'axis à l'atlas où il s'insérait loin du tubercule antérieur de cette vertèbre, de sorte qu'il ne représentait peut-être pas un faisceau du muscle long du cou. » On peut regarder, en effet, cette formation insolite comme une portion du faisceau axoïdien du petit droit antérieur. Dans les *Oiseaux* le petit droit antérieur émane des 2°, 3° et 4° vertèbres cervicales (Meckel).

LONG DU COU

Ce muscle a été très bien décrit dans un mémoire illustré d'une planche, publié par Luschka, en 1854 dans les *Archives de Muller*, (H. Luschka, *Der lange Halsmuskel des Menschen*).

Le long du cou est formé de trois sortes de faisceaux :

I. De faisceaux longitudinaux (*faisceaux épineux* de Cruveilhier, *faisceaux internes longitudinaux* de Sappey) qui se détachent de la face antérieure et de la face latérale des corps des trois premières vertèbres thoraciques et des deux ou trois dernières vertèbres cervicales et se portent sur le tubercule de l'arc antérieur de l'atlas et le corps des deux ou trois cervicales suivantes. C'est le *rectus colli* de Luschka ;

II. De faisceaux plus petits (*faisceaux transversaires antérieurs* de Cruveilhier, *faisceaux obliques externes* de Sappey) qui se détachent de la partie inférieure du corps du muscle, se dirigent obliquement en haut et en dehors et vont s'insérer aux tubercules antérieurs des apophyses transverses des dernières vertèbres cervicales (6e et 7e ou 5e et 6e, ainsi qu'à la 4e). C'est le *M. obliquus colli inferior* de Luschka ;

III. De faisceaux provenant des apophyses transverses des 2e, 3e, 4e et 5e cervicales (*faisceaux transversaires épineux* de Cruveilhier, *faisceaux obliques internes* de Sappey), qui se dirigent obliquement en haut et en dedans pour se perdre avec les faisceaux longitudinaux sur le corps des premières cervicales. C'est le *M. obliquus colli superior* de Luschka.

La portion du long du cou qui se fixe au tubercule de l'arc antérieur de l'atlas est souvent plus épaisse et constitue le *M. longus atlantis* de Henle.

Les trois chefs dont se compose le long du cou sont assez fréquemment traversés par des tractus aponévrotiques. L'*obliquus colli inferior* est parfois plus ou moins uni aux intertransversaires antérieurs et l'*obliquus colli superior* au scalène antérieur ou au grand droit antérieur de la tête. Le *rectus colli*, l'*obliquus inferior colli* et l'*obliquus colli superior* peuvent former deux muscles et même trois muscles entièrement distincts.

Theile et Meckel ont noté la possibilité de l'attache du muscle dont il s'agit à l'apophyse basilaire. W. Gruber l'a vu se fixer sur le ligament occipito-atloïdien antérieur et sur le muscle axoïdo-basilaire. (Voy. ce muscle.) J'ai trouvé, chez un tuberculeux, le long du cou confondu sur la ligne médiane avec son congénère.

Mais les variations qu'offre le long du cou portent surtout sur les insertions inférieures. Je ne voudrais même pas affirmer que les insertions inférieures que j'ai indiquées plus haut soient les plus communes. A dire vrai, le long du cou est de tous les muscles de l'économie celui qui est le plus changeant en ce qui touche sa contexture et ses origines et ses terminaisons.

Anatomie comparée. — Dans le *Troglodytes Aubryï* le long du cou, attaché en haut, sur les cinq premières cervicales descendait, en bas, jusqu'à la 4e dorsale inclusivement. Chez le *gorille* de Deniker ce muscle était séparé en trois faisceaux, comme chez l'homme : le faisceau supérieur allait des apophyses transverses de la 3e et 4e vertèbres cervicales au corps de l'atlas ; le faisceau inférieur, des corps de la 2e et 3e vertèbres dorsales, à l'apophyse transverse de la 6e cervicale ; le faisceau moyen, des corps de la 6e et 7e cervicales et de la 1re et 2e dorsales et de l'apophyse transverse de la 5e cervicale aux corps de la 2e et 3e cervicales. Chez le *gorille* de Duvernoy, le long du cou s'étendait depuis le tubercule de l'atlas et les corps des cinq vertèbres suivantes jusqu'aux apophyses transverses de l'axis et des cinq vertèbres sous-jacentes. « Il n'y a donc, conclut justement M. Deniker, rien de fixe dans les insertions de ce muscle chez les *Anthropoïdes* comme c'est d'ailleurs le cas chez l'homme, où il y a autant de variations que de sujets étudiés[1]. »

Au-dessous des *Anthropoïdes*, la constitution du long du cou et son étendue en hauteur diffèrent aussi d'un ordre à l'autre. Mais la disposition essentielle est toujours conservée, ainsi que l'action physiologique qui consiste à fléchir le cou. Il est digne de remarque que le ligament vertébral commun inférieur ne commence qu'à partir du point duquel partent les longs du cou et que le développement de ceux-ci est assez bien indiqué par la saillie des crêtes hémépineuses. Ce développement est à son maximum chez les *Herbivores : Solipèdes, Ruminants*, qui pour paître ont besoin de fléchir fortement le cou, d'autant plus qu'ils sont très élevés du train antérieur. « En anatomie

[1] Deniker. *Loco citato suprà*, p. 128.

humaine, observe M. Lesbre [1], on distingue deux longs du cou laissant à découvert entre eux une certaine étendue des corps vertébraux. Chez nos *Animaux domestiques*, vu l'aplatissement latéral de la région, ces deux muscles se joignent en général l'un à l'autre sur la ligne médiane ; aussi les confond-on dans une même description. Cependant, comme ils tendent à se séparer chez les *Carnivores*, que chez le *porc* ils sont déjà notablement espacés, et que, enfin, chez la plupart des animaux, leur ligne d'adossement correspond à une hémépine plus ou moins saillante, il est préférable d'adopter la manière de voir des anthropotomistes. »

MUSCLES SURNUMÉRAIRES

RÉGION SUPERFICIELLE

RÉGION SUS-HYOÏDIENNE

Occipito-hyoïdien.

Ce faisceau charnu dont quelques anthropotomistes et anatomistes vétérinaires font un muscle autonome, a été étudié précédemment ainsi que le masto-hyoïdien qui n'en est très vraisemblablement qu'une variété (voy. *M. digastrique*).

Mento-hyoïdien.

On donne le nom de M. mento-hyoïdien à un faisceau contractile anormal qui s'étend de l'os hyoïde à la symphyse du menton, en avant du mylo-hyoïdien, en dedans du ventre antérieur du digastrique. Décrit pour la première fois, en 1867, par M. Macalister, il peut être constitué par deux rubans charnus, symétriques ou asymétriques, parallèles ou non, placés de chaque côté du raphé sous-hyoïdien ou par un seul ruban charnu médian ou un seul ruban charnu, placé à droite ou à gauche du raphé sous-hyoïdien. Il est souvent uni au ventre antérieur du digastrique et très exceptionnellement au peaucier. Schwegl prétend qu'il l'a vu formé par le sterno-hyoïdien prolongé

[1] Lesbre, *loc. cit.*, p. 65.

au-dessus de l'os hyoïde. Le mento-hyoïdien a encore été signalé par Knott, Humphry, Giovanardi, Testut, Krause, Bianchi, Morestin, Vanucci, Allomello, Bovero [1], etc.

Pour MM. Krause et Testut, il est tantôt une dépendance du peaucier, tantôt une dépendance du sterno-hyoïdien; pour M. Macalister, il est une dépendance du peaucier, et pour M. Bovero, du ventre antérieur du digastrique.

Il y a, pour moi, deux mento-hyoïdiens : un excessivement rare, qui est situé en avant de l'aponévrose du mylo-hyoïdien et qui est innervé par le nerf de la 7ᵉ paire comme le peaucier auquel il doit être rattaché et un, assez commun, qui est situé en arrière de l'aponévrose du mylo-hyoïdien, et qui est innervé par le nerf du mylo-hyoïdien (5ᵉ paire) comme le ventre antérieur du digastrique (voy. ce muscle) auquel il doit être rapporté. J'ai trouvé seulement deux fois le premier. La présence de l'hyo-mental a été notée chez l'*hippopotame* par Humphry [2] et Gratiolet [3], chez le *gorille* par M. Bovero, et chez les *Chauves-souris* par MM. Macalister, Maisonneuve et Bovero.

RÉGION SOUS-HYOÏDIENNE

Élévateur de la glande thyroïde.

Ce muscle a été signalé par plusieurs anatomistes.

A la page 709 du livre de Winslow de l'*Exposition anatomique de la structure du corps humain*, on lit :

« Les fibres les plus inférieures des crico-thyro-pharyngiens font un contour entier en arrière, depuis un côté de la base du cartilage cricoïde jusqu'à l'autre côté, lequel contour fait le commencement de l'œsophage, et a donné occasion à quelques-uns de le regarder comme un muscle particulier, sous le nom de *muscle œsophagien*. J'ai trouvé un paquet de fibres se détacher du muscle thyro-pharyngien, et s'attacher latéralement à la glande thyroïde. Je l'ai appelé muscle *thyro-adénoïdien*. »

A la page 187 du *De musculis* de Sœmmerring on lit également :

---

[1] Pour la bibliographie, voy. le mémoire de Bovero cit. plus haut *(M: digastrique)*.

[2] Humphry. Observ. in *Myol.*, p. 138.

[3] Gratiolet. *Rech. sur l'anat. de l'hippopotame*, p. 246.

« On aperçoit quelquefois du côté gauche un muscle dont la largeur égale à peu près la moitié de celle du thyro-hyoïdien ordinaire ; ce muscle naît tendineux du bord inférieur du corps de l'os hyoïde et descend charnu sur le cartilage thyroïde ; une partie s'attache à ce cartilage, tandis qu'une autre se répand manifestement sur la glande thyroïde. Il existe rarement du côté droit et plus rarement encore des deux côtés à la fois. Il attire le milieu de la glande thyroïde vers l'os hyoïde. »

Theile prétend que le muscle élévateur de la glande thyroïde décrit par Sœmmerring « n'est que le prolongement de cette glande, désigné sous le nom de pyramide..... que le microscope n'y fait découvrir aucune trace musculaire et n'y montre que de la substance glanduleuse ». Cette opinion est insoutenable aujourd'hui [1].

En fait, il y a deux élévateurs de la glande thyroïde :

I. Le *thyro-adénoïdien* de Winslow. Il est constitué par les fibres du constricteur inférieur du pharynx qui se rendent aux lobes du corps thyroïde. Krause l'appelle *levator glandulæ thyroïdeæ lateralis* et assure qu'on le trouve 1 fois sur 100 sujets.

II. L'*hyo-thyro-thyroïdien* de Sœmmerring, qui peut être *complet* ou *incomplet*, c'est-à-dire s'insérer, en haut, à la fois à l'os hyoïde et au cartilage thyroïde ou à l'os hyoïde seul (Macalister, Juliard [2]) ou au cartilage thyroïde seul (Frœlich [3], Juvara [4], Dumoulin [5]), provenir exclusivement du muscle thyro-hyoïdien (W. Gruber) ou du muscle crico-thyroïdien (Lee et White [6], un cas personnel). En bas l'élévateur de la glande thyroïde de Sœmmerring — qu'il soit complet ou incomplet — se fixe tantôt aux lobes, tantôt à l'isthme, tantôt à la pyramide de Lalouette. Comme le précédent, il est uni ou bilatéral et se rencontre dans l'un et dans l'autre sexes.

Le professeur W. Gruber l'a trouvé constitué par trois faisceaux : un émanant de la corne inférieure droite du cartilage thyroïde et se rendant à l'isthme du corps thyroïde, un provenant du muscle thyro-hyoïdien et se perdant sur la pyramide, un détaché à la fois des muscles

<hr>

[1] Le Double. *Annales de Laryngologie et de Rhinologie*, 1894. — J'ai vu et plusieurs autres anatomistes ont vu ce faisceau toujours formé par des fibres musculaires striées.

[2] Juliard. *Soc. des conférences anat. de Lyon*, mars 1876.

[3] Frœlich *in* Prenant. *Bullet. de la Soc. des sc. médic. de Nancy*, 1890, p. 33.

[4] Juvara. *Bullet. de la Soc. anat. de Paris*, 1894, p. 728.

[5] Sebileau et Poirier. *Bullet. de la Soc. anat. de Paris*, 1894, p. 911 et 1895, p. 654.

[6] Lee et White. *Proceed. of the anat. soc. of great Britain and Ireland*, novembre 1892.

thyro-hyoïdien et thyro-pharyngien et ayant les mêmes insertions inférieures que le précédent.

J'ai observé trois fois le thyro-adénoïdien de Winslow (deux fois chez l'homme et une fois chez la femme et toujours des deux côtés) et sept fois l'hyo-thyro-thyroïdien de Sœmmerring : trois fois chez l'homme (deux fois à droite et une fois à gauche), trois fois chez la femme (deux fois des deux côtés et une fois à droite) et une fois à droite chez un enfant (Le Double, *Annales de Laryngologie et de Rhinologie*, 1894).

Il est impossible de faire de l'un ou l'autre des deux élévateurs de la glande thyroïde un muscle spécial.

Le premier est un faisceau aberrant du constricteur inférieur du pharynx, le second du sterno-hyoïdien, du sterno-thyroïdien, du thyro-hyoïdien ou du crico-thyroïdien. Leur origine et leur situation ne permettent pas une autre interprétation d'autant mieux que dans un cas d'anomalie cervicale notée par Walsham, où la partie moyenne du sterno-hyoïdien gauche manquait, la partie inférieure de ce muscle se fixait sur la gaine de la carotide primitive et de la jugulaire interne et la partie supérieure sur la corne gauche de la glande thyroïde, reproduisant d'une manière exacte l'élévateur de Sœmmerring[1].

Hyo-trachéal.

Il s'étend de la base de la grande corne de l'os hyoïde aux trois ou quatre premiers anneaux de la trachée. Quelquefois il est renforcé par un faisceau provenant du corps de l'os hyoïde. Situé derrière l'isthme du corps thyroïde, il devient, en général aponévrotique au-dessous du premier anneau de la trachée. Je ne l'ai jamais rencontré.

Comme l'élévateur de la glande thyroïde, le thyro-trachéal et le crico-trachéal dont la description suit, l'hyo-trachéal est un faisceau aberrant des muscles sous-hyoïdiens. Sa situation profonde importe peu. A l'état anormal l'isthme qui réunit les deux lobes du corps thyroïde disparaît chez l'homme[2]. Chez les animaux l'isthme existe dans

[1] Walsham. *Guy'shospital Reports*, 1880-1881.

[2] L'absence de l'isthme du corps thyroïde de l'homme a été constatée 31 fois par le professeur Gruber qui, d'après le nombre de larynx qu'il a examinés, pense que cette anomalie se rencontre 1 fois sur 20 sujets au moins chez les Russes. (*Arch. für an. phys. u. wissensch. med.*, n° 2, p. 208, 1876.)

certaines espèces et pas dans d'autres. Tandis que chez le *lapin* il y a encore un petit pont mince qui réunit les deux lobes, on ne trouve plus rien de semblable chez le *chien*. L'isthme, qui ne manque généralement pas dans l'*âne*, fait presque toujours défaut dans le *cheval*, etc. Observons de plus que l'hyo-trachéal et le crico-trachéal qui sont couchés sous l'isthme de la glande thyroïde, et le thyro-trachéal qui passe au-devant de lui, ont les mêmes insertions supérieures que certains élévateurs incomplets de Sœmmerring qui se fixent sur cet isthme. Ce sont donc les mêmes fibrilles prolongées, déplacées progressivement en arrière et détachées des sterno-hyoïdiens, sterno-thyroïdiens, etc., qui les constituent.

Thyro-trachéal.

C'est encore au professeur W. Gruber qui revient l'honneur de l'avoir signalé le premier [1]. Ses insertions supérieures correspondent à celles du crico-thyroïdien au cartilage thyroïde, et ses insertions inférieures au quatrième anneau de la trachée. Composé de deux faisceaux il recouvre le muscle crico-thyroïdien et l'isthme du corps thyroïde.

Sur 80 sujets sur lesquels il l'a cherché, W. Gruber a noté 21 fois sa présence (18 fois chez des hommes et 3 fois chez des femmes). M. Macalister, qui ne l'a rencontré que cinq fois sur 80 Irlandais, pense qu'il est moins commun en Irlande. Pour moi, je l'ai trouvé 4 fois sur 60 cadavres (3 fois chez l'homme et 1 fois chez la femme).

« It appears like a deep detached band of the sterno-thyroïd. » dit M. le professeur Macalister [2]. C'est la thèse que nous soutenons.

Crico-trachéal.

Il naît de la partie antérieure du bord inférieur du cartilage cricoïde au-dessous du muscle crico-thyroïdien, passe derrière l'isthme du corps thyroïde et va se fixer, en bas, au cinquième anneau de la trachée. « Ce muscle est de la même nature que le précédent, bien qu'il soit

[1] W. Gruber. *Mémoires de l'Académie impériale de St-Pétersbourg*, 1851, t. III, p. 153.
[2] Ce muscle paraît être une bandelette profonde détachée du sterno-thyroïdien.

beaucoup plus rare », remarque M. Macalister qui l'a disséqué le premier[1]. Comme nous, on le voit, le savant professeur de l'Université de Cambridge ne sépare pas le crico-trachéal du thyro-trachéal bien qu'ils soient placés l'un en arrière, l'autre en avant de l'isthme du corps thyroïde.

Thyro-médiastinal.

Découverte par M. le docteur Hewitt, cette bandelette musculeuse a été de la part de M. le professeur Macalister, il y a plus de vingt-cinq ans, l'objet d'un travail très intéressant publié dans les *Proceedings of the Royal Irish Academy*. Fixée à l'enveloppe fibro-celluleuse de la glande thyroïde, elle descend le long de la trachée, dans le médiastin antérieur jusqu'au ligament sterno-péricardique supérieur.

Je ne sache pas que d'autres anatomistes que MM. Hewitt et Macalister en aient fait mention.

Ces deux savants confrères n'en donnent pas l'explication et ne disent pas l'avoir cherché chez les animaux.

Crico-hyoïdien.

Ce muscle s'insère, en bas, à la face externe du cartilage cricoïde et en haut à la grande corne de l'os hyoïde.

Découvert en 1866 par Zagorsky[2] il a été retrouvé depuis par Curnow[3] et Walsham[4]. Je ne l'ai jamais rencontré. Ce que j'ai vu à trois reprises différentes (sur 2 hommes et 1 femme et constamment des deux côtés), c'est la prolongation des fibres du crico-hyoïdien dans le thyro-hyoïdien. Chez le *Troglodytes Aubryï* « les fibres du crico-thyroïdien semblaient se continuer avec un faisceau du thyro-hyoïdien dont elles n'étaient séparées que par un raphé ».

---

[1] Macalister. *On muscular Anomalies in Human Anatomy*, p. 29. « This muscle seems to be of the same nature as the preceding than wich it much rarer. »

[2] Zagorsky. *Mém. de l'Acad. Imp. de médecine de St-Pétersbourg*, t. 1, p. 353.

[3] Curnow. *Journ. of anat. and phys.*, t. VII, p. 378.

[4] Walsham. *Guy's hospital Reports*, t. XVI et XVII, 1880-1881.

Transverse du cou.

Le professeur Luschka a donné le nom de *M. transversus colli* à un faisceau musculaire qui se porte de la face postérieure de la première côte, derrière l'extrémité interne de la clavicule dont il est séparé par le sterno-cléido-mastoïdien, sur l'aponévrose cervicale moyenne[1]. Le transverse du cou a été retrouvé par MM. Krause, Knott et moi (des deux côtés, chez un aliéné).

M. Macalister fait mention d'un muscle *costo-fascialis-cervicalis* qu'il regarde comme une variété du *transversus colli* de Luschka. Ce petit muscle dont parle également Wood, naît de la première côte et de la clavicule, passe derrière l'articulation sterno-claviculaire, entre le sterno-cléido-hyoïdien et le sterno-chondro-thyroïdien et se termine sur le tissu fibreux qui sépare la région du cou de la région du thorax (*septum thoraco-cervicale* d'Astley Cooper).

Le professeur Testut voit dans ces diverses espèces de bandelettes des vestiges du muscle triangulaire sus-claviculaire dont il ne reste plus normalement chez l'homme fait que les bords interne et externe (voy. *M. omo-hyoïdien*). Telle n'est pas mon opinion. Dans les cas observés par M. Krause et moi elles recevaient des filets des rameaux des nerfs intercostaux qui se distribuent au triangulaire du sternum auquel elles étaient unies par quelques fibres. Elles appartiennent donc au système du triangulaire du sternum.

Sterno-cervical.

Ce muscle n'a été trouvé que par W. Gruber et chez un seul sujet. Dans ce cas unique il était constitué par un ruban musculaire, long de 13ᶜ,5, large de 4 à 5 millimètres, inséré d'une part au manubrium et d'autre part à l'aponévrose cervicale moyenne. W. Gruber l'a appelé *M. sterno-fascialis* et en a fait un tenseur de l'aponévrose du cou (*besonderer accidenteller Tensor fasciæ colli*), sans relation aucune avec le costo-cervical, le cléido-cervical, le coraco-cervical (*Er est ganz verschieden von dem J. Wood beschriebem costo-fascialis*)[2]. C'est un

[1] Luschka. *Sitzungberichte der K. Akad. in Wien, Mathem. phys. Klasse*, Band XXXIII, p. 18.
[2] W. Gruber. *Bullet. de l'Acad. Imp. de St-Pétersbourg*, 1872, col. 497.

sterno-claviculaire incomplet. (Voy. *M. péri-claviculaires surnumé-raires.*)

Hyo-cervical.

L'honneur de sa découverte revient aussi au professeur Gruber qui l'a décrit sous le nom de *M. hyo-fascialis* [1]. Il l'a rencontré 5 fois. Ce faisceau s'étend de l'os hyoïde à l'aponévrose cervicale moyenne. C'est un omo-hyoïdien dont le ventre postérieur a avorté (voy. ce muscle).

RÉGION PROFONDE

Cervico-costo-huméral.

Je ne sache pas que ce muscle ait été signalé par aucun autre anatomiste que W. Gruber [2]. Il ne l'a trouvé qu'une fois, chez un matelot où il provenait du bord antérieur de la première côte et de l'apophyse transverse de la sixième vertèbre cervicale et se terminait sur l'humérus, au dessous du deltoïde. Ce muscle existe à l'état normal dans plusieurs espèces animales où il s'étend du basi-occipital, de l'arc antérieur de l'atlas ou des apophyses transverses des vertèbres cervicales à l'humérus. A son origine il est intimement uni au *levator claviculæ* et dans sa partie inférieure au trapèze et au deltoïde. Le professeur Humphry le considère comme un vestige des fibres qui dans le *Mustelus brevis* et le *lépidosiren* se portent du feuillet profond du stratum brachio-céphalique superficiel au stratum latéral [3]. Il est bien prononcé dans le *hérisson*, le *cochon d'Inde*, le *lapin*. Chez le *cheval*, **MM.** Arloing et Chauveau décrivent un *masto-huméral profond* qui se fixe aux apophyses transverses des quatre premières vertèbres cervicales et à l'humérus.

[1] W. Gruber. *Virchow's arch.*, Bd. LXXVIII, p. 193. *Reichert's arch.*, 1868, p. 644.
[2] Gruber. *Mém. de l'Acad. imp. de St-Pétersboug*, 1860.
[3] Humphry. Observ. in *Myol.* cit., p. 72, 86, 135.

Droit antérieur médian de la tête.

C'est Gruber qui a appelé également l'attention des anatomistes sur ce faisceau musculaire qu'il a dénommé *M. rectus anticus medius seu minimus capitis* [1]. Situé entre le grand et le petit droits antérieurs de la tête, il s'attache, d'une part, à la masse latérale, à la base de l'apophyse transverse et à la partie la plus externe de l'arc antérieur de l'atlas et, d'autre part, à la partie postérieure de la face inférieure de l'apophyse basilaire. Sur 50 sujets, dont 45 hommes et 5 femmes, le regretté professeur de l'Université de Saint-Pétersbourg l'a rencontré 9 fois : 5 fois des deux côtés, 2 fois à droite et 2 fois à gauche. Chez un des sujets il était formé par deux faisceaux distincts.

Pour ma part je l'ai vu 4 fois : 2 fois chez l'homme, 1 fois à droite et 1 fois à gauche et 2 fois chez la femme, 1 fois des deux côtés et 1 fois à gauche.

Il ne m'a jamais été donné de pouvoir l'isoler entièrement en haut du grand droit antérieur. Son tendon basilaire « est parfois confondu avec le grand droit », a écrit de son côté le professeur Gruber. Il me semble donc logique d'admettre que le muscle en question n'est qu'un faisceau surnuméraire du grand droit antérieur. Je suis d'autant plus fortifié dans cette idée que le droit antérieur se prolonge anormalement chez l'homme, et normalement chez certains *Quadrupèdes* et chez les *Anthropoïdes* jusqu'à l'atlas et au basi-occipital.

Atloïdo-basilaire interne.

C'est encore à Gruber qu'on doit la découverte de ce muscle [2]. Il est situé en avant du ligament occipito-atloïdien antérieur, en dedans du grand droit et du petit droit antérieurs de la tête et fixé, d'une part, au tubercule de l'arc antérieur de l'atlas et, d'autre part, à l'apophyse basilaire : d'où le nom de *M. atlantico-basilaris* que lui a donné le professeur d'anatomie de l'Université de Saint-Pétersbourg. Gruber ne l'a rencontré que 5 fois sur 101 sujets, tantôt à l'état de muscle autonome, tantôt fusionné, à son origine, en partie ou en totalité, avec l'extrémité atloïdienne du long du cou. Je ne l'ai jamais vu.

[1] W. Gruber. *Arch. f. anat. u. phys.*, 1876, p. 746.
[2] W. Gruber. *Virchow's arch.*, 1881, p. 465.

Axoïdo-basilaire.

Ce petit muscle surnuméraire qui se termine toujours, en haut, sur l'apophyse basilaire peut naître, en bas, soit du corps de l'axis (cas de Walsham [1]), soit du ligament atloïdo-axoïdien antérieur (cas de Gruber [2]). Il est généralement bilatéral, charnu à sa partie moyenne et tendineux à ses extrémités. Sa situation en dedans du grand droit antérieur le différencie nettement du droit médian antérieur qui est recouvert par ce dernier. Il est très rare. Gruber ne l'a rencontré que 2 fois sur 100 sujets et M. Testut l'a cherché vainement sur 18 sujets et moi sur 40. Dans un des cas observés le muscle droit et le muscle gauche se détachaient de l'axis par un tendon commun. D'après le professeur Gruber « il représente à la partie antérieure de la colonne cervicale ce qu'est à la partie postérieure le grand droit postérieur dont il est l'antagoniste au point de vue de la fonction ». L'axoïdo-basilaire et l'atloïdo-basilaire se rattachent en effet au système des fléchisseurs directs de la colonne vertébrale et très vraisemblablement à la portion verticale et interne du long du cou — *rectus colli*, de Luschka — qu'ils prolongent vers le crâne.

[1] Walsham. *St Bartholomew's hospital Reports*, 1881, vol. XVII, p. 67.
[2] Gruber. *Loc. cit. suprà*.

MUSCLES DU LARYNX

On a vu les connexions anormales qu'ont souvent les muscles du pharynx avec ceux du larynx. Elles sont légitimes : le larynx n'étant qu'une partie différenciée du pharynx. Les connexions plus prononcées que présentent parfois entre eux les muscles laryngés dans l'espèce humaine, les segmentations multiples qu'ils y offrent fréquemment sont aussi légitimes.

Chez une foule d'*Amphibiens* et de *Reptiles*[1] ces muscles forment un muscle unique, un sphincter entourant l'entrée du larynx. Chez les *Mammifères* ce sphincter s'est divisé en plusieurs parties, constituant autant de muscles distincts qui ont contracté des insertions aux différentes pièces squelettiques du larynx. Un arrêt de développement explique les rapports plus intimes que les muscles du larynx humain peuvent avoir entre eux, un excès de développement, la dissociation de ces mêmes muscles en faisceaux plus nombreux.

CRICO-THYROÏDIEN

Division en deux faisceaux. — La division du crico-thyroïdien en deux faisceaux : un antérieur ou interne, presque vertical (*M. crico-thyroïdien droit* d'Albinus et de Winslow), un postérieur ou externe plus oblique (*M. crico-thyroïdien oblique* de Winslow et d'Albinus), est si commune qu'elle est considérée comme normale par divers anatomistes.

[1] Et même chez l'embryon humain.

Anatomie comparée. — Le crico-thyroïdien était formé par deux faisceaux dans le *Troglodytes Aubryï* d'Alix et Gratiolet, dans le *Gorilla gina* et le *Troglodytes Tschego* de Duvernoy. Dans le *Troglodytes Tschego* il y avait en plus un « crico-thyroïdien interne ».

Connexions plus intimes avec les muscles voisins. — Il envoie parfois un faisceau au constricteur inférieur du pharynx, au sterno-thyroïdien ou au cérato-cricoïdien (Macalister) et très exceptionnellement au premier ou aux deux premiers anneaux de la trachée. Cette dernière disposition existait dans le *chimpanzé* d'Aubry.

CRICO-ARYTÉNOÏDIEN POSTÉRIEUR

Division en fascicules. — Cette malformation a été observée par M. Macalister.

Variations de développement. — M. Macalister l'a trouvé très mince et uni au cérato-cricoïdien. Sur un sujet du sexe masculin que j'ai disséqué, il était moins large et échancré en dehors. Ce muscle a paru à Gratiolet et à Alix moins épais chez le *Troglodytes Aubryï* que chez l'homme .Suivant Sandifort, « il laisse chez l'*orang-outang*, à découvert, une partie de la face postérieure du cartilage cricoïde en haut et en bas ».

Connexions plus intimes avec les muscles voisins. — Je l'ai vu réuni par un faisceau musculaire au chef cricoïdien du constricteur inférieur. Tandis que Fuerbringer regarde comme très rare l'échange de fibres entre ce muscle et l'interaryténoïdien, je regarde avec Kanthack cet échange comme normal[1].

THYRO-ARYTÉNOÏDIEN

Absence. — Au dire de Sœmmerring, il ferait souvent défaut. Je n'ai pourtant jamais constaté cette absence qui rapprocherait l'homme des *Animaux aglottiques*[2].

[1] Fuerbringer. *Beitrag z. kehlkopfmusculatur, Inaug. dissertat.* Erlangen, 1875.
[2] Sœmmerring. *Loc. cit.*, p. 138.

Segmentation du muscle. — Sandifort et Albinus avancent qu'il est composé de deux faisceaux, un gros et un petit, qu'ils appellent *thyro-aryténoïdeus minor* [1]. Sappey est également de cet avis, mais rattache le thyro-aryténoïdeus minor au crico-aryténoïdien latéral, « en sorte que les deux muscles n'en constituent réellement qu'un [2] ».

Henle a admis, et plusieurs anatomistes admettent encore, que le thyro-aryténoïdien est formé par deux faisceaux : un externe et un interne qui pénètre dans la corde vocale où il est intimement uni aux fibres élastiques (*M. de la corde vocale, Stimmbandmuskel*, de Henle), de sorte que la glotte forme une anche qui vibre « non par tension mais par contraction [3] ».

Pour ma part, je crois qu'il n'est pas plus possible de séparer du reste du thyro-aryténoïdien le faisceau appelé par les Allemands *Stimmbandmuskel* que d'en séparer le crico-aryténoïdien latéral. En traitant, suivant le procédé de Kanthack, par la glycérine ou une solution concentrée de potasse, des coupes microscopiques de la corde vocale et par les procédés ordinaires (durcissement dans l'alcool, l'acide picrique et la gomme) des coupes microscopiques du thyro-aryténoïdien et du crico-aryténoïdien latéral j'ai constaté avec Verson, Luschka et Kanthack et contrairement à Ludwig, Harless, Kölliker, Hermann, Ranke, Jacobson, etc. [4], que le thyro-aryténoïdien ne forme avec le crico-aryténoïdien latéral qu'un seul système relié au muscle inter-aryténoïdien, qu'il y a une transition graduelle entre les fibres du thyro-aryténoïdien et celles du crico-aryténoïdien latéral, que le thyro-aryténoïdien ne prend, non seulement aucune insertion sur la corde vocale, mais encore en est séparé par un certain intervalle.

Bien que le thyro-aryténoïdien soit un muscle indivis, il est permis cependant de le diviser en trois portions en se basant sur la direction des fibres qui le composent :

α) Une portion moyenne dont les fibres plus ou moins horizontales s'étendent sans interruption du bord libre de la corde vocale au cartilage thyroïde.

β) Une portion supérieure dont les fibres, plus ou moins unies à celles du muscle inter-aryténoïdien qui contournent le cartilage thyroïde, se portent en haut et en avant.

---

[1] Albinus. *Tabula* 12, fig. 6.

[2] Sappey. *Loc. cit.*, p. 390.

[3] Henle. *Handbuch des Systematichen Anatomie des Menschen*, 1871, t. II, p. 259.

[4] Pour les indications bibliograph. Voy. Kanthack, *Journ. of anat. and phys.*, 1892, p. 279.

γ) Une portion inférieure dont les fibres, inséparables de celles du crico-aryténoïdien, se portent en bas et en avant.

Bataille, qui était à la fois médecin et chanteur habile, a distingué également dans le thyro-aryténoïdien trois ordres de fibres. D'où le nom de *triceps laryngien* qu'il lui a donné. Au dire de Bataille, ces divers ordres de fibres joueraient un rôle fort important dans la production de la voix de fausset et de la voix de poitrine [1].

Connexions plus intimes avec l'épiglotte. — Santorini a vu quelques faisceaux de ce muscle se porter sur l'épiglotte [2]. Ces faisceaux ont été retrouvés par Alix et Gratiolet dans le *Troglodytes Aubryi*.

INTER-ARYTÉNOÏDIEN

Depuis Albinus, on admet que les fibres de ce muscle présentent une triple direction et forment trois couches : deux superficielles (couches en sautoir, *aryténoïdiens obliques* d'Albinus), une profonde (couche transverse, *aryténoïdien transverse* d'Albinus). La séparation de l'inter-aryténoïdien en trois couches est un artifice de dissection. Fuerbringer et Kanthack ont raison de la nier formellement. L'inter-aryténoïdien est formé par deux plans de fibres inséparables : un plan antérieur de fibres transversales et un plan postérieur de fibres obliques.

Les fibres obliques les plus élevées se perdent dans l'épaisseur des replis aryténo-épiglottiques, comme l'a noté Santorini, tandis qu'un certain nombre des fibres obliques les moins élevées se prolongent dans les thyro-aryténoïdiens. Cette continuité de l'inter-aryténoïdien et des thyro-aryténoïdiens, d'une part, et celle des thyro-aryténoïdiens et des faisceaux dénommés jadis muscles crico-aryténoïdiens latéraux, d'autre part, rappellent chez l'homme adulte le sphincter laryngé des *Amphibiens*, des *Reptiles* et de l'embryon humain.

Luschka a appelé *Aryteno-corniculatus obliquus et rectus sive depressores cartilaginis Santorini* des faisceaux dissociés du plan des fibres obliques ou provenant de la base des cartilages aryténoïdes et se rendant aux cartilages de Santorini [3]. Tourtual a étudié tout spécialement

---

[1] Bataille. *Nouvelles recherches sur la phonation*, p. 6 et suiv., pl. IV et V, 1861.

[2] Santorini. *Loc. cit.*, p. 110.

[3] Luschka, *Reichert's Arch.*, 1869, p. 595.

ceux étendus des cartilages aryténoïdes aux cartilages corniculés [1].

Sur une chanteuse de café-concert dont j'ai pu examiner le larynx, le plan des fibres transversales constituait presque la totalité de l'interaryténoïdien. Les *Carnassiers*, les *Ruminants* n'ont pas « d'aryténoïdien oblique » (Arloing et Chauveau).

MUSCLES SURNUMÉRAIRES

Thyroïdien transverse.

Encore appelé *thyroïdeus transversus anomalus (sive impar)* ; *thyroïdeus marginalis inferior* ; *musculus incisuræ (cartilaginis thyroïdeæ) mediæ transversus*, il a fourni au professeur W. Gruber l'occasion de deux mémoires, publiés l'un en 1843, l'autre en 1868 [2].

Il est situé dans le trigone crico-thyroïdien, sur les deux tiers supérieurs de la face antérieure du ligament crico-thyroïdien médian. Il s'attache à la fois aux côtés de l'échancrure médiane du bord inférieur du cartilage thyroïde et aux tubercules qui divisent ce bord en trois portions. Il est constitué par de minces fibres qui contractent toutes quelques adhérences avec le ligament crico-thyroïdien moyen, et affectent, les supérieures, une direction horizontale, tandis que les moyennes et les inférieures décrivent des courbes à concavité supérieure.

Depuis la publication des mémoires du professeur Gruber, ce muscle a été retrouvé par MM. Macalister, Knott, etc. Je ne l'ai jamais rencontré.

Il faut rapprocher du thyroïdien transverse le muscle décrit par W. Gruber, sous le nom de *musculus incisuræ mediæ (cartilaginis thyroïdeæ) obliquus*. Disséqué pour la première fois en 1863 par le savant anatomiste pétersbourgeois, celui-ci l'a rencontré depuis 6 fois sur 160 sujets (2 fois des deux côtés, 2 fois à droite et 2 fois à gauche), soit 1 fois sur 27 sujets. D'après cette statistique, où le sexe des sujets n'est pas indiqué, ce faisceau semblerait être plus communément impair.

[1] Tourtual. *Neue Untersuchung über den Menslischen schlund u. Kehlkofs*, 1846, p. 105.

[2] W. Gruber. *OEsterreich. med. Jahrb.*, Bd. 52, 1843, Wien, p. 148, et *Reicherl's arch.*, 1868, p. 685.

Il se détache du tubercule du bord inférieur du cartilage thyroïde, se dirige en avant, sous ce bord, puis en dehors de lui et se termine sur l'une ou l'autre des deux branches de l'incisure médiane. Il est aplati, fusiforme, et quelquefois divisé en deux faisceaux ou remplacé par une bande fibreuse.

Luschka croit avoir trouvé l'homologue du muscle thyroïdien transverse dans un faisceau du muscle crico-thyroïdien qui, de la base de la corne inférieure du cartilage thyroïde, est tendu le long du bord inférieur de ce cartilage, jusqu'au ligament crico-thyroïdien moyen[1].

Je ne saurais accepter cette manière de voir. Le faisceau signalé par Luschka, pour si réel qu'il soit, n'est qu'une dépendance du muscle crico-thyroïdien et non un muscle spécial, et de plus s'étend, en arrière, au delà du tubercule du bord inférieur du cartilage thyroïde, jusqu'à la petite corne de ce cartilage, ce qui n'est pas le cas du muscle thyroïdien transverse.

Le thyroïdien transverse existe, du reste, dans la série animale. Un muscle absolument identique a été trouvé par M. Eschricht dans l'*Hylobates albifrons* où il semble être constant[2].

Quant au faisceau *Incisuræ mediæ obliquus*, il doit, suivant qu'il est impair ou pair, être évidemment considéré comme représentant une moitié ou les deux moitiés du thyroïdien transverse. C'est le même muscle que ce dernier, mais à un état de développement moins parfait.

Thyroïdien inférieur.

Krause, qui l'a observé le premier, le nomme *musculus subthyroïdeus*. Il s'insère, en avant, au bord inférieur du cartilage thyroïde, près de la ligne de jonction des deux lames, et, en arrière, à la base de la petite corne de ce cartilage.

Krause dit l'avoir rencontré 15 à 20 fois sur 100 sujets. M. Knott ne l'a vu que 2 fois sur 43.

Syndesmo-thyroïdien.

Il a été également découvert par Krause. Il s'étend de la partie antérieure et supérieure de la face postérieure du cartilage thyroïde au ligament thyro-hyoïdien postérieur.

[1] Luschka. *Die anatomie*, etc. Halses, 1862, p. 275.
[2] Eschricht. *Muller's Arch.*, 1833, p. 218.

D'après Krause, il existerait chez 1 sujet sur 100. M. Knott l'a disséqué deux fois.

Le *syndesmo-thyroïdeus* de Krause diffère du *thyreo-syndesmicus* de Sœmmerring par sa situation en arrière de la membrane thyro-hyoïdienne et son insertion à la partie antérieure de la face interne du cartilage thyroïde.

Thyroïdien propre.

Krause a encore décrit, sous le nom de *thyroïdeus proprius*, un muscle situé en dedans du cartilage thyroïde dont il mesure toute la longueur [1]. J'ignore si ce faisceau anormal a été, ainsi que les deux précédents, retrouvé dans la série animale.

Crico-thyroïdien interne.

Syn. : *Crico-thyroïdeus superior* (Macalister) ; *Cricoïdien interne* (Pruner-Bey).

C'est un petit faisceau musculaire situé en dedans du crico-thyroïdien auquel il est parfois relié par quelques fibres. Ainsi que le crico-thyroïdien, il s'attache, en bas, à la face externe du cartilage cricoïde et, en haut, au bord inférieur et à une petite portion de la face postérieure du cartilage thyroïde.

Il est unilatéral ou bilatéral et se rencontre dans l'un et dans l'autre sexe. Je l'ai vu cinq fois : une fois des deux côtés (chez un homme), trois fois du côté droit (une fois chez l'homme et deux fois chez la femme) et une fois du côté gauche (chez la femme).

J'ai eu la bonne fortune de pouvoir disséquer dans un cas le ramuscule nerveux provenant du laryngé externe qui l'animait.

« Il y a dans le *chimpanzé Tschego*, dit Duvernoy, un petit muscle crico-thyroïdien interne qui se porte sur le cricoïde au point d'attache du crico-thyroïdien latéral [2]. » Un muscle semblable existe dans l'*Hylobates albifrons* (Eschricht).

La race blanche, les Peaux-Rouges et les Mongoloïdes exceptés, le crico-thyroïdien interne est-il constant chez tous les *Primates* et chez les nègres, comme quelques savants, Pruner-Bey entre autres, l'ont affirmé ? C'est une assertion que je n'ai pu vérifier [3].

[1] Krause. *Handbuch d. Menschl. anat. et Sitzungber. d. Preuss. Akad.*, 1886.
[2] Duvernoy. *Loc. cit.*, p. 199.
[3] Bordier. *Mémoires de la soc. d'anthropol. de Paris*, 1875.

Cérato-cricoïdien.

Syn. : *Crico-corniculatus* (Tourtual) ; *second faisceau du crico-thyroïdien double* (Vésale, Rolfincius, Tarin, Courcelles, Gunz); *Kerato-cricoïdeus, Horn-Ringknorpelmuskel* (Merkel); *Crico-thyroïdeus posticus* (Bochdalek jeune) ; *Muscle de Merkel.*

Signalé pour la première fois en 1846 par Tourtual[1], ce muscle a été, onze ans plus tard, décrit en ces termes par le docteur Karl Merkel dans son traité *De l'anatomie et de la physiologie des organes de la voix et de la parole (Stimm und sprach organs, 1857*[2]).

« *Musculus kerato-cricoïdeus. Horn-Ringknorpelmuskel.* — Cette petite bandelette contractile, qui n'a pas été indiquée jusqu'ici, manque souvent, et quand je l'ai rencontrée, c'est seulement d'un seul côté : aussi la rangerai-je parmi les muscles impairs du larynx. Large de 1 à 1,1/2 mm., ce faisceau musculaire est confondu, à son origine, avec les fibres les plus externes (ou antérieures) du crico-aryténoïdien postérieur dont il semble être un faisceau additionnel.

« Au lieu de se porter directement en haut comme le crico-aryténoïdien postérieur, il se dirige en haut et en dehors et s'attache au bord postérieur de la corne inférieure du cartilage thyroïde. Il recouvre le nerf laryngé inférieur et est recouvert par le ligament cérato-cricoïdien qui le croise à peu près à angle droit. Sa longueur est d'environ 3 à 4 millimètres. »

Le docteur Goodsir ayant appelé l'attention du professeur Turner sur le travail de Merkel, le savant professeur de l'Université d'Edimbourg résolut d'en vérifier les conclusions. Il a publié le résultat de ses recherches dans le numéro de février 1860 du *Journal de médecine d'Edimbourg.* En voici le résumé :

Sur 33 sujets qu'il a disséqués, M. le professeur Turner a trouvé ce muscle 7 fois, soit dans la proportion de 21,8 p. 100. Dans 4 cas, il existait seulement du côté droit, dans 2 du côté gauche et dans 1 cas, des deux côtés (chez un homme). La règle établie par Merkel, que ce faisceau ne se développe que d'un côté, pour si générale qu'elle soit, souffre donc des exceptions.

M. le professeur Turner a trouvé chez l'homme la plupart des cas

---

[1] Tourtual. *Neue Untersuchung über den Bau des Menschlichen Schlund u. Kehlkofs.* Leipzig, 1846, p. 115.

[2] Consultez également : Merkel, *Anthropophonik*, p. 132, fig. 44.

de cérato-cricoïdiens qu'il a observés ; mais, remarque judicieusement cet éminent anatomiste, « l'examen d'un plus grand nombre de cadavres peut changer les chiffres ».

Si la longueur du cérato-cricoïdien est toujours mesurée par la distance qui sépare son insertion au cartilage cricoïde de son insertion à la grande corne du cartilage thyroïde, sa largeur oscille entre 2 ou 3 millimètres (la grosseur d'un fil) à un huitième de pouce. Le nerf récurrent passe en avant de lui et lui envoie un petit ramuscule. Comme tous les muscles surnuméraires, il est plus souvent unilatéral que bilatéral.

En 1864, Bochdalek jeune, de Prague, a publié également une monographie très intéressante sur ce muscle qu'il appelle *crico-thyroïdeus posticus*[1].

Bochdalek ne l'a vu que chez des femmes.

Il ne faudrait pas en induire cependant que M. le professeur Turner ne soit pas de bonne foi lorsqu'il affirme avoir rencontré le cérato-cricoïdien chez des hommes. Dans une note qui suit l'exposé publié par M. Bochdalek, M. le professeur Patruban ajoute qu'il a pu trouver ce muscle 5 fois sur 20 cadavres : 3 fois à gauche, 1 fois à droite et 1 fois des deux côtés sur un homme. M. le professeur Macalister a également constaté la présence du cérato-cricoïdien chez un homme, mais d'un seul côté. Ma statistique est aussi d'accord avec celle de M. le professeur Turner.

Dans 3 cas, appartenant à MM. Macalister, Gruber et Luschka[2], le muscle en question coïncidait avec une atrophie des grandes cornes du cartilage thyroïde.

Sur 28 sujets (14 hommes et 14 femmes) j'ai trouvé le cérato-cricoïdien 5 fois : 3 fois chez l'homme, 1 fois des deux côtés, 1 fois à droite, 1 fois à gauche ; 2 fois chez la femme et toujours à gauche[3].

Le cérato-cricoïdien a une direction inverse du crico-thyroïdien dont il est séparé par la grande corne du cartilage thyroïde. Tandis que le crico-thyroïdien est innervé par un filet détaché du laryngé externe du laryngé supérieur, le cérato-cricoïdien est animé par un ramuscule provenant du nerf laryngé inférieur ou récurrent. Le cérato-cricoïdien n'est donc pas un faisceau aberrant du crico-thyroï-

[1] Bochdalek Junior. *OEsterreich Zeitschrift*, 1864, n° 4.

[2] Luschka. *Virchow's Arch.*, 1868, p. 744.

[3] Le Double. *Ann. de laryngologie et de rhinologie*, 1894. Dans ce mémoire figure le dessin d'un des muscles cérato-cricoïdiens que j'ai trouvés.

dien, mais d'un des muscles appartenant au groupe auquel se distribue les rameaux terminaux du récurrent. Duquel de ces muscles ? Evidemment du crico-aryténoïdien postérieur avec lequel, ainsi que nous l'avons dit, il est souvent fusionné à son origine. C'est d'ailleurs l'opinion de Gegenbaur, de Milne-Edwards, de Fuerbringer, de Kanthack, etc.

Cérato-aryténoïdien.

C'est le professeur W. Gruber qui l'a décrit le premier[1]. Situé sur la face postérieure du larynx, entre le bord externe du muscle crico-aryténoïdien postérieur et le cartilage thyroïde, il s'insère, en bas, à l'apophyse postérieure et externe (*processus muscularis*) du cartilage aryténoïde, à côté du muscle crico-aryténoïdien postérieur, et, en haut, au milieu du bord postérieur de la corne inférieure du cartilage thyroïde, près du ligament cérato-cricoïdien postérieur et inférieur.

Dans les cas observés par Gruber il était charnu seulement dans ses trois quarts inférieurs. Je ne l'ai jamais rencontré, mais il a été retrouvé par Macalister et Fuerbringer qui le rattache avec raison au crico-aryténoïdien postérieur. « De même, dit-il, que le cérato-cricoïdien est une branche de division de l'insertion terminale du crico-aryténoïdien postérieur, le cérato-aryténoïdien est une branche de division de l'insertion d'origine du même muscle. Cette branche de division de l'insertion d'origine du crico-aryténoïdien postérieur est plus commune qu'on ne l'a indiqué jusqu'ici. »

Hyo-épiglottique.

Il remplace le ligament hyo-épiglottique étendu de la partie adhérente de la face supérieure de l'épiglotte au bord postérieur de l'os hyoïde, au-dessus de la masse adipeuse, connu improprement sous le nom de glande épiglottique.

Sa présence chez l'homme a été notée par Fabricius[2], Avicenne, Vésale[3], Lauth[4], Luschka[5], etc.

---

[1] W. Gruber. *Reichert's Arch.*, 1868, p. 640.

[2] Fabricius, p. 1, cap. III.

[3] Vésale, p. 213 et 299.

[4] Lauth. *Mém. de l'Académie royale de méd.*, t. IV, 1835, p. 112.

[5] Luschka. *Reichert's Archiv.*, 1868, p. 224.

En dix ans je ne l'ai rencontré que sur deux sujets du sexe masculin. Il existe normalement chez la *girafe* (Lavocat), le *bœuf* (Gerdy),
le *cheval*, l'*âne*, le *mulet*, le *chien*, le *chat*, etc.

Glosso-épiglottique.

Il remplace en partie ou en totalité le frein de l'épiglotte (*ligament
médian glosso-épiglottique*) (Eustachius [1], Heucher [2]).

Il est très commun et presque toujours une continuation des fibres du
génio-glosse qui normalement, dans certains *Mammifères*, notamment
dans le *chat*, le *phoque*, les *iverres*, etc., vont s'attacher à la base de
l'épiglotte (*m. génio-épiglottique*). Il acquiert son maximum de développement dans l'*ours*, où il sépare les prolongements sacciformes des
deux ventricules latéraux du larynx, remontant l'un en haut jusqu'au-
dessous de la base de la langue, l'autre s'étendant en arrière dans
l'espace qui existe entre le cartilage cricoïde et le cartilage thyroïde
(Cuvier [3]).

Thyro-épiglottiques.

Tarin les a décrit en ces termes à la page 62 de sa *Myographie :*

« Le *grand thyro-épiglottique* sort du cartilage thyroïde à côté de la
partie supérieure externe de l'origine du thyro-aryténoïdien ; d'où il
s'avance d'abord sur la partie externe du thyro-aryténoïdien vers sa
partie supérieure; passe par un trousseau (faisceau) à travers le thyro-
aryténoïdien, puis monte le long de la glotte et se rend au bord latéral
de l'épiglotte en s'unissant à l'extrémité de l'aryténoïdien oblique qui
se rend au même bord.

« Le *petit thyro-épiglottique ou abaisseur de l'épiglotte* vient de la partie interne du cartilage thyroïde, le long de sa partie moyenne et se
rend au bord latéral de l'épiglotte au-dessous de sa racine. »

Je n'ai jamais vu ces deux faisceaux coexister chez le même sujet.

« Outre les trois paires de muscles constricteurs du larynx dont la présence est constante chez l'homme, dit Meckel, il en existe dans un
grand nombre d'espèces deux autres, à savoir : 1º un muscle étendu

[1] Eustachius, Tab. 42, fig. 5.
[2] Heucher. *Opera*, p. 564.
[3] Cuvier. *Leçon IV*, p. 104.

de la face interne du thyroïde à la portion inférieure du bord latéral de l'épiglotte ; ce muscle abaisse l'épiglotte par son action ; 2° un second muscle (*M. glotto-épiglottique*) qui unit la base de la langue au milieu de la face antérieure du même cartilage épiglottique : il est destiné à porter l'épiglotte en haut et en avant[1]. »

Les muscles thyro-épiglottiques ont été trouvés chez le *Troglodytes Aubryï* par Alix et Gratiolet.

Crico-épiglottique.

Ce muscle a été décrit par Verheyen[2].

« J'ai trouvé en outre chez le *bœuf*, nous apprend Verheyen, de chaque côté du larynx, un petit muscle qui se détache de la partie supérieure du cartilage cricoïde, en arrière et latéralement, et va se terminer à la base ou le bord latéral droit ou gauche de l'épiglotte... Je m'excuse de n'avoir pas cherché à vérifier si ce muscle existe chez l'homme, et je demande qu'on veuille bien le faire. »

J'ai obéi au désir de Verheyen. Pendant le semestre d'été de l'année 1891, j'ai cherché sur 40 larynx d'hommes et de femmes, d'âges divers, le crico-épiglottique : je ne l'ai jamais rencontré. Si ce muscle existe dans l'espèce humaine, il y est donc excessivement rare. Je ne sache même pas qu'il ait été signalé jusqu'ici par d'autres que par Verheyen chez les *Animaux de grande stature* qui ruminent et dont les muscles hyoïdiens élévateurs et les muscles thyroïdiens abaisseurs de l'épiglotte sont très manifestes.

Aryténo-épiglottique.

On rencontre dans l'épaisseur des replis *aryténo-épiglottiques* quelques fibres musculaires, en général très pâles, qui se portent de la partie supérieure des cartilages aryténoïdes aux bords latéraux de l'épiglotte, et qui constituent le muscle aryténo-épiglottique proprement dit (*aryténo-epiglotticus minor* de Santorini). A ces fibres rares viennent se joindre, ainsi que nous l'avons dit : 1° des fibres plus nombreuses provenant du muscle inter-aryténoïdien (*aryteno-epiglotticus major* de Santorini); 2° des fibres rétrogrades du thyro-aryténoïdien

---

[1] Meckel. *Anat. comp.* Paris, 1838, t. X, p. 639.

[2] Verheyen, p. 188.

(*thyro-epiglotticus major*, de Tarin) ; 3° des fibres fixées dans l'angle rentrant du cartilage du thyroïde (*thyro-epiglotticus minor*, de Tarin).

De tous ces faisceaux un seul est normal, c'est celui qui continue l'interaryténoïdien.

CONSIDÉRATIONS GÉNÉRALES SUR LES ANOMALIES
DES MUSCLES DU LARYNX

La voix est le résultat d'actions fort variées et fort complexes ; mais, en dernière analyse, sa tonalité dépend essentiellement de la longueur de l'épaisseur et du degré de tension des lèvres vocales. Tout chanteur habile est complètement maître des mouvements de ses muscles laryngés et proportionne l'élasticité des cordes de la fente glottique au rôle qu'elles doivent remplir pour engendrer dans la veine fluide qui traverse l'espace qu'elles limitent un nombre constant de vibrations. Cela admis, on est en droit de se demander si la présence d'un muscle de plus dans le larynx ou la dissociation ou le changement d'insertion d'un des muscles normaux du larynx ne doit pas avoir une influence marquée sur la voix [1]. *A priori*, on peut conclure qu'il en doit être ainsi. Mais cette influence, de quelle nature est-elle ? Pour cela, il faudrait connaître exactement les aptitudes vocales de chacun et principalement celles des grands artistes et vérifier après la mort l'état du larynx. Cela est difficile, j'en conviens, mais cela n'est pas impossible. J'appelle sur ce point particulier l'attention des laryngologistes et j'ai la ferme conviction que, s'ils veulent s'en donner la peine, ils arriveront à des résultats précis, fort importants et fort curieux pour la science et pour l'art.

[1] C'est ce que se sont également demandé le chanteur Bataille et le professeur Turner. En parlant du cérato-cricoïdien qui s'insère au bord postérieur de la corne inférieure du cartilage thyroïde et qui par conséquent doit être l'antagoniste du crico-thyroïdien, tenseur des cordes vocales, inséré au bord antérieur de cette même corne, M. Turner s'est exprimé en ces termes : « Quant à ses fonctions, il est bien évident qu'il n'est pas indispensable à la production de la voix puisqu'il manque chez la majeure partie des individus. Il n'est pas douteux cependant que, dans un organe aussi délicat que le larynx où les sons sont modifiés dans leurs modulations à chaque instant par le changement de rapport et de tension des cordes vocales, il ne doive avoir une influence sur la voix. »

MUSCLES DE LA NUQUE ET DU DOS

TRAPÈZE

Segmentation du muscle. — La division du trapèze en deux corps vers sa partie moyenne, c'est-à-dire au niveau de l'ellipse aponévrotique, est l'anomalie la plus commune de ce muscle. Je l'ai rencontrée plus de vingt fois et elle a été signalée par Zagorsky[1], Fleischmann[2], Wood, Meckel, Macalister, Lannegrâce, Walsham[3], etc. La segmentation du trapèze en trois corps par suite de la subdivision du corps inférieur a été observée par Sœmmerring[4], Chudzinski et Testut. Les fibres qui s'attachent à la clavicule sont parfois partagées en deux faisceaux, l'un occipito-scapulaire, l'autre cervico-occipital. La segmentation de tout le muscle en fascicules a été constatée par moi et celle de la portion cervico-occipito-claviculaire, par le professeur Macalister.

Anatomie comparée. — Si quelques *Mammifères*, et au nombre de de ceux-ci il faut compter les *Primates*, ont un trapèze indivis, la plupart des animaux de cet ordre ont un trapèze divisé en deux portions : un trapèze cervical et un trapèze dorsal. Chez le *chat* (Strauss-Durckheim), le *blaireau* (Meckel), le *siphneus* (Milne-Edwards) le muscle dont il s'agit comprend une portion antérieure ou *clavo-cucullaire*, une portion moyenne ou *acromio-cucullaire* et une portion postérieure

---

[1] Zagorsky. *Mém. de l'Acad. de Saint-Pétersbourg*, t. I, p. 359.

[2] Fleischmann. *Erlangen Abhandlung*, Bd. I, p. 25.

[3] Wood, Meckel, Macalister, Walsham. *Loc. cit., passim*. — Lannegrâce. *Myolog. comp. des membres*, Montpellier. 1878.

[4] Sœmmerring. *Loc. cit.*, p. 225.

ou *dorso-cucullaire*. Chez le *murin* M. Maisonneuve décrit : un trapèze dorsal antérieur, un trapèze dorsal supérieur et un muscle *occipito-pollicien* qui, pour M. Macalister, est l'homologue de la portion occipitale du trapèze humain.

La dissociation du trapèze en faisceaux charnus séparés a été rencontrée chez un *jeune gorille* par le professeur Hartmann.

Asymétrie des deux muscles. — Dans les espèces animales, comme chez l'homme, l'un des deux trapèzes descend ordinairement plus bas que l'autre.

Dédoublement du muscle. — Il est le résultat de la non-soudure des fibres profondes du trapèze aux fibres superficielles qui dérivent du platysma.

Intersections tendineuses dans le trapèze supérieur et dans le trapèze inférieur. — M. Chudzinski a trouvé chez deux nègres, une intersection tendineuse, dans la portion cervicale du trapèze, entre l'atlas et l'axis, et chez un Fuégien une intersection de même nature dans la portion dorsale. Ne seraient-ce pas là des vestiges des métamères primitives ?

Variations des insertions. — Ces variations consistent surtout dans la réduction des insertions épineuses qui peuvent ne pas remonter au delà de la 4e cervicale ou ne pas descendre au delà de la 8e, de la 9e ou de la 10e dorsale. D'après Wood la réduction des origines épineuses inférieures du trapèze se rencontrerait chez 4 sujets sur 70 [1]. Elle serait plus commune chez la femme : elle existerait chez 1 femme sur 15 et chez un 1 homme sur 19 (Macalister). Elle serait plus rare dans les races de couleur (Chudzinski). Zagorsky a vu les origines épineuses comprises entre la 4e cervicale et la 3e dorsale et Fleischmann, entre l'axis et la 4e dorsale.

Parfois l'insertion occipitale est rejetée en dehors, sur la partie externe de la ligne courbe supérieure de l'occipital. La portion claviculaire peut manquer (Quain), être rudimentaire (Macalister), ou, au contraire, très développée. On l'a même vue aller se confondre avec le cléido-mastoïdien ou le cléido-occipital. Alors la veine jugulaire externe et les nerfs sus-scapulaires passent dans un anneau musculaire cons-

---

[1] Wood. *Proceedings of the Roy. Soc.*, 1865-66-67.

titué aux dépens du trapèze [1] ou dans un canal hémi-cylindrique sur lequel s'insère le trapèze (Gruber)[2]. Sur un sujet disséqué par Meckel le trapèze droit était représenté par deux faisceaux claviculaires provenant, l'un de la 4e vertèbre dorsale, l'autre du ligament cervical et du rachis, depuis l'occipital jusqu'à la 4e vertèbre dorsale, et le trapèze gauche, par un faisceau claviculaire naissant exclusivement de l'occipital mais qui était renforcé par un trousseau de fibres venant de l'apophyse mastoïde[3].

ANATOMIE COMPARÉE. — Le trapèze du *gorille* de Duvernoy n'avait que des rapports très limités avec l'occipital et ne dépassait pas la 9e dorsale. Celui du *fœtus de gibbon* de Deniker s'étendait de l'atlas à la 10e dorsale et n'avait aucune connexion avec l'occipital. Chez l'*atèle*, le trapèze correspond seulement aux deux tiers de la région thoracique ; parmi les *Loris* il ne s'étend que jusqu'à la 2e dorsale ; dans les *Makis*, il ne vient pas des deux dernières dorsales, etc. Par contre, dans l'*orang* de Hepburn l'insertion occipitale du trapèze se prolongeait jusqu'au sterno-cléido-mastoïdien. « Le trapèze cervical ne s'étend guère au-dessus de la moitié inférieure du cou dans les *Solipèdes*, tandis que dans les *Ruminants*, le *porc*, les *Carnivores*, les *Rongeurs*, il s'élève jusqu'à la nuque où il se confond dans une plus ou moins grande étendue avec la portion trapézienne du mastoïdo-huméral. » (Lesbre.)

Il n'y a pas que dans les *Mammifères non claviculés* que le trapèze cervical s'arrête forcément à l'épine de l'omoplate ; dans le *Saï capucina*, les *Makis*, le *hérisson*, le trapèze, bien que divisé se fixe à l'épine de l'omoplate et à l'acromion, mais non à la clavicule.

Faisceaux surnuméraires et connexions plus intimes avec les muscles voisins. — Un cordon tendineux se détache parfois du bord antérieur du trapèze pour gagner le sternum, en passant en arrière de l'omo-hyoïdien (Gruber)[4]. Ce cordon peut même, avant d'aboutir à son insertion sternale, perforer l'omoplat-hyoïdien. Un cordon semblable rattache exceptionnellement le trapèze au sterno-cléido-mastoï-

---

[1] Voy. Blandin, *Nouv. élém. d'anat.*, Paris, 1838, p. 345. — Schwegl. *Ueber Muskel-varietæten*, Wien, 1861, p. 8. — Cruveilhier, *Anat. descript.* 2e édit., 1845, p. 49. — Hallett, Mac-Whinnie, Wood. *Loc. cit., passim.*

[2] Gruber. *Vier Abhandlungen aus dem Gebiete medic-chirurgisch anat.* Berlin, 1847, p. 17.

[3] Meckel. *Descript. nonnullorum monstrorum.* Leipzig, 1826, p. 22.

[4] Gruber. *Loc. cit. suprà*, p. 22.

dien, en croisant superficiellement l'artère sous-clavière[1]. On a vu le muscle en cause joint au deltoïde par des tractus musculeux qui passaient au-dessus de l'épine de l'omoplate, de l'acromion et de la clavicule. Budge a disséqué un faisceau d'union entre le trapèze et l'angulaire de l'omoplate et un trapèze qui s'attachait en haut sur le bord postérieur du sterno-cléido-mastoïdien, au lieu de s'attacher sur l'occipital[2]. Wood a trouvé une bandelette musculaire qui se portait du trapèze à l'angle inférieur du scapulum. Sur un sujet examiné par M. Em. Duval, le trapèze qui n'occupait que le tiers externe de la clavicule, était pourvu d'un faisceau horizontal qui allait se fixer à ce même os, au-dessous du chef claviculaire du sterno-cléido-mastoïdien[3].

Je parlerai dans un instant des connexions anormales du trapèze avec l'angulaire de l'omoplate et l'omo-trachélien.

ANATOMIE COMPARÉE. — Pour éviter les redites (voy. *M. sterno-cléido-mastoïdien* et *M. deltoïde*), je me bornerai à noter ici que les connexions entre le sterno-cléido-mastoïdien, le trapèze et le deltoïde sont normales dans certaines espèces animales et que le sterno-cléido-mastoïdien et le trapèze ont une origine embryogénique commune et se rattachent, l'un et l'autre, au groupe des muscles dorsaux du tronc[4].

GRAND DORSAL

Division en fascicules. — J'ai rencontré cette malformation à droite et à gauche, chez 4 hommes et chez 2 femmes.

Variations des insertions. — Il peut en dehors se fixer à la fois à la lèvre interne et au fond de la coulisse bicipitale. Dans un cas observé par Curnow, il était inséré sur une apophyse développée sur la partie inférieure de la lèvre interne de la coulisse bicipitale et sur une lame fibreuse étendue de cette apophyse au bord axillaire de l'omoplate[5]. Le

---

[1] Quain. *Anat. of arteries*, p. 186. Davies-Colley, Testut, Gegenbaur, Henle. *Loc. cit.*, passim.

[2] Budge. *Henle u Pfeufer's Zeitschift*, Bd. VII, p. 273.

[3] Em. Duval. *Bullet. de la Soc. anat. de Paris*, 1891, p. 233.

[4] Gegenbaur. *Trait. d'Anat. hum.*, trad. franç. de Julin, p. 409.

[5] Curnow. *Journ. of an. and phys.*, t. VII, p. 7.

professeur Testut a signalé une malformation à peu près identique[1].

Le grand dorsal peut provenir uniquement des 8e, 9e et 10e côtes, les attaches spinales et iliaques faisant défaut (Meckel[2]). Gruber, Macalister et Sœmmerring ont vu ses insertions costales réduites à deux par suite de la suppression du faisceau de la 12e côte. J'ai noté cette disposition sur une Angolaise. Les insertions costales étaient au nombre de cinq chez un nègre disséqué par M. Chudinski et de quatre chez des blancs disséqués par Wood, Cloquet et Paxton[3].

On a vu le grand dorsal ne pas remonter au-dessus de la 8e dorsale (Winslow) ou ne pas descendre au-dessous de la 1re lombaire (Macalister). Dans une observation qui m'est personnelle il s'élevait jusqu'à la 4e dorsale. M. Macalister l'a trouvé qui s'étendait assez en avant pour dépasser les insertions postérieures du grand oblique. L'aponévrose d'insertion iliaque peut être rudimentaire ou faire défaut. En 1893 un de mes prosecteurs, M. André, a disséqué un homme dont le grand dorsal droit se prolongeait jusqu'au tiers antérieur de la crête iliaque[4].

Anatomie comparée. — Primitivement les insertions du grand dorsal ne se font pas sur les apophyses épineuses. En effet chez l'axolotl (Amphibien urodèle), M. Lannegrâce a noté[5] qu'il émane de l'interstice celluleux séparant les masses musculaires dorsales et ventrales au niveau des myotomes 5, 6 et 7.

Il importe cependant d'indiquer que le grand dorsal va rapidement chercher ses insertions sur la ligne du dos, puisque déjà chez la salamandre, il a conquis toutes ses attaches vertébrales.

Chez les Fourmiliers, chez le dauphin ordinaire, le grand dorsal est seulement costal et chez eux, comme chez l'axolotl, le défaut de développement entier du muscle constitue un caractère générique. Chez l'Orycteropus Capensis disséqué par M. le professeur Galton, le grand dorsal avait quelques fibres qui se détachaient des 10e, 11e et 12e côtes, mais chez celui disséqué par M. le professeur Humphry il n'y en avait pas une[6].

Les insertions costales manquent également chez le daman, le porc-

[1] Testut. Trait. des anom. musc., p. 110.
[2] Meckel. Arch., vol. VIII, p. 585.
[3] Paxton. Anat., p. 217. — Gruber, Sœmmerring, Wood, Cloquet, Macalister. Loc. cit., passim.
[4] Le Double. Bullet. de la Société d'Anthropologie de Paris, 1893.
[5] Lannegrâce. Th. cit. suprà.
[6] Galton. Journ. of anat. and phys., 1868, p. 574.

épic, la *sarigue*, l'*hyène*, la *civette* (Devis), l'*échidné* (Alix) [1], les *Chéiroptères* et les *Crocodiliens* (Sabatier), les *Makis* (Meckel).

Au dire de M. Chudzinski les insertions costales seraient toujours au nombre de 5 chez le *gibbon* comme chez un nègre qu'il a disséqué [2]. Or elles étaient au nombre de 6 chez le *Gibbon cendré* de Bischoff et le *fœtus de gibbon* de M. Deniker. Chez le *fœtus de gorille* de Deniker le grand dorsal s'attachait aux quatre dernières côtes flottantes, chez le *gorille* de Hepburn aux six dernières, chez les *chimpanzés* de Champneys et de Herpburn aux trois dernières, etc. Dans l'*orang* du docteur Hepburn les insertions costales faisaient totalement défaut [3]. Les faisceaux iliaques du grand dorsal atteignaient le ligament de Fallope dans les *gorilles* de Bischoff et de Deniker, mais en étaient plus ou moins distants dans le *gorille* de Duvernoy, dans les quatre *Anthropoïdes* de Hepburn, etc. Les attaches spinales du grand dorsal ne sont pas plus fixes chez tous les *Primates* et, parmi les *Mammifères*, inférieurs aux *Primates*, qui possèdent ces attaches, celles-ci se font à toutes les vertèbres thoraciques et dorsales dans l'*Ornithorynque*, à partir de la 2e thoracique dans le *tatou*, etc.

Connexions plus intimes avec les muscles voisins. — Je parlerai plus loin des faisceaux qui peuvent l'unir au deltoïde. Il est parfois impossible ou malaisé de séparer ses fibres charnues ou ses fibres tendineuses de celles du grand rond.

M. Hepburn a noté ces mêmes malformations dans le *chimpanzé* l'*orang* et le *gibbon* qu'il a disséqués.

Elles constituent l'état normal dans la *civette* (Young), le *Myrmecophaga tamandua* (Pouchet), le *phoque* (Duvernoy), le *chien* (W. Ellenberger et H. Baum).

FAISCEAUX SURNUMÉRAIRES

I. — Faisceau naissant de l'angle inférieur de l'omoplate.

Comme MM. Beaunis et Bouchard j'ai rencontré si fréquemment ce faisceau que je me demande si on ne doit pas le considérer comme normal.

[1] Alix. *Soc. philomat.*, 1867, p. 191.
[2] Chudzinski, *in* Poirier, *Trait. d'anat.*, cit. t. II, p. 499.
[3] Hepburn. *Journ. of anat. and phys.*, 1892, p. 152.

Dans tous les cas il manquait chez les quatre *Anthropoïdes* du docteur Hepburn, bien que sa présence ait été signalée chez des *Primates* de cet ordre.

II. — Arc axillaire ou faisceau pectoro-dorsal.

Insertions. — A l'état de complet développement l'arc axillaire a la forme d'un triangle à base postérieure détachée du tendon axillaire ou de la portion charnue du grand dorsal, près du bord externe de ce muscle, et à sommet antérieur fixé à la face postérieure du tendon du grand pectoral au niveau du point où ce tendon atteint la coulisse bicipitale.

Rapports. — Il est situé sous l'aponévrose du creux de l'aisselle et recouvre par conséquent les vaisseaux et les nerfs axillaires, les deux portions du biceps et le coraco-brachial. Il peut donc en imposer au premier abord pour le coraco-brachial et rendre, comme le remarquent Malgaigne[1] et Tillaux[2], très difficile la ligature de l'artère axillaire.

Structure. — L'arc axillaire complet est d'une largeur essentiellement variable et contenu dans une gaine aponévrotique spéciale qui contracte des adhérences plus ou moins intimes avec l'aponévrose du creux de l'aisselle et du bras.

Luschka prétend que, quand l'arc axillaire émane de la portion charnue du grand dorsal, il en est toujours séparé par une intersection aponévrotique, et le professeur Cunningham, que lorsque cette intersection manque, les fibres de l'arc axillaire se perdent sur la face superficielle de la lame postérieure de l'aponévrose d'enveloppe du grand dorsal[3].

Ce n'est pas absolument exact. M. Testut[4] a vu et j'ai vu également deux fois des faisceaux musculaires passer directement du grand dorsal dans l'arc axillaire.

L'arc axillaire reçoit en général un filet nerveux du nerf thoracique postérieur du plexus brachial (Bardeleben[5], Birmingham, Brocks[6],

---

[1] Malgaigne. *Anat. chirurg.*, p. 838.

[2] Tillaux. *Anat. chirurg.*, p. 410.

[3] A. Cunningham. *Journ. of anat. and phys.*, 1889, p. 211.

[4] Testut. *Trait. des an. musc.*

[5] Bardeleben. *Jena Zeitschrift für Naturwissenschaft*, Bd. XV, NF, VIII, 1881.

[6] Brocks, cit. par Wilson, *Journ. of anat. and phys.*, 1888.

plusieurs cas personnels) et plus rarement des nerfs perforants des 2e et 3e intercostaux (Testut, Wilson 1 cas personnel) ou du brachial cutané interne (Wilson).

Bien que les anatomistes ne décrivent sous le nom d'arc axillaire que les faisceaux musculaires compris entre le grand dorsal et le grand pectoral, il est, à mon sens, dans l'espèce humaine, des bandelettes contractiles que l'on doit considérer comme des variétés d'arc axillaire : ce sont celles qui, provenant du grand dorsal, vont s'insérer :

A l'aponévrose de biceps (Wood) ;

A l'aponévrose du coraco-brachial (Wood) ;

A l'aponévrose de l'aisselle (Langer et 2 cas trouvés en janvier 1893 par mon prosecteur, M. André);

Au tendon de la longue portion du biceps, dans la coulisse bicipitale :

Au bord inférieur du petit pectoral ;

A l'apophyse coracoïde (3 fois sur 106, Wood);

Au muscle chondro-épitrochléen.

Sur un homme que j'ai disséqué en 1879, il y avait de chaque côté, en plus du faisceau pectoro-dorsal type, deux autres bandelettes placées en dedans de lui et qui se fixaient sur l'aponévrose du grand dentelé et sur l'aponévrose axillaire. G. Fritsch [1] et Calori [2] ont signalé chacun un cas analogue. Meckel [3] et Rüdinger [4] ont vu l'achselbogen coïncider avec un autre faisceau allant du grand pectoral ou du petit pectoral au grand dorsal. Les bandelettes du grand dorsal qui s'attachent sur l'aponévrose du grand dentelé alors que plus en dehors d'elles l'arc axillaire existe avec tous ses caractères typiques, peuvent être considérées comme des bandelettes pectoro-dorsales dont les extrémités antérieures seraient atrophiées.

Si l'arc axillaire subit en avant un arrêt de développement complet ou un trouble dans son évolution, il peut donc se fixer soit au biceps, soit au coraco-brachial, soit à l'aponévrose axillaire, soit à l'apophyse coracoïde. Cette dernière insertion de l'arc axillaire à l'apophyse coracoïde n'est pas plus inexplicable que les autres. L'anatomie comparée démontre de la manière la plus péremptoire que le petit pectoral est, au point de vue embryogénique, une dépendance du grand pectoral.

[1] Fritsch. *Reichert u. Du Bois-Reymond's Arch.*, 1869, p. 367.

[2] Calori. *Mem. dell'Academ. delle Scienze dell'Instituto di Bologna*, série II, t. VI et VII.

[3] Meckel. *Henle u. Pfeufer's Zeitschrift*, Bd. XXIX, p. 168.

[4] Rüdinger. *Ueber die Muskeln des Vorden Extremit.* Haarlem, 1870, t. XII, fig. 34.

Il est logique, conséquemment, d'admettre que l'arc axillaire peut avoir des rapports intimes avec un muscle qui dérive de celui sur lequel il se fixe habituellement ; il est rationnel de croire que les insertions antérieures de l'arc axillaire peuvent varier comme celles du petit pectoral.

Fréquence. — Les anatomistes sont très partagés sur le degré de fréquence de l'arc axillaire. « Depuis trente-six ans que je m'occupe d'anatomie, écrivait Calori en 1866, je n'ai rencontré ce faisceau musculaire qu'une seule fois. Pour rester dans la vérité, je suppose n'avoir disséqué que quatre cadavres par an pour les préparations du creux axillaire. Cette anomalie ne s'observerait donc, d'après moi, qu'une fois sur 144 sujets. »

Par contre, Langer assure qu'on le rencontre 1 fois sur 4.

Entre ces deux extrêmes, où est la vérité ? Je ne possède pas la statistique de Langer, et celle de Calori, de l'aveu de cet anatomiste lui-même, est discutable. Il me faut donc chercher ailleurs.

Meckel[1] a trouvé ce faisceau 1 fois sur 30 sujets.

Krause[2]	—	7	—	100 sujets.
Macalister[3]	—	1	—	16 sujets.
Struthers[4]	—	8	—	105 sujets.

Sur une série de 102 sujets, 68 hommes et 34 femmes, Wood[5] a rencontré l'arc axillaire 3 fois sur des hommes et 3 fois sur des femmes ; 4 fois l'anomalie était bilatérale, 2 fois elle existait d'un côté seulement, et dans les deux cas elle se trouvait à gauche.

Perrin, en 1871, a fourni les chiffres suivants (Perrin, *Journal of an. and. phys.*, p. 237) : sur 29 sujets qu'il a disséqués dans le semestre d'hiver de 1868-1869, il a trouvé l'arc axillaire 7 fois, 5 fois sur des hommes et 2 fois sur des femmes, sur 4 hommes l'anomalie existait des deux côtés et sur le 5° du côté gauche seulement. — Dans le semestre suivant (1869-1870) Perrin a observé l'arc axillaire 3 fois sur 29 sujets, toujours sur des hommes et des deux côtés.

Voici ma statistique pour trois années (semestres d'hiver 1891 1892-1893) :

[1] Meckel. *Loc. cit.*

[2] Krause. *Anatomische varietæten*, p. 98.

[3] Macalister. *Trans. Royal Irish Academy*, 1872.

[4] Struthers. *Loc. cit.*

[5] Wood. *Loc. cit. Philos. trans.*

Je l'ai disséqué 6 fois sur 95 sujets[1], 2 fois chez l'homme et 4 fois chez la femme. Chez les deux hommes il était bilatéral ; chez deux femmes il était également bilatéral, chez une il ne se trouvait qu'à droite et chez une autre qu'à gauche.

Additionnons tous ces chiffres :

Meckel.	1 fois sur	30	sujets.
Krause	7	—	100	—
Macalister	1	—	16	—
Struthers	8	—	105	—
Wood	6	—	102	—
Perrin	10	—	58	—
L'auteur	6	—	95	—
Soit.	39 fois sur	506	sujets.

Soit chez 7,7 p. 100 des sujets.

Est-il plus commun chez l'homme que chez la femme ? Les statistiques de M. Perrin sont favorables à cette opinion, mais les miennes lui sont contraires.

Il ne s'agit plus maintenant que de déterminer s'il est plus souvent bilatéral qu'unilatéral, et quand il est unilatéral s'il se développe plus souvent à droite qu'à gauche, enfin, s'il se montre plus fréquemment dans une race que dans une autre.

Action. — Calori « estime que ce faisceau musculaire sert non seulement à renforcer et à tendre les aponévroses, mais aussi à comprimer la veine axillaire et à favoriser la marche centripète du sang qu'elle contient ».

C'est une assertion *à priori* qui aurait besoin d'être contrôlée expérimentalement chez les animaux qui possèdent toujours l'arc en question.

Nature. — On a prétendu que l'arc axillaire était :

1° Un dorso-épitrochléen incomplètement développé (Wood[2], Perrin[3]) ;

2° L'homologue du 4° pectoral (Macalister[4], Galton[5]) ;

---

[1] Dont 60 hommes et 35 femmes.

[2] Wood. *Loc. cit. suprà.*

[3] Perrin. *Journ. of anat. and phys.*, vol. XII.

[4] Macalister. *Ann. and nat. mag hist.*, juillet 1869.

[5] Galton. *Transact. Linn.*, vol. XXI.

3° Un reliquat axillaire du feuillet superficiel brachio-céphalique du muscle ventral dont dérivent le grand dorsal et le grand pectoral (Humphry[1]) ;

4° Un rudiment du panniculé charnu des animaux (Turner[2], Wilson[3], Birmingham[4]).

Dans le mémoire *Sur l'interprétation des variations morphologiques du grand dorsal dans l'espèce humaine* que j'ai publié, en 1893, dans les *Bulletins de la Société d'anthropologie* de Paris j'ai discuté chacune de ces opinions et établi que la dernière était la plus vraisemblable. Le dorso-épitrochléen ou le 4° pectoral peuvent, en effet, se rencontrer du même côté et chez le même sujet avec l'arc axillaire, aussi bien dans l'espèce humaine que dans les espèces animales. Loin de relier les corps musculaires du grand dorsal et du grand pectoral, l'arc pectoro-dorsal ne réunit d'ordinaire que leurs tendons et quand il réunit le tendon du grand pectoral au bord marginal du grand dorsal, il en est presque toujours séparé par l'aponévrose d'enveloppe ou une inter-section tendineuse. Les fibres les plus antérieures du panniculé charnu et l'arc axillaire ont, au contraire, la même direction, la même situa-tion, les mêmes rapports. Le panniculé charnu est innervé, il est vrai par le nerf cutané latéral du thorax, *alias* le nerf de Wrisberg, *alias* la branche sous-cutanée thoracique de Chauveau et l'arc axillaire, de même que le 4° pectoral, par le nerf thoracique antérieur. *A priori* il semblerait donc plus rationnel, en tenant compte seulement de la distribution des filets nerveux, de considérer l'arc axillaire plutôt comme l'homologue du 4° pectoral que du panniculé charnu. A cette objection les anatomistes anglais répondent que le nerf thoracique antérieur et le nerf cutané latéral naissant par un tronc commun, sont confondus ou représentés l'un par l'autre chez des *Mammifères* d'un ordre assez élevé. C'est ce que MM. les docteurs Paterson, Wilson et principalement le professeur Ambrose Birmingham[5], ont essayé d'établir dans de remarquables mémoires auxquels, en raison de leur longueur et des limites qui me sont imposées, je suis obligé de ren-voyer.

---

[1] Humphry. *Observ. in Myolog.*, cit. p. 131.

[2] Turner. *Journ. of anat. and phys.*, 1867, p. 262.

[3] Wilson. *Ibidem*, 1888.

[4] Birmingham. *Ibidem*, 1889, p. 207.

[5] Voyez : Birmingham et Wilson. *Loc. cit.*, et Paterson, *Journ. of anat. and phys.*, 1887.

Historique. — L'arc axillaire a été découvert en 1793 par Ramsay, qui a publié le résultat de ses recherches sur ce faisceau, dans le *Journal de Médecine et de Chirurgie* d'Edimbourg (vol. VIII, p. 281). — Depuis il a été trouvé par Meckel, Rosenmuller, Kelch, Gruber, Struthers, Luschka, Hyrtl, Bérard, Calori, Wood, Macalister, Rüdinger, Flesch, Langer, Kölliker, Humphry, Krause, Perrin, Knott, Alezais, Testut, Chudzinski, Paterson, Turner, Wilson, Cunningham, Birmingham, Ramsen, Prenant, Princeteau, etc., etc.[1].

Anatomie comparée. — Chez les *Amphibiens*, le grand dorsal se fixe, en dehors, sur le trochanter avec le grand pectoral et le deltoïde, et passe en arrière du triceps pour arriver à son point de terminaison. Dans tout le reste de la série des *Vertébrés* le grand dorsal, plus ou moins uni au grand rond, présente comme chez l'homme les deux particularités :

1° D'être sous-trochinien ;

2° D'être placé au-devant du triceps.

Il est à remarquer, en outre, que chez la plupart des *Mammifères*, le grand dorsal présente deux faisceaux musculaires qui manquent chez l'homme bien conformé : il envoie de son tendon brachial une première languette forte et courte qui va à l'épitrochlée et à l'olécrâne ; il détache de son tendon brachial ou de son bord axillaire une languette longue et mince qui, croisant superficiellement les vaisseaux et les nerfs brachiaux, va rejoindre le grand pectoral.

L'arc axillaire ne paraît pas avoir été retrouvé chez les *Anthropoïdes*, mais il existe avec des modes de conformation variés chez le *Macacus sinicus* (Testut), les *Makis*, le *chat*, l'*hyène*, le *coati*, l'*ichneumon*, le *raton*, la *marmotte*, le *daman*, etc. De tous les *Mammifères* dont j'ai étudié la région axillaire, c'est chez le *surmulot* qu'il m'a semblé le plus développé. Il ferme presque entièrement tout le creux de l'aisselle.

[1] Consultez : Langer, *OEsterreich. med. Wochenschrift*, 1846, n°s 15 et 16 ; — Meckel, Kelsh, op. cit., p. 34 et *Henle und Pfeufer's Zeitschrift*, Bd. XXXIX, p. 106 ; — Gruber, *Neue anomalien als beitræge der Phys. chirurg. und patholog. anat.*, 1844, p. 31, taf. VI ; — Struthers, *Anat. and phys. observ.*, Pt. Edinburgh, 1853, p. 193 ; — Calori, *Memoria dell'Academia delle Scienze dell'Instituto di Bologna*, 2e série, t. VIII, p. 187 ; — Macalister, *Loc. cit.*, p. 60 ; — Rüdinger. *Uber die Muskeln des Vorden extrem.*, etc., Haarlem, 1870, t. XII, p. 25 ; — Alezais, *Tribune médicale*, novembre 1881 ; — Princeteau, *Soc. de biologie*, 21 mai 1893. Pour les autres auteurs se reporter aux indications bibliographiques antérieures.

III. — Dorso-épitrochléen.

Syn. : 4° *Extenseur de l'avant-bras* de Cuvier et Laurillard ; *Dorso-épitrochlearis*, de Galton, de Humphry, de Macalister et des anthropologistes anglais ; *Dorso-épitrochléen* de Duvernoy et des anthropologistes français ; *Dorso-épitrochléal*, de Murie et Mivart ; *Omo-anconeus*, de Devis ; *Latissimo-condyloïdeus*, de Bischoff ; *Anconeus longus*, de Henle ; *Le chef postérieur du triceps brachial*, de Milne-Edwards ; *Accessoire du grand dorsal*, de Broca ; *Faisceaux dorso-olécrânien et dorso-antibrachial*, de Testut ; *Long extenseur de l'avant-bras* des vétérinaires ; *Annexe du grand dorsal*, de Lesbre, etc.

On a donné au muscle dorso-épitrochléen une signification toute particulière. Voici ce qu'en dit M. Topinard dans son *Anthropologie :* « La seule particularité par laquelle l'*anthropoïde* s'écarte réellement de l'homme pour se rapprocher des *Singes* suivants est l'existence d'un faisceau dit *accessoire du grand dorsal*, qui n'existe pas chez l'homme et s'insère supérieurement au tendon du grand dorsal et inférieurement à l'épitrochlée. Encore l'observe-t-on à l'état de vestige chez les nègres. »

En dépit de la restriction terminale, cette assertion est encore trop absolue. Ce muscle n'est pas spécial aux *Anthropoïdes;* on le trouve anormalement chez les blancs comme chez les nègres, avec les caractères qu'il revêt non seulement chez les *Singes*, mais encore dans les autres espèces animales. On rencontre constamment dans toutes les races humaines une trace de son existence passée dans l'expansion fibreuse qui se détache du bord inférieur du tendon axillaire du grand dorsal pour se continuer avec l'aponévrose brachiale (Henle [1], Sappey [2], Cruveilhier [3], Lannegrâce [4], etc.).

Insertions et structure. — Né du tendon ou du corps du grand dorsal ou de l'un et l'autre sous forme d'une bandelette musculeuse plus ou moins forte, l'accessoire du grand dorsal peut se terminer :

1° Au bras, sur l'aponévrose brachiale, le triceps ou l'humérus ;

2° Au coude, sur l'épitrochlée, l'olécrâne ou par deux languettes sur l'épitrochlée et l'olécrâne ;

3° A l'avant-bras, sur l'aponévrose antibrachiale.

L'un ou l'autre des deux premiers types a été rencontré par Wood,

[1] Henle. *Muskellehre*, p. 182.
[2] Sappey. *Anat. descript.*, 2° édit., t. II, p. 323.
[3] Cruveilhier. *Anat.*, 2e édit., t. II, p. 52.
[4] Lannegrâce. *Th. cit.*, p. 90.

Knott, Macalister, Pozzi, Chudzinski, Testut, Henle, Chapman, Halbertsma, Rolleston[1], etc. ; le dernier par moi seul, je crois. Je l'ai observé en 1880, du côté droit, chez un individu rachitique. J'ai vu également, en 1891, des deux côtés, chez une vieille femme, morte d'hémorragie cérébrale, l'accessoire du grand dorsal recevoir un faisceau de renforcement de l'angle du scapulum[2]. Sur deux sujets du sexe masculin j'ai pu constater, enfin, que l'accessoire du grand dorsal était innervé par un rameau du nerf radial.

Fréquence. — Les auteurs ne sont pas d'accord sur ce point particulier : pour les uns on le rencontrerait 1 fois sur 18 sujets, pour d'autres 1 fois sur 10. Sur 102 sujets, dont 68 hommes et 34 femmes, Wood l'a observé 5 fois : 3 fois chez l'homme et 2 fois chez la femme. Chez 2 des hommes il se perdait sur le triceps, et chez le 3e sur le fascia couvrant le coraco-brachial. Chez tous ces sujets du sexe masculin il existait des deux côtés. Chez une des femmes il était développé des deux côtés et fixé sur l'aponévrose du coraco-brachial, chez l'autre il n'était présent qu'à gauche et inséré sur le fascia recouvrant le court chef du biceps[3].

Sur les 95 sujets que mes élèves et moi avons examinés pour chercher l'arc axillaire, et parmi lesquels figuraient, je le rappelle, 60 hommes et 35 femmes, je l'ai trouvé 5 fois, 3 fois chez les hommes et 2 fois chez les femmes. Chez les 3 hommes il était bilatéral, provenait 2 fois du corps du grand dorsal et 1 fois du tendon de ce muscle et aboutissait toujours, entièrement indépendant du triceps, au condyle interne de l'humérus. Chez une femme il était bilatéral, provenait du tendon du grand dorsal, recevait un faisceau de renforcement, détaché de l'angle du scapulum et gagnait l'épitrochlée. Chez la seconde femme il ne siégeait qu'à droite, venait du corps du muscle et se perdait sur l'aponévrose du coraco-brachial. Dans aucun de ces 95 sujets, je n'ai vu coexister le dorso-épitrochléen et l'arc axillaire. Sur 2 d'entre eux j'ai vérifié, on le sait, que l'accessoire du grand dorsal était innervé par le radial.

En somme j'ai rencontré pendant les semestres d'hiver de 1891-92-93, le dorso-épitrochléen, exactement 1 fois sur 19 sujets.

C'est précisément le chiffre intermédiaire entre le chiffre 18 indiqué

---

[1] Rolleston. *Journ. of anat. and phys.*, 1871, p. 181.
[2] Voy. Le Double. *Loc. cit. suprà.*
[3] Wood. *Proceedings of the royal society*, n° 104, 1868, p. 494.

par M. le professeur Macalister dans son *Catalogue d'anomalies* et le chiffre 20 trouvé par Wood (5 fois sur 102).

Il se développe dans toutes les races. Pour ma part je l'ai mis à nu chez un nègre d'origine indéterminée et chez une Angolaise.

Est-il plus souvent bilatéral qu'unilatéral ? Unilatéral, est-il plus commun à droite qu'à gauche ? Se montre-t-il plus fréquemment chez l'homme que chez la femme, et dans une race que dans l'autre ? Il est encore impossible de se prononcer.

Action. — On a fait du dorso-épitrochléen un muscle autonome « un rétracteur de l'avant-bras ». J'y vois simplement une anomalie réversive.

Nature. — Est-il oui ou non une dépendance du grand dorsal ? Le grand dorsal est innervé par une des branches collatérales du plexus brachial qui naissent au-dessous de la clavicule, le nerf du grand dorsal, le dorso-épitrochléen est innervé par un filet émanant des branches terminales du même plexus, le nerf radial. En raison de cette différence d'innervation, plusieurs anatomistes ne veulent pas rattacher le faisceau en question au muscle large du dos, en font une dépendance du triceps (Pozzi, etc.[1]). Cela est-il suffisant ? Il faut attacher, à coup sûr, une grande importance à l'innervation d'un muscle ; mais, comme je l'ai dit pour l'arc axillaire, on voit souvent, d'une espèce animale dans une autre, un nerf suppléer un nerf disparu.

Pour M. Lavocat (communication écrite), le dorso-épitrochléen ne devrait pas être rattaché au grand dorsal ni au triceps, mais au peaucier pectoral.

Les arguments que M. Lavocat a apportés à l'appui de cette thèse et que j'ai inscrits, sans y rien changer, dans mon mémoire *sur l'interprétation des variations morphologiques du grand dorsal* sont aussi discutables.

Anatomie comparée. — L'accessoire du grand dorsal, naissant du tendon ou du corps charnu du grand dorsal ou de l'un et l'autre, se terminait :

1° Au bras, sur l'aponévrose brachiale chez les *chimpanzés* de Maca-

---

[1] Pozzi. *Bullet. de l'Assoc. franç. pour l'avancement des Sciences*, Congrès de Lille, 1874.

lister, de Gervais [1], le *Gibbon à mains blanches* de Hartmann [2], le *Gibbon cendré* de Bischoff, le *gorille* de Hartmann, le *fœtus de gorille* de Deniker ; sur le triceps et le brachial antérieur chez l'*orang* de Hartmann ; sur le biceps et l'épitrochlée chez l'*orang* de Duvernoy ;

2° Au coude, sur l'épitrochlée, l'olécrâne ou par deux bandelettes sur l'épitrochlée et l'olécrâne chez les *gorilles* jeunes et adultes de Duvernoy, de Bischoff, de Chapman [3], de Deniker, les *chimpanzés* de Champneys [4], d'Aubry Lecomte et de Vrolik ;

3° A l'avant-bras, sur l'aponévrose antibrachiale, l'épitrochlée et l'olécrâne chez le *chimpanzé* de Testut.

Il se terminait, à droite sur l'épitrochlée, à gauche sur l'aponévrose brachiale chez le *fœtus de gibbon* de Deniker. Hepburn n'en fait pas mention dans les *Anthropoïdes* qu'il a disséqués. Il recevait deux faisceaux de renforcement provenant l'un de l'apophyse coracoïde, l'autre du coraco-brachial dans le *chimpanzé* d'Aubry Lecomte et un faisceau provenant de l'apophyse coracoïde dans le *gorille* et l'*orang* de Hartmann.

L'accessoire du grand dorsal se termine :

Sur le triceps dans les *Urodèles* et le *cochon d'Inde* (Lannegrâce) et le *tapir* (Lesbre) ;

Sur l'humérus dans le *Cholepus didactylus* (Galton) et le *Bradypus tridactylus* [5] (Cuvier) ;

Sur le coude dans le *saï*, la *sarigue* (Meckel), le *magot* (Duvernoy), les *Hyènes* (Young et Robinson), le *loup* (Testut), le *wombat*, l'*Oryctérope du Cap* (Galton) [6], le *Cercopithecus cynosurus* et l'*Hapale penicillata* (Rolleston), etc. ;

Sur le coude et l'aponévrose antibrachiale dans l'*ours* (Testut), et le *Tatou à six bandes* [7] (Galton) ;

Sur l'aponévrose antibrachiale dans la *civette* et le *procyon* (Devis), l'*unau* (Galton), le *Fourmilier à deux doigts* (Cuvier) [8], et quelques *Lémuriens ;*

[1] Gervais, *in* Testut. *Trait. des an. musc.*, p. 120.

[2] Hartmann. *Loc. cit.*, p. 127.

[3] Chapman. *Proceed of the Acad. of natur. sc. of Philadelphia*, 1878, p. 387.

[4] Champneys. *Journal. of anat. and phys.*, vol. VII, p. 180.

[5] Cuvier et Laurillard. *Atlas d'an. comp.*, pl. CCLIII.

[6] Galton. *Myology of the hupper and lower extremities of the Orycteropus Capensis*, 1868, p. 574.

[7] *The muscles of the for and hind limbs in Dasypus sexcinctus*, 1868, p. 531.

[8] Cuvier. *Loc. cit. suprà*, pl. XXVI. Duvernoy, Young, Robinson, Meckel, etc. *Loc. cit. passim.*

Sur l'aponévrose antibrachiale et l'aponévrose palmaire dans le *phoque* (Duvernoy) et l'*échidné* (Alix).

Il reçoit un faisceau de renforcement provenant de l'avant-bras dans le *magot* (Duvernoy) et un provenant de l'angle inférieur du scapulum dans l'*Oryctérope du Cap* (Galton).

L'innervation du dorso-épitrochléen par une branche du nerf radial a été observée chez le *chimpanzé* par M. Champneys, chez l'*opossum* et le *Kanguroo-rat* par M. Wilson et chez le *macaque*, le *chien*, le *chat*, par le professeur Birmingham.

PETIT RHOMBOÏDE

Variations d'épaisseur. — Je l'ai vu réduit à l'état d'une mince lame aponévrotique striée çà et là de fibres musculeuses d'un rouge pâle. Il faisait défaut chez le *fœtus de gorille* de Deniker.

Segmentation du muscle. — Sur un nègre de Mozambique disséqué par M. Chudzinski, il était divisé en trois faisceaux dont le supérieur se prolongeait vers le crâne en s'accolant, à partir de la 3e vertèbre cervicale, au ligament cervical postérieur [1].

Variations des insertions. — Il remonte très souvent jusqu'à la 4e vertèbre cervicale.

Anatomie comparée. — Le petit rhomboïde remontait jusqu'à la 5e cervicale — disposition que Bartholin croit normale chez l'homme — dans le *chimpanzé* du professeur Testut, jusqu'à la 4e cervicale dans le *chimpanzé* de Broca [2], la partie moyenne du ligament cervical dans le *gorille* de Duvernoy, l'occipital dans le *Gibbon cendré* de Bischoff et l'*orang* de Hepburn.

Plus on descend dans l'échelle animale plus le petit rhomboïde se rapproche de l'occipital.

Connexions plus intimes avec le grand rhomboïde. — La soudure du petit et du grand rhomboïdes est si commune que beaucoup d'au-

---

[1] Chudzinski. *Revue d'anthropologie*, 1874.
[2] Broca. *Album du laboratoire d'anthropologie de l'École des Hautes Études.*

teurs la considèrent comme normale et ne décrivent qu'un seul rhomboïde. Dans un cas observé par Sœmmerring le petit rhomboïde recouvrait le grand.

ANATOMIE COMPARÉE. — Il n'y avait qu'un seul rhomboïde dans le *chimpanzé* adulte du professeur Macalister, le jeune *chimpanzé* de Vrolik, le *fœtus de gorille* de Deniker, dans les quatre *Anthropoïdes* du docteur Hepburn. Le rhomboïde unique, exceptionnel chez l'homme et les *Anthropoïdes*, est de règle dans l'*aï*, les *Chauves-souris*, les *Solipèdes*, le *porc-épic*, etc. Les deux rhomboïdes de la *taupe* et du *blaireau* se superposent dans une certaine étendue (Meckel).

GRAND RHOMBOÏDE

Variations d'épaisseur. — M. Macalister a vu la partie inférieure de ce muscle constituée par quelques minces fibrilles.

Segmentation du muscle. — On a signalé la division du grand rhomboïde en fascicules ou en plusieurs faisceaux horizontaux et parallèles (Chudzinski, Macalister) ainsi que cela existe normalement chez le *daman* (Meckel).

Dédoublement du muscle. — Cette malformation a été rencontrée des deux côtés, chez une femme, par moi.

ANATOMIE COMPARÉE. — Dans le *hérisson* on trouve, au dire de Meckel, au-dessous du grand rhomboïde un muscle plus petit qui « servirait à faire rentrer le membre supérieur, lorsque l'animal se ramasse sur lui-même en forme de boule ». Chez les *Solipèdes* le rhomboïde indivis qui s'élève jusque vers le tiers supérieur du ligament cervical est doublé, sur sa face interne, d'une membrane élastique jaune qui contribue passivement à la suspension de l'épaule.

Variations des insertions. — Le grand rhomboïde peut se fixer en dedans, aux 2, 3 ou 5 premières vertèbres dorsales, et, en dehors, à la moitié du bord spinal de l'omoplate. Dans un cas observé par Kelly le muscle en question, affectant une forme triangulaire, était attaché à l'angle inférieur de l'omoplate par un tendon nacré de la largeur d'un pouce [1].

Anatomie comparée. — « Le grand rhomboïde du *fœtus de gorille*, dit M Deniker [2], s'attache aux quatre premières dorsales (aux deux seulement chez les jeunes). » Il descendait cependant jusqu'à la hauteur de la 6° chez le *gorille* adulte de Hepburn comme chez le *chimpanzé* de Testut. Dans le *chimpanzé* de M. Champneys il naissait des 4 premières dorsales, mais recevait trois faisceaux de renforcement provenant : l'un des 4° et 5° dorsales, l'autre de la 3° et de la 8° dorsales, et le 3° du fascia du dos. Les insertions scapulaires avaient une étendue variable chez chacun des quatre *Anthropoïdes* du docteur Hepburn.

Connexions plus intimes avec les muscles voisins. — Les deux rhomboïdes droit et gauche peuvent communiquer l'un avec l'autre par l'intermédiaire de faisceaux entre-croisés (Wood). Rarement le grand rhomboïde envoie quelques fibres au grand rond [3] ou au grand dorsal. Dans un cas, il se confondait inférieurement avec le bord supérieur du grand dorsal [4]. Une fois il était relié au grand dentelé par quelques bandelettes très ténues [5].

Anatomie comparée. — Dans le *tatou* le rhomboïde est confondu avec le grand dorsal (Humphry), dans l'*ours brun d'Amérique* il envoie un faisceau à la première digitation de ce muscle (Testut).

ANGULAIRE DE L'OMOPLATE

Absence. — Elle est mentionnée par Beaunis et Bouchard [6]. Chez beaucoup de *Mammifères* l'angulaire de l'omoplate est rudimentaire.

Segmentation du muscle. — Tantôt c'est le faisceau atloïdo-axoïdien

[1] Kelly, *in* Macalister. *Cat. cit.*, p. 62.
[2] Deniker. *Loc. cit.*, p. 137.
[3] Henle. *Muskellehre*, p. 27,
[4] Sœmmerring. *Loc. cit.*, p. 227.
[5] Macalister. *Catal. cit*, p. 63.
[6] Beaunis et Bouchard. *Loc. cit.*, p. 353.

qui est séparé du faisceau attaché aux 3° et 4° cervicales ; tantôt c'est le faisceau atloïdien qui est indépendant du reste du muscle normalement constitué. La première disposition, la plus commune, se rencontrerait, d'après Wood, chez 1 sujet sur 9. Je ne l'ai trouvée que chez 1 sujet sur 12 dont 1 nègre. Wood a vu l'angulaire partagé en 6 faisceaux, M. Morestin en 5 [1] et MM. Macalister et Kelch, en 3 [2]. Dans le cas de M. Morestin il y avait, en plus, un faisceau de renforcement provenant de la 7° cervicale.

Anatomie comparée. — La séparation du faisceau atloïdo-axoïdien de l'angulaire constitue chez les *Anthropoïdes* comme chez l'homme une variation individuelle. Signalée chez le *chimpanzé d'Aubry Lecomte* et divers *gorilles*, elle n'était que partielle chez le *fœtus de gorille* de Deniker et n'existait pas chez le *chimpanzé*, le *gorille*, le *gibbon* de Hepburn, etc. Dans le *fœtus de gibbon* de Deniker et l'*orang* de Hepburn l'angulaire de l'omoplate était formé par quatre faisceaux se réunissant en bas. Dans le *chimpanzé* de Champneys le faisceau atloïdien était divisé en plusieurs fascicules, près de l'omoplate.

Variations des insertions. — Il peut naître des trois premières cervicales ou des cinq et six premières cervicales et même de toutes les vertèbres cervicales et des quatre premières dorsales (Meckel) [3]. On l'a vu se fixer inférieurement à la 2° côte (Otto, Meckel, Blandin, Theile), au petit dentelé postérieur et supérieur, aux scalènes médian et postérieur, au *splenius capitis*, au grand complexus.

Anatomie comparée. — L'angulaire de l'omoplate du *chimpanzé* de Champneys provenait de l'atlas et de l'axis; celui du *chimpanzé* de Testut, des 2°, 3° et 4° vertèbres cervicales, et celui du *gorille* de Duvernoy des cinq premières cervicales. Chez les *Anthropoïdes* du docteur Hepburn il naissait : chez le *chimpanzé*, des trois premières cervicales; chez le *gorille*, des quatre premières; chez l'*orang*, des trois premières et, par un faisceau complémentaire, de la face externe de l'apophyse mastoïde. Il émanait, comme chez l'homme, des quatre premières cervicales dans les *chimpanzés* d'Aubry Lecomte et les *fœtus*

---

[1] Morestin. *Bullet. de la Soc. anat. de Paris*, 1895, p. 46.

[2] Kelch. *Beiträge für path. anat.*, 1813, p. 33.

[3] *Meckel's Arch.*, Bd. p. 115.

de gorille et de gibbon de Deniker. Chez les *Ruminants*, l'angulaire de l'omoplate offre un énorme développement : ainsi, dans le *bœuf* il prend attache non seulement sur les six dernières apophyses transverses cervicales, mais encore sur les cinq premières côtes, tout en restant bien distinct du grand dentelé qui chevauche légèrement sur lui. Dans le *lapin*, l'angulaire, également distinct du grand dentelé, ne donne qu'une digitation costale, mais ne remonte pas au delà de la 4e vertèbre cervicale. Le grand dentelé et l'angulaire du *chien* et du *chat* ne forment qu'un seul muscle s'étendant de la 3e apophyse transverse cervicale à la 7e ou 8e côte et assez souvent à la 9e. « La descente des insertions cervicales de l'angulaire ou, du moins, leur extension vers le bas du cou et les premières côtes, chez les *Quadrupèdes*, y compris les *Singes*, était nécessaire, observe justement M. Lesbre, pour empêcher plus efficacement l'omoplate d'être repoussé vers l'épine et pour soutenir le cou et la tête contre la pesanteur. »

Faisceaux surnuméraires et connexions plus intimes avec le grand dentelé et les muscles voisins. — L'angulaire de l'omoplate peut être renforcé par un faisceau provenant :

a) De l'écaille du temporal (Meckel[1]) ;

b) De l'apophyse mastoïde (Blandin[2]) ;

c) De la ligne courbe supérieure de l'occipital (Cruveilhier[3] — un cas personnel) ;

d) Du trapèze (Macalister[4]) ;

e) De la 7e cervicale (Reid et Taylor[5], Souligoux[6]) ;

f) De la 7e cervicale et de la 1re dorsale (Chiarugi[7]) ;

g) De la 1re côte (Testut, Souligoux) ;

h) De la 1re et de la 2e côte (Clason[8], Nicolas[9]) ;

i) De la face profonde du rhomboïde (Souligoux) ;

j) Du splénius (Wood) ;

[1] Meckel. *Descriptio nonnullorum monstrorum*. Leipzig, 1826, p. 22.

[2] Blandin. *Loc. cit.*, p. 349.

[3] Cruveilhier. *Anat. descript.*, 2e édit., t. II, p. 57.

[4] Macalister. *Cat. cit.*, p. 57.

[5] Reid et Taylor. *Anat. variat.*, 1879, p. 3.

[6] Souligoux. *Bullet. de la soc. anat. de Paris*, 1895, p. 659.

[7] Chiarugi. *Boll soc. Siena*, 1886, n° 2.

[8] Clason. *On muskel anomalies*. Upsala Lakaref, II, Bd, p. 517.

[9] Nicolas. *Bullet. de la Soc. des sc. de Nancy*, cit. p. 517.

k) De l'aponévrose du petit dentelé postérieur et supérieur (Rosenmuller [1], Wood, Reid et Taylor, Nicolas) ;

l) Du bord vertébral du scapulum, au niveau de l'épine (Blandin, Macalister, Mac-Whinnie, Nicolas) ;

m) Du grand dentelé.

Rosenmuller et Henle ont trouvé un angulaire dont le faisceau altoïdien complètement indépendant allait se confondre avec la première digitation du grand dentelé, et Kelch un angulaire divisé en trois bandelettes dont la moyenne allait se fixer sur l'aponévrose scapulo-thoracique. Pozzi a fait dessiner plusieurs faisceaux d'union entre l'angulaire et le grand dentelé [2]. J'ai fait dessiner également le cas suivant [3] : sur un sujet où l'angulaire avait six insertions à la colonne cervicale, les trois premiers faisceaux — dont le plus élevé avait quelques points d'attache sur le transversaire du cou — et une partie du 4° représentaient le muscle normal ; les deux faisceaux suivants formaient une masse musculaire unique insérée inférieurement sur le bord vertébral du scapulum, entre l'épine et l'angle supérieur et interne de cet os, en confondant ses fibres avec celles du grand dentelé ; ce qui restait du 4° faisceau allait rejoindre le rhomboïde. Des faisceaux anastomotiques entre l'angulaire et le grand dentelé ont encore été signalés par Theile, Wood, Macalister, Flower et Murie [4], Prenant, Nicolas, etc.

ANATOMIE COMPARÉE. — J'ai dit que dans l'*orang* du docteur Hepburn l'angulaire de l'omoplate recevait un faisceau du renforcement provenant de l'apophyse mastoïde. Dans l'*orang* de Duvernoy « il existait, indépendamment des faisceaux cervicaux, deux languettes très grêles se rendant, la première à l'occipital, la seconde à la portion occipitale du sterno-cléido-mastoïdien ».

Dans le *pécari* le muscle en cause naît de l'apophyse mastoïde (Meckel).

Après avoir décrit les faisceaux aberrants de l'angulaire vers le grand dentelé ou les muscles voisins, que le professeur Nicolas et lui ont trouvés, M. Prenant a écrit [5] :

---

[1] Rosenmuller. *De nonnul. musc. variet.* Leipzig, 1814, p. 5.

[2] Pozzi. *Bullet. de l'Assoc. franc. pour l'avancement des sciences*, 1874, pl. VIII, fig. 2.

[3] Le Double. Art. *Grand dentelé* du *Dictionn.* de Dechambre.

[4] Flower et Murie. *Journ. of anat. and phys.*, vol. I, p. 194.

[5] Prenant. *Bullet. de la Soc. des Sc. de Nancy*, cit. *suprà*.

« Testut interprète ces faisceaux comme les représentants incomplets des muscles élévateurs de la clavicule ou omo-trachélien et occipito-scapulaire ou rhomboïde de la tête [1]. Le Double considère les faisceaux en question comme le vestige de la soudure existant chez un grand nombre de *Vertébrés*, de l'angulaire de l'omoplate et du grand dentelé réunis en un dentelé large. On comprend alors très bien les insertions vertébrales et costales de nos faisceaux. »

Cette opinion que j'ai défendue dans mon article *Dentelés* du *Dictionnaire encyclopédique des Sciences médicales* de Dechambre avant les publications de M. Testut sur les anomalies musculaires, me paraît aujourd'hui encore la plus plausible.

Chez les *Vertébrés inférieurs*, il n'y a pas de discontinuité entre l'angulaire et le grand dentelé, et ces deux muscles ont pu être décrits comme une seule et même lame charnue, sous le nom de *dentelé large*. Déjà, dans les *Amphibiens* et les *Reptiles*, l'angulaire et le grand dentelé ont pour caractère constant de relier les apophyses transverses du cou et du dos à l'épiscapulum, sans prendre d'attache sur le scapulum.

Chez l'*axolotl*, l'angulaire s'insère sur la face inférieure de l'ex-occipital d'une part, d'autre part sur la face superficielle du sus-scapulum (*ex-occipito-épiscapulaire*). — Le grand dentelé naît au niveau des myotomes 4, 5 et 6, dans l'intervalle des masses musculaires dorsale et ventrale, se dirige en avant et en haut pour se fixer à la face profonde du sus-scapulum (*transverso-épiscapulaire*)[2]. — On peut donc considérer ces deux muscles comme formant un seul système transverso-épiscapulaire (Lannegrâce).

Ce système transverso-épiscapulaire se décompose, chez les *Anoures* et chez les *Reptiles*, en trois portions distinctes [3].

La portion inférieure du système se rencontre seule chez les *Oiseaux*.

Le *macaque*, le *magot*, la *guenon*, les *Lémuriens*, le *chat*, l'*ours*, le *rat*, la *taupe*, la *civette*, etc., etc., ne possèdent pas un angulaire fixé à l'omoplate. Attaché à un plus ou moins grand nombre de

[1] Testut. *Trait. des anom. musc.*, cit. p. 140, 141.

[2] Chez les *Urodèles* (*Amphibiens*), l'arc thoracique, partagé en deux par une cavité destinée à recevoir la tête de l'humérus, comprend une partie dorsale et une partie ventrale. La première se subdivise en *scapulum* qui s'ossifie et en *sus-scapulum* et *épiscapulum* qui reste cartilagineux ; la seconde est divisée par une fontanelle en deux pièces, une postérieure appelée *coracoïde*, l'autre antérieure appelée *pro-coracoïde*. La clavicule n'existe pas.

[3] Chez l'homme, ces trois portions peuvent être retrouvées : la première est représentée par l'angulaire de l'omoplate et le faisceau supérieur du grand dentelé ; la deuxième, par le faisceau moyen du grand dentelé ; la troisième par le faisceau inférieur du même muscle.

vertèbres cervicales, quelquefois à toutes, ce muscle constitue la partie antérieure du grand dentelé.

Chez les *Anthropoïdes* comme chez l'homme, un large intervalle triangulaire existe entre le grand dentelé et l'angulaire.

Dès le *papion* (*Cynocephalus sphynx*), *pithécien* encore bien éloigné de l'extrémité inférieure de la série des *Primates*, cet intervalle disparaît ; il est comblé par un muscle supplémentaire qui s'insère sur les apophyses transverses des trois dernières vertèbres cervicales, et qui par ses deux bords se confond si bien avec les deux muscles en question, que tout cet appareil ne forme qu'un seul plan, qu'un seul muscle [1].

Comme pour démontrer l'étroite parenté de l'homme et des animaux, des fibres d'union entre le grand dentelé et l'angulaire apparaissent dans l'espèce humaine [2]. Parfois elles sont troublées dans leur évolution formatrice, et alors, au lieu de rejoindre le grand dentelé, elles se soudent, comme nous l'avons indiqué, aux parties molles ou dures avec lesquelles celui-ci est en rapport, c'est-à-dire, au scalène postérieur, au splénius, etc. Dans beaucoup de *Quadrupèdes* le grand dentelé a, du reste, une telle épaisseur que le bord dorsal du scapulum ne peut suffire à son insertion et que celle-ci se prolonge sur une vaste surface au-dessus de la fosse sous-scapulaire (ex. : les *Solipèdes*).

PETIT DENTELÉ POSTÉRIEUR ET SUPÉRIEUR

Absence. — Il peut être remplacé par des trousseaux de fibres aponévrotiques (Isenflamm, Testut, 1 cas personnel).

ANATOMIE COMPARÉE. — Ce muscle fait défaut dans le *murin* et l'*aï* (Meckel, Maisonneuve). Chez le *bœuf*, le *mouton*, la *chèvre*, où il est réduit à quatre, trois et même deux digitations pâles et extrêmement minces, insérées à partir de la 5e ou 6e côtes, M. Lesbre dit l'avoir vu manquer plus d'une fois.

Variations des insertions. — Ses origines à la 7e cervicale et à la

---

[1] Broca. *L'ordre des Primates. Bullet. de la Soc. d'anthrop. de Paris*, 1869, p. 314.

[2] Dans le *chimpanzé* de Champneys la portion supérieure du grand dentelé recevait un faisceau de renforcement provenant de l'interstice celluleux séparant l'ilio-costal, le grand dorsal et le splénius du cou, au niveau de la cinquième dorsale.

1re dorsale sont seules constantes (Theile). Dans les races de couleur ses insertions spinales sont plus étendues que dans la race blanche (Chudzinski). En dehors il peut se fixer sur les 2e et 3e côtes, sur les 2e, 3e et 4e côtes ou sur les 2e, 3e, 4e, 5e et 6e côtes.

ANATOMIE COMPARÉE. — Dans le *chimpanzé* d'Aubry Lecomte, le petit dentelé postérieur et supérieur s'attachait à la moitié inférieure de la colonne cervicale, aux 2 premières dorsales et aux 2e, 3e, 4e, 5e et 6e côtes, dans le *fœtus de gorille* de Deniker et dans le *gorille* adulte de Duvernoy aux 4 dernières cervicales et aux 2e, 3e, 4e et 5e côtes. « Dans le jeune *gorille*, dit M. Deniker [1], il va de la 4e et de la 5e cervicale aux 3e, 4e, 5e et 6e côtes. » Dans le *chimpanzé* de Testut il avait 3 digitations pour les 2e, 3e et 4e côtes. Dans les *Mammifères domestiques* le muscle en cause a manifestement reculé, car il ne prend point d'attaches sur les deux trois premières côtes, lesquelles se sont plus ou moins immobilisées sous les épaules.

Faisceau surnuméraire. — Otto et Rosenmuller [2] ont vu le petit dentelé postérieur et supérieur envoyer un faisceau au tubercule postérieur de l'atlas. C'est là une variété du M. rhombo-atloïdien. (Voy. ce muscle.)

PETIT DENTELÉ POSTÉRIEUR ET INFÉRIEUR

Absence. — Il peut, comme le précédent, être remplacé par du tissu fibreux (Isenflamm) [3].

ANATOMIE COMPARÉE. — Ce muscle faisait défaut chez les *gorilles* de Bischoff, de Duvernoy, de Macalister, de Deniker et très vraisemblablement chez le *gibbon* de Bischoff [4].

Variations des insertions. — On l'a vu s'insérer, en dedans sur une ou deux vertèbres lombaires, en dehors sur 2, 3 ou 4 fausses côtes.

[1] Deniker. *Loc. cit.*, p. 137.
[2] Otto, Rosenmuller. *Loc. cit.*, p. 5.
[3] Isenflamm. *Abhandlungen ueber die Knochen u. deren Krankheiten*. Erlangen, 1752.
[4] Bischoff n'en fait pas mention.

Sur un sujet possesseur de 13 côtes que H. Virchow a disséqué, il était attaché par cinq digitations à la côte surnuméraire et aux côtes sus-jacentes, c'est-à-dire reproduisait fidèlement chez l'homme le mode de conformation du *chimpanzé* d'Aubry Lecomte [1].

Connexions plus intimes avec les muscles voisins. — J'ai vu plusieurs fois ce muscle passer au-dessus des côtes pour aller rejoindre le grand dorsal. On trouve exceptionnellement, en avant de la languette supérieure du petit dentelé postérieur et inférieur, entre elle et le petit dentelé postérieur et supérieur, quelques petits corps charnus aplatis recouvrant les muscles intercostaux externes. Sur un ancien maître d'armes d'un régiment de dragons j'ai trouvé un mince ruban de fibres musculaires dans la partie moyenne de l'aponévrose qui unit les deux petits dentelés postérieurs. Des malformations analogues ont été observées par Gegenbaur.

Anatomie comparée. — Au bas de l'échelle des *Mammifères* les deux muscles précités ne forment qu'un seul muscle. Ce muscle est encore indivis chez les *Rongeurs* (*lapin*), mais il y a déjà un commencement de segmentation, car les languettes moyennes sont plus faibles que les antérieures et les postérieures. Chez certains *Prosimiens* la segmentation est complète. Phylogéniquement les dentelés postérieurs dérivent des muscles latéraux ventraux du tronc qui existent chez les *Vertébrés inférieurs* (*Poissons*). Ils sont formés aux dépens de la partie de ces muscles qui ne s'est pas transformée en muscles intercostaux et muscles larges de l'abdomen. Ainsi s'expliquent leur mode d'innervation, la lame tendineuse ou tendino-musculeuse qui les réunit, les lambeaux charnus interposés entre eux et les intercostaux.

SPLÉNIUS

Absence du splénius du cou. — Elle a été constatée par M. Testut sur un nègre et par moi sur un colon de Mettray.

Anatomie comparée. — Le *splenius cervicis* fait défaut chez le *papion*, le *cynocéphale* (Broca) [2], les *Loris* (Meckel), le *murin* (Maisonneuve), le

---

[1] H. Virchow. *Varietæten Beobacht. aus dem Præparisaale zu Wuszburg den Winter-Semest*, 1878-1879.

[2] Broca. *L'ordre des Primates*, cit. p. 312.

chien, le *chat*, le *lapin* (Lesbre). « Si le splénius existe dans le *chameau*, dit Cuvier, il est si faible qu'il échappe souvent à la dissection. » D'après Meckel il n'y a que le splénius du cou qui manque chez cet animal ; celui de la tête existe à l'état d'une bande mince et grêle qui se confond en bas avec le grand complexus.

Variations des connexions des deux portions entre elles. — Parfois, surtout dans les races de couleur, les splénius de la tête et du cou sont nettement séparés jusqu'à leur origine vertébrale. Sur un sujet disséqué par Wood ils étaient non seulement distincts, mais encore isolés l'un de l'autre par le petit dentelé postérieur et supérieur. Leur fusion a été constatée par Meckel, Macalister et moi. Les splénius du cou et de la tête sont séparés dans les *Makis* (*Lemur mongos*) et le *coïba* et confondus dans le *porc-épic* et l'*agouti*.

Segmentation de l'une ou l'autre des deux portions. — Dans deux cas observés par Theile et Henle le faisceau alloïdien du splénius du cou uni aux splénius de la tête était indépendant du faisceau axoïdien. Moser a trouver le splénius de la tête partagé en deux corps dont l'interne se portait des apophyses épineuses des 2°, 3°, 4°, 5° et 6° cervicales sur l'occipital et l'externe des apophyses épineuses de la 7° cervicale et des deux premières dorsales sur l'apophyse mastoïde [1]. M. Chudzinski a vu, chez le nègre, le ventre postérieur du digastrique, inclus dans le splénius du cou, divisé en deux chefs dont le superficiel gagnait l'apophyse mastoïde et le profond le tendon du droit latéral de la tête.

Anatomie comparée. — Dans le *fœtus de gorille* de Deniker le splénius était divisé en trois faisceaux : un large (splénius de la tête), venant de la ligne courbe occipitale et deux autres grêles (splénius du cou) venant de l'atlas et de l'axis. La séparation des faisceaux occipitaux et des faisceaux mastoïdiens constituerait, d'après Meckel, la disposition la plus fréquente, chez les *Mammifères*, du splénius de la tête.

Dans le *porc* le splénius se divise dès son origine en trois fortes branches qui s'insèrent : l'une à la protubérance occipitale, l'autre à la crête mastoïdienne, la troisième en bas de l'aile de l'atlas [2].

[1] Moser. *Meckel's Arch.*, vol. VIII, p. 224.
[2] Lesbre. *Loc. cit.*, p. 60

Variations des insertions. — Le splénius fournit communément chez l'homme comme dans la plupart des autres *Mammifères* une languette à la troisième cervicale. L'insertion du *splenius capitis* a un os wormien occupant l'angle inférieur de l'occipital a été notée par Cruveilhier[1]. Sur deux hommes et une femme que j'ai disséqués le triangle à sommet inférieur que limitent les bords internes des splénius était réduit de plus des deux tiers.

ANATOMIE COMPARÉE. — « La seule différence que j'ai trouvée entre les muscles de la nuque du *chimpanzé* et ceux de la nuque de l'homme est relative, dit Broca, à l'étendue du splénius de la tête dont l'insertion occipitale occupe environ les deux tiers de la ligne courbe supérieure[2]. » « A peine apercevait-on dans le voisinage de la protubérance un petit triangle séparatif entre les splénius » du *chimpanzé* de Testut. Dans le *Cynocéphale sphynx* (Broca), les *Cercopithèques*, l'*ours brun d'Amérique* (Testut), le *chat* (Strauss-Durckheim), les *Rongeurs*, les *Marsupiaux* et les *Édentés* (Meckel), les splénius attachés sur la ligne occipitale jusqu'à la protubérance sont confondus.

Faisceaux surnuméraires. — Macalister a observé un cas dans lequel le splénius du cou envoyait une bandelette à l'inion. Curnow a découvert un petit faisceau musculaire qui naissait du splénius et du ligament cervical postérieur et se terminait sur l'occipital[3].

Dans le *chien*, le splénius de la tête, le seul qui existe, je le répète, s'insère en bas sur le ligament cervical et les apophyses épineuses des quatre ou cinq premières dorsales, en haut sur la ligne courbe occipitale supérieure et l'apophyse mastoïde. Chez les *Solipèdes*, le splénius se fixe, d'une part sur le ligament cervical qu'il longe jusqu'à la tête, sur les premières apophyses épineuses dorsales par une aponévrose commune avec le petit dentelé antérieur, aponévrose se confondant aussi avec celle du grand complexus ; d'autre part, sur l'apophyse et la crête mastoïdienne et sur les trois ou quatre premières apophyses transverses cervicales[4].

<hr>

[1] Cruveilhier. *Trait. d'anat.*, t. II. p. 61.
[2] Broca. *L'ordre des Primates*, cit. p. 312.
[3] Curnow. *Journ of an. and phys.*, 1873, p. 304.
[4] Lesbre. *Loc. cit.*, p. 60.

GRAND COMPLEXUS

Segmentation du muscle. — Le faisceau interne, le *biventer cervicis* d'Albinus, et les deux faisceaux externes, le *grand complexus proprement dit* et le *trachélo-occipital* de Chaussier qui composent le grand complexus, peuvent être plus différenciés et même indépendants l'un de l'autre. C'est ainsi que le digastrique du cou a été décrit comme un muscle autonome par Meckel, Henle, Theile, Hyrtl, Testut[1], etc.

Pourquoi? Son autonomie comme celle du *trachélo-occipital* ne constitue-t-elle pas chez l'homme l'exception et non la règle ?

Au point de vue de l'anatomie comparée, il n'y a pas lieu davantage de séparer le digastrique du cou du grand complexus, attendu que la division des deux faisceaux n'existe pas toujours, qu'elle se fait très inégalement suivant les espèces et que quand elle existe le *biventer cervicis* et le grand complexus peuvent être ou dépourvues d'intersections tendineuses ou en présenter un nombre variable.

« Il n'est pas rare, dit Cruveilhier, de rencontrer un autre petit faisceau digastrique à tendon isolé sur la face antérieure du muscle grand complexus[2]. » Henle a trouvé un faisceau qui naissait de l'apophyse transverse de la 2e dorsale et se terminait à l'occipital entre les deux lignes courbes supérieure et inférieure[3]. La segmentation secondaire du digastrique du cou a été observée chez un nègre par M. Chudzinski.

ANATOMIE COMPARÉE. — Le grand complexus est formé dans le *murin* par trois faisceaux correspondant à ceux de l'homme et dans les *Loris*, les *Makis* (Meckel) et la majorité des *Carnassiers*, par deux faisceaux. Chez le *fœtus de gorille* de M. Deniker, le grand complexus était pourvu d'un faisceau accessoire provenant des 4e et 5e cervicales.

Augmentation de nombre des intersections aponévrotiques. — Le *biventer cervicis* peut être un muscle trigastrique. Je ferai remarquer en passant, que le nom de *biventer cervicis* donné depuis Albinus au faisceau interne du grand complexus avait été attribué antérieurement avec beaucoup plus de justice par Eustachius à la totalité du muscle.

---

[1] Testut. *Trait. des anom. musc.*, p. 299.
[2] Cruveilhier. *Trait. d'anat.*, cit., 2e édit., t. II, p. 63.
[3] Henle. *Muskellehre*, p. 44.

ANATOMIE COMPARÉE. — Le *biventer cervicis* a deux intersections dans l'*hyène* et quatre ou cinq dans les *Solipèdes*.

Dans le *chien*, le grand complexus, appelé aussi par Ellenberger et Baum *transversaire épineux du cou et de la tête*, se divise très nettement en une portion dorsale et une portion ventrale confondues supérieurement. La première, équivalente au *biventer cervicis* de l'homme, est traversée par quatre intersections tendineuses : elle prend naissance sur les apophyses transverses de la 5ᵉ et de la 6ᵉ dorsale sur les apophyses épineuses des 2ᵉ, 3ᵉ, 4ᵉ et quelquefois 6ᵉ dorsales ainsi que sur le ligament cervical. La deuxième portion, grand complexus proprement dit, procède des apophyses transverses des trois ou quatre premières dorsales et des tubercules articulaires des cinq dernières cervicales. Chez le *chat*, la disposition est à peu près la même que dans le *chien ;* la portion dorsale (intersectus de Strauss-Durckheim) est coupée de deux intersections : la portion ventrale (grand complexus de Strauss-Durckheim) en présente une aussi, mais inversement dirigée et formant un ﹀ avec la première de l'intersectus.

Le grand complexus du *bœuf* est indivis et dépourvu d'intersections tendineuses.

Variations des insertions. — Les insertions aux apophyses épineuses peuvent faire défaut ou se prolonger jusqu'à l'apophyse épineuse de la 5ᵉ dorsale. Sur un nègre disséqué par M. Chudzinski, le grand complexus naissait des huit premières vertèbres dorsales et des six dernières vertèbres cervicales.

ANATOMIE COMPARÉE. — J'ai noté les insertions étendues du grand complexus du *chien* et du *chat*. Celui du *bœuf* prolonge ses attaches inférieures jusqu'à la dixième apophyse transverse dorsale et couvre de sa terminaison une vaste surface de l'occipital et de la crête mastoïdienne. Dans les *Solipèdes*, la portion postérieure du grand complexus, de beaucoup la plus forte, se fixe en bas, soit sur les apophyses transverses des quatre ou cinq dorsales qui suivent la deuxième, soit, par une aponévrose confondue avec celle du splénius, sur les apophyses épineuses du garrot; l'antérieure émane des deux premières apophyses transverses dorsales et de la série des tubercules articulaires cervicaux. Ces deux portions séparées inférieurement par l'artère cervicale se réunissent supérieurement entre elles ainsi qu'avec le grand droit postérieur de la tête pour se fixer en arrière de la protubérance occipitale.

Dans le *porc* le grand complexus, énorme vu la puissance d'extension de la tête, a une disposition analogue.

Connexions plus intimes avec les muscles voisins. — Il se continue fréquemment sans ligne de démarcation avec le transversaire épineux du dos. On l'a vu relié par quelques trousseaux de fibres au petit complexus, au long du dos, au ligament cervical postérieur (Theile).

Les muscles de la couche profonde du dos et de la nuque (*M. spino-dorsaux* de Gegenbaur) appartiennent à la région dorsale, tandis que les muscles superficiels (*M. spino-huméraux* de Gegenbaur) appartiennent aux membres supérieurs. De là les connexions anormales intimes fréquentes que présentent entre eux les premiers de ces muscles, leur division en plusieurs parties qui correspondent plus ou moins aux segments vertébraux (métamères) et qu'accuse encore davantage l'apparition inopinée d'intersections fibreuses multiples dans le grand complexus, le petit complexus etc.

Observons en outre, avec M. Lesbre [1], que, par ses attaches, le grand complexus n'est pas seulement un transversaire épineux, mais qu'il est en outre un long épineux dorso-céphalique. Ce serait donc une faute que de vouloir changer son nom contre celui de demi-épineux de la tête (*semi-spinalis capitis*) qui lui est attribué par divers anatomistes, notamment par M. His dans ses *Nomina anatomica*.

PETIT COMPLEXUS

Absence. — L'absence de la totalité du muscle a été notée par M. Macalister [2] et moi (à droite seulement chez une femme), et celle de la partie moyenne, par Sœmmerring [3].

Anatomie comparée. — Bien que M. Macalister affirme que ce muscle manque chez les *Chéiroptères*, il a été trouvé dans le *Vespertilio murinus* par le professeur Maisonneuve. Il faisait défaut chez l'*Hyæna crocuta* disséquée par MM. Young et Robinson.

[1] Lesbre. *Loc. cit.*, p. 59.
[2] Macalister. *Cat. cit.*, p. 64.
[3] Sœmmerring. *Loc. cit.*, p. 183.

Segmentation du muscle. — Il peut être constitué par deux chefs distincts fixés tous deux, en haut, à l'apophyse mastoïde et, en bas, le supérieur et interne, aux 5 dernières vertèbres cervicales, l'inférieur et externe, aux 5 premières dorsales. Chez un nègre dont le petit complexus était formé par deux corps, l'un commençant à la 7e cervicale, l'autre à la 3e, cette segmentation n'existait qu'en bas. (Chudzïnski.)

Intersections aponévrotiques. — La masse charnue du petit complexus est communément divisée en deux ou trois ventres par une ou deux intersections aponévrotiques transversales.

Variations des insertions. — Ses faisceaux d'origine peuvent descendre jusqu'à la 8e dorsale. Le professeur Macalister l'a vu naître par deux faisceaux seulement des 6e et 7e cervicales. Chez un nègre disséqué par Chudzinski, il s'insérait à la fois sur l'apophyse mastoïde et sur la ligne courbe supérieure de l'occipital dans une étendue de plus d'un centimètre.

ANATOMIE COMPARÉE. — D'après Duvernoy, « l'insertion du petit complexus à l'apophyse mastoïde et à une petite partie de la ligne courbe supérieure de l'occipital est constante chez les *Singes anthropomorphes* ». Dans le *fœtus de gorille* de Deniker, le petit complexus se portait beaucoup plus en dedans que chez l'homme [1].

Connexions plus intimes avec les muscles voisins. — Il peut échanger un plus ou moins grand nombre de fibres avec le grand complexus, le long dorsal, le transversaire du cou ou l'ilio-costal. Quelques auteurs, notamment Henle, rattachent, d'ailleurs, le transversaire du cou et le petit complexus au long dorsal sous les noms de *longissimus cervicis* et de *longissimus capitis*.

TRANSVERSAIRE DU COU

Variations des insertions. — Pour Albinus il n'aurait jamais moins de 4 et jamais plus de 8 faisceaux d'origine aux vertèbres dorsales.

[1] Deniker. *Loc. cit.*, p. 129.

L'insertion sur l'atlas est exceptionnelle, celle sur l'axis est regardée comme normale par Theile.

Faisceaux surnuméraires et connexions plus intimes avec les muscles voisins. — Chez un nègre, M. Chudzinski a trouvé au-dessous du petit complexus « un second muscle qui naissait par un plan tendineux de l'apophyse mastoïde et se terminait par deux faisceaux charnus l'un très grêle sur l'apophyse transverse de l'atlas, l'autre assez fort sur le tendon atloïdien du transversaire du cou. » Luschka a donné le nom d'*accessoire du petit complexus* « à un petit muscle difficilement isolable, qui naît par cinq tendons des apophyses transverses des 2 premières dorsales et des 3 dernières cervicales et va à l'apophyse transverse de l'atlas en envoyant un faisceau au petit complexus [1] ». J'ai vu plusieurs fois, comme M. Testut, un faisceau du transversaire du cou se porter sur l'apophyse mastoïde.

Anatomie comparée. — Dans le *fœtus de gorille* de Deniker le transversaire du cou était uni au petit complexus. Ce mode de conformation exceptionnel chez l'homme et les *Singes* est normale chez un grand nombre de *Mammifères* d'un ordre moins élevé. « Chez les *Carnassiers* dit Cruveilhier, la portion cervicale du transversaire est bien plus considérable que chez l'homme à cause du rôle de la tête et du cou, dans la préhension d'une proie qui résiste et qui a un poids considérable. »

Dans le *chien*, les *Solipèdes*, les *Ruminants*, le *porc*, on désigne sous le nom de petit complexus deux corps charnus parallèles qui s'insèrent en commun sur la série des tubercules articulaires cervicaux et jusque sur les deux premières apophyses transverses dorsales, d'une part, et qui se terminent de l'autre, le premier sur l'apophyse mastoïde, le second sur l'aile de l'atlas : le premier est un *longissimus capitis*, le second un *longissimus atlanticus*.

« On pourrait, dit M. Lesbre, les décrire isolément sous ces deux noms qui auraient pour équivalents dans le langage ordinaire : *petit complexus de la tête* et *petit complexus de l'atlas*. Ellenberger et Baum nomment le dernier *long de l'atlas* [2]. »

Le nombre des faisceaux d'origine et de terminaison du transversaire

[1] Luschka, *in* Beaunis et Bouchard. *Nouv. Élém. d'anat. descript.*, 3e édit., p. 213.

[2] Lesbre. *Loc. cit.*, p. 56.

du cou est, comme celui du muscle précédent, essentiellement variable. D'après Albinus, ce nombre oscillerait entre deux et huit. Le transversaire du dos est si souvent uni au transversaire du cou que le professeur Krause les décrit comme un seul muscle.

GRAND DROIT POSTÉRIEUR DE LA TÊTE

Dédoublement du muscle. — La division du grand droit postérieur de la tête en deux corps charnus dont le superficiel est plus large que le profond qu'il recouvre en totalité et déborde parfois en dehors, a été observée par Douglas [1], Albinus [2], Sandifort [3], Wood [4], Macalister [5], Kölliker [6], Davies-Colley [7].

ANATOMIE COMPARÉE. — Chez les animaux, notamment chez le *cheval* (Arloing, Chauveau, Meckel), le *Fourmilier didactyle*, l'*ours blanc* (Meckel), l'*ours brun* (Testut), la *civette* (Young, Devies), l'*aye-aye* (Alix), etc., le grand droit postérieur de la tête se dédouble suivant son épaisseur d'une manière plus ou moins manifeste; il en résulte un nouveau muscle intercalé entre les deux droits postérieurs de la tête et que Strauss-Durckheim et W. Ellenberger et H. Baum ont décrit, chez le *chat* et chez le *chien*, sous le nom de droit postérieur moyen (*rectus capitis posterior medius*).

Faisceau de renforcement sous-axoïdien. — Le muscle en cause peut recevoir un faisceau de renforcement provenant du grand complexus, des interépineux ou du ligament cervical postérieur, au niveau de la 4ᵉ cervicale (Max Flesch). Dans un cas observé par Theile, ce faisceau naissait du ligament cervical postérieur, au niveau des 4ᵉ, 5ᵉ et 6ᵉ cervicales et allait s'insérer à l'occipital avec le grand droit postérieur dont il longeait le bord externe. Ces anomalies me donnent à

[1] Douglas. *Myographia comparata*, 1763, p. 95.
[2] Albinus. *Histor. musculor*, p. 385.
[3] Sandifort. *Exercit. Acad.*, 1783, p. 92.
[4] Wood. *Proceed of the Roy. soc. of London*, 1867, p. 523.
[5] Macalister. *Catal. cit.*, p. 66.
[6] Kölliker et Max Flesch. *Varietæten Beobachtungen*. Wurzbourg, 1879.
[7] Davies-Colley. *Loc. cit. suprà*, p. 207.

croire que Cuvier, Chappuy [1], Hartmann, Gegenbaur, Lavocat n'ont pas tort de considérer les droits et obliques postérieurs de la tête comme des muscles épineux et interépineux modifiés.

ANATOMIE COMPARÉE. — Chez le *chien* le grand droit postérieur de la tête se fixe à l'occipital par un tendon commun avec le grand complexus (W. Ellenberger et H. Baum).

Dans l'*ornithorynque* il naît des 2°, 3° et 4° cervicales. Chez les *Reptiles* Cuvier a décrit un long droit postérieur de la tête s'étendant de toutes les apophyses épineuses des vertèbres cervicales à l'occipital et dont « la dernière languette qui vient de l'atlas représente, si l'on veut, le petit droit postérieur ».

PETIT DROIT POSTÉRIEUR DE LA TÊTE

Dédoublement du muscle. — Le petit droit postérieur de la tête est aussi souvent sinon encore plus souvent dédoublé que le grand droit. Ce dédoublement a été constaté par Douglas, Hallett, Sandifort, Flower, Murie, Wood, Macalister, Gruber [2], Davies-Colley, Testut, etc. (2 cas personnels). L'*ours brun d'Amérique* a deux grands droits et deux petits droits postérieurs de la tête (Testut).

Faisceau de renforcement sous-axoïdien. — Chudzinski a vu, chez un nègre, le muscle en question envoyer un faisceau au ligament cervical postérieur. Ce faisceau se portait sur l'apophyse épineuse de la 5° cervicale chez une femme que j'ai disséquée.

GRAND OBLIQUE DE LA TÊTE

Le dédoublement du grand oblique de la tête a été noté chez le blanc par Macalister et chez une boschimane par Flower et Murie [3]. Dursy a disséqué un faisceau différencié de ce muscle qui allait s'in-

[1] Chappuy. *Zeitschrift fur anatomie und. Entwickelungsgeschichte*, t. II.

[2] Gruber. *Abhandl aus dir Mensch. u. vegl. anat.* Saint-Pétersbourg, 1852, p. 125.

[3] Flower et Murie. *Journ. of anal. and phys.*, t. I, p. 200.

sérer à l'apophyse mastoïde [1]. Ce faisceau mastoïdien du grand oblique a été retrouvé chez le *fœtus de gorille* par Deniker et chez l'*ours* par le professeur Testut [2].

PETIT OBLIQUE DE LA TÊTE

Ses malformations se réduisent jusqu'ici à son dédoublement signalé par le professeur Macalister.

SACRO-LOMBAIRE OU ILIO-COSTAL

J'ai vu manquer les faisceaux de la 12e côte et ceux de la 11e et de la 12e côtes de la portion lombaire (*ilio-costalis lumborum*). J'ai noté également l'absence de l'un ou l'autre des faisceaux de renforcement détachés des côtes qui ont été décrits comme un muscle particulier sous le nom de *cervical descendant* par Albinus, d'*accessoire du sacro-lombaire* par Sténon, de *transversaire grêle* par Winslow. Les faisceaux inférieurs du cervical descendant me paraissent faire plus souvent défaut que les autres. Dans un cas le faisceau le plus élevé du cervical descendant naissait par deux origines distinctes de la 3e et de la 4e côte, et semblait constituer un muscle isolé, parallèle et analogue au transversaire du cou. « Rien de plus variable, dit Cruveilhier [3], que le mode de terminaison du sacro-lombaire; il y a sous le rapport des insertions cervicales, soit par le nombre, soit par la force, une sorte de solidarité entre le splénius, le transversaire du cou, le sacro-lombaire et même l'angulaire, tellement que si l'on n'avait égard qu'aux insertions cervicales, on dirait que tous les faisceaux cervicaux appartiennent à un seul et même muscle. »

En ce qui me concerne j'ai vu manquer très souvent le corps charnu destiné à la 3e cervicale et 2 fois celui destiné à la 4e.

Dans la série animale le nombre des languettes de l'ilio-costal varie, on le comprend, proportionnellement au nombre des côtes et

---

[1] Dursy. *Henle u. Pfeufer's Zeitschrift*, vol. XXXIII, p. 49.

[2] Testut. *Trait. des anom. musc.*, p. 311.

[3] Cruveilhier. *Anat. descript.*, 2e édit., t. II, p. 74.

des vertèbres. Dans les *Solipèdes*, où le cervical descendant forme tout le sacro-lombaire, celui-ci ne dépasse pas l'apophyse transverse cervicale.

LONG DORSAL

Morgagni[1] et Walther[2] ont fait chacun mention d'un cas dans lequel le long dorsal envoyait un faisceau à l'occipital. Cloquet l'a vu échanger quelques trousseaux de fibres avec le splénius, le petit complexus et le transversaire du cou. Sur deux nègres où il atteignait la 7e cervicale, il s'anastomosait à la fois avec le transversaire du cou et le petit complexus (Chudzinski). Les faisceaux lombaires transversaires peuvent être indépendants des faisceaux costaux, constituer un muscle spécial (Voy. *M. lombo-stylien*). Chez le *gorille* le long dorsal remonte, au dire de Duvernoy, jusqu'au rachis cervical et même jusqu'à l'occipital.

LONG ÉPINEUX DU DOS

Arnold a proposé de le réunir au long dorsal et au sacro-lombaire pour en faire un seul muscle, le *M. extensor dorsi*. Henle[3] et le professeur Macalister l'ont vu n'avoir que trois faisceaux d'origine. Une réduction plus considérable est très rare. Il est quelquefois inséparable du transversaire du dos.

LONG ÉPINEUX DU COU

Il peut faire défaut en partie (Macalister) ou en totalité (Gegenbaur). J'ai vu plusieurs fois ses faisceaux distincts les uns des autres. Dans des cas observés par Theile[4] et Henle[5] il envoyait des trousseaux de fibres

[1] Morgagni. *Advers. anat.*, XI, p. 38.
[2] Walther. *De articul. ligamentis et musculis hominis.* Leipzig, 1728, p. 70.
[3] Henle. *Muskellehre*, p. 39.
[4] Theile. *Loc. cit. suprà*, p. 167.
[5] Henle. *Muskellehre*, p. 41.

au grand droit postérieur de la tête et au grand complexus. Henle a fourni une bonne description de ce muscle et de dix-neuf de ses anomalies. (Henle. *Muller's Archiv.*, 1837, p. 297.)

MULTIFIDE

Un ou plusieurs de ses faisceaux peuvent être absents. Sœmmerring[1] et Albinus ont signalé le défaut de présence de celui qui provient de la 7e cervicale. Theile a trouvé le premier divisé à son origine en deux corps dont l'un provenait de l'apophyse épineuse et l'autre du bord inférieur de l'arc postérieur de l'axis. Calori a vu un faisceau de ce muscle se porter de la 2e et de la 4e côtes à la 5e et à la 6 vertèbres cervicales[2].

ROTATEURS DES VERTÈBRES

Ces muscles qui ont été décrits d'abord par le professeur Theile[3], puis par Weber, Gunther, Milde et Cloquet, étaient, jusque dans ces dernières années, passés sous silence ou à peine indiqués dans les traités classiques d'anatomie français. Les rotateurs longs aussi bien que les rotateurs courts peuvent être divisés en fascicules et les uns, aussi bien que les autres, manquer dans un ou dans plusieurs espaces intervertébraux. La division du transversaire épineux en *M. semispinalis dorsi* et *cervicis*, *multifidus* et *rotatores longi* et *breves* est bien difficile, sinon impossible, chez la généralité des animaux.

INTERTRANSVERSAIRES

Un intertransversaire quelconque peut faire défaut, être dédoublé ou franchir l'apophyse transverse de la vertèbre située immédiatement au-dessus de lui. Le *M. singularis colli* de Sandifort, qui s'étend de l'apophyse transverse de la 5e cervicale aux apophyses transverses des

[1] Sœmmerring. *Loc. cit.*, p. 195.
[2] Calori. *Mem. della Acad. delle sc. dell' Instituto di Bologna*, t. VI, p. 137.
[3] Theile. *Muller's Arch.*, 1839, p. 103.

2ᵉ et 3ᵉ cervicales [1], le *M. transversalis cervicis medius* de Krause et de Törnblom, qui s'étend de la 2ᵉ à la 6ᵉ ou à la 7ᵉ cervicale [2], le *M. transversalis cervicis anticus* de Knott et Retzius, qui s'étend de la 4ᵉ à la 6ᵉ cervicale, sont de *longs intertransversaires* [3]. Ainsi que M. Knott, j'ai vu un long intertransversaire qui se portait de la 6ᵉ cervicale à l'axis.

ANATOMIE COMPARÉE. — Des muscles longs intertransversaires ou intertransversaires communs, c'est-à-dire des muscles allant d'une apophyse transverse à une autre en sautant une ou plusieurs vertèbres existent à l'état constant chez nos divers animaux, notamment dans les *Ruminants*, les *Porcins*, les *Carnivores*.

Ainsi M. Chauveau décrit comme annexe du grand droit antérieur de la tête, sous le nom de *trachélo-atloïdien*, un muscle cylindroïde volumineux, couché sur les insertions trachéliennes du grand droit antérieur, en avant de l'émergence des nerfs cervicaux et s'insérant, d'une part, à l'aile de l'atlas en commun avec le petit complexus, de l'autre sur les prolongements costellaires des apophyses transverses des 3ᵉ, 4ᵉ, 5ᵉ et même 6ᵉ cervicales par autant de faisceaux successifs. Il est clair qu'il s'agit là d'un muscle auquel conviendrait parfaitement le nom de *long intertransversaire antérieur du cou*. Il fait défaut chez les *Solipèdes ;* mais il existe chez les *Carnivores*. Strauss-Durckheim le décrit dans le *chat* sous le nom de *premier isocèle*.

« Il faut aussi considérer, dit M. Lesbre [4], comme un autre long intertransversaire du cou des animaux un muscle assimilé à un scalène par presque tous les auteurs, muscle appliqué sur les tubercules postérieurs des apophyses transverses, le long des insertions cervicales de l'angulaire de l'omoplate, et formé de plusieurs faisceaux successifs et chevauchants qui sautent chacun une ou plusieurs vertèbres. Le dernier faisceau se termine à la première apophyse transverse dorsale et à l'extrémité articulaire de la première côte ; le premier s'élève plus ou moins haut sur les apophyses transverses cervicales, jusqu'à la 5ᵉ dans le *lapin*, jusqu'à la 3ᵉ ou la 4ᵉ dans les *Solipèdes*, les *Ruminants*, le *porc*, jusqu'à l'aile de l'atlas dans les *Carnivores*. Ces

[1] Sandifort. *Exerc. anat.*, Bd. I, cap. VI, p. 93.
[2] Krause in Knott. *Proceed of the Roy Irish. Acad.*, 1881, p. 415.
[3] Retzius. *Forhandlinger ved Skandinavisk naturforsk*, 1841, p. 767.
[4] Lesbre. *Loc. cit.*, p. 62.

divers faisceaux au nombre de 3, 4, 5, ou davantage, suivant les espèces, s'associent et s'unissent en une sorte de *long intertransversaire postérieur*, situé en arrière de l'émergence des nerfs cervicaux. On constate qu'un organe tout à fait semblable a été signalé chez l'homme par Törnblom sous le nom de *transversalis cervicis medius*.

« De même Retzius a fait connaître, sous le nom de *transversalis cervicis anterior*, un autre muscle anormal qui rappelle de tous points le *long intertransversaire antérieur des Carnassiers*. »

Le *M. transversalis cervicis medius* est, d'après Törnblom, principalement prononcé dans le *chat* et le *chien*.

Ce n'est pas tout. Il peut exister dans la région du cou d'autres intertransversaires communs que l'on pourrait qualifier d'obliques. Par exemple, dans le *bœuf*, on voit deux ou trois faisceaux obliques ascendants s'attachant sur les prolongements costellaires des 4e, 5e et 6e apophyses transverses cervicales et se terminant chacune sur le tubercule postérieur de l'apophyse transverse de la 2e ou de la 3e vertèbre précédente. Ces petits muscles adhèrent beaucoup aux intertransversaires courts ou propres qu'ils recouvrent, mais ils s'en distinguent très facilement non seulement parce qu'ils sautent une ou plusieurs vertèbres, mais encore par la direction de leurs fibres qui croise en X celle de ces derniers.

La connaissance des divers *intertransversaires communs des animaux* n'est pas encore suffisante pour permettre dès maintenant de les classer et de les dénommer tous.

Quant aux intertransversaires propres de nos *Mammifères domestiques*, ils n'existent parfois qu'à l'état rudimentaire, surtout les courts intertransversaires postérieurs du dos et des lombes.

INTERÉPINEUX

Ils manquent souvent d'un côté et même des deux côtés. L'un ou l'autre d'entre eux peut se prolonger entre les arcs vertébraux. Quelquefois cette prolongation a lieu pour les deux faisceaux d'une même paire ou pour les faisceaux de plusieurs paires.

Les interépineux manquent chez les *Solipèdes*; mais on les trouve bien développés chez le *bœuf*, surtout dans la région dorso-lombaire; il en est de même chez le *chien*.

DROIT LATÉRAL DE LA TÊTE

Henle l'a vu faire défaut et Theile constitué par deux corps charnus par suite de la différenciation du faisceau interne naissant de l'atlas. « Ne faut-il pas voir dans cette dernière anomalie, dit M. Testut, la reproduction entre l'apophyse transverse de l'atlas et celle (apophyse jugulaire) de l'occipital d'un double feuillet musculaire, disposition qui est la règle pour les espaces intertransversaires sous-jacents? » Le droit latéral étant un muscle intertransversaire, l'intertransversaire postérieur du couple vertébral occipito-atloïdien dont l'intertransversaire antérieur est le petit droit antérieur de la tête (voy. ce muscle), cette manière de voir semble très plausible. Elle n'est cependant pas à l'abri de tout reproche. Si certains anatomistes admettent trois vertèbres craniennes, il en est d'autres qui en admettent quatre et même davantage. D'autre part, le fait que le crâne primordial est continu, que les os de revêtement ne sont jamais cartilagineux comme les vertèbres et qu'ils possèdent une toute autre origine que les parties basilaires, enfin le fait que dans le crâne des *Vertébrés inférieurs* (*Poissons*) l'on ne trouve rien de comparable aux vertèbres, toutes ces considérations donnent le droit de mettre en doute la théorie vertébrale du crâne des *Mammifères*.

MUSCLES SURNUMÉRAIRES

Transverse de la nuque (voy. *Muscles de l'oreille*).

Interépineux superficiel.

Quelques *Mammifères*, par exemple la *marte* et la *loutre*, ont un muscle interépineux très fort, qui est appliqué sur les interépineux ordinaires auxquels il est uni d'une manière intime ; il s'étend de l'apophyse épineuse de la première vertèbre dorsale à la deuxième cervicale.

Chez le *phoque*, un muscle semblable s'étend des 4ᵉ et 5ᵉ vertèbres dorsales aux 3ᵉ et 4ᵉ cervicales ; ce muscle est entièrement séparé des interépineux sous-jacents qui sont, dans ce genre, également fort développés.

Meckel, qui a cherché en vain dans les autres ordres ces deux muscles, les a rencontrés quelquefois, par anomalie, chez l'homme[1].

Occipito-scapulaire.

Syn. : *Rhomboïde antérieur* (Meckel); *Rhomboïde occipital* (Murie et Mivart); *Rhomboïde de la tête* (Cuvier); *Levator scapulæ minor vel posterior* (Douglas et Burmeister, James); *Releveur propre de l'épaule* (Bourgelat); *Levator anguli scapulæ vel scapulæ minor* (Krause); *Angulaire dorsal de l'omoplate* (Ellenberger et Baum, etc.).

Ce muscle a été découvert chez l'homme par Wood en 1866[2].

Rubané, allongé, il s'insère en haut au tiers interne de la lèvre inférieure de la ligne courbe supérieure de l'occipital, immédiatement au-dessous du trapèze qui le recouvre, ou au-dessous du trapèze et du cléido-occipital lorsque ce dernier muscle existe, en dedans du splénius de la tête et superficiellement au grand complexus. De là, il se dirige obliquement en bas et en dehors entre le trapèze et le splénius, et s'insère en bas, sur le bord spinal de l'omoplate au niveau de l'origine de l'épine de l'omoplate, et un peu dans la fosse sous-scapulaire. Les fibres scapulaires terminales sont toujours plus ou moins fusionnées avec celles des rhomboïdes.

Ce muscle, qui peut confondre également ses fibres supérieures avec celles de l'occipital, est assez rare. Outre Wood, il a cependant été signalé dans l'espèce humaine par Macalister, Testut, Knott (3 cas). Je l'ai trouvé deux fois[3].

ANATOMIE COMPARÉE. — En 1775, le docteur James a décrit chez le *chien*, sous le nom de *levator scapulæ minor vel posterior*, un muscle séparé des rhomboïdes, mais situé dans le même plan, et inséré en haut, à la ligne courbe supérieure de l'occipital, au-dessus du splénius et, en bas, à l'angle supérieur du bord vertébral du scapulum, superficiellement au petit rhomboïde avec lequel il confondait quelques-unes de ses fibres. Sous le nom de *levator scapulæ major vel anterior*, il a décrit également chez le même animal un muscle rubané étendu

---

[1] Meckel. *Anat. comp.*, t. VI, p. 151.

[2] Wood. *Proceed of the roy. soc.*, mai 1867 et *Philosophic. Transact. of roy. Soc.*, juin 1869, p. 84 et suiv.

[3] Voy. Le Double. *Revue d'Anthropol.*, 1888, p. 429 et suiv.

de l'apophyse transverse de la première vertèbre cervicale à l'extrémité externe de l'épine de l'omoplate. Ces deux muscles répondent évidemment chez l'homme à l'occipito-scapulaire et au levator claviculæ.

Le premier a été appelé *rhomboïde antérieur* par Meckel. Il l'a trouvé chez les *Lémuriens*, le *magot*, la *taupe*, le *hérisson*, où il constitue un muscle indépendant, partant de l'angle du scapulum ; chez le *coati*, le *tatou*, la *marte*, le *potto*, l'*ours*, l'*hyène*, le *blaireau*, le *chien*, le *chat*, le *porc-épic*, la *marmotte* et le *Didelphys marsupialis*, où il est joint aux autres rhomboïdes ; chez le *castor*, où il est isolé en partie de ces muscles.

Dans le recueil des planches de myologie de Cuvier et de Laurillard, il est appelé *rhomboïde de la tête* et représenté dans le *callithrix*, le *magot*, le *Papion mormon*, le *coati*, le *sajou*, le *marmouset*, la *panthère*, l'*ours noir*, le *blaireau*, la *genette*, le *chien*, à l'état d'isolement complet. Il est moins indépendant dans le *hérisson*, la *taupe*, le *tatou*, l'*oryctérope*, l'*hippopotame*, le *pécari*, le *cochon*, le *lièvre*, le *grand blaireau*, le *paca*, l'*agouti*, le *capybara*, le *porc-épic*, le *lapin*, l'*écureuil*, le *kangourou*, les *Kangourou-rats*, l'*ornithorynque* et les *Phalangers*. Il est très reconnaissable chez le *lion*, bien qu'il adhère aux autres rhomboïdes [1].

Il est indiqué par Humphry[2] et Galton[3] dans l'*Orycteropus Capensis;* et par Galton seul, dans le *Tatou à six bandes*, et par Humphry seul, dans le *phoque*. Krause l'a disséqué chez le *lapin* et l'appelle *levator anguli scapulæ vel scapulæ minor*[4], Ellenberger et Baum dans le *chien* et le nomment *angulaire dorsal de l'omoplate*. Mivart et Murie l'ont vu chez ce même animal. Ces deux derniers anatomistes le décrivent aussi dans l'*Hyrax Capensis*, où il est uni aux autres rhomboïdes, et dans le *lièvre* et le *cochon d'Inde* sous le nom d'*occipito-scapular*, de *rhomboïdeus capitis*, de *rhomboïdeus occipitalis*[5]. Dans l'*Echidna hystrix*, Mivart dit que le rhomboïde cervical va jusqu'à l'occipital[6]. Bourgelat en fait mention chez divers *Animaux domestiques* sous le nom de *releveur propre de l'épaule*.

---

[1] *Anat. comp.* Paris, 1855.

[2] *Journal of anat. and phys.*, mai 1868, p. 299.

[3] *Trans. Linn. Soc.*, vol. XXVI, p. 290 et 525.

[4] Krause. *Anat. des Kaninchens.* Leipzig. 1865. S. 104.

[5] Murie et Mivart. *Proceedings of the Zoological Society*, april 1865, p. 335, et june 1866. p. 393.

[6] Murie. *Trans. Linn. Society*, vol. XXV, 1866.

Le professeur Wood a bien étudié et a donné le dessin de l'occipito-scapulaire dans le *Macacus radiatus*, le *hérisson*, la *taupe*, le *chien*, le *chat*, le *blaireau*, la *belette*, le *lapin*, l'*écureuil*, le *rat de Norwège*, le *surmulot*, où il atteint un grand développement. Strauss-Durcheim l'a rencontré dans le *chat*.

« Dans le *porc* et les *Animaux carnassiers* on trouve, dit M. Lesbre, indépendamment du rhomboïde indivis très développé, équivalent aux deux rhomboïdes de l'homme, un faisceau bien isolé qui s'étend de l'angle cervical du scapulum jusque sur le côté de la protubérance occipitale. »

En somme, sauf chez l'*homme* et les *Anthropoïdes*, l'occipito-scapulaire est assez commun dans la série animale où il est tantôt partiellement distinct, tantôt totalement distinct du rhomboïde indivis ou divisé et dont il n'est, vraisemblablement, qu'un faisceau différencié.

Rhombo-atloïdien.

Le professeur Macalister a donné, en 1866 (*Proceed. of the Roy. Irish. Acad.*) ce nom à un muscle qui s'insère supérieurement à l'apophyse transverse de l'atlas, au-dessous et entre l'angulaire de l'omoplate et le splénius du cou, et inférieurement, à la face profonde du petit ou du grand rhomboïde. Tandis que les insertions externes du muscle se font toujours à la face profonde des rhomboïdes qui le masquent, superficiellement au splénius mais séparées de lui par le tendon d'origine du petit dentelé postérieur et supérieur, ses insertions internes sont essentiellement variables.

M. Macalister l'a vu se fixer aux apophyses épineuses des deux premières dorsales, de la première et de la troisième dorsales, des deux dernières cervicales ou seulement à l'apophyse épineuse de la septième cervicale. Henle et Sandifort ont noté des cas dans lesquels il avait pour origine les sixième et septième vertèbres cervicales [1]. Clason a disséqué un sujet chez lequel il se détachait de la première et de la seconde vertèbre dorsales [2] ; Budge et le docteur Knott ont signalé deux faits identiques [3]. F. Walther a décrit le rhombo-atloïdien sous le

[1] Sandifort. *Opusc. cit.*, lib. II.
[2] Clason. *Upsala, Lakaref*, Bd. II, p. 417.
[3] Budge. *Henle u. Pfeufer's Zeilschnift*, Bd. VII, p. 273, 3 Reihe.

nom de *musculus singularis splenii accessorius, vel adjutor splenii*[1], et Krause sous celui de *splenius accessorius*.

Il est plus commun que le précédent. Wood l'a trouvé 3 fois sur 36 sujets ; le docteur Knott, 6 fois sur 75, et Krause 8 fois sur 100 ; ce qui donne 17 fois sur 211 sujets, soit à peu près 1 fois sur 12. — Je l'ai observé 4 fois, dont une fois sur une femme. Dans tous mes cas il était unilatéral et siégeait à droite, mais il peut être bilatéral.

Wood, Macalister et Testut voient dans le rhombo-atloïdien une variété du rhomboïde de la tête. Pour moi, ainsi que pour Krause, Walther et Gegenbaur, c'est tout simplement un faisceau du splénius qui a été séparé de la masse de ce dernier par le petit dentelé postérieur et supérieur au-dessus duquel il est venu se placer. Le petit dentelé postérieur et supérieur est, en effet, par son tendon d'origine, étranger à la région dorsale. Cette disposition est due à la même cause que celle que l'on rencontre très rarement et où le petit dentelé postérieur et supérieur se trouve interposé à l'aide de son tendon d'origine entre le splénius de la tête et le splénius du cou, ce dernier se trouvant placé au-dessus de lui (voy. *M. splenius, petits dentelés et costaux*).

Omo-trachélien.

Syn. *Levator scapulæ major vel anterior* de Douglas et Burmeister ; *omo* ou *acromio-tra-chélien* de Cuvier et Meckel ; *acromio-basilaire* de Vicq-d'Azyr ; *clavio-trachélien* de Church et Duvernoy ; *basio-humeralis* de Krause ; *Kopf-arm-Muskel* de Peyer ; *transverso-scapulaire* de Strauss-Durckheim ; *omo-atlanticus* de Haughton ; *cervico-humeralis* de Humphry ; *mastoïdo-acromio-claviculaire* de Lannegrâce ; *omo-cervical* de Bischoff ; *cleido-omo-atlanticus, cleido-epistrophicus* et *trachelo-clavicularis imus* de Gruber ; *cleido-omo-transversaire* de Testut ; *Levator claviculæ*, des anthropologistes français ; *accessoire du trapèze* de Cruveilhier ; *transverse du scapulum* de Lesbre, etc.

« Selon l'indication très exacte de Bischoff, dit le professeur Hartmann[2], les quatre espèces d'*Anthropoïdes* possèdent toutes un muscle qu'on n'a jamais observé chez l'homme. Ce muscle s'étend de la partie externe de la clavicule jusqu'à l'apophyse transverse de la 1er cervicale... Il se retrouve avec une origine variable (sur l'acromion, sur l'épine scapulaire) chez les autres *Singes*. Contrairement à Huxley, l'anatomiste de Munich considère ce muscle comme « une preuve éclatante de la parenté de tous les *Singes* entre eux ».

[1] Walther. *Haller's Disput. Anat. selectæ*, 1733, vol. VI, p. 589.
[2] Hartmann. *Les Singes anthropoïdes et l'homme*, cit. p. 124.

Or Broca n'a pas rencontré le muscle en question chez le *chimpanzé* ni le *gorille* et il a été rencontré chez l'homme par Cuvier, Lannegrâce, Mac-Whinnie[1], Davies-Colley[2], Gruber[3], Kelch[4], Cruveilhier[5], Perrin[6], Macdonald Brown[7], Walsham[8], Theile[9], Knott, Chudzinski, Wood, Macalister, Testut[10], etc. Wood l'a trouvé chez 4 hommes sur 131 et chez 1 femme sur 71, soit 5 fois sur 202 sujets ou approximativement 3 fois sur 100. Pour M. Macalister, cette proportion serait toutefois trop forte et le muscle en cause n'apparaîtrait que chez 1 sujet sur 60[11]. J'ai consigné ces faits ainsi que la plupart de ceux qui vont suivre dans mon article *Omo-trachélien* du *Dictionnaire encyclopédique des Sciences médicales* de Dechambre, paru avant l'ouvrage de M. Testut sur les anomalies musculaires, et dont la lecture eût préservé le professeur de l'Université de Berlin de l'erreur dans laquelle il est tombé.

Exposer tous les modes de conformation de l'omo-trachélien chez l'homme serait trop long; je me bornerai donc à indiquer les principaux et à les comparer à ce qui existe dans la série animale.

Il peut naître :

a) Du tubercule *postérieur* de l'apophyse transverse de l'atlas (cas de Cruveilhier) ;

b) Du tubercule *postérieur* de l'apophyse transverse de la 3° cervicale (cas de Wood);

c) Du tubercule *postérieur* de l'apophyse transverse de la 6° cervicale (cas de Kelch et de Knott) ;

d) Du tubercule *postérieur* des apophyses transverses de l'atlas et de l'axis (cas de Wood, de Gruber, 2 cas personnels);

e) Du tubercule *postérieur* des apophyses transverses des 4 premières cervicales (cas de Wood);

---

[1] M. Whinnie. *London med. gaz.*, 1846, p. 194.

[2] Davies-Colley. *Guy's Hospital reports*, 1873.

[3] Gruber *in* Henle. *Muskellehre*, p. 110.

[4] Kelch. *Beiträge zür pathologischen Anat.* Berlin, 1813, XXIV, S. 32.

[5] Cruveilhier. *Anat. descript.*, 2° édit., t. II, p. 49.

[6] Perrin. *Medic. Times and gaz.*, 1872-73.

[7] M. Brown. *Journ. of anat. and phys.*, 1880, p. 512.

[8] Walsham. *Loc. cit. passim.*

[9] Theile. *Encyclopéd. anat.*, p. 153.

[10] Knott, Chudzinski, Wood, Macalister, Testut, Cuvier, Lannegrâce. *Loc. cit., suprà.*

[11] En ce qui me concerne, je l'ai cherché en 1890 sur 72 sujets, dont 38 hommes et 34 femmes, avant de rencontrer le spécimen sur lequel j'ai pu m'assurer de son mode d'innervation.

f) Du tubercule *postérieur* des apophyses transverses des 4e et 5e cervicales (cas de Theile) ;

Et se terminer sur l'extrémité externe de la clavicule ou sur l'acromion.

Il peut être unilatéral ou bilatéral, segmenté à l'une ou à l'autre de ses extrémités, échanger quelques fibres avec la portion claviculaire du trapèze. Sur l'homme où je l'ai disséqué en 1890, et où il provenait des deux premières cervicales et se fixait au tiers externe de la clavicule, vis-à-vis du tubercule d'insertion du ligament conoïde, au-dessous des fibres du trapèze, j'ai eu la bonne fortune de pouvoir m'assurer, à droite et à gauche, qu'il recevait une branche du rameau trapézien du plexus cervical profond. L'omo-trachélien est donc compris dans le même groupe musculaire que le sterno-cléido-mastoïdien et le trapèze. Henle en le rattachant au sterno-mastoïdien et Cruveilhier et Gruber au trapèze ne s'étaient donc pas mépris.

En 1876, le professeur Gruber a décrit sous le nom de *cleido-epistrophicus* dans les archives de Du Bois-Reymond, His et et Braüne [1], un faisceau musculaire qu'il a vu se porter de l'apophyse transverse de l'axis, en dedans du tubercule *antérieur* sur la face supérieure de la clavicule. Gruber, après avoir observé que l'omo-trachélien s'attache aux tubercules postérieurs des vertèbres cervicales est par conséquent un muscle *rétro-transversaire*, tandis que le cléido-axoïdien est un muscle *pré-transversaire* a ajouté : « Il existe donc chez l'homme des muscles *cleido-cervicales* (*omo-trachéliens*), qui peuvent avoir la signification de muscles propres aux animaux et d'autres muscles *cleido-cervicales* (*cléido-axoïdiens*) qui n'ont décidément rien de commun avec ceux des animaux et qui sont propres à l'homme ». Sans doute il faut admettre dans l'omo-trachélien deux variétés : un omo-trachélien rétro-transversaire et un omo-trachélien pré-transversaire, mais ce dernier — je le démontrerai dans un instant — n'est pas plus spécial à l'homme que le premier. Outre Gruber, le cléido-axoïdien a été signalé par Kelch, Theile et Veau [2].

Gruber a encore appelé l'attention des anatomistes sur un autre muscle cervical anormal, qu'il a appelé *M. trachelo-clavicularis imus* [3]. Le muscle trachélo-claviculaire profond a été retrouvé par Knott [4], le

[1] Gruber. *Arch. f. anat. u. phys.*, 1876, p. 61, 739 et 759.
[2] Veau. *Bullet. de la Soc. anat. de Paris*, 1893, p. 168.
[3] Gruber. *Arch. f. anat. u. phys.*, 1876, p. 757.
[4] Knott. *Journ. of anat. and phys.*, 1880, p. 139.

professeur Testut [1] et moi. Dans le cas de Gruber, il se détachait du tubercule *antérieur* de la 6ᵉ vertèbre cervicale (tubercule carotidien de Chassaignac) et se terminait sur la clavicule à 4 centimètres en dehors de l'articulation sterno-claviculaire ; dans celui de Knott il naissait également du tubercule carotidien, mais allait se fixer sur la face postérieure du trapèze et par l'intermédiaire de ce muscle au tiers externe de la clavicule ; dans celui du professeur Testut il se portait du tubercule antérieur de l'apophyse transverse de la 3ᵉ cervicale sur la face supérieure de la clavicule, à 1 centimètre du bord externe du cléido-mastoïdien. Dans le mien observé, à droite seulement, chez une femme, il provenait du tubercule antérieur de l'apophyse transverse de la 4ᵉ cervicale et se perdait sur l'extrémité acromiale de la clavicule.

Pour Gruber, le trachélo-claviculaire profond n'est qu'un « scalène surnuméraire égaré sur la clavicule ». C'est, comme le cléido-axoïdien, tout simplement un omo-trachélien pré-transversaire. Ce qui le prouve, c'est qu'entre le cléido-axoïdien et le trachélo-claviculaire profond de Gruber on trouve aussi tous les intermédiaires comme insertions au rachis cervical et à la clavicule. Dois-je ajouter que les scalènes sont des muscles qui se rendent aux côtes et que la clavicule n'appartient pas au système costal.

Anatomie comparée. — Les diverses formes de l'omo-trachélien humain s'observent chez les animaux. Dans le *chimpanzé* de Champneys il se portait de l'occipital sur la moitié externe de la clavicule ; dans celui de Deslongchamps [2], de l'occipital et de l'atlas sur le milieu de la clavicule ; dans celui de Testut, du *tubercule antérieur* de l'apophyse transverse de l'atlas, à la clavicule, en avant du trapèze ; dans celui de Macdonald Brown, des *tubercules antérieurs* de l'atlas et de l'axis à l'extrémité acromiale de la clavicule [3] ; dans le *fœtus de gibbon* de Deniker et le *Gibbon cendré* de Bischoff, de l'apophyse transverse de l'atlas jusqu'au bord postérieur de l'extrémité acromiale de la clavicule et même jusqu'à l'articulation clavio-acromiale ; dans le *fœtus de gorille*, le *jeune gorille* de Deniker et le *gorille adulte* de Duvernoy, du *tubercule de l'arc antérieur* de l'atlas, jusqu'au bord postérieur de la clavicule, près de l'acromion.

[1] Testut. *Trait. des an. musc.*, cit. p. 99.
[2] Deslongchamps *in* Deniker. *Recherches sur les Singes anthropoïdes*, th. cit., p. 126.
[3] Macdonald Brown. *Journ. of anat. and phys.*, 1880, p. 512.

Dans le *fœtus de gorille* et le *jeune gorille* de Deniker, il était dédoublé, en haut et dans le *chimpanzé* de Deslongchamps, en bas. Dans le *fœtus de gorille*, le *jeune gorille* et le *fœtus de gibbon* M. Deniker s'est assuré qu'il est innervé par le nerf venant de la 4e branche antérieure du plexus cervical (la branche trapézienne du plexus cervical profond de l'anatomie humaine).

Dans les *Singes quadrupèdes* l'insertion externe se transforme par suite de la station différente et se fait à l'acromion (*Papio mormon, magot*[1], *Cynocéphale sphynx*)[2] ou à l'épine de l'omoplate et à l'aponévrose sus-épineuse (*guenon, bonnet-chinois*[3], *Cercopithecus sabœus*[4]). Le *levator claviculæ* est devenu un *levator scapulæ*. L'attache claviculaire reparaîtrait dans le *magot* (Meckel), le *Cynocéphale Anubis*[5] (Champneys), le *Nycticebus tardigratus* ou *Petit loris* (Murie et Mivart) et même chez les *Chauves-souris*. Chez l'*orang* de Duvernoy l'omo-trachélien attaché en dehors, à la fois à la clavicule et à l'omoplate, constituait un *levator scapulæ et claviculæ* intermédiaire entre l'omo-trachélien des *Singes bipèdes* et des *Singes quadrupèdes*.

L'omo-trachélien se rencontre normalement chez tous les *Vertébrés* à l'exception des *Oiseaux*, des *Poissons* et de l'homme. Il remplacerait, dit-on, les os sus-claviculaires qui chez les *Poissons* relient la clavicule au crâne (?). L'insertion de ce muscle, en haut, à l'atlas et à l'occipital dans le *chimpanzé* de Deslongchamps (*Anthropoïde*) et dans le *Cynocéphale Anubis* (*Singe quadrupède*) établit, en ce qui concerne l'origine supérieure, une transition entre les *Mammifères* des ordres les plus élevés où cette insertion se fait aux vertèbres cervicales et les *Mammifères* où elle se fait au basi-occipital soit directement (le *lapin*, par exemple), soit par l'intermédiaire des droits latéraux de la tête (*Pachydermes* et *Ruminants*). Remarquons incidemment que chez le *chimpanzé* de Champneys l'attache occipitale existait seule. Dans le *cheval* et le *chameau* l'omo-trachélien provient de même exclusivement, chez le premier, des cinq premières cervicales et chez le second, des 5e et 6e[6].

<hr>

[1] Wood. *On a group of varieties of the muscles of the human neck*, p. 98.

[2] Broca. *L'ordre des Primates*, p. 313.

[3] Testut. *Trait. des anom. musc.*, cit. p. 100.

[4] Murie et Mivart. *Proceed. zoolog. soc.*, 1865, p. 336 et 1867, p. 80.

[5] Champneys. *Journ. of anat. and phys.*, 1871, p. 178.

[6] Il se fixe en bas sur l'aponévrose scapulaire externe et sur la crête humérale, chez les *Solipèdes*, sur l'épine scapulaire chez les *Ruminants*, le *porc* et le *chien*.

Quant au nom qu'il conviendrait de lui donner de préférence, il nous semble avec M. Lesbre que c'est celui de *transverse du scapulum*. Les insertions externes et internes étant variables suivant les espèces ne sauraient être, dans tous les cas, la base d'une appellation juste[1].

Long droit latéral de la tête.

Ce muscle a été décrit par Otto en 1830 (Otto, *Path. Anat.*, 1830). Il s'étend du tubercule postérieur de l'axis à l'occipital. C'est un long intertransversaire. D'après Meckel, on trouve chez les *Oiseaux*, en plus du petit droit latéral de la tête, un grand droit latéral qui se porte des apophyses articulaires des trois premières cervicales à l'apophyse basilaire, au-dessous du droit antérieur.

Atloïdo-mastoïdien.

C'est Winslow qui a appelé, le premier, l'attention sur ce muscle auquel il a donné le nom de *M. rectus lateralis accessorius*. En 1876, il a été l'objet d'un travail très consciencieux de la part du professeur Gruber (Gruber. *Der musc. atlantico-mastoïdeus*, Arch. f. an. u. phys., 1876, p. 733). Il a été signalé aussi par Bankart, Pye-Smith et Philips, Krause et Knott.

Il naît de l'apophyse transverse de l'atlas, entre le petit oblique postérieur et le petit droit latéral de la tête et se dirige obliquement, de bas en haut et d'avant en arrière, vers l'apophyse mastoïde à laquelle il se fixe dans un point et dans une étendue variables.

C'est ainsi qu'on l'a vu, et que je l'ai vu, se terminer :

a). Sur le bord postérieur de l'apophyse mastoïde ;

b). Sur le pourtour de l'extrémité postérieure et supérieure de la rainure digastrique ;

c). Sur la crête mastoïdienne, entre le sillon de l'artère occipitale et la rainure digastrique.

Quant à la longueur de la ligne d'insertion, elle oscille entre 3 millimètres et 2 centimètres.

Le muscle en cause peut être rubané, cylindrique ou fusiforme (un cas observé par moi chez une femme). Il est logé dans un triangle

---

[1] Lesbre. *Loc. cit.*, p. 43.

limité, en dedans, par le petit oblique, en dehors, par l'apophyse mastoïde, en bas par une ligne qui réunirait le sommet de l'apophyse mastoïde à l'apophyse transverse de l'atlas. Winslow dit qu'on le rencontre « quelquefois ». Knott l'a trouvé chez 4 sujets sur 33, Krause chez 30 sur 100, Gruber 11 fois sur 50 dont 45 hommes et 5 femmes (4 fois des 2 côtés et 7 fois à gauche) et moi, 9 fois sur 52 dont 30 hommes et 22 femmes (6 fois chez l'homme, 4 fois des 2 côtés, 2 fois à gauche et 3 fois chez la femme, 2 fois des 2 côtés et 1 fois à droite), soit en tout 54 fois sur 235 ou approximativement chez 25 ou 26 p. 100.

M. Testut, qui admet la théorie vertébrale du crâne de Gœthe, d'Oken, de Bojanus, de Blanville, d'Owen, etc., regarde l'atloïdo-mastoïdien comme un droit latéral qui a franchi l'apophyse transverse de la vertèbre occipitale, l'apophyse jugulaire à laquelle il s'insère d'habitude, pour gagner l'apophyse transverse (apophyse mastoïde) de la vertèbre sphéno-temporo-pariétale située plus haut, autrement dit comme un *long intertransversaire*. J'ai montré ce que valait cette théorie (Voy. *M. droit latéral de la tête*.) Ce qui est hors de doute, c'est que l'atloïdo-mastoïdien a été retrouvé chez le *Troglodytes Aubryï* par Alix et Gratiolet, et chez le *murin* par Maisonneuve.

Lombo-stylien.

Ce muscle sur lequel j'ai appelé en 1880, à Alger, au congrès de l'*Association française pour l'avancement des sciences*, l'attention des anatomistes, a été signalé d'abord par Broca dans la série animale et par moi chez un homme et chez une femme où il existait à droite et à gauche. Depuis il a été retrouvé par M. Chudzinski chez un nègre où il était également bilatéral. (Com. écrite.) Broca auquel il doit son nom l'a décrit en ces termes[1] : « Il y a, chez les *Singes non anthropoïdes* et chez les autres *Mammifères*, dans la masse sacro-lombaire, un muscle qui s'étend en arrière jusqu'à la queue et qui se termine en avant par des faisceaux musculo-tendineux, sur les vertèbres lombaires et sur les fausses dorsales, c'est-à-dire sur les vertèbres du train postérieur, sur celles qui sont situées en arrière du nœud de la colonne vertébrale. Ces faisceaux de terminaison antérieure s'insèrent sur la

[1] Broca. *Bulletins de la Société d'Anthropologie*, décembre 1887, p. 654.

partie postérieure et latérale de chaque vertèbre entre la base de l'apophyse costiforme et celle de l'apophyse articulaire, et se fixent sur une apophyse assez longue et pointue, appelée apophyse styloïde, qui se dirige horizontalement en arrière et dont la direction récurrente contraste avec l'antéversion presque constante des apophyses costiformes et des apophyses épineuses des mêmes vertèbres. »

Les apophyses styloïdes lombaires existent chez les *Pithéciens*, les *Cébiens*, les *Lémuriens*, les *Carnassiers*, les *Rongeurs*, les *Marsupiaux*.

Chez l'homme et les *Anthropoïdes* le lombo-stylien cesse de constituer un muscle distinct; il se confond avec le muscle long dorsal et est représenté par les faisceaux lombaires transversaires de ce muscle complexe.

L'insertion de ces faisceaux lombaires se fait exactement dans les points où aboutissent les faisceaux lombo-styliens des *Quadrupèdes* et, chez la plupart des sujets, elle est marquée par un petit tubercule osseux ou du moins par une rugosité circonscrite qui est le rudiment de l'apophyse styloïde. C'est seulement par anomalie que cette rugosité acquiert un développement suffisant pour constituer sur les deux dernières dorsales et sur les deux ou trois premières lombaires une véritable apophyse. Au total le muscle lombo-stylien est presque toujours uni au long dorsal et ne doit être regardé comme un muscle particulier, aussi bien chez l'homme que chez les *Anthropoïdes*, que lorsqu'il se présente à l'état d'indépendance absolue.

MUSCLES DES PAROIS DE LA POITRINE

GRAND PECTORAL

Absence totale ou partielle. — L'absence unilatérale ou bilatérale du grand et du petit pectoral a été signalée par Forsyth[1], Deshayes[2], Berger[3] (3 cas), Kredel[4], Poland[5], Barkow[6], Kölliker[7], Iweedy[8], Hutchinson[9], Littlewood[10], etc. L'absence des deux grands pectoraux seuls a été notée par Shepherd[11] sur sept fœtus anencéphales et par moi sur un, et celle du grand pectoral gauche seul par Burney Yeo[12] sur un homme bien conformé. L'absence unilatérale ou bilatérale de la portion claviculaire a été constatée par Nuhn[13], Quain[14], Barkow[15], Cruveilhier[16], Gruber[17] et moi (2 cas) et l'absence des portions sterno-costale et abdominale du grand pectoral droit par les professeurs Macalister[18] et

[1] Forsyth. *Jahresbericht f. an. u. phys.*, 1873.
[2] Deshayes. *Bullet. de la Soc. anat. de Paris*, 1873, p. 205.
[3] Berger. *Arch. f. path. anat. u. phys.*, t. LXXII, p. 438.
[4] Kredel. *Berl. Kl. Woch.*, 1893, p. 967.
[5] Poland. *Guy's Hospital Reports*, 1841, p. 191.
[6] Barkow. *Monstra duplicia animalium*, Lips, p. 21.
[7] Kölliker. *Varietæt. Beobacht.*, cit. suprà.
[8] Iweedy. *Lancet*, 1879.
[9] Hutchinson. *Arch. of surgery*, 1893-1894, p. 342.
[10] Litlewood. *Lancet*, vol. VIII, p. 19 avec une pl.
[11] Shepherd. *Journ. of anat. and phys.*, 1889, p. 303.
[12] Burney Yeo. *Ibid.*, t. VII, p. 327.
[13] Nuhn. *Untersuch. u. Beobacht.*, Heft, I, p. 19.
[14] *Quain's Anat.*, p. 317.
[15] Barkow. *Loc. cit. suprà*, p. 21.
[16] Cruveilhier. *Anat. descript.*, 2e édit., t. II, p. 146.
[17] Gruber. *Virchow's Arch.*, vol. XI, p. 42.
[18] Macalister. *Cat. cit.*, p. 44.

Hyrtl[1]. Le défaut de présence, d'un seul côté ou des deux côtés, du faisceau sternal de la portion costo-sternale et de la portion abdominale a été observée par Giovanardi[2], Quain[3], Calori[4], Sweedy[5], Turner[6], Kölliker[7], Freund[8], Testut[9], Tersen[10], Young[11], Huntington[12], etc., et moi.

ANATOMIE COMPARÉE. — La plupart des cas d'absence des grands pectoraux relatés ci-dessus coïncide avec celle des petits pectoraux, des grands dentelés, etc., c'est-à-dire avec d'autres malformations étendues ou relèvent d'un processus morbide : atrophie musculaire progressive, transformation fibreuse, traumatisme. Je n'ai donc pas à m'y arrêter.

Il en est tout autrement de l'absence de la portion claviculaire ou de celle de la portion sterno-costale. « Bischoff admet avec raison, dit M. Hartmann, que la portion claviculaire du grand pectoral n'existe pas chez l'*orang*[13]. » Elle n'existe pas davantage chez l'*atèle*, le *cercopithèque*, le *macaque* (Meckel). « J'ai lieu de croire, a écrit d'autre part Broca, que chez beaucoup de *Singes* la partie chondro-sternale n'existe pas. Il n'y en a, en effet, aucun vestige chez le *cynocéphale*[14]. » Chez le *Cynocéphale sphynx*, oui; chez le *Cynocéphale Anubis*, non.

Dédoublement du muscle. — Sur un sujet disséqué par Tiedemann la couche profonde du pectoral dédoublé n'avait pas de portion claviculaire[15].

Macalister a noté un cas dans lequel la portion sterno-costale était formée par deux couches et la portion claviculaire par une seule. Knott a vu et j'ai vu également le tendon d'insertion à l'humérus constitué par deux lames aponévrotiques insérées, l'une à la lèvre

[1] Hyrtl. *Trattato di anat. dell' uomo*, trad. Buonsanti et Occhini, p. 349.
[2] Giovanardi. *Lo Spallanzanni*, 1876, fasc. 3-4.
[3] Quain. *Loc. cit. suprà*, p. 233.
[4] Calori. *Mem. della Accadem. di Bologna*, t. VII, série II.
[5] Sweedy. *Lancet*, mars 1873.
[6] Turner. *Journ. of anat. and phys.*, t. VII, p. 327.
[7] Kölliker. *Varietæt Beobacht.*, *cit. suprà*, Wurzburg, 1877-1879.
[8] Freund. Cit., par Berger.
[9] Testut. *Trait. des anom. musc.*, p. 30.
[10] Tersen. *Union médic. du Nord-Est.*, XVIII° année, p. 130.
[11] Young. *Lancet*, vol. XXII, p. 19.
[12] Huntington. *Treat. abstract. of the New-York Acad. of sc.*, vol. XXII.
[13] Hartmann. *Loc. cit. suprà*, p. 124.
[14] Broca. *L'Ordre des Primates*, p. 316.
[15] Tiedemann. *Journ. compl. du dict. des Sc. médic.*, 1830, t. VI, p. 272

antérieure, l'autre à la lèvre postérieure de la coulisse bicipitale et entre lesquelles glissait le tendon glénoïdien du biceps. Le professeur Macalister a trouvé la même disposition, sauf que les deux lames étaient attachées, l'une et l'autre, à la lèvre antérieure de la coulisse bicipitale.

ANATOMIE COMPARÉE. — Le tendon d'insertion à l'humérus du tendon du grand pectoral était dédoublé chez le *fœtus de gorille* de Deniker. Le grand pectoral est formé par deux couches distinctes dans le *cyclothurus* (Humphry)[1], l'*arctomys* (Milne-Edwards)[2], l'*aï*, le *coati*, (Meckel). Dans la *civette* ces deux couches sont réunies par de nombreuses fibres auxquelles Young a donné le nom de *pectoral intermédiaire*[3]. Dans les *Mammifères domestiques* on décrit quatre muscles pectoraux dénommés par Girard : *sterno-huméral*, *sterno-aponévrotique*, *sterno-trochinien*, *sterno-préscapulaire*. M. Chauveau associe le sterno-huméral avec le sterno-aponévrotique pour en faire un *pectoral superficiel* qui répondrait au grand pectoral de l'homme. Le sterno-trochinien, associé au sterno-préscapulaire équivaudrait au petit pectoral de l'homme. Les auteurs allemands Leyh, Franck, Ellenberger et Baum partagent la manière de voir de M. Chauveau. S'il faut en croire Lannegrâce, le grand pectoral s'insérerait normalement chez les *Anoures* aux deux lèvres de « la coulisse bicipitale par un double tendon ».

Connexions plus intimes des deux pectoraux. — Les deux grands pectoraux peuvent échanger, en avant du sternum, des trousseaux de fibres tendineuses ou musculaires plus ou moins nombreux, être même entièrement confondus.

ANATOMIE COMPARÉE. — Dans le *fœtus de gorille* de Deniker les bords sternaux des grands pectoraux n'étaient séparés que par « un espace large d'un millimètre ». Ils sont unis dans la *guenon* (Testut), le *phoque commun* (Duvernoy), la *chauve-souris* (Meckel), etc. Dans les *Solipèdes* les muscles pectoraux d'un côté ne sont séparés de ceux du côté opposé que par la carène sternale, sorte de bréchet cartilagineux dont le développement tient de l'épaisseur même des muscles disposés à

[1] Humphry. *Journ. of anat. and phys.*, t. IV, p. 25.
[2] Milne-Edwards. *Monographie du Siphneus*, 1838.
[3] Young. *Journ. of an. and phys.*, t. XIV, p. 170.

droite et à gauche. Dans les autres *espèces domestiques* les pectoraux des deux côtés s'adossent aussi au-dessous du sternum, mais par l'intermédiaire d'un raphé fibreux, cet os n'ayant point de carène.

Variations de la fossette de Morenheim. — De même que l'espace inter-pectoral l'espace delto-pectoral peut être plus ou moins large et même disparaître. L'union des portions claviculaires du grand pectoral et du deltoïde a été signalée par Macalister, Cheselden [1], Otto [2], Seiler [3], Wood, Koster [4], Perrin [5], Flesch [6], etc. Dans tous ces cas la veine céphalique passait au-dessous des deux muscles fusionnés ou au-dessus de la clavicule.

Anatomie comparée. — La fossette de Morenheim est plus ou moins prononcée dans les *espèces simiennes*. Dans le *Gibbon cendré* de Bischoff, le *bonnet-chinois* et la *guenon* disséqués par M. Testut, et divers *Lémuriens* de Madagascar rapportés en France par M. Milne-Edwards, le grand pectoral et le deltoïde étaient soudés. Dans certains *Singes* la veine céphalique croise normalement le bord antérieur de la clavicule pour aller se jeter dans un des gros troncs veineux du cou.

Variations des insertions. — J'ai noté l'union du grand pectoral avec le deltoïde et celle des deux pectoraux. On a vu aussi la portion sterno-costale du grand pectoral naître seulement des 4 premières côtes ou, au contraire, s'étendre jusqu'à la 7e et la 8e côte et la portion abdominale descendre jusqu'à l'ombilic et même au-dessous. Sur une femme disséquée par Cruveilhier la portion claviculaire ne se fixait à la clavicule que dans l'étendue d'un pouce [7]. Dans un cas observé par M. Macalister le tendon externe était inséré sur le tendon glénoïdien du biceps. Chez les *Anthropoïdes* la ligne d'insertion du grand pectoral aux côtes, au sternum, à la clavicule et à l'abdomen est aussi variable que chez l'homme.

Variations de l'interstice séparatif des différents chefs. — La sépa-

[1] Cheselden, p. 85.
[2] Otto. *Pathol. anat.*, 1830, p. 249.
[3] Seiler. *Observ. anat.*, 1808, fasc. 1.
[4] Koster, *Nederl. Archief.*, 1864, p. 369.
[5] Perrin. *Journ. of an. and phys.*, 1871, p. 234.
[6] Flesch. *Varietæt. Beobacht.*, cit.
[7] Cruveilhier. *Anat. descript.*, 2e édit., p. 146.

ration complète du chef claviculaire du chef sterno-costal a été signalée par Ellis, Vrolik, Flesch, Testut, etc. Je l'ai observée plusieurs fois. L'indépendance de chacun des trois chefs a été trouvée chez le blanc par M. Macalister et Knott, et chez le nègre par Cuvier, Laurillard et Chudzinski.

Ce vice de conformation est plus rare que le précédent et que celui qui consiste dans l'isolement et la portion ventrale du reste du muscle bien conformé. J'ai cinq dessins de la division en fascicules de la totalité du grand pectoral.

ANATOMIE COMPARÉE. — « Chez le *chimpanzé* et le *gibbon* le grand pectoral présente, dit le professeur Hartmann, une séparation nette des portions destinées à la clavicule et au sternum. » Elle n'existait cependant pas dans les *chimpanzés* de Champneys, de Macalister, de Broca. Chez le *fœtus de gibbon* du docteur Deniker la portion claviculaire était de même à peine distincte de la portion sterno-costale. Dans le *gorille* les dimensions de l'espace compris entre les chefs supérieur et moyen du grand pectoral paraissent grandir suivant l'âge et être en rapport avec le développement des sacs laryngiens. Chez le fœtus cet espace est à peine de 1 millimètre, chez le jeune gorille de 5 millimètres. et chez le *gorille* adulte de 2 à 3 centimètres. L'interstice séparatif en question a été trouvé par Vrolik dans le *Cynocéphale mandrill*[1].

Connexions plus intimes avec les muscles voisins et faisceaux surnuméraires. — On a signalé des faisceaux musculaires qui rattachaient le grand pectoral à la capsule de l'épaule (Gruber, Boyer[2], Pye-Smith, Howse et Colley, Sœmmerring[3], Chudzinski, Cruveilhier Testut, Calori[4]), à la capsule de l'épaule et au muscle sus-épineux (Sœmmerring), au sus-épineux (Horner) à l'apophyse coracoïde, à la petite tubérosité de l'humérus (Wood, Macalister, Perrin), à l'aponévrose d'enveloppe du coraco-brachial, au tendon de la courte portion du biceps (Knott, 3 cas personnels), au petit pectoral, au muscle présternal ou à l'aponévrose antibrachiale (Gruber[5], Macalister, Gegenbaur).

[1] Vrolik. *in* Broca. *L'ordre des Primates.*
[2] Boyer. *Trait. complet d'anat.*, 1815, p. 116.
[3] Sœmmerring. *Loc. cit.*, p. 220.
[4] Calori. 7 cas sur 50 bras examinés.
[5] Gruber. *Virchow's Arch.*, 1876, p. 398; *Arch. f. an. u. phys.*, 1873, p. 401 et *Mém. de l'Acad. Imp. de Saint-Pétersbourg*, 1860-1872.

M. Testut a trouvé un trousseau de fibres musculaires qui se portaient de la face superficielle du grand pectoral aux 3e 4e et 5e cartilages costaux.

Anatomie comparée. — Chez les *Amphibiens* le grand pectoral, qui naît des myotomes ventraux 6, 7, 8 et 9, s'insère sur le trochanter avec le grand dorsal et le deltoïde, tout près du sus-épineux. Peu à peu son tendon huméral se déplace et descend sur la crête sous-trochantérienne qui constitue la lèvre antérieure de la coulisse bicipitale où il est fixé chez l'homme : plus l'animal occupe une place élevée dans l'échelle des êtres, plus l'insertion externe de son grand pectoral s'abaisse et se rapproche du point où elle se fait chez l'homme. En se modifiant dans les divers organismes le grand pectoral est successivement en rapport avec les tubérosités humérales, la capsule de l'épaule, le sus-épineux, le coraco-brachial, le biceps.

Dans les *Anthropoïdes* même on a retrouvé anormalement les insertions vicieuses du tendon externe du grand pectoral humain. Dans les *gibbons* de Huxley et de Chudzinski, ce tendon était inséré sur celui de la courte portion du biceps. Un faisceau surnuméraire du grand pectoral se portait sur le grand trochanter dans le *gorille* adulte de Hartmann[1] et sur le tendon de l'aponévrose de la courte portion du biceps dans le jeune *gorille* de Deniker. Chez l'*orang* de Duvernoy un faisceau nettement différencié et venant des 8e et 9e côtes allait s'insérer en dedans et au-dessus de la portion sternale. Le grand et le petit pectoral du *Cynocéphale Anubis* sont à peu près inséparables (Champneys).

Chondro-épitrochléen. — Syn. : *Humero-abdominalis* de Klein ; *abdomino-huméral* de Dugès ; *chondro-epitrochlearis* de Wood ; *brachio-abdominalis* de Zenker ; *brachio-lateralis* de Humphry ; *portio-abdominalis pectoralis majoris* d'Ecker et de Maisonneuve ; *pars abdominalis pectoralis majoris* de Ilis ; *troisième pectoral* de Broca et de Pozzi ; *pectoralis quartus* de Haughton et de Macalister ; *portio pyramidalis pectoralis majoris* de Rolleston et de Galton ; *faisceau supplémentaire du grand pectoral* de Chudzinski ; *abdomino-antibrachial* de Testut ; *costo-humeralis* de Huxley ; *epigastric slip* de Perrin, etc.

Ce faisceau qui naît des cartilages des dernières côtes et de l'aponé-

---

[1] Hartmann. *Menschenanlichen affen*, etc., p. 152.

vrose thoraco-abdominale peut naître aussi seulement des cartilages des dernières côtes ou de l'aponévrose thoraco-abdominale (aponévrose du grand oblique, du grand droit, du grand dentelé) pour se terminer soit :

A). Sur la coulisse bicipitale (Perrin[1], Pozzi[2], C. Bell[3], Wood[4]);

B). Sur l'aponévrose du bras (Wood[5], Macalister[6], Kelly[7], Sœmmerring[8], Chudzinski[9], Morestin[10], 2 cas personnels);

C). Sur l'épitrochlée (Caldani, Theile, Gruber, Henle, Hallett, Mac-Whinnie, Macalister, Wood, Testut, Cruveilhier[11], Struthers[12], Deville[13], Chassaignac[14], Perrin[15], Knott[16], etc.).

J'en ai réuni 5 cas (4 sur des hommes et 1 sur une jeune fille);

D). Sur l'aponévrose antibrachiale (Blandin, 1 cas personnel).

Le chondro-épitrochléen a été rencontré onze fois sur 58 sujets par Perrin soit 18,97 pour 100, soit une fois sur 5 sujets. Je ne l'ai trouvé qu'une fois sur 8 (8 fois sur 64 sujets dont 40 hommes et 24 femmes).

Un faisceau musculaire de dimensions et d'insertions variables comme celui que nous venons de noter existe normalement chez les animaux. Il a été décrit sous le nom de *petit pectoral* par Alix, Blanchard, Cuvier et Laurillard[17]; de *pectoralis quartus*, par Haughton et Macalister[18]; de *portion abdominale du grand pectoral*, par Maisonneuve et Ecker dans les *Chéiroptères* où il se confond en dehors avec le grand pectoral et reçoit, comme lui, des branches du nerf thoracique du plexus brachial. Il est mentionné sous le qualificatif de *brachio-lateralis* par Humphry[19] dans l'*oryctérope; d'abdomino-antibrachial* par

[1] Perrin. *Soc. des conf. anat. de Lyon.*

[2] Pozzi. *Bullet. de l'Assoc. franç. pour l'avanc. des Sciences*, 1874.

[3] Ch. Bell. *Anatomy*, 1829, p. 362.

[4] Wood. *Proceed. of the roy. Soc.*, 1867, p. 523.

[5] *Ibid.*, p. 524.

[6] Macalister. *Cat. cit.*, p. 46.

[7] Kelly cit. par Macalister.

[8] Sœmmerring. *Loc. cit.*, p. 219.

[9] Chudzinski. *Bullet. de la Soc. d'anthropol. de Paris*, 1884, p. 362 et 446.

[10] Morestin. *Bullet. de la Soc. anat. de Paris*, 1896, p. 144.

[11] Cruveilhier. *Anat. descript.* 1re édit., t. II, p. 85 et 2e édit., t. II. p. 149 (note).

[12] Struthers. *Anat. and phys. observ.*, p. 199 et *Institutiones anat.*, t. 1, p. 239.

[13] Deville. *Bullet. de la Soc. anat. de Paris*, 1848, p. 319.

[14] Chassaignac. *Ibid.*, 1832, p. 107.

[15] Perrin. *Journ. of anat. and phys.*, 1871, p. 234.

[16] Knott, Caldani, Henle, etc. *Loc. cit. passim.*

[17] Cuvier et Laurillard. *Leçons d'anat. comp.*, t. 1, p. 396.

[18] Macalister. *Ann. and mag. nat. hist.*, july 1869.

[19] Humphry. *Journ. of an. and phys.*, 1868, p. 290.

Testut dans la *guenon*, l'*ours brun d'Amérique* et le *renard*[1] ; de *portio pyramidalis pectoralis majoris* par Rolleston et Galton[2], dans l'*Ornithoryncus paradoxus*, le *Dasypus sexcinctus*, l'*Echidna setosa* et le jeune *crocodile* ; de *brachio-abdominalis* par Zenker dans les *Batraciens*[3] ; et de *chondro-épitrochléen* par Duvernoy dans les *Cétacés* où il descend jusqu'à l'aponévrose antibrachiale. « C'est grâce à ce faisceau que dans le *phoque*, dit Duvernoy, l'action du grand pectoral est portée directement à la main qui acquiert ainsi une très grande force pour frapper l'eau. » Dans sa monographie des *Grenouilles* Ecker nomme ce muscle *portio abdominalis pectoralis majoris* et en donne un bon dessin avec cette légende : « Welche mit der aponeurose des m. obliquus abdominis externus verbindungt steht[4]. » Il a été signalé encore dans les *Monotrèmes* par Alix[5], les *Tatous* et la *sarigue* par Meckel, l'*indris* par Milne-Edwards. Je l'ai vu nettement chez une *sarigue*. Perrin, qui l'appelle *épigastrie slip*, croit qu'il correspond au *tensor plicæ alaris* des *Oiseaux*. A mon sens, le chondro-épitrochléen doit être rattaché au groupe des muscles pectoraux, à la portion ventrale du grand pectoral. Ses insertions, son innervation, sa configuration diverse : tout plaide en faveur de cette opinion. Si chez l'homme le faisceau du grand pectoral venu de l'abdomen est très faible et paraît accessoire, ce faisceau a été primitivement en effet le plus important. Chez les *Urodèles* il constitue à lui tout seul le muscle adducteur du bras. Chez la *grenouille*, le grand pectoral prend des insertions sur le sternum et l'épisternum, mais la majeure partie de ses fibres provient encore de l'abdomen.

PETIT PECTORAL

Absence. — Elle coïncide généralement avec celle du grand pectoral (voy. M. précédent). J'ai noté chez une femme l'absence de la digitation moyenne du petit pectoral droit. Il est à remarquer que dans un cas de Kölliker où le petit pectoral gauche était seul absent des mensurations pratiquées avec l'appareil de Lucœ ont démontré que

[1] Testut. *Traité des an. musc.*, cit. p. 25.
[2] Galton. *On Dasypus sexcinctus*, p. 534.
[3] Zenker. *Batrachomyologia*, Jena, 1826, p. 39.
[4] Ecker. *Braunschweig*, 1864, 1ste Abtheil, p. 95, fig. 73.
[5] Alix. *Soc. philom.*, 1867, p. 93.

l'apophyse coracoïde du même côté était moins déjetée en dedans que celle du côté opposé.

Anatomie comparée. — J'ai dit que le muscle décrit par Cuvier, Laurillard, Alix et Blanchard, sous le nom de petit pectoral chez les *Chéiroptères* est la portion ventrale du grand pectoral. Le petit pectoral manquerait chez la plupart des *Carnassiers* (Cuvier), chez l'*Hyène striée* entre autres (Young et Robinson), et chez divers *Marsupiaux* et *Édentés*, notamment chez l'*opossum* et le *kanguroo*, le *myrmecophaga*, le *bradypus* (Meckel), le *Dasypus sexcinctus* (Galton).

Division du muscle en deux corps. — Tiedemann a disséqué un sujet chez lequel le petit pectoral était représenté par deux corps charnus dont l'un, superficiel, avait les attaches du muscle normal et l'autre, profond, se rendait aussi à l'apophyse coracoïde, mais provenait des 2e et 3e côtes [1]. Ce vice de conformation coïncidait avec le dédoublement du grand pectoral indiqué plus haut.

En 1894 j'ai vu, sur un acrobate, le petit pectoral gauche formé par deux faisceaux, l'un naissant des 3e et 4e côtes, l'autre des 5e, 6e et 7e côtes et se terminant, le premier sur l'apophyse coracoïde, le second sur la grosse tubérosité de l'humérus.

Anatomie comparée. — « Chez le *gorille*, dit le professeur Hartmann, on distingue dans ce muscle une portion supérieure formant une masse plus distincte, plus difficilement décomposable en faisceaux, insérée à la 2e et à la 5e côtes et une portion inférieure. Cette dernière naît par trois faisceaux de la 4e et de la 7e côtes, et son segment supérieur s'étale largement sur le segment inférieur de la portion supérieure. Chez le *chimpanzé*, une portion supérieure, plus faible, naît de la 2e, 3e et 4e côte et une portion inférieure, à trois pointes ou faisceaux, s'attache de la 4e à la 7e côte. *Cette portion inférieure manque parfois.* J'ai vu la portion supérieure s'insérer sur l'apophyse coracoïde de l'omoplate, tandis que l'autre se rattachait à l'arête de la grosse tubérosité humérale. Chez l'*orang* une portion supérieure à trois chefs naît de la 2e à la 5e côtes et s'insère sur l'apophyse coracoïde. Une portion inférieure également à trois faisceaux vient des 5e, 6e et 7e côtes et s'insère sur la grosse tubérosité humérale et sur l'arête de cette tubérosité. Ce

---

[1] Tiedemann. *Op. cit.*, p. 272.

segment inférieur se prolonge vers le bras au delà du grand pectoral. Chez le *Gibbon à mains blanches* la portion supérieure part de la 2° côte, la portion inférieure de la 3°, de la 4°, de la 5° côtes. Nous devons remarquer à ce propos que chez l'homme également le petit pectoral est parfois divisé en faisceaux qui peuvent s'insérer soit à l'apophyse coracoïde, soit au ligament capsulaire de l'articulation scapulo-humérale [1]. » Le muscle en cause était divisé aussi en deux corps dans le *gorille* de Duvernoy.

Variations des insertions. — Fort souvent (17 fois sur 106 sujets, d'après Wood), le tendon du petit pectoral, au lieu de se fixer au bord antérieur de l'apophyse coracoïde, passe sur la face supérieure de cette apophyse, se réfléchit sur le bord postérieur de cet'e saillie osseuse et va s'insérer soit au tendon du sus-épineux, soit au ligament capsulaire de l'épaule, soit au ligament acromio-coracoïdien, soit aux tubérosités supérieures (trochin et trochiter) de l'humérus, soit au bourrelet glénoïdien.

Clason a décrit un cas dans lequel le tendon du petit pectoral se trifurquait après avoir contourné la face supérieure de l'apophyse coracoïde : le premier faisceau, longeant le bord postérieur de l'apophyse coracoïde, allait se fixer à la base de cette saillie ; le second gagnait le col de l'omoplate, le troisième se perdait dans le bourrelet glénoïdien [2]. Des anomalies du petit pectoral analogues aux précédentes ont été également signalées par Gantzer, Meckel [3], Harrisson [4], Benson [5], Macalister [6], Knott (5 cas), Walsham, Testut, etc.

Une seconde disposition, beaucoup plus rare, des insertions externes du petit pectoral est la suivante : la presque totalité des fibres musculaires s'insère, comme d'habitude, au bord antérieur de l'apophyse coracoïde, et une faible partie (ordinairement les fibres inférieures) se rend soit au ligament acromio-coracoïdien, soit au ligament capsulaire, soit à la grosse tubérosité de l'humérus, soit à l'aponévrose brachiale, etc. Winslow a vu cette insertion des fibres supérieures à l'apophyse coracoïde et des fibres inférieures au coraco-brachial et au biceps [7]. Le

[1] Hartmann. *Loc. cit. suprà*, p. 124.
[2] Clason. *Om. Muskel anom.*, Upsala, 11 Bd, p. 417.
[3] Meckel. *Handbuch der mensch. Anatomie*, 1816, p. 467.
[4] Harrison. *Dissector*, 1, p. 79.
[5] Benson. *Cycl. Anat. and phys.*, 1, p. 359.
[6] Macalister. *Journ. An. and Phys.*, n° 11, mai 1867, p. 317.
[7] Winslow. *Trait. anat.*, p. 175.

professeur Macalister, après Sœmmerring, a trouvé des cas dans lesquels les fibres inférieures, allaient se confondre avec le coraco-brachial [1]. Wood a noté qu'elles pouvaient aller rejoindre le ligament acromio-coracoïdien, la membrane costo-coracoïdienne, le tendon de la courte portion du biceps, la clavicule, l'aponévrose brachiale à sa partie supérieure. Une fois le petit pectoral avait un faisceau distinct qui provenait de la première côte et se perdait sur la clavicule. Wood considère ce tractus musculeux comme un sterno-claviculaire incomplet. Sur un nègre disséqué par M. Chudzinski une languette détachée du corps du muscle allait s'insérer sur une bande ligamenteuse étendue de l'apophyse coracoïde à la partie moyenne de la clavicule. M. Panas a vu [2] et j'ai vu également (chez une femme) le petit pectoral se terminer sur l'apophyse coracoïde et le col anatomique de l'humérus.

Une troisième disposition encore plus exceptionnelle est celle qui consiste dans l'attache de la totalité des fibres du petit pectoral, indépendant de l'apophyse coracoïde, sur la capsule de l'épaule ou les tubérosités humérales. C'est ainsi que Souza [3], Foltz [4], Fischer [5] ont vu la totalité des fibres terminales se fixer sur la capsule de l'épaule, et Gruber sur la capsule de l'épaule et la grosse tubérosité de l'humérus.

ANATOMIE COMPARÉE. — Dans les *chimpanzés* de Broca et de Humphry, le tendon du petit pectoral indivis était inséré sur la grosse tubérosité de l'humérus ; dans ceux de Hepburn et de Champneys sur la capsule de l'épaule, après avoir contourné la face supérieure de l'apophyse coracoïde ; dans celui d'Alix et Gratiolet sur l'apophyse coracoïde et l'articulation de l'épaule par deux languettes distinctes, et dans le *gibbon* de Hepburn sur la partie moyenne de la clavicule, l'apophyse coracoïde et la courte portion du biceps, à son origine. Chez le *chimpanzé* de Wilder le petit pectoral se terminait, à droite sur l'humérus, à gauche sur l'apophyse coracoïde. L'insertion glénoïdienne a été notée chez le *gorille* par Auzoux [6] et l'insertion coracoï-

[1] Macalister. *Cat. cit.*, p. 48 ; Sœmmerring, *Loc. cit.*, p. 221.
[2] Panas. *Bullet. de la Soc. Anat.*, 1863, p. 165.
[3] Souza. *Gaz. méd.*, Paris, 1885, p. 185.
[4] Foltz. *Journ. de phys. de Brown-Séquard*, 1863.
[5] Fischer, *Bullet. de la Soc. Anat. de Paris*, t. II, p. 18.
[6] Auzoux *in* Broca. *L'ordre des Primates*, p. 317.

dienne seule chez l'*orang* par Hepburn, Vrolik, le fœtus de *gorille*, le *gorille* adulte par Deniker, Hepburn, Bischoff, Macalister, le fœtus de *gibbon* par Deniker, le *gibbon adulte* par Bischoff, Vrolik, etc.

Dans le *papion* le petit pectoral se fixe sur l'apophyse coracoïde, la capsule articulaire et le trochiter ; dans le *Cynocéphale maïmon* sur l'apophyse coracoïde et la voûte acromio-coracoïdienne (Bischoff) ; sur l'apophyse coracoïde seule dans le *Cynocéphale Anubis* (Champneys).

Connexions plus intimes avec les muscles voisins. — Le petit pectoral est parfois relié au grand pectoral ou au sous-clavier par quelques trousseaux de fibres. Gruber a donné le nom de *pectoralis minimus* à un faisceau musculaire qui s'insère, en dedans, au cartilage de la 1ʳᵉ côte et à la face antérieure de l'articulation sterno-claviculaire et, en dehors, à l'apophyse coracoïde[1]. Pour M. Bertram Windle, qui a distingué chez les animaux cinq muscles pectoraux auxquels il a donné les noms de *manubrial superficiel*, de *manubrial profond*, de *gladiolaire*, de *costal* et d'*abdominal*, le *pectoralis minimus* de Gruber répondrait au manubrial profond caractérisé par son attache sur le manubrium à l'angle de la première côte (attache qui peut de là s'étendre en arrière) et par sa terminaison au-devant de l'épaule[2]. « Cette opinion est très soutenable, dit M. Lesbre, en ce qui concerne le faisceau décrit à tort comme le sterno-préscapulaire des *Ruminants* et des *Carnivores*, mais nous ne pouvons l'admettre relativement au vrai préscapulaire[3]. » Pour ma part il me semble, comme à M. Macalister, que le pectoralis minimus n'est qu'un préclaviculaire médian prolongé en dehors (voy. *M. péri-claviculaires surnuméraires*).

Anatomie comparée. — Il appert des recherches de Lannegrâce[4] et de Sabatier[5] sur la masse charnue du poitrail du *cheval* et les pectoraux des *Rongeurs*, que le petit pectoral et le sous-clavier ne sont que des faisceaux différenciés du grand pectoral, des dérivés embryogéniques de ce muscle. Chez les *Vertébrés supérieurs* même le petit pectoral se porte d'abord à l'humérus comme couche inférieure du grand

---

[1] Gruber. *Mém. de l'Académie Imp. de Saint-Pétersbourg*, série VIII, t. III.
[2] Bertram Windle, *Transact. of the Roy. Irish academy*, 1889.
[3] Lesbre. *Loc. cit.*, p. 82.
[4] Lannegrâce. *Th. cit.*, p. 80.
[5] Sabatier. Comparaison des ceintures et des membres dans la série des *Vertébrés*, Montpellier, 1880.

pectoral, puis à l'humérus et au scapulum, et enfin à l'apophyse coracoïde du scapulum (*Chéiroptères*). Si l'ontogénie est un résumé de la phyllogénie, ces données expliquent la plupart des anomalies du petit pectoral et celles du sous-clavier de l'homme. Elles sont le résultat d'une perturbation dans le processus évolutif de ces muscles. L'insertion de ces muscles à l'humérus, à la capsule de l'épaule, etc., leur dissociation incomplète sont dues à un arrêt d'évolution, leur dédoublement en plusieurs couches (deux pour le grand pectoral et deux pour le petit pectoral chez le sujet de Tiedemann), et l'apparition de nombreux muscles surnuméraires autour de la clavicule, à un excès de segmentation.

SOUS-CLAVIER

Absence. — Elle a été signalée par Gruber [1] et Crerar [2]. Kölliker [3] a vu le sous-clavier remplacé par un ligament et Gruber par le *muscle sterno-chondro-scapulaire* (7 fois).

ANATOMIE COMPARÉE. — Dans les *Mammifères non claviculés* le sous-clavier est remplacé par le muscle sterno-chondro-scapulaire. Ni l'un ni l'autre de ces muscles n'a pourtant été mentionné par Cuvier, Rapp, Galton [4] dans le *Myrmecophaga tamandua*, par Pouchet dans le *Myrmecophaga Jubata* [5], par Cuvier, Meckel [6] dans le *Myrmecophaga didactyla*. Le sous-clavier faisait défaut chez le *gorille* de Duvernoy et le *Gibbon cendré* de Bischoff.

Duplicité du muscle. — La plupart des cas de duplicité du sous-clavier décrits par Sœmmerring [7], Haller [8], Rosenmuller [9], Böhmer [10],

[1] Gruber. *Virchow's Arch.*, Bd. 77, p. 123.
[2] Crerar. *Journ. of anat. and phys.*, 1893.
[3] Kölliker. *Varietæt. Beobacht.*, cit.
[4] Galton. *On Dasypus sexcinctus*, cit. p. 529.
[5] Pouchet. *Mém. sur le grand fourmilier*, 1ʳᵉ partie, Paris, 1867.
[6] Meckel. *Arch. f. die phys. funfter Band*, Halle u. Berlin, 1819.
[7] Sœmmerring, p. 222.
[8] Haller. *in Boerhaave's Prælect. Acad. Instit. med.*, t. V, pl. 1, p. 95.
[9] Rosenmuller. *Isenflamm u. Rosenmuller's Beiträge*, Bd. 1, Heft. 3, p. 375.
[10] Böhmer. *Observ. anat. rarior*, Halæ Magdeb. Préface, p. 9, 1752.]

Sandifort[1], etc., ne sont, comme je l'ai dit en 1881 (art. *Sous-clavier* du *Dictionnaire encyclopédique des sciences médicales*), que des cas de duplicité apparente. Il y a bien deux muscles dans la région sous-claviculaire, mais l'un est le sous-clavier normal et l'autre le muscle anormal sterno-chondro-scapulaire (voy. *M. péri-claviculaires surnuméraires*).

Variations des insertions. — J'ai vu deux fois (1 fois des deux côtés, 1 fois à droite) chez l'homme le muscle en cause naître de la 1ʳᵉ et de la 2ᵉ côte. On a parlé aussi de la terminaison du sous-clavier sur l'acromion, l'apophyse coracoïde, le bord supérieur du scapulum, etc. J'incline volontiers à croire que dans les cas dont il s'agit on a dû encore prendre généralement le chondro-scapulaire pour le sous-clavier. Sur un sujet disséqué par Walsham le sous-clavier envoyait une expansion tendineuse sur l'humérus[2].

Anatomie comparée. — Chez le *gibbon* de Hepburn le sous-clavier se détachait de la 2ᵉ et de la 3ᵉ côte, chez l'*orang* du même anatomiste de la 1ʳᵉ et de la 2ᵉ, chez le *gorille* de Hartmann de la 1ʳᵉ mais aboutissait à l'apophyse coracoïde. Dans le *fœtus de gibbon* de Deniker le sous-clavier droit provenait de la 1ʳᵉ et de la 2ᵉ côte et le sous-clavier gauche de la 2ᵉ seulement.

Walsham regarde le sous-clavier anormal, qu'il a trouvé, comme l'homologue du sous-clavier des *Oiseaux* (?)

GRAND DENTELÉ

Absence. — L'absence de la portion moyenne du muscle a été notée par Meckel, Henle, Macalister et celle de la portion supérieure par Macalister. J'ai dit que le système *transverso-épi-scapulaire* se réduisait à sa portion inférieure chez les *Oiseaux* (voy. *M. angulaire de l'omoplate*).

Isolement des trois portions. — Cette anomalie assez rare dans l'espèce humaine reproduit, je le répète, une disposition normale chez les *Anoures* et les *Reptiles*.

[1] Sandifort. *Exercit. anat.*, cit. p. 88.
[2] Walsham. *Saint-Bartholomew's hospit. reports*, cit.

Variations du nombre des digitations. — On a noté le défaut de présence de la digitation de la 1° côte, des digitations de la 4° et de la 5°, de la 7° et de la 8°. J'ai vu le grand dentelé ne pas descendre au delà de la 7° côte ou, au contraire, descendre jusqu'à la 11°. On retrouve ces variations dans la série animale et même parmi les divers *Anthropoïdes*. Ainsi dans le *gorille*, pour ne parler que de lui, le grand dentelé se prolongeait jusqu'à la 10° côte chez le *gorille* du professeur Macalister, jusqu'à la 11° chez les *gorilles* de Bischoff et de Duvernoy, jusqu'à la 13° chez le *gorille* du docteur Hepburn et le *fœtus de gorille* de Deniker.

Faisceaux surnuméraires et connexions plus intimes avec les muscles voisins. — Quelques-unes des fibres du grand dentelé peuvent se continuer avec celles des sur-costaux, des intercostaux externes ou de l'oblique externe. Je note pour mémoire les faisceaux qui se portent de l'aponévrose ou du corps charnu du muscle en question sur la face interne du bras (voy. *M. chondro-épitrochléen*) ou sur l'angulaire de l'omoplate (voy. ce muscle).

On a trouvé un faisceau profond provenant de la 1re côte et allant rejoindre la digitation supérieure (Testut)[1], un faisceau profond naissant de la 2° côte et s'attachant isolément à tout le bord vertébral du scapulum, depuis l'épine (Theile)[2].

Sur un sujet disséqué par Wood le grand dentelé qui ne dépassait pas la 7° côte, recevait, au niveau de la pointe de l'omoplate, à droite, deux faisceaux émanant de la 9° et de la 10° côtes, à gauche, un faisceau émanant de la 8° côte.

ANATOMIE COMPARÉE. — Chez le *héron*, le *pingoin* et les *Oiseaux de proie* on rencontre, en arrière du grand dentelé, un second muscle qui relie le scapulum aux côtes. C'est le *M. depressor scapulæ* des *Oiseaux*. Pour Wood, les faisceaux profonds du grand dentelé que nous venons de décrire sont les homologues de ce muscle[3]. Est-il nécessaire de descendre aussi bas? Dans le *Troglodytes Aubryï* existait, au-dessous des digitations supérieures du grand dentelé, un faisceau profond qui rattachait le bord coracoïdien du scapulum aux trois premières côtes. Chez le *Troglodytes niger* disséqué par M. Testut la portion supérieure

---

[1] Testut. *Trait. des anom. musc.*, p. 64.
[2] Theile. *Encyclop. anat.*, cit. p. 206.
[3] Wood. *Procced.*, t. XVI, p. 515.

du grand dentelé recevait un faisceau de renforcement provenant de la 1re côte.

MUSCLES SURNUMÉRAIRES

Muscles péri-claviculaires.

Ces muscles auxquels les auteurs ont donné différents noms sont nombreux. Je les diviserai en muscles *sous-claviculaires*, *sus-claviculaires*, *pré-claviculaires* et *rétro-claviculaires*.

Il y a deux muscles sous-claviculaires surnuméraires, deux muscles sus-claviculaires surnuméraires, trois muscles pré-claviculaires surnuméraires et un muscle rétro-claviculaire surnuméraire : en tout huit muscles péri-claviculaires surnuméraires.

Muscles sous-claviculaires surnuméraires.

Ce sont : le muscle *sterno-chondro-scapulaire* et le muscle *scapulo-claviculaire*.

Sterno-chondro-scapulaire.

Syn. : *Sous-clavier* de Meckel et Cuvier; *sub-clavius posticus; scapulo-costalis*, etc.

Ce muscle, dont les insertions sont essentiellement variables, est presque toujours entièrement indépendant du sous-clavier normal. En raison du peu de fixité de ses points d'attache, il est encore appelé : *sterno-scapulaire, chondro-scapulaire, costo-scapulaire.*

Wood en a décrit trois spécimens [1].

Dans un premier cas, le muscle fusiforme, absolument distinct du sous-clavier ordinaire, s'étendait du sternum et du cartilage de la première côte au tubercule de l'apophyse coracoïde et au ligament conoïdien.

Dans un second cas, les insertions externes du sous-clavier accessoire étaient les mêmes que celles du muscle anormal signalé ci-des-

[1] Wood. *Philosoph. Transact. of the roy. Soc.* 1869, p. 102 et suiv.

sus, mais ses insertions internes étaient celles du sous-clavier normal avec lequel il était fusionné à l'origine.

Dans un troisième cas, le faisceau musculaire surnuméraire qui se détachait du cartilage de la première côte gauche, tout près du sternum, chez une femme, se fixait, en dehors, au ligament scapulaire et à la racine de l'apophyse coracoïde, où il était joint au muscle omo-hyoïdien. En plus du *sterno-chondro-scapulaire*, il y avait chez ce sujet, du même côté, un *scapulo-claviculaire*.

Le sterno-chondro-scapulaire a été, depuis Wood qui a appelé le premier sur lui, en 1864, l'attention des anatomistes, signalé par Ehlers [1], Curnow [2], Gruber [3], Hellema [4], Reid et Taylor [5], Macdonald, Brown [6], Knott, Macalister, Shepherd [7], etc.

Sur les 11 cas de muscle chondro-scapulaire observé par Gruber, le sous-clavier faisait défaut 7 fois.

Les faisceaux musculaires anormaux suivants, décrits antérieurement par divers anatomistes sous différents noms, me paraissent entièrement répondre au muscle *sterno-chondro-scapulaire* de Wood.

Theile considère comme un faisceau différencié du grand dentelé un muscle arrondi qu'il a disséqué sur un homme dont l'omo-hyoïdien était absent. Ce muscle, qui partait du cartilage de la première côte, s'insérait par son extrémité externe, à la racine de l'apophyse coracoïde et au bord supérieur du scapulum [8].

R. Wagner a donné de longs détails sur un muscle qui s'attachait au cartilage de la première côte et au bord supérieur de l'omoplate, près de l'échancrure qu'il présente pour le passage du nerf sus-scapulaire. Il envisagea ce muscle, qui échangeait quelques fibres avec l'omo-hyoïdien [9], comme une variété de l'omo-hyoïdien.

Hallett, Sœmmerring ont vu chacun un muscle analogue à celui décrit par R. Wagner. Comme lui, ils ont regardé ces muscles comme des variétés de l'omo-hyoïdien [10].

---

[1] Ehlers. *Henle u. Pfeufer's Zeitschrift*, 3ᵉ Reihe, XXI, p. 247.

[2] Curnow. *Journ. of anat. and phys.*, 1873, p. 305.

[3] Gruber. *Virchow's Arch.*, Bd. LXXVII, p. 123.

[4] Hellema. *Archief vor genees en Natur Kunde*, III, p. 125.

[5] Reid et Taylor. *Saint Thomas's hosp. Reports*, cit.

[6] Macdonald Brown. *Journ. of anat. and phys.*, 1880, p. 512.

[7] Shepherd. *Ibid.*, 1881, p. 294.

[8] Theile. *Encycl. anat.*, p. 206.

[9] Wagner. *Heusinger's Zeitschrift*, Bd. III, S. 335.

[10] Hallett. *Op. cit.*, p. 4 ; Sœmmerring. *De corp. human. fabric.*, t. III, p. 173, 1769.

Rosenmuller cite l'exemple d'un homme chez lequel, derrière le sous-clavier gauche, il y avait un autre muscle fixé au cartilage de la première côte et à la racine de l'apophyse coracoïde [1].

Le sterno-chondro-scapulaire et le sous-clavier peuvent se souder en dedans. Le muscle anormal ainsi constitué a un tendon costal ou sterno-chondro-costal unique et une extrémité externe plus ou moins divisée, le plus souvent bifurquée, et insérée à la fois à la face inférieure de la clavicule et à l'omoplate. Nous avons dit que le second muscle sterno-chondro-scapulaire observé par M. Wood affectait cette disposition. Böhmer parle d'un muscle qui s'attachait en dedans par un chef unique à la première côte, et en dehors par deux corps charnus séparés à la face inférieure de la clavicule et à l'omoplate [2]. Sandifort rapporte un cas identique [3].

Sur plus de 100 sujets qu'il a examinés, M. Knott a trouvé ce muscle seulement une fois. Le professeur Krause dit qu'on le rencontre en moyenne chez 7 sujets sur 100, ou à peu près 1 fois sur 15. Cette dernière proportion est acceptée par M. Macalister. J'en ai observé deux cas sur 40 sujets.

Scapulo-claviculaire.

Syn. : *Scapulo-clavien* de Cuvier ; *Portion du sterno-scapulaire ; sus-clavier* de divers auteurs.

C'est en 1865 que M. Wood a donné ce nom à un muscle qu'il avait trouvé dans la région claviculaire gauche d'une femme. Ce muscle, large d'un pouce et épais d'un huitième de pouce, se détachait de la racine de l'apophyse coracoïde et du ligament scapulaire pour se porter, en haut et en avant, au tiers externe de la face inférieure de la clavicule, tout près du sous-clavier. A son origine il était joint à l'omo-hyoïdien et au muscle sterno-chondro-scapulaire.

En 1868, le même anatomiste a noté de nouveau cette malformation sur un homme, du côté gauche.

Postérieurement le muscle en cause a été signalé par Gruber, Luschka et Testut (2 cas).

J'en ai vu trois cas. Les scapulo-claviculaires que j'ai disséqués étaient fixés au quart externe du bord postérieur de la clavicule, assez

[1] Rosenmuller. *Beiträge für die Zergliederungskunst*, Bd. t. Heft. 3 S. 375 et *De nonnullis musc.*, 1814, p. 6.
[2] Böhmer. *Observ. anat. rarior*, Halle et Magdeb., Préface, p. 9, 1752.
[3] Sandifort. *Excercit. anat.*, cit. p. 88.

loin du sous-clavier, à la racine de l'apophyse coracoïde et un peu au muscle omo-hyoïdien. Je les ai toujours observés à gauche, sur des femmes ; jamais ils n'étaient accompagnés d'un sterno-chondro-scapulaire.

Comme le *sterno-chondro-scapulaire*, le *scapulo-claviculaire* a été signalé par divers auteurs qui, à tort, en ont fait également, presque toujours, une variété de l'omo-hyoïdien.

Mac-Whinnie indique, comme un faisceau complémentaire de l'omohyoïdien, un muscle qui émanait du bord supérieur de l'omoplate en dedans de l'omo-hyoïdien, et gagnait le milieu de la face supérieure de la clavicule. Ce muscle avait à peu près la grosseur du petit doigt[1].

Hallett a fait représenter différents faisceaux musculaires ayant les mêmes rapports anatomiques que le précédent, et qu'il croit être des masses fibrillaires dissociées de l'omo-hyoïdien[2]. Des tractus musculeux semblables sont mentionnés aussi par Hyrtl[3] et par Henle[4].

Le muscle *coraco-claviculaire* ou *coraco-claviculaire postérieur* ou *omo-claviculaire* de Gruber[5], de Calori[6], de Knott, de Koster[7], Pye-Smith, Howe et Colley, etc., et le muscle *coraco-cervical* de Krause[8], ne sont pareillement que des variétés du scapulo-claviculaire. Le *coraco-claviculaire* s'insère, en dehors, à l'apophyse coracoïde, et en dedans au tiers externe de la face inférieure de la clavicule. Le *coraco-cervical* s'attache, en arrière, à la racine de l'apophyse coracoïde et au bord supérieur du scapulum avec l'omo-hyoïdien, et en avant au fascia cervical, plus ou moins près de la clavicule (voy. *M. omo-hyoïdien*).

MM. Rambaud et Carcassonne ont trouvé un muscle qui doit être rapproché du coraco-cervical.

Il n'existait qu'à droite, et s'insérait dans l'étendue de 2 centimètres

---

[1] Mac-Whinnie. *Op. cit.*, p. 187.

[2] Hallett. *Op. cit.*, p. 4.

[3] Hyrtl, Lehrbuch, S. 344.

[4] Henle. *Op. cit.*, S. 116.

[5] Gruber. *Reichert's Archiv*, 1863, p. 404.

[6] Calori. *Mem. dell' Acad. delle Scienze' dell' Instituto di Bologna*, 2e sér., vol. VI, p. 137.

[7] Koster. *Nederlansch Archief*, 2nd deel, aft 2, 1864, p. 31.

[8] Krause, Quain, *Arteries*, pl. 4, f. 21. Meckel et Haller parlent également de muscles sous-claviers surnuméraires, mais les détails qu'ils donnent à cet égard sont si concis et si peu clairs qu'il serait difficile de classer ces muscles. Consulter : Meckel, *Muskellehre*, 1816 ; Haller, *De corp. hum. fabr.*, t. V, p. I, p. 95 a et t. VI, p. 77, 1756.

à la partie moyenne du bord supérieur de la clavicule, derrière la portion claviculaire du sterno-cléido-mastoïdien, très développé sur ce sujet. De là le corps charnu se portait presque horizontalement un peu en haut et en arrière, croisait presque perpendiculairement la face postérieure du sterno-cléido-mastoïdien et la face antérieure des muscles sterno-hyoïdien et sterno-thyroïdien sur lesquels il s'épanouissait en une lame aponévrotique très mince[1].

Le muscle coraco-cervical de Krause est une scapulo-claviculaire dont l'extrémité antérieure a avorté ; inversement le muscle claviculo-cervical de Rambaud et Carcassonne est un scapulo-claviculaire dont l'extrémité postérieure a avorté ou un cléido-hyoïdien surnuméraire incomplet.

Le muscle scapulo-claviculaire est très rare. M. le docteur Knott ne l'a pas trouvé sur 120 sujets où il l'a cherché. Je n'ai pas été plus heureux sur 150 que j'ai examinés dans ce but. Le coraco-claviculaire est plus commun. J'en ai vu deux cas.

Muscles sus-claviculaires surnuméraires.

Ce sont : le muscle *sus-claviculaire propre de Gruber* et le muscle *sus-claviculaire ou sterno-claviculaire de Hyrtl*.

Sus-claviculaire propre de Gruber.

C'est un muscle qui s'étend de l'extrémité acromiale à l'extrémité sternale de la clavicule. Situé à la partie inférieure du triangle sus-claviculaire, il forme au-dessus de la clavicule une arche sous laquelle passent les vaisseaux et les nerfs sus-claviculaires. L'anse à convexité supérieure qu'il représente, est charnue à sa partie moyenne, tendineuse à ses deux bouts. L'aponévrose cervicale superficielle, après avoir tapissé la face antérieure de ce muscle, se réfléchit au niveau de son bord inférieur ou concave sur sa face postérieure. Il en résulte qu'elle lui constitue une enveloppe complète.

En se contractant, ce faisceau s'abaisse et prend une direction rectiligne, il tend l'aponévrose cervicale superficielle. Il a donc une grande analogie avec l'omo-hyoïdien, qui tend l'aponévrose cervicale moyenne.

[1] Rambaud et Carcassonne. *Gaz. médic.*, 1865, p. 191.

Le sus-claviculaire propre de Gruber est unilatéral ou bilatéral.

Ce muscle a été décrit d'abord en 1865, sous le nom de *M. suprà claviclaris proprius sive tensor fasciæ colli*, par le professeur W. Gruber (*Reichert's Arch.* 1865, p. 703). Le professeur Macalister l'a retrouvé deux fois (communication écrite). — M. le docteur Knott en a observé également deux spécimens [1], et Bardeleben [2], un.

En mai 1880, M. Louis Dubar a communiqué à la Société anatomique de Paris un nouveau cas de cette bandelette anormale qu'il a appelée : *muscle ansiforme sus-claviculaire, tenseur de l'aponévrose cervicale superficielle*. Dans la note rédigée alors par M. Dubar il était dit : « Ce muscle n'est signalé dans aucun des livres qui traitent des anomalies musculaires [3]. »

A ce propos, et après avoir donné l'historique de ce muscle, j'ai fait connaître à la Société anatomique un cas qui m'est personnel. — J'ai noté en 1877 la présence du muscle sus-claviculaire propre de Gruber, mais à l'état rudimentaire. Il n'existait qu'à droite. Enveloppé par l'aponévrose cervicale superficielle qui se dédoublait à son niveau, mais se continuait au-dessous de lui, il se fixait en dehors à cette aponévrose, immédiatement au-dessus de l'extrémité acromiale de la clavicule, et en dedans encore à cette aponévrose, au niveau du point de jonction du chef sternal et du chef claviculaire du sterno-cléido-mastoïdien. Il avait 10 centimètres de long, 5 à 6 millimètres de large et était placé à 2 centimètres de la clavicule, au-dessus de laquelle il décrivait une courbe à convexité supérieure.

Sus-claviculaire ou sterno-claviculaire.

Hyrtl donne ce nom à un petit faisceau musculaire qui naît de la partie supérieure et antérieure du sternum, ou du tendon sternal du sterno-cléido-mastoïdien, passe en avant de l'articulation sterno-claviculaire, longe la partie supérieure de la clavicule et s'insère près de l'extrémité acromiale de cet os (Hyrtl, *Sitz. der K. K. Akad. in Wien. math. phys. Klasse*, 1858, Bd. XXIX, p. 265).

Le professeur Macalister l'a trouvé, en 1868, chez un sujet où il

[1] Knott. *Journ. of anat. and phys.*, 1880.

[2] Bardeleben. *Sitz. d. Jenaischen Gessellsch. f. Md. u. Naturwiss*, 1877.

[3] Dubar. *Bullet. de la Soc. anat.*, t. V, p. 388.

coexistait avec un *levator claviculæ*, un *chondro-épitrochléen*, un *présternal* et un *arc axillaire*[1].

Dans un cas rapporté par Retzius[2], il s'étendait de l'articulation sterno-claviculaire gauche au tiers externe de la clavicule.

Ce muscle a encore été décrit sous les noms de *sterno-clavicularis superior*, *sterno-omoïdeus*, etc., par Haller[3], Luschka[4], Gruber[5], Hellema[6], Bucknill[7], Knott, Popoff[8], etc.

Il peut être unilatéral ou bilatéral.

J'ai disséqué sur une jeune fille deux sterno-claviculaires parfaitement symétriques. Ils naissaient l'un et l'autre de la poignée du sternum, au niveau de l'origine des sterno-mastoïdiens, et se terminaient, en dehors, sur les apophyses acromiales, après avoir envoyé, en passant, quelques fibres musculaires aux omo-hyoïdiens. Les deux muscles n'avaient aucune connexion.

Sur 100 sujets, W. Gruber[9] a trouvé 5 fois le muscle sus-claviculaire : 2 fois, il existait des deux côtés, 2 fois à droite, et une fois à gauche.

Hyrtl l'a rencontré 6 fois sur 83 sujets ; 3 fois, il l'a observé des 2 côtés ; 2 fois, à droite, et 1 fois, à gauche[10].

Muscles pré-claviculaires surnuméraires.

Ce sont : le muscle *pré-claviculaire latéral* ou *acromio-claviculaire*, le muscle *pré-claviculaire médian* ou *sterno-claviculaire antérieur* et le muscle *tenseur de l'aponévrose sous-claviculaire antérieure*.

Pré-claviculaire latéral.

C'est un petit muscle qui se détache de la clavicule à l'union de son tiers externe avec ses deux tiers interne, croise le muscle deltoïde, et

[1] Macalister. *Cat. cit.*, p. 50.

[2] Retzius. *Hygeia*, 1856 ; Bd. 18, p. 649.

[3] Haller. *Elém. Phys.*, Lausanne, vol. III, 1766, p. 46.

[4] Luschka. *Muller's Arch.*, 1856, p. 282, et *Anat. der menschen*, Bd, Abth., 2, 1863, p. 173.

[5] Gruber. *Mém. de l'Acad. de Pétersbourg*, S. VII, vol. III, n° 2, p. 4.

[6] Hellema, Knott. *Loc. cit. suprà*.

[7] Bucknill. *Med. Times and gaz.* N. S., vol. XVIII, p. 198. Le muscle décrit par Bucknill doit être rapproché d'une variété du sterno-claviculaire, que Hyrtl a appelé *impar bicaudatus*.

[8] Popoff. *Med. böte*, 1873.

[9] Et non Wood, comme le dit M. Testut (*Trait. des an. muscul.*, p. 551).

[10] Et non 4 fois sur 83, comme le dit encore M. Testut (*eod. loco*).

va se fixer au sommet de l'acromion. Signalé pour la première fois par Gruber[1] et moi, il a été trouvé depuis par Baraduc, Crouzon[2] et Knott qui l'a appelé *M. pré-clavicularis lateralis sive acromio-clavicularis.* Dans le cas de Knott il était si peu développé que cet anatomiste s'est demandé s'il devait lui donner le nom de muscle. Il est très rare, et en raison de sa position superficielle peut facilement passer inaperçu. Gruber ne l'a rencontré qu'une fois sur 140 sujets, et moi 1 fois (des deux côtés chez une femme) sur 182 dont 94 hommes et 88 femmes.

Pré-claviculaire médian.

Le nom de *M. pré-clavicularis medialis sive sterno-clavicularis anticus* a été donné, en 1865, par Wenzel Gruber à un muscle quadrilatère, lamellaire ou fusiforme, qui va du cartilage de la première côte et du ligament antérieur de l'articulation sterno-claviculaire au milieu du bord antérieur de la clavicule, ou plus en dehors, et même à l'apophyse coracoïde[3]. Exceptionnellement il reçoit quelques fibres du grand pectoral.

Il est unilatéral ou bilatéral.

Parfois les tendons internes des deux muscles droit et gauche sont réunis au-devant du sternum et les deux pré-claviculaires médians semblent ne former qu'un seul muscle digastrique. C'est le *M. interclavicularis digastricus anticus.*

Depuis le professeur Gruber, le muscle pré-claviculaire médian a été décrit par Schwegl[4], Knott, Wood, Clason, Berkeley Hill et Stoker[5]. Dans le cas de M. Wood le pré-claviculaire médian droit émanait de la partie inférieure du manubrium, et dans celui de Clason les deux pré-claviculaires droit et gauche étaient indépendants.

Chez le sujet disséqué par le docteur Stoker, le pré-claviculaire médian était séparé du sous-clavier par une membrane costo-coracoïdienne, les fibres claviculaires du grand pectoral faisant défaut. Une malformation semblable du grand pectoral, avec coexistence du muscle pré-claviculaire médian, a été notée par le professeur Gruber.

[1] Gruber. *Reichert's Arch.*, 1865, p. 714.
[2] Baraduc et Crouzon. *Bullet. de la Soc. anal. de Paris*, 1894, p. 164.
[3] Gruber. *Loc. cit. suprà*, p. 710.
[4] Schwegl. *Loc. cit.*, p. 18.
[5] Stoker. *Proceed. of the roy. Soc.* 1866.

Tenseur de l'aponévrose sous-claviculaire antérieure

Je propose de désigner sous ce nom collectif les divers faisceaux qui peuvent se porter d'un point quelconque du bord antérieur de la clavicule sur l'aponévrose qui recouvre la face superficielle du grand pectoral ou du deltoïde. Des faisceaux de cette nature s'épanouissant sur l'aponévrose deltoïdienne ont été observés par Ibsen [1], Kölliker, Macalister et Gantzer [2]. Zuckerkandl a disséqué et j'ai disséqué également un faisceau du même genre qui se perdait sur l'aponévrose de la fossette sous-scapulaire. Bardeleben a trouvé un tractus musculeux qui se prolongeait de la clavicule sur l'aponévrose du grand pectoral jusqu'au sillon pectoro-deltoïdien et qu'il a appelé *M. infra-clavicularis* [3].

Muscle rétro-claviculaire surnuméraire.

Rétro-claviculaire ou sterno-claviculaire postérieur.

Il a été décrit par Weber en 1839 [4], et consiste dans une bande musculaire qui s'étend de la face postérieure du manubrium à la face postérieure de l'extrémité sternale de la clavicule. M. Lawson Tait a disséqué un muscle qu'on peut rapprocher de celui-ci, bien que M. le professeur Macalister incline à le considérer comme une variété du supra-claviculaire ou sterno-claviculaire de Hyrtl [5].

Le muscle de Lawson Tait s'insérait en dedans ; par un premier chef, à la face postérieure du manubrium, à sa jonction avec le cartilage de la première côte, et par un second chef au bord postérieur de la côte elle-même ; et en dehors, au bord postérieur de la clavicule, immédiatement à côté du trapèze.

Un muscle, absolument semblable à celui de M. Lawson Tait, a été observé par M. Knott.

ANATOMIE COMPARÉE. — La division des muscles péri-claviculaires surnuméraires de l'homme en quatre classes, excellente au point de

[1] Ibsen. *Ugeschrift for Læger*, Copenhague, 1842, Bd. VII, p. 456.
[2] Gantzer. *Dissert. anat. musc. variet.*, p. 6.
[3] Zuckerkandl et Bardeleben. *Jenaische Zeitsch.*, 1881, p. 102.
[4] Weber. *Handbuch*, 1839, Bd. I, p. 560.
[5] Lawson Tait. *Journ. of an. and phys.*, vol. VI, p. 237.

vue de l'anatomie descriptive, doit être réduite en anatomie comparée.

Les muscles rétro-claviculaire, sus-claviculaire et pré-claviculaire médian ne sont, en effet, que des variétés d'un seul et même muscle, le sterno-claviculaire, dont l'extrémité interne a oscillé autour de l'extrémité supérieure du sternum. Tous ils s'étendent du sternum à la clavicule. Les auteurs ont parfaitement compris ceci lorsqu'ils ont appelé le sus-claviculaire, *sterno-claviculaire*, le pré-claviculaire médian, *sterno-claviculaire antérieur*, et le rétro-claviculaire, *sterno-claviculaire-postérieur*.

En somme, en plus du sous-clavier normal ou costo-claviculaire, il peut y avoir autour de la clavicule de l'homme :

1° Des faisceaux musculaires qui relient le sternum et la première côte au scapulum (*muscle sterno-chondro-scapulaire*) ;

2° Des faisceaux musculaires qui relient la clavicule au scapulum (*muscle scapulo-claviculaire*) ;

3° Des faisceaux qui relient la clavicule à l'extrémité supérieure du sternum (*muscle sterno-claviculaire*).

Cette classification repose sur des faits précis.

Chez l'homme il n'est pas toujours facile de distinguer les sterno-claviculaires les uns des autres, et il est certains sterno-claviculaires qui sont à la fois antérieurs et postérieurs. Ainsi il est fréquent de voir le sterno-claviculaire antérieur s'insérer, en dedans, à la face antérieure du sternum, et en dehors à la face supérieure de la clavicule ; il n'est pas rare de trouver le sterno-claviculaire supérieur inséré à la fois à la fourchette sternale et à la face antérieure du manubrium.

Chez les *Animaux claviculés* la clavicule varie, la séparation de ses bords et de ses faces n'est pas aussi tranchée que chez l'homme, et les rapports du muscle sterno-claviculaire, lorsqu'on le trouve, changent sensiblement suivant les espèces.

Le *sterno-chondro-scapulaire*, le *scapulo-claviculaire* et le *sterno-claviculaire*, sont parfaitement isolés les uns des autres chez beaucoup d'animaux. Faisons observer ici que la présence de l'un n'entraîne pas forcément la présence de l'autre.

Dans la *taupe*, le *sterno-chondro-scapulaire* se détache de la première côte et du sternum, en dehors du sous-clavier, dont il est séparé par un assez large espace rempli de tissu aréolaire, croise le sus-épineux et se termine à l'acromion et au ligament acromio-claviculaire. Il est indépendant en tout du muscle sterno-claviculaire qu'on rencontre chez le même animal. Chez le *Dasypus sexcinctus*, il s'étend de la première côte à l'acromion avec la face supérieure duquel il contracte quelques adhérences avant de se perdre dans le fascia sus-épineux. Il a la même conformation chez l'*agouti*. Le sterno-chondro-scapulaire de la *taupe* a été bien déterminé par Wood, celui du *Dasypus sexcinctus*, par M. Galton, celui de l'*agouti* par MM. Murie et Mivart[1].

Chez les *Carnivores*, on le retrouve également. Dans l'*Atlas* de Cuvier et Laurillard, il me semble être représenté chez le *lion* par le muscle marqué J ; chez la *panthère* par celui marqué (J + 2), et chez l'*hyène*, par celui marqué (J + 1). Dans l'*hyène* il est très grand, attaché, d'un côté, au sternum et au cartilage de la première côte et, de l'autre, au bord supérieur du scapulum.

Il atteint son maximum de développement chez les *Pachydermes* et les *Ruminants*, et spécialement dans l'*éléphant*, le *pécari*, le *cochon*, le *cheval* et l'*âne*.

Dans la monographie où il étudie la structure de l'*hippopotame*, Gratiolet l'appelle muscle *scapulo-sternal*, et l'assimile à tort au sous-clavier de l'homme. Le sterno-chondro-scapulaire de l'*hippopotame* va du manubrium sterni et du premier cartilage costal à l'apophyse coracoïde, à l'acromion et au fascia sus-épineux.

Le muscle *sterno-scapulaire* a été signalé par Murie et Mivart chez l'*Hyrax Capensis*, où il émane du sternum, passe au-dessus du petit pectoral et de l'articulation scapulo-humérale, et gagne l'angle antérieur et supérieur du scapulum. Mivart ajoute qu'il a vu un muscle similaire — compris entre le sternum et l'os coracoïdien — dans l'*Iguana tuberculata*.

Le muscle *scapulo-claviculaire du rat-taupe du Cap* est dessiné dans la planche (216 +) de l'*Atlas* de Cuvier et Laurillard, avec l'annotation suivante : « Il existe chez cet animal un muscle particulier allant de la portion moyenne de l'omoplate à la clavicule, où il s'insère derrière la deuxième portion claviculaire du trapèze ; on pourra l'appeler sus-clavier ou scapulo-clavien. »

Cuvier et Laurillard décrivent aussi sous les mêmes noms et presque dans les mêmes termes un muscle semblable chez la *sarigue* (*Didelphis marsupialis*).

Le muscle *sterno-claviculaire* a été indiqué chez les *Chauves-souris* et chez les *Oiseaux* par M. Berkeley Hill[2]. Ce même anatomiste a noté

---

[1] Wood. *On a group of varieties of the muscles of the human neck and shoulder*, p. 105; Galton. *Transact. an.*, vol. XXVI, p. 528; Murie et Mivart. *Loc. cit. suprà.*

[2] Berkeley Hill. *Proc. of the roy Soc.*, vol. IV, n° 6, p. 654.

aussi les dimensions considérables qu'il a chez la *taupe*, où il va de la moitié supérieure du sternum à la clavicule, tout près du deltoïde.

Étudions maintenant ces muscles dans les animaux où ils sont moins dissociables.

La soudure des extrémités internes du sous-clavier et du sterno-chondro-scapulaire notée chez l'homme, s'observe normalement chez plusieurs *Mammifères*. Dans le *coati* (*Simia paniscus*), Meckel donne la description d'un faisceau du sous-clavier qui s'attache au scapulum. D'après le docteur Humphry, le *Fourmilier du Cap* a un sous-clavier large, épais, inséré, en dedans, aux deuxième et troisième cartilages costaux et au sternum et, en dehors, par un tractus musculeux à la clavicule, et par la presque totalité de ses fibres à l'acromion, à l'apophyse coracoïde et au muscle sus-épineux. Galton dit que chez le *wombat* (variété d'*opossum*), le muscle sous-clavier se continue au-dessus du fascia sus-épineux jusqu'à l'épine de l'omoplate. Ce naturaliste distingué assure, en outre, que dans un ouvrage manuscrit du Oxford Museum, le sous-clavier du même animal est indiqué comme bifurqué du côté de l'épaule. Chez les *Rongeurs*, le *sterno-scapulaire*, bien que moins facile à dissocier du sous-clavier, du scapulo-claviculaire et du sterno-claviculaire est assez marqué. Dans le *lapin*, il est divisé en deux faisceaux, l'un supérieur et l'autre inférieur, superposés au sus-épineux, et étendus tous deux du manubrium sterni et de l'apophyse sus-sternale à l'omoplate. Sa moitié supérieure est recouverte par des fibrilles ténues, clairsemées, plus ou moins adhérentes, reliant la clavicule à l'omoplate, et que Wood considère comme un rudiment de muscle *scapulo-claviculaire*. Chez le même animal, le *sterno-claviculaire* est indiqué par une masse charnue, sous-pectorale de forme triangulaire, qui va du sternum au bord inférieur de la clavicule.

Le muscle *sterno-scapulaire* du *cochon d'Inde*[1] s'insère, par ses fibres les plus superficielles, à la clavicule, et par ses fibres les plus profondes, à l'épine de l'omoplate entre le sus-épineux et le sous-épineux.

Le *scapulo-claviculaire*, entièrement distinct du sus-épineux, au-dessus duquel il se meut librement, a des dimensions considérables : partant de l'épine de l'omoplate et de l'aponévrose sus-épineuse, il s'attache à la clavicule mobile en face du *sterno-claviculaire*, qui forme

---

[1] Wood. *On a group of varieties of muscles of the human neck and shoulder*, opusc. cit., p. 105, pl. X, fig. 16, Bi et i'; même pl., fig. 17, A et B, K et pl. XI, fig. 25, K.

sous les pectoraux une couche charnue triangulaire entre le sternum et la clavicule[1].

Dans le *surmulot*, le sous-clavier est représenté par un petit faisceau de fibres détaché de la partie médiane du sterno-scapulaire et fixé à la face inférieure de l'extrémité interne de la clavicule. Après avoir émis ce faisceau claviculaire, le *sterno-scapulaire* se bifurque et va s'insérer par un de ses tendons, à l'acromion, et par l'autre, au bord cervical du scapulum avec l'omo-hyoïdien[2]. — Le *scapulo-claviculaire* a pour limites extrêmes le fascia sus-épineux et l'extrémité interne de la clavicule. Chez cet animal la clavicule étant, comme chez l'homme, articulée avec l'acromion et le manubrium sterni, l'action de ce muscle est nécessairement plus restreinte que chez le *lapin* et les autres *Mammifères semi-claviculés*. Le *surmulot* n'a pas de muscle sterno-claviculaire.

On retrouve encore le *sterno-scapulaire* plus ou moins indépendant, et avec des caractères différents, dans le *lièvre*[3], l'*écureuil*[4], le *porc-épic*, la *genette*[5], le *capybara*, le *paca*[6], etc. Dans l'*agouti à crête du Cap*, il est accompagné d'un *sterno-claviculaire*[7].

Les conclusions suivantes se dégagent de l'étude des muscles sous-clavier, sterno-scapulaire, scapulo-claviculaire et sterno-claviculaire dans toute la série animale.

Chez les *Animaux non claviculés*, et surtout chez ceux très lourds (*Pachydermes et Ruminants*), tous ces muscles se confondent en un seul, le *sterno-chondro-scapulaire*. Celui-ci, très épais et très fort, constitue une véritable clavicule charnue, une sangle musculaire résistante entre le sternum et l'omoplate, qu'elle maintient contre le thorax, et fournit, avec l'os de l'épaule, un point d'appui solide aux membres antérieurs.

Chez les *Animaux semi-claviculés*, la dissociation des muscles claviculaires s'opère. La clavicule rudimentaire est fixée à son extrémité interne, par le scapulo-claviculaire, et à son extrémité externe, par le sterno-claviculaire. Le sterno-chondro-scapulaire maintient encore l'omoplate contre le thorax, rôle qui chez les *Animaux entière-*

---

[1] Même ouvrage, pl. X, fig. 17, A B, i.

[2] Wood. Ouvrage cité précédemment, pl. X, fig. 19, et pl. XI, fig. 26.

[3] Wood. *Proc. Zool. Soc.*, juin 1866, p. 398, et Macalister. *Op. cit.*, p. 11.

[4] Wood. *On a group of varieties, loc. cit.*, p. 107, pl. X, fig. 18, i.

[5] Il est reproduit dans l'atlas de Cuvier et Laurillard, et improprement appelé « sous-clavier » (pl. CCXXIX, fig. 2).

[6] Il est considéré par Cuvier et Laurillard comme un faisceau des pectoraux (Atlas cité).

[7] Murie et Mivart. *Loc. cit.*

ment claviculés, est rempli en partie par l'extrémité acromiale de la clavicule. Grâce aux liens musculaires qui l'entourent, l'os claviculaire des *Semi-claviculés* n'oscille plus que dans une juste mesure.

Chez les *Animaux claviculés*, la clavicule articulée avec le sternum et l'acromion, et conséquemment bien soutenue, a moins besoin de liens musculeux. Le sterno-claviculaire acquiert pourtant dans les *Chauves-souris* les dimensions considérables qu'il a chez les *Mammifères fouisseurs* et chez les *Oiseaux*. La fonction étant la même, le muscle devait être semblable. Chez les uns et les autres de ces animaux, il tire puissamment en arrière, contre l'air qui résiste et réagit, le segment primaire dés membres antérieurs qui entre en jeu dans l'action de creuser et de voler.

Chez les *Singes à station verticale* et chez l'homme, il n'y a plus normalement aucun vestige des muscles scapulo-claviculaire, sterno-claviculaire et sterno-scapulaire. Leur présence serait inutile : la clavicule est mieux arc-boutée que jamais sur la fourchette sternale et le scapulum, en même temps qu'elle ne transmet plus à l'humérus le poids du corps. Elle ne sert plus qu'à soutenir le membre supérieur, qui, d'organe de support et de locomotion, est devenu un organe de tact et de préhension. La fonction fait l'organe, a dit Lamark, la *myologie comparée prouve que la fonction fait le muscle.*

Sur-costal antérieur.

C'est un muscle de forme et d'étendue variables, situé au-dessous des pectoraux, au-dessus des côtes et des intercostaux externes. Pour éviter toute confusion entre lui et les sur-costaux postérieurs normaux j'ai préféré, dans les pages que je lui ai consacrées en 1881, dans le *Dictionnaire encyclopédique des sciences médicales*, me servir du qualificatif dont je me sers encore aujourd'hui que de celui de *M. supracostalis* employé à l'étranger.

Le sur-costal antérieur a été trouvé par Sœmmerring[1], Bonn[2], Bourrienne[3], Pye-Smith[4], Wood[5], Macalister[6], Bochdalek jeune[7], Roberts[8],

[1] Sœmmerring. *Loc. cit. suprà.*
[2] Bonn. *Fabricius Idea Anatomiæ Praticæ Wetzlar*, 1741, p. 17.
[3] Bourrienne, *in* Roux. *Journ. de médec.*, 1773, p. 45.
[4] Pye-Smith. *Virchow's Arch.*, vol. XLIII, p. 142.
[5] Wood. *Proceed. of the roy. Soc.* 1865 et *Philosoph. Transac, of the roy. Soc.*, 1869.
[6] Macalister. *Cat. cit.*, p. 52.
[7] Bochdalek. *Virchow's Arch.*, XLI, p. 257.
[8] Roberts. *Liverpool med. and surg. Reports*, 1867.

Broca [1], Testut [2], Curnow [3], Lawson Tait [4], Turner [5], Shepherd [6], Colson [7], Keith [8], etc. J'en ai recueilli un bel exemple sur une femme morte ataxique à l'âge de soixante-huit ans. Logé entre le grand pectoral et le grand dentelé du côté gauche, le sur-costal antérieur unique affectait la forme d'un éventail. Sa partie supérieure tendineuse avait 3 centimètres de largeur ; sa partie inférieure charnue, 6 centimètres. En haut il s'insérait à la face externe de la 1re côte, à 2 centimètres de l'articulation synchondro-sternale, et, en bas, à la face externe des 4e et 5e côtes et au fascia qui double extérieurement le 4e espace intercostal. Cette insertion inférieure était curviligne ; elle suivait le trajet d'une ligne courbe à concavité supérieure dont la partie moyenne était en rapport avec la 5e côte et les extrémités avec la 4e. Ce muscle recouvrait partiellement les 2e, 3e et 4e espaces intercostaux ; il était recouvert par les pectoraux. On peut en voir le dessin dans le *Bulletin de la Société d'anthropologie de Paris* du mois d'août 1881.

Le muscle en cause a été rencontré trois fois par Wood.

Dans le premier cas, le sur-costal antérieur était très étroit, rubané. Placé sur les quatre premières côtes, entre le grand dentelé et le petit pectoral, et séparé par une lame épaisse de tissu cellulaire des intercostaux externes, il était attaché, en haut, à la face externe de la première côte, près de l'articulation synchondro-sternale, et, en bas, à la face externe des 2e, 3e et 4e côtes. Dans le second cas, il était inséré, supérieurement, à la 1re côte et à l'aponévrose qui recouvre le scalène antérieur et, inférieurement, à la 4e côte. Le troisième cas est à peu près l'analogue du second.

M. le professeur Macalister l'a disséqué sur un homme et sur une femme. Chez l'homme, où il existait seulement à gauche, il était fixé, en haut, au fascia cervical, et, en bas, aux 3e et 4e côtes. Chez la femme, où il était bilatéral, il était très étendu. Fixé encore, en bas, aux 3e et 4e côtes, il dépassait en arrière les digitations supérieures du grand dentelé, couvrait le nerf respiratoire externe de Ch. Bell, remontait derrière la veine axillaire et s'attachait, à droite, à la 1re côte ; à gauche, au fascia cervical.

[1] Broca. (Communication verbale.)
[2] Testut. *Trait. des an. musc.*, p. 67.
[3] Curnow, Testut. *Loc. cit. passim.*
[4] Lawson Tait. *Journ. of anat. and phys.*, 1870, p. 378.
[5] Turner. *Journ. of anat. and phys.*, vol. IV, p. 300.
[6] Shepherd. *Journ. of anat. and phys.*, t. XV, p. 294.
[7] Colson. *Ann. de la Soc. de méd. de Gand*, 1887.
[8] Keith. *Journ. of anat. and phys.*, 1894.

Énumérer tous les modes de conformation du sur-costal antérieur serait trop long. Qu'il me suffise de dire pour terminer que dans quelques-uns des autres cas il se continuait avec les scalènes, comme dans les deux cas de Wood, remontait même jusqu'aux apophyses transverses du rachis cervical.

M. Macalister affirme que lorsqu'il est bilatéral, celui du côté droit est moins large et plus épais que celui du côté opposé.

Il doit être très rare ; car il est situé dans une région disséquée constamment par les élèves et, malgré cela, je n'ai pu le voir qu'une fois dans l'espace de vingt ans. On ignore encore par quel nerf il est innervé.

Quelle est sa signification ?

I. Pour Sœmmerring, Bonn et Bourrienne le sur-costal antérieur n'est qu'un faisceau anormal du grand pectoral. Cette manière de voir n'a plus besoin d'être discutée aujourd'hui.

II. Pour le professeur Turner et divers anthropotomistes et anatomistes vétérinaires MM. Chauveau, Arloing et Lesbre, entre autres[1], il représente chez l'homme la portion du droit antérieur de l'abdomen qui, chez beaucoup de *Mammifères*, remonte jusqu'aux premières côtes.

J'objecterai à cette thèse que, dans aucun des cas que j'ai relevés, il n'est fait mention d'une continuité directe des fibres des deux muscles. M. Turner s'appuie sur la présence des intersections aponévrotiques pour expliquer cette particularité ; il a vu le sur-costal antérieur se prolonger jusqu'au bord supérieur de la 5° côte laquelle, par son bord inférieur, donnait insertion à un faisceau du grand droit ; la côte remplaçait alors l'intersection aponévrotique. Or, j'ai trouvé deux fois et M. Colson une fois le grand droit antérieur attaché à la 4° côte sans qu'il offrît trace d'inscription tendineuse au niveau de la 5°. J'ajouterai que, dans les espèces simiennes, le droit antérieur s'étend de moins en moins haut et devient de plus en plus faible à mesure que l'espèce s'élève : chez le *cynocéphale*, son prolongement thoracique n'est plus représenté que par une mince lame aponévrotique.

III. Pour Wood, le sur-costal antérieur est l'homologue du sterno-costal des *Mammifères*. Le sterno-costal n'existe pas chez les *Anthropoïdes*, mais existe chez le *Cynocéphale sphynx*, le *magot*, le *marmouset*, le *Lemur macacus*, le *Macacus radiatus*, la *guenon*. Wood l'a disséqué dans le *surmulot*, l'*écureuil*, le *rat de Norwège*, le *lapin*, le *blaireau*, le *chien*,

---

[1] En anatomie vétérinaire, le sur-costal antérieur est appelé *muscle tranversal des côtes*.

l'*âne*, etc. Dans l'*Atlas de myologie* de Cuvier et Laurillard, il est représenté chez l'*ours noir*, le *coati*, la *panthère*, le *lion*, la *genette*, le *putois*, le *porc-épic*, l'*agouti*, etc. Il est indiqué par Humphry dans ses monographies sur le *Fourmilier du Cap* et le *phoque*. Dans son étude sur le *fourmilier didactyle*, Meckel parle d'un muscle qu'il nomme *Cader Kleiner Brustmuskel* et qui n'est rien autre chose qu'un sterno-costal. (*Meckel's Arch*. Bd. V, Heft, I, p. 1.)

Il a été décrit chez le *crocodile* par le professeur Rolleston dans son mémoire : *Sur les homologues de certains muscles en rapport avec l'articulation de l'épaule.*

Il est tantôt peu développé comme chez l'*âne* où il n'a qu'une digitation, tantôt très développé comme chez le *magot* où il en a trois.

Le sterno-costal répond assez bien, il est vrai, au sur-costal antérieur de l'homme par sa position profonde derrière le grand pectoral et par son insertion rapprochée de celle du scalène antérieur, mais sa direction n'est pas la même ; tandis que le sterno-costal, comme son nom l'indique et comme on peut l'observer dans l'*Atlas* de Cuvier et les figures de Wood, se rapproche par son extrémité inférieure de la ligne axiale antérieure, le sur-costal antérieur au contraire se dirige directement vers le bas dans l'axe des scalènes ; tout au plus peut-il dévier légèrement en dedans, *slightly forwards*, comme nous le décrit le professeur de Londres dans une de ses relations, ou légèrement en dehors, *ein weinig schief nach abwärts*, comme nous le montre Bochdalek.

On voit donc que, loin d'atteindre le sternum, il est même assez écarté de l'origine des cartilages costaux et qu'il serait, si cette opinion est exacte, considérablement dévié de sa direction primitive.

IV. En 1881, j'ai défendu l'opinion de mon regretté ami Wood devant la Société d'Anthropologie de Paris et dans le *Dictionnaire* de Dechambre. Aujourd'hui que les cas de muscles sur-costaux antérieurs sont devenus plus nombreux et mieux connus, j'en suis arrivé à me demander si elle est bien exacte, si les muscles dont il s'agit ne devraient pas plutôt être rattachés au système scalénique. Le sur-costal antérieur et les scalènes ont leurs fibres dirigées dans le même sens et occupent la même situation par rapport à la peau, sont profondément placés au second plan : le premier, derrière le grand pectoral ; les seconds, derrière le sterno-cléido-mastoïdien. De plus, entre le sur-costal antérieur autonome et le sur-costal antérieur dépendant des scalènes, on rencontre tous les intermédiaires. C'est ainsi que Lawson Tait et Pye-Smith ont trouvé le sur-costal antérieur fixé aux

apophyses transverses des vertèbres cervicales avec les scalènes;
Colson, à la 1re côte et au scalène antérieur; Wood, à la 1re côte et à
l'aponévrose du scalène antérieur; Bochdalek jeune, à la 1re côte et à
un petit cartilage situé sur le côté externe du ligament costo-claviculaire. Tantôt l'union n'est plus établie que par une traînée tendineuse
(cas de Colson) ou par le fascia cervical (cas de Macalister), tantôt par
quelques fibres. Enfin à un degré plus avancé la scission est complète.
Strauss-Durckheim décrit le sur-costal antérieur du *Chat* comme un
prolongement du scalène antérieur. Avant de se prononcer d'une façon
formelle il convient pourtant, je crois, d'être renseigné positivement
sur le mode d'innervation du sur-costal antérieur.

Présternal.

Syn. : *Sternal* ; *sternalis brutorum* ; *Rectus thoracis* ; *Rectus sterni* ; *Rectus sternalis* (Macalister) ; *Triangulaire antérieur* ou *externe du sternum* (Chassaignac) ; *Rectus abdominis
superficialis* (Bardeleben) ; *Accessorius ad rectum* (Halbertsma), etc.

Ce muscle au sujet duquel j'ai déjà publié, depuis 1879, divers
mémoires (voy. sur le Muscle sternalis brutorum ou rectus thoracis
et de son volume plus considérable à gauche, in *Bullet. de la Soc.
d'anthropol. de Paris*, 1879; — art. STERNAL du *Dict. encyclop. des sc.
méd.*, 1880; — sur 33 muscles présternaux in *Mém. de l'Acad. de
méd. de Paris*, 1890; — deux nouveaux cas de muscles présternaux
in *Bullet. de la Soc. d'anthropolog. de Paris*, 1891; — sur le muscle
présternal, *eod. loco*, 1894) a été signalé, par un grand nombre d'anatomistes, par Macalister, Wood, Knott, Humphry, Quain, Curnow,
Davies-Colley, Taylor et Dalton, Kelly, Struthers [1], Turner [2], Cunningham [3], Sandifort [4], Halbertsma [5], Bardeleben [6], Bergmann, Henle [7],
Weibrecht [8], Lauth [9], Otto [10], Haller [11], Kaau Boerhaave [12], Gantzer [13],

[1] Macalister, Wood, etc. *Loc. cit. passim.*
[2] Turner. *Journ. of anat. and phys.*, vol. I, p. 247.
[3] Cunningham. *Journ. of anat. and phys.*, vol. XXII, p. 392.
[4] Sandifort. *Exercit. Acad. Ludg. Batav.*, cit. p. 83.
[5] Halbertsma. *Akad. van Wetenschaffen*, vol. XII, 1861, Amsterdam.
[6] Bardeleben. *Anatomischer Anzeiger*, 1888, n°s 11 et 12.
[7] Bergmann, Henle. *Handbuch.*
[8] Weibrecht. *Comment. Acad. Petropol.*, 1729, vol. IV, p. 256.
[9] Lauth. *Elém. de myol.*, cit. p. 56.
[10] Otto. *Selt, Beobact.*, Heft. I, p. 90.
[11] Haller. *Elém. phys.*, t. III, p. 72.
[12] Kaau Boerhaave. *Comment. nov. Petrop.*, 1749, II, p. 527.
[13] Gantzer. *Dissertat. anat. musc. var. sistens*, Berol., 1831.

Budge[1], Loschge[2], Wilde[3], Hallett[4], Meckel[5], Gruber[6], Cabriolus[7], Huber[8], F. Haller[9], Barkow[10], Du Puy[11], De la Faye[12], Kelch[3], Theile[14], Rhodii[15], Douglas[16], Sœmmerring[17], Rosenmuller[18], Bradley[19], Schwegl[20], Max Flesch[21], Popoff[22], Hesse[23], Virchow[24], Jœssel[25], Brugnone[26], Crouzet[27], Calori[28], Romiti[29], M. Whinnie[30], Tiedemann[31], Albinus[32], Malbrane[33], Galen[34], Bourrienne[35], Marjolin[36], Sabatier[37], Portal[38], Chassaignac, Depaul[39], Cuiré[40], Fano, Denucé, Cruveilhier, Verneuil[41],

[1] Budge. *Henle u. Pfeufer's Zeitschrift*, vol. VII, 1859, p. 276.
[2] Loschge. *Abhandl. d. Phys. med. Soc. in Erlangen*, Bd. I, p. 94.
[3] Wilde. *Comment. Acad. Petropol.*, vol. II, 1740, p. 320, Tab. VIII, fig. 5.
[4] Hallett. *Edimb. med. Journ.*, vol. LXIX, p. 11, 1848.
[5] Meckel. *De monlrosâ duplicitale*, Halle, 1815, p. 35.
[6] Gruber. *Mém. de l'Acad. Imp. de Saint-Pétersbourg*, t. III, p. 12, 1860.
[7] Cabriolus. *Anat. Eleuchus accuratissimus observ.*, 8, p. 96, 1604.
[8] Huber. *Acta, phys. med. acad. curios.*, vol. X, Noribergœ, 1754, p. 112.
[9] F. Haller. *Icones*, fasc. 6, Göttingen, 1753, p. 47.
[10] Barkow. *Monstra duplicia*, Leipsic, 1828, p. 10.
[11] Du Puy. *Hist. de l'Acad. Rôy. des sc.*, 1726, p. 26.
[12] De la Faye. *Eod. loco*, 1736, p. 59.
[13] Kelch. *Beiträge z. pathol. anat.*, Berlin, 1813, p. 33.
[14] Theile. *Encyl. anat. cit.*
[15] Rhodii. *Mantissa anatom. ad Th. Bartholinum*, Hafnœ, 1656, p. 9.
[16] Douglas. *Myographiæ comparatæ specimen*, Londres, 1707, p. 61.
[17] Sœmmerring. *De corpor. hum. fabric.*, vol. III cit., p. 150.
[18] Rosenmuller. *De nonnullis musc.*, etc., cit.
[19] Bradley. *Journ. of anat. and phys.*, 1872, t. VI, p. 428.
[20] Schwegl. *Sitz. der Kais. Acad.*, Wien, 185, p. 47.
[21] Max Flesch. *Variet. Beobact.*, etc. Wurzburg, 1879.
[22] Popoff. *Med. böte*, cit. n° 32-36.
[23] Hesse. *Zeitsch. f. anat. Entwickelungsgesch*, Bd. I, Heft. 5, p. 459-462.
[24] Virchow. *Variet. Beobacht.*, cit. Wurzburg, 1879.
[25] Jœssel. *Arch. f. anat. u. phys.*, 1878, p. 429.
[26] Brugnone. *Mém. de l'Acad. de Turin*, vol. VIII, ann. X-XI, p. 177.
[27] Crouzet. *Eod. loc.*, p. 179.
[28] Calori. *Mem. della Accad. di Bologna*, 1867, p. 383.
[29] Romiti. *Trattat. dell anat. dell uom. myol.*
[30] M. Whinnie. *Méd. Gaz.*, 1846.
[31] Tiedemann. *Loc. cit. passim.*
[32] Albinus. *Hist. musc.*, cit. p. 291.
[33] Malbrane. *Zeitsch. f. anat. u. Entwick*, 1865, p. 309.
[34] Galen. *Journ. de Roux*, 1773, p. 312.
[35] Bourrienne. *Eod. loc.*, p. 45.
[36] Marjolin. *Man. d'anat.*, 1815, p. 95.
[37] Sabatier. *Exerc. acad. Lugd. Batav.*, 1783, p. 83-88.
[38] Portal. *Cours d'anat. méd.*, vol. II, 1803.
[39] Chassaignac, Depaul. *Bullet. de la Soc. an. de Paris*, 1834, p. 202, 219.
[40] Cuiré. *Eodem loco*, t. VIII, p. 59.
[41] Fano, Denucé, Cruveilhier, Verneuil. *Eod. loc.*, 1854, p. 325.

Testut[1], Broca[2], Perret[3], Pozzi[4], Chudzinski, Pornain[5], Kuhff[6], Cuyer[7], Lenoir[8], Shepherd[9], Pfitzner et Schwalbe[10], Colson[11], Lambert[12], Gilis[13], Nicolas[14], Pearsons[15], Roubinovitch[16], Leboucq[17], etc.

Insertions. — Unilatéral ou bilatéral et, quand il est bilatéral, symétrique ou asymétrique, le présternal se continue généralement, en haut, avec le tendon sternal du sterno-cléido-mastoïdien. Sur 38 cas de muscles présternaux que j'ai observés, j'ai constaté 23 fois ce mode de conformation, soit dans près des deux tiers des cas ; 17 fois le présternal étant bilatéral, il existait des deux côtés ; 6 fois le présternal étant unilatéral il n'existait qu'à droite ou à gauche.

Quand le présternal ne se continue pas avec le sterno-cléido-mastoïdien, il s'insère, en haut, par ordre de fréquence : 1° sur le sternum ; 2° sur la clavicule (Weibrecht, Galen, Lenoir, 3 cas personnels). Enfin, dans quelques cas exceptionnels, on l'a vu faire suite au grand pectoral (Bardeleben), au peaucier du cou ou naître des côtes et des cartilages costaux les plus élevés.

En bas, il peut s'attacher au troisième cartilage costal et à la quatrième côte ; au cinquième cartilage costal et à la cinquième côte, et ainsi de suite jusqu'à la huitième côte.

Il peut se perdre sur la gaine des muscles grands droits et grands obliques de l'abdomen.

Direction et forme. — Ordinairement, le sternal, qu'il soit unilatéral ou bilatéral, est verticalement dirigé. Cependant Bergmann a vu une bande musculaire, croisant obliquement le sternum, s'étendre de

[1] Testut. *Trait. des an. musc. cit.*

[2] Broca. *Bullet. de la Soc. d'Anthropol. de Paris*, 1879.

[3] Perret. *Soc. des Confér. anat. de Lyon*, 1871.

[4] Pozzi. *Bullet. de l'Assoc. franc. pour l'avancem. des Sciences*, cit. p. 581.

[5] Chudzinski, Pornain. *Bullet. de la Soc. d'Anthrop. de Paris*, 1889, p. 52.

[6] Kuhff. *Eod. loc.*, 1887.

[7] Cuyer. *Eod. loc.*, 1891.

[8] Lenoir. *Bullet. de la Soc. anat. de Paris*, 1832, p. 107.

[9] Shepherd. *Journ. of anat. and phys.*, 1889, p. 303.

[10] Pfitzner et Schwalbe. *Varietæt. Statistik*, p. 482.

[11] Colson. *Ann. de la Soc. méd. de Gand*, 1886.

[12] Lambert. *Bullet. de la Soc. d'Anthrop. de Paris*, 1894, p. 237.

[13] Gilis. *Bullet. de la Soc. anat. de Paris*, 1894.

[14] Nicolas, *in* Poirier. *Trait. d'anat.*, t. II, p. 438.

[15] Pearsons. *Journ. of an. and phys.*, 1893.

[16] Robinovitch. *Bullet. de la Soc. anat. de Paris*, 1888, p. 222.

[17] Leboucq. *Communical. écrite.*

la sixième côte, d'un côté, à la troisième côte du côté opposé. Des dispositions analogues ont été signalées par Tiedemann, Turner et par moi (chez une femme).

Quelquefois on rencontre deux muscles entre-croisés en X sur la ligne médiane (Chassaignac, Verneuil, Depaul, un cas chez un homme).

J'ai vu le présternal se rencontrer avec son homonyme du côté opposé pour former un V à sommet inférieur (chez 2 hommes et chez 1 femme) ou à sommet supérieur (chez un homme). Je ne sache pas que cette conformation ait été signalée avant moi. Sur un fœtus disséqué par M. Nicolas le muscle en cause ressemblait à une étoile à six branches dont les deux branches supérieures se continuaient avec les sterno-cléido-mastoïdiens, les deux branches transversales, avec les grands pectoraux et les deux branches inférieures s'épanouissaient sur les aponévroses du grand oblique et du grand droit.

Structure. — Le présternal peut être entièrement charnu, représenté par une bride tendineuse ou en partie charnu et en partie tendineux. Il peut même se réduire à quelques fibres doublant le panicule graisseux sous-cutané. Sur des sujets disséqués par Portal, Meckel et Hallett et sur un sujet disséqué par moi il offrait une ou plusieurs intersections aponévrotiques.

Dans son *Traité des anomalies musculaires*, M. Testut s'est exprimé en ces termes au sujet[1] « *Des dimensions comparées du présternal du côté droit et du présternal du côté gauche* » — Je n'aurais pas écrit ce titre si déjà, en 1879, dans une note publiée dans les *Bulletins de la Société d'anthropologie*, M. Le Double n'était venu soulever la question et la résoudre, momentanément du moins, dans un sens qui me paraît contraire à l'enseignement d'un plus grand nombre de cas. M. Le Double n'a analysé que trois observations : celle de Pozzi et les deux qui lui appartiennent en propre : or, dans ces trois faits, il a été constaté que le présternal du côté gauche l'emportait par ses dimensions sur le présternal du côté droit...

« J'ai analysé 27 observations dans lesquelles la situation du muscle était nettement indiquée. De ces 27 observations, 6 ont trait à un muscle bilatéral, 21 à des muscles unilatéraux. En ce qui concerne les muscles bilatéraux, 5 fois le muscle présternal était plus développé à droite ; une fois seulement le muscle noté présentait à gauche une

[1] Page 76.

longueur plus grande (cas de Chudzinski). En réunissant à ces chiffres la statistique de M. Le Double on arrive encore à avoir une supériorité, en faveur d'un plus grand développement à droite. »

« Suivant Le Double, a dit, d'autre part, M. Lambert, en présentant à la Société d'anthropologie deux spécimens du muscle en question, le présternal gauche l'emporterait toujours ou presque toujours sur celui du côté droit. Suivant Testut, ce serait le contraire. Nous devons à la vérité de dire que dans le cas présent les deux muscles présternaux ont un volume égal. »

Je sais trop ce que valent, principalement dans les sciences naturelles, les assertions prématurées pour m'être jadis prononcé à l'aventure. Après avoir déclaré, le 5 juin 1879, que dans deux cas sur trois de muscles présternaux observés par moi et un cas observé par M. Pozzi, les présternaux gauches prédominaient, voici ce que j'ai ajouté : « Cela est-il constant ? Nous l'ignorons. Provisoirement nous le répétons, il nous suffira d'avoir soulevé ce problème. Nous tâcherons plus tard d'en avoir la solution par l'examen consciencieux des anomalies musculaires que nous pourrons peut-être encore trouver. »

La statistique ci-jointe que je publie *in extenso* pour ne plus avoir à y revenir, témoigne que je me suis tenu parole :

Sur 816 sujets dont 407 hommes et un fœtus bien conformé du sexe masculin et 407 femmes et un fœtus anencéphale, dépourvu de pectoraux, du sexe féminin, j'ai trouvé 38 fois le muscle présternal : 22 fois chez l'homme, 16 fois chez la femme, 20 fois il était double et 18 fois simple. Dans les 20 cas où il était double : 16 fois il était indépendant de son homonyme du côté opposé et 4 fois plus ou moins fusionné avec lui, en avant du sternum (sternaux en X et en V).

Dans les 20 cas où il était double, 14 fois il était plus long, plus large ou plus épais à gauche qu'à droite.

Dans ces 20 cas, 17 fois les tendons des présternaux étaient unis aux tendons sternaux des sterno-cléido-mastoïdiens ; 1 fois l'extrémité inférieure des présternaux fusionnés se perdait dans le panicule graisseux sous-cutané ; dans tous les autres cas les présternaux s'inséraient en bas, au sternum, sur les cartilages costaux, depuis la 3e côte jusqu'à la 8e et quelquefois sur les aponévroses des droits et des grands obliques de l'abdomen.

Dans les 18 cas où le présternal était unique, il se trouvait 6 fois à

<hr>

[1] Lambert. *Loc. cit. suprà*, p. 239.

gauche et 7 fois à droite ; 1 fois il était étendu obliquement du 3ᵉ cartilage gauche au 3ᵉ cartilage droit. Dans 4 cas il n'était plus représenté que par des trousseaux de fibres rouges, situées en avant du sternum et n'ayant aucune connexion intime avec les os. Un des 6 sternaux gauches, rencontré chez un nègre, était fixé en haut, au sternum par les fibres tendineuses qui rattachent les faisceaux du grand pectoral, au niveau de la 3ᵉ côte.

Dans 6 cas le muscle impair se confondait, en haut, avec les tendons sternaux des sterno-mastoïdiens correspondants et, en bas, s'attachait aux côtes, aux cartilages costaux.

Dans 3 cas le sternal droit se fixait, en haut, à la clavicule et, en bas, au sternum et au 4ᵉ cartilage droit.

Dans 3 cas les sternaux unilatéraux avaient leurs insertions supérieures au sternum, et en bas aux lamelles aponévrotiques qui couvrent les 6ᵉ et 7ᵉ côtes gauches, sur la gaine aponévrotique du grand droit et sur celle du grand oblique de l'abdomen. Dans un de ces trois derniers cas le sternal était coupé par une intersection aponévrotique transversale.

Dans un cas le sternal droit s'attachait au 2ᵉ cartilage costal droit, en haut ; et, à l'inverse des muscles précédents, à la base de l'appendice xyphoïde du sternum, en bas.

Dans un cas le sternal droit, inséré en bas à la 5ᵉ côte et au 5ᵉ cartilage costal correspondant, se fusionnait, en haut, avec le peaucier du cou.

Sur 20 sujets possédant deux sternaux que j'ai rencontrés jusqu'ici, le sternal gauche était donc plus prononcé que le droit chez 14. C'est la confirmation de ce que j'ai avancé autrefois. Dois-je en conclure à la prédominance constante du sternal gauche sur le sternal droit ? Non pas. Une statistique pour être irréfutable doit reposer sur un nombre de cas considérable. En anatomie normale on admet que les muscles du côté droit l'emportent sur ceux du côté gauche tant au point de vue statique qu'au point de vue dynamique. Serait-ce l'inverse en anatomie anormale ? Je me contente de poser la question et d'appeler sur elle l'attention de tous ceux qui tiennent un scalpel.

Au dire de M. Bardeleben, il y a deux espèces de présternaux : des présternaux qui reçoivent des rameaux des nerfs thoraciques antérieurs et relèvent du système du grand pectoral et des présternaux qui reçoivent des rameaux des nerfs intercostaux (généralement des 3ᵉ et 4ᵉ) et relèvent du système du droit antérieur ou pubio-hyoïdien. Pour distinguer les uns des autres, M. Bardeleben propose de désigner les premiers sous le nom de *M. sternalis*, les seconds sous celui de *M. rectus abdominis superficialis*. Cette manière de voir est acceptée par divers savants, par M. Cunningham, entre autres. M. Bardeleben pense que le présternal est le plus souvent innervé par les nerfs intercostaux tandis que M. Cunningham avance que c'est par les nerfs thoraciques antérieurs.

Le professeur Shepherd, de Montréal, a trouvé 12 fois le présternal chez 9 fœtus anencéphales : chez 7 d'entre eux, où il coïncidait avec l'absence des grands pectoraux, il était animé par les nerfs thoraciques antérieurs et chez deux d'entre eux, où les grands pectoraux étaient normaux, à la fois par les nerfs thoraciques antérieurs et les nerfs intercostaux.

Ce n'est donc plus deux, mais trois espèces de présternaux qu'il conviendrait d'admettre : 1° des présternaux innervés par les nerfs thoraciques antérieurs ; 2° des présternaux innervés par les nerfs intercostaux ; 3° des présternaux innervés par les nerfs thoraciques antérieurs et les nerfs intercostaux.

Pour moi, j'ai constaté sur le fœtus anencéphale, privé de grands pectoraux, que j'ai disséqué, le mode d'innervation rencontré par M. Shepherd sur 7 fœtus du même genre, mais chez 1 femme et chez 2 hommes, j'ai noté l'innervation exclusive par les 3° et 4° nerfs intercostaux.

Fréquence. — Dans la *Statistique des Variations de l'anthropologie* de MM. Schwalbe et Pfitzner (*Anatomischer Auzeiger*, 1891) on lit : « Il peut arriver que, même avec le plus grand nombre de cas possible, la valeur moyenne de la statistique des variations des parties de l'organisme humain ne devienne pas constante. Nous en trouvons la preuve dans le tableau ci-joint où est noté le degré de fréquence du muscle présternal. Ce tableau est pris dans un travail récemment publié par M. Le Double sous le titre : *Sur 33 muscles présternaux*, auquel nous ajoutons les chiffres obtenus par nous-mêmes à Strasbourg. »

Noms des anatomistes.	Nombre des sujets examinés.	Nombre des présternaux trouvés.	Proportions centésimales.
Gruber.	95	5	5,2 0/0
Wood	175	7	4 —
Schwalbe et Pfitzner . . .	238	4	1,7 —
Macalister	350	21	6 —
Turner	650	21	3,2 —
Le Double.	722	33	4,5 —
Total.	2 230	91	4,1 0/0

« Ici, poursuivent, MM. Schwalbe et Pfitzner, la diversité des chiffres concernant les rapports centésimaux ne peut pas être expliquée par le petit nombre des cas. Eh bien ! quoi de plus vraisemblable que d'envisager cette différence des rapports centésimaux comme la conséquence de variations dans l'anatomie des races. »

Aux cas de présternaux indiqués ci-dessus il convient d'adjoindre ceux qui ont été observés depuis par MM. Chudzinski, Colson, Pfitzner, Schwalbe et moi.

C'est ce que je fais :

Noms des anatomistes.	Nombre des sujets examinés.	Nombre des présternaux trouvés.
Gruber.	95	5
Wood	175	7
Schwalbe et Pfitzner.	338	11
Macalister	350	21
Turner.	650	21
Colson.	110	4
L'auteur.	816 { dont 6 nègres et 1 Angolaise.	38 { dont 1 chez un nègre.
Chudzinski.	24 nègres.	1
Total	2 558	108

L'opinion que j'ai émise plusieurs fois sur les différences du degré de fréquence des variations morphologiques des parties molles et dures de l'organisme humain dans les différentes races, reprise par MM. Schwalbe et Pfitzner, est confirmée, ce me semble, par cette statistique reposant sur des chiffres importants.

Dans la race blanche le présternal a été trouvé, en effet, chez 1,7 p. 100 des sujets en Alsace (Schwalbe et Pfitzner), chez 3,2 p. 100 des sujets en Écosse (Turner), chez 4 p. 100 des sujets en Angleterre (Wood), chez 4,5 p. 100 des sujets en Touraine (l'auteur), chez 5,2 p. 100 des sujets en Russie (Gruber), chez 6 p. 100 des sujets en Irlande (Macalister).

Dans la race noire il a été rencontré chez 1 sujet sur 24 par M. Chudzinski et chez 1 sujet sur 7 par moi, soit, en tout, chez 2 sujets sur 31. En dehors de M. Chudzinski et de moi, sa présence chez les nègres n'a été signalée que par Bonn, Huber et Meckel (2 cas).

Dans quel sexe se montre-t-il le plus communément? Wood, qui l'a observé 5 fois chez l'homme et 2 fois chez la femme, répond que c'est chez l'homme. M. Turner, qui l'a disséqué 7 fois chez l'homme et 11 fois chez la femme, affirme que c'est chez la femme. Pour MM. Schwalbe et Pfitzner, on le rencontrerait chez 3,3 p. 100 des hommes et chez 3 p. 100 des femmes. Sur un même nombre d'individus des deux sexes, je l'ai découvert 22 fois chez l'homme et 16 fois chez la femme.

Je rappelle que, dans mes 38 cas, il était 20 fois double et 18 fois simple (4 fois rudimentaire, 1 fois transversal, 7 fois situé à droite et 6 fois à gauche).

Il convient aussi de noter son apparition si fréquente chez les fœtus anencéphales.

Signification. — I. Halbertsma fait du présternal un muscle spécial à l'homme, un muscle constituant un caractère distinctif séparant l'homme des autres *Mammifères*. Si cela était, son absence et non sa présence devrait constituer l'anomalie.

II. Pour Bourrienne, Marjolin, Theile, Henle, Gegenbaur, Colson, etc., il n'est rien autre chose qu'un prolongement du sterno-mastoïdien. S'il est des animaux, le *castor*, le *tatou*, l'*échidné* notamment, chez lesquels le sterno-mastoïdien s'insère au-dessous du manubrium, il n'en est aucun, à ma connaissance du moins, où il descend jusqu'au grand droit de l'abdomen.

III. Pour le professeur Cunningham, c'est un faisceau du grand pectoral dont les fibres les plus superficielles ont subi un mouvement de rotation. Quelle est la cause qui produit ce mouvement de rotation ? Quand agit-elle ? Comment peut-elle déterminer un mouvement de rotation en sens opposé des fibres de certains présternaux (présternaux bilatéraux asymétriques, en X, en V, en étoile ?).

IV. Pour un plus grand nombre d'anatomistes il n'est qu'une dépendance du grand droit de l'abdomen. Or, dans toutes les espèces animales où le grand droit remonte sur la cage thoracique il est situé, non pas en avant, mais en arrière du grand pectoral[1]. De plus, M. Colson a vu le présternal coexister chez un homme avec la terminaison du grand droit sur la 4e côte.

V. M. Bardeleben admet, je l'ai dit, deux espèces de présternaux : des présternaux relevant du système du grand pectoral et des présternaux relevant du système pubio-hyoïdien. M. le professeur Shepherd a établi qu'il y en avait une troisième variété, les présternaux, innervés à la fois par les nerfs thoraciques antérieurs et les nerfs intercostaux.

VI. M. Testut croit que le présternal dépend par son extrémité supé-

---

[1] Voy. M. précédent et *M. grand droit de l'abdomen.*

rieure du sterno-mastoïdien et par son extrémité inférieure du grand oblique de l'abdomen.

« Le sterno-cléido-mastoïdien et le grand oblique sont, observe M. Testut, identiquement situés par rapport aux téguments externes; tous les deux sont placés sous l'aponévrose superficielle ; les faisceaux contractiles de l'un et de l'autre de ces muscles ont la même direction oblique de haut en bas et d'arrière en avant. Enfin, ils présentent, en avant, des insertions homologiques, le grand oblique se fixant sur la ligne blanche, le sterno-mastoïdien s'attachant sur la face antérieure du sternum, qui est la continuation au thorax de la ligne blanche abdominale. »

Identité de situation, identité de direction, identité d'insertion à la ligne axiale antérieure, voilà des faits empruntés à l'anatomie humaine qui fourniraient déjà de fortes présomptions en faveur de l'homologie que le professeur à la Faculté de médecine de Lyon cherche à établir. La disposition suivante qu'indique l'anatomie comparée changerait peut-être ces présomptions en certitudes. Chez les *Serpents*, les fibres les plus antérieures du muscle grand oblique prennent leur attache jusque sur l'apophyse mastoïde ; elles se portent de cette apophyse vers la surface ventrale de l'animal et constituent là un rectus superficiel. N'est-ce pas la disposition exacte que nous offre, chez l'homme, le muscle présternal, réuni à sa portion d'origine, le sterno-mastoïdien? Or, le professeur Humphry considère les faisceaux antérieurs du grand oblique comme représentant, chez les *Serpents*, le sterno-mastoïdien des *Batraciens*, des *Oiseaux* et des *Mammifères*.

« Si, poursuit l'anatomiste lyonnais, on cherche à déterminer la raison d'une différenciation si prononcée dans la morphologie de ces deux muscles, on la trouve dans l'apparition, chez les *Oiseaux* et les *Mammifères*, de deux éléments nouveaux faisant défaut chez les *Ophidiens* : le sternum et les membres thoraciques. »

L'apparition d'un membre sur la face latérale du tronc expliquerait la scission de l'oblique externe des *Serpents* en deux muscles distincts. Le membre antérieur se détachant du thorax sous la forme d'un bourgeon sans cesse grandissant et entraînant avec lui son cortège de muscles propres, se serait fait une trouée à travers la nappe musculaire qui le recouvrait tout d'abord, rejetant en avant de lui les faisceaux les plus antérieurs du muscle, repoussant en arrière les faisceaux postérieurs ; ces faisceaux, ainsi séparés, seraient devenus en avant le sterno-mastoïdien, en arrière le grand oblique ou oblique externe.

Dès que cette théorie a été émise je l'ai vivement combattue devant l'Académie de Médecine et devant la Société d'Anthropologie. Que d'objections à lui opposer.

Ce n'est pas le présternal qui correspond au grand oblique des *Ophidiens*, c'est le muscle intercostal externe. Il n'y a donc pas *identité de situation*. De fait, le présternal a des rapports plus rares avec le grand oblique qu'avec les côtes et les cartilages costaux. Il n'y a pas non plus toujours *identité de direction* ni d'*insertion*. J'ai présenté, à l'Académie de médecine divers moulages de présternaux dont les fibres avaient une *direction inverse* de celle des fibres du grand oblique et du sterno-mastoïdien et n'*atteignaient pas la ligne axiale*.

Pour M. Testut, les membres thoraciques par leur apparition chez les *Mammifères* et les *Oiseaux* se seraient créé une trouée à travers le manteau musculaire qui enveloppe tout le corps jusqu'à l'occipital et la formation du sternum aurait fait le reste. Il ne serait plus possible aujourd'hui de retrouver, comme vestige de cet état ancestral, que le sterno-mastoïdien et le grand oblique et quelquefois, par réversion, des fibres musculeuses constituant, au-devant du sternum, le muscle présternal.

Admettons pour un instant cette hypothèse, — fausse d'ailleurs, puisque les *Serpents* sont des dégénérés ayant eu autrefois des membres dont on retrouve encore les traces, — comment expliquer la continuité, dans certains cas, des fibres du présternal et du grand pectoral? Le grand pectoral qui contribue à séparer le sterno-mastoïdien et le grand oblique (les deux segments de l'oblique primitif pour divers zootomistes) a bien certainement participé à la trouée des membres et percé avec eux. Historiquement donc il n'appartient nullement à ce système oblique, ce qui n'empêche pas que M. Bardeleben et moi l'avons vu se continuer avec le présternal qui, au dire de M. Testut, en fait partie, et ce dernier muscle être innervé souvent comme le grand pectoral, par les nerfs thoraciques antérieurs. Mais à quoi bon insister? La théorie de l'origine *ophidienne* du présternal a vécu.

VI. Wilde, Hallett, Wood, Pearsons, Lambert, etc., voient dans le sternal humain une reproduction de quelques fibres du peaucier pectoral des *Mammifères*. Turner s'est principalement fait le défenseur de cette thèse. C'est celle également que j'ai soutenue dans mon article *Sternal* du *Dictionnaire* de Dechambre. Encore aujourd'hui, c'est celle qui me paraît la plus vraisemblable, si elle n'est pas la plus exacte.

Plusieurs faits plaident en sa faveur : ces présternaux singuliers qui, naissant d'un côté du thorax, se portent diagonalement du côté opposé; l'origine embryogénique commune, s'il faut en croire Pearsons, de la masse pectorale et du *panniculus carnosus*, de sorte qu'accepter que le présternal est une dépendance du grand pectoral ou du pannicule charnu, c'est tout un ; la fusion normale, dans l'espèce humaine, de la portion la plus élevée de la couche profonde du peaucier cervico-thoracique avec le sterno-cléido-mastoïdien, l'innervation chez les *Rongeurs*, et en particulier chez l'*agouti* et le *cabiai*, du pannicule charnu cervico-thoracique par un large nerf qui se distribue au grand pectoral et qui représente une des branches des nerfs thoraciques antérieurs de l'homme, etc.

« Les bandelettes sternales que vous avez observées chez l'homme, m'a écrit, d'autre part, le 3 janvier 1891, M. Lavocat, ancien directeur de l'Ecole vétérinaire de Toulouse, ne me paraissent avoir aucune affinité avec le sternal transverse des *Quadrupèdes*, en raison de leurs attaches et de leur direction. Elles n'ont rien de commun avec la bande sterno-costale du grand droit de l'abdomen, et vous n'avez pas tort de supposer que c'est une reproduction par atavisme de quelques faisceaux du peaucier pectoral chez des êtres moins élevés dans l'échelle zoologique. Malheureusement nous ignorons quels sont ces êtres probablement ancêtres de l'espèce humaine et dont l'origine doit remonter jusqu'au monde de ces *Reptiles* disparus pendant la période secondaire. »

Ce qui donne encore lieu de croire que le présternal rentre bien dans le cadre des anomalies réversives, c'est son apparition si commune chez les monstres anencéphales.

MUSCLES DES CÔTES

J'appelle muscles des côtes ou muscles costaux un groupe musculaire dont les éléments constitutifs ont un ensemble de caractères communs : l'origine embryogénique, l'innervation par les branches antérieures des nerfs intercostaux, les rapports avec le squelette, la fonction de respirateurs auxiliaires, l'état de régression. Ce sont les *intercostaux* prolongés en arrière sous forme de *sur-costaux* et de *sous-costaux*, le *triangulaire du sternum* et les *petits dentelés postérieurs*. Il est sans doute beaucoup d'autres muscles qui s'insèrent sur les côtes, mais ils appartiennent à la musculature du cou, de l'abdomen, du rachis ou des membres supérieurs, ne représentent pas chez l'homme les muscles ventraux de la poitrine des *Vertébrés inférieurs*. Je n'ai pas à parler des petits *dentelés postérieurs* dont j'ai signalé précédemment (voy. ces muscles) l'origine ventrale.

INTERCOSTAUX EXTERNES

Variations de nombre. — L'un ou l'autre des intercostaux externes peut manquer. D'ordinaire, c'est le dernier. Sur un homme qui possédait, à droite et à gauche, une 7° côte cervicale j'ai trouvé, comme Fischer[1], un muscle intercostal externe surnuméraire[1].

Variations de structure. — Les fibres musculaires peuvent prédominer sur les fibres aponévrotiques ou inversement. J'ai vu des intercos-

---

[1] Fischer: *Wiener med. Wochenschr.*, 30, 1858.

taux externes qui étaient entièrement transformés en tissu fibreux. Le fait que chaque fibre contractile a un corps charnu très court (en moyenne 10 à 15 millimètres) et un long tendon indique que les muscles en question sont adaptés à un mouvement de faible amplitude qui est lui-même un signe de dégradation (Weber, Cleland, Virchow, W. Roux, J. Guérin, etc.).

Variations des insertions. — Un ou plusieurs des intercostaux externes se prolongent quelquefois jusqu'au sternum comme dans quelques *Mammifères inférieurs*. Sœmmerring a noté que le quatrième et le premier intercostal externe offrent plus souvent que les autres ce vice de développement. M. Deniker l'a observé sur le 1er muscle intercostal externe du *fœtus de gorille*.

Connexions plus intimes avec les muscles voisins. — Les muscles en cause échangent parfois des fibres avec le grand dentelé, l'intercostal interne et surtout avec le grand oblique qu'ils continuent au thorax.

INTERCOSTAUX INTERNES

Ce que nous avons dit des variations de nombre et de texture des intercostaux externes s'applique aux intercostaux internes.

Variations des insertions. — Dans sa thèse inaugurale (Paris, 1894) M. Souligoux a nettement établi que le mode d'origine des intercostaux internes varie suivant le point considéré. En arrière et dans le voisinage de l'angle des côtes; ils naissent uniquement de la lèvre interne de la gouttière sous-costale, en avant, à la fois de la lèvre externe et de la lèvre interne de cette même gouttière. C'est donc, contrairement à ce qui était admis jusqu'ici, dans un dédoublement de l'intercostal interne, que cheminent les vaisseaux et les nerfs intercostaux.

Ainsi que M. Macalister, j'ai noté l'extension assez fréquente du 1er, du 2e et du 3e intercostal interne jusqu'à la colonne vertébrale. Pareille disposition a été rencontrée chez l'*hyène* par Meckel, chez le *boule-dogue* par M. Testut et chez un *Caniche* par moi.

Isolement de la portion cartilagineuse et de la portion costale. — La séparation de la portion cartilagineuse de la portion osseuse des inter-costaux internes dans un ou deux espaces a été signalée successive-ment par Hamberger [1], Shœmaker [2], Macalister, Testut et moi. M. Testut y voit la reproduction du mode de conformation de l'*intercostal externe* des *Oiseaux* qui, au point de vue embryogénique, appartient à une autre couche [3] ?

Connexions plus intimes avec les muscles voisins. — Les derniers intercostaux internes échangent assez souvent des fibres avec le petit oblique. Meissner [4] et le professeur Macalister ont vu les intercostaux internes doublés par un plan de fibres verticales dépendants de sous-costaux. Les intercostaux sont assez uniformes dans les *Mammifères des ordres élevés*. Toutefois il arrive communément que certains d'entre eux s'étendent à la surface des côtes et se joignent d'un espace à l'autre, comme on le voit notamment chez le *bœuf*. Il faut aussi signaler, dans ce même animal, l'épaisseur considérable des intercostaux internes, surtout entre les cartilages des côtes sternales.

SUR-COSTAUX

Quelques-uns de ces muscles présentent très fréquemment deux digitations dont l'une offre la disposition accoutumée, tandis que l'autre va se rendre à la côte qui est au-dessous. Les premières digi-tations constituent les petits ou courts sur-costaux (*levatores breves*, de Haller), les secondes, les grands ou longs sur-costaux (*levatores longiores*, de Haller). Les sur-costaux supérieurs sont quelquefois reliés les uns aux autres par une série de languettes. Morgagni a vu les sur-costaux soudés former un muscle dentelé très régulier. Sœmmerring a noté un cas où le premier sur-costal était uni au scalène postérieur.

Des sur-costaux longs ou courts peuvent être supprimés. Les con-nexions de ces muscles et des intercostaux externes sont sujettes à variations.

Dans le *chat* le 1er sur-costal semble faire défaut, tant il est confondu

[1] Hamberger. *De Respirat. mechan.*, Jena, 1788, p. 11.
[2] Schœmaker. *Hollandsch Archief*, Bd. II, p. 196.
[3] Testut. *Trait. des an. musc.*, p. 495.
[4] Meissner. *Jaresb.*, 1856, p. 440.

avec le scalène postérieur. L'*hyène*, le *chat* n'ont pas de longs sur-costaux (Strauss-Durckheim, Meckel). Les longs et les courts sur-costaux font défaut chez le *murin* (Maisonneuve). « Le type de la musculature de l'homme est, suivant Theile, la présence de 4 sur-costaux longs : le 1er s'étendant de l'apophyse transverse de la 7e dorsale à la 9e côte, le 4e de l'apophyse transverse de la 10e dorsale à la dernière côte. »

SOUS-COSTAUX

Syn. : *M. Intracostales* de Verheyen[1] ; *M. depressores costarum proprii* de Douglas[2] ; *M. infracostales* de Meckel ; *M. subcostales* de Winslow, (N. a.) ; *M. transversus thoracis posterior* de Henle ; *M. serratus internus* de Kelch, etc.

Bien qu'ils puissent tous manquer, ce sont ordinairement les sous-costaux supérieurs qui font défaut. Chez la femme les sous-costaux ne sont souvent représentés que par des lames fibrillaires très ténues. Quelquefois ils s'étendent seulement d'une côte à la côte sous-jacente ou passent au-dessus de deux ou trois côtes. Exceptionnellement celui qui est au-dessus s'unit à celui qui est au-dessous. On a ainsi, dans certains cas, un long ruban musculaire qui s'étend sans interruption de la 3e à la 12e côte. Ce ruban musculaire plus ou moins large se prolongeait chez un sujet jusqu'à la colonne vertébrale. (Petsche, *Syllogis. musc. observat. anat. select.*, p. 769 in *Haller's disput. anat. select.*, vol. VI, Gottingen.)

Dans ses *Éléments de physiologie* (2e édit., t. I, p. 267, Paris, 1856) Béraud a avancé que « la constance et le développement plus considérable des sous-costaux chez le *chien* indiqueraient qu'ils agissent dans la production de l'aboiement ».

J'ai reproduit telle qu'elle cette assertion dans mon article *Sous-costaux* du *Dictionnaire* de Dechambre. Depuis, j'ai pu m'assurer en autopsiant 6 *Chiens* que ces muscles non seulement ne sont pas très prononcés chez ces animaux, mais encore y font normalement défaut. Les sous-costaux sont d'ailleurs indistincts chez tous les *Animaux domestiques*. Ils ne sont pas appréciables non plus dans la *girafe*.

Dans le *murin* ils ne tapissent pas uniformément la face interne de la cage thoracique (Maisonneuve).

[1] Verheyen. *Anat.*, p. 495.
[2] Douglas. *Myographia comparata*, Leyde, 1729, p. 82

TRANSVERSE DU THORAX

C'est le nom qu'on donne en Allemagne au triangulaire du sternum. Je le préfère à celui de triangulaire du sternum parce qu'il indique que le muscle dont il s'agit n'est qu'un reliquat du transverse de l'abdomen étendu primitivement jusqu'au cou et qu'il ne préjuge rien d'un mode de conformation essentiellement variable.

Absence. — Elle a été notée par M. Macalister et par moi chez un aliéné.

Segmentation du muscle. — L'indépendance de tous les faisceaux qui le composent a été signalée par Sœmmerring. Je l'ai vue bien souvent.

Variations des insertions. — Il peut doubler de largeur, descendre jusqu'à la 7e côte et remonter jusqu'à la 1re, oscillation qui n'aurait point de sens pour un autre muscle qu'un muscle costal dépossédé peu à peu de son territoire. Pour Portal le nombre de ses faisceaux varierait entre 6 et 2 [1] et pour Blandin entre 6 et 1. Le muscle en cause est toujours plus prononcé chez les *Mammifères* au thorax aplati d'un côté à l'autre que dans l'espèce humaine.

Faisceaux surnuméraires et connexions plus intimes avec les muscles voisins. — Le professeur Macalister a disséqué un faisceau de ce muscle qui se portait de la 3e pièce du mésosternum au 2e cartilage costal [2]. Tarin a trouvé un corps charnu qui était inséré d'une part à la 1e côte, et d'autre part à la 2e [3], et Camper [4] un corps moitié charnu et moitié tendineux qui naissait de la 2e côte et allait se terminer sur la 4e, après avoir franchi la 3e. Le transverse du thorax est si souvent uni au transverse de l'abdomen que cette disposition est regardée comme constante par Theile. Rosenmuller décrit ces deux muscles comme un seul muscle auquel il donne le nom de *m. sterno-abdominalis*.

[1] Portal, p. 138.
[2] Macalister. *Catal. cit.*, p. 56.
[3] Tarin. *Myographie*, 1753, p. 32.
[4] Camper. *Verhandl. over Kankerwording*, Tab. XIII.

« Dans l'intérieur du thorax et de l'abdomen le feuillet profond du muscle ventral — le transverse — est, dit Humphry, ordinairement présent aud-essus de l'ordre des *Poissons* et y forme le *transverse de l'abdomen*, les *dépresseurs des côtes* (les longs sous-costaux si développés chez les *Poissons*), le *triangulaire du sternum* et les *sous-costaux.* »

CONSIDÉRATIONS GÉNÉRALES SUR LES ANOMALIES
DES MUSCLES COSTAUX

De l'étude à laquelle je viens de me livrer il appert que les anomalies des muscles costaux peuvent être classées :

I. *En anomalies par excès ou réversives* qui consistent dans l'augmentation de nombre, l'extension en longueur, l'état entièrement charnu des muscles costaux et la continuité des intercostaux et du transverse du thorax et des muscles larges de l'abdomen. Pour comprendre ces anomalies il suffit de se remémorer que dans les *Vertébrés inférieurs* le grand oblique, les intercostaux externes et les sur-costaux, le petit oblique, les intercostaux internes et les sous-costaux, les transverses de l'abdomen et du thorax constituent les trois feuillets non ininterrompus d'un même muscle enserrant à la fois le ventre et la poitrine.

II. *En anomalies par défaut ou évolutives* qui consistent dans la diminution du nombre, la réduction de longueur, l'état aponévrotique des muscles costaux. Pour comprendre ces anomalies il importe de savoir qu'un muscle dont la fonction est entièrement abolie subit la transformation graisseuse, tandis qu'un muscle dont la fonction n'est qu'amoindrie subit la transformation fibreuse (J. Guérin, Cruveilhier Marey[1], etc). Ainsi dans l'ankylose du cou-de-pied le soléaire dont la fonction d'extenseur du pied est totalement supprimée, devient graisseux alors que les jumeaux qui ont conservé leur fonction de fléchisseurs de la jambe en perdant celle d'extenseurs du pied, subissent seulement un changement dans le rapport de la fibre rouge au tendon, deviennent seulement plus fibreux. Chez le vieillard presque immobilisé, le tissu fibreux se substitue de même insensiblement au tissu contractile. Dans la longue série des *Vertébrés*, y compris l'homme, le corps charnu d'un muscle diminue de longueur à mesure

---

[1] Marey. *La Machine animale*, 5ᵉ édit., p. 101 et suiv.

qu'il a moins d'importance et quand ce muscle est devenu tout à fait inactif ou inutile, il disparaît ou est remplacé par une aponévrose (aponévroses occipito-frontale, omo-claviculaire, ischio-coccygienne, ligament épitrochléo-olécranien, stylo-hyoïdien, etc.) [1].

Après cet exposé on conçoit comment les muscles costaux appartenant tous au squelette thoracique, innervés tous par les branches antérieures des nerfs intercostaux, montrent à des degrés différents des signes de transformation fibreuse. Ainsi que l'a fait remarquer Gegenbaur, « les muscles du tronc s'effacent dès qu'apparaissent les membres, car dès ce moment les membres se chargent à eux seuls de la locomotion, et le tronc, perdant une partie de sa mobilité, perd une partie correspondante de ses organes moteurs ».

Entre tous les *Primates* l'homme se distingue par l'activité de ses membres supérieurs de plus en plus spécialisés pour la préhension et le toucher, desservis par des muscles nombreux et par un plexus nerveux compliqué, le plexus cervico-brachial. En même temps, sa poitrine dégagée sur les côtés par l'écartement des membres thoraciques qui ne sont plus collés sur ses flancs [2] s'étale transversalement, et dans sa base élargie laisse un libre jeu au diaphragme qui est devenu l'agent le plus important de l'inspiration.

C'est parce que le diaphragme a pris le rôle d'inspirateur principal et que la fonction d'inspirateurs auxiliaires a été dévolue aux muscles du cou et du membre supérieur (scalènes, sterno-mastoïdiens, trapèzes, etc.), surtout à ceux qui s'insèrent sur la clavicule et les premières côtes que les muscles costaux, rejetés au troisième rang, et ne pouvant même plus s'utiliser en dehors de la respiration ont vu diminuer de nombre et de longueur leurs fibres contractiles.

Cette décadence des muscles intercostaux s'accompagne déjà de celle des nerfs intercostaux et des côtes. Sur 16 sujets examinés par Adamkiewicz il y en avait trois chez lesquels un des dix premiers nerfs intercostaux n'avait pas de racine, et treize chez lesquels un de ces dix nerfs n'en avait qu'une. A un stade reculé de la vie embryonnaire nous possédons 29 côtes au lieu de 12, toutes les vertèbres, même les vertèbres sacrées ayant un rudiment de côte (Ruge). Après la naissance les apophyses costiformes des vertèbres lombaires, la moitié

---

[1] Pour détails complémentaires voir le dernier chapitre de cet ouvrge : *Considérations générales sur les variations du système musculaire de l'homme.*

[2] Les *M. chondro-épitrochléen, dorso-épitrochléen* etc., témoignent encore de cet accolement.

antérieure des apophyses transverses des vertèbres cervicales rappellent les côtes disparues. C'est la 7° côte cervicale qui a persisté le plus longtemps dans l'évolution phylogénique ayant amené la réduction de la cage thoracique. La rudimentation s'est faite par le milieu : les deux extrémités de la 7° côte se retrouvant à l'état de vestige dans le développement ontogénique comme parties intégrantes normales de la 7° cervicale et du manubrium du sternum (Leboucq). Cruveilhier a vu les 2°, 3° et 4° vertèbres lombaires pourvues de petites côtes. Ils n'est pas rare de rencontrer 13 côtes, la 13° côte étant tantôt une 7° côte cervicale, tantôt une 1re lombaire. Même avec le chiffre de 12 côtes, le nombre des vraies côtes n'est pas invariable puisque d'après M. Cunningham, sur 20 p. 100 des sujets la 8° côte est une côte vraie et se soude au sternum comme chez les *Singes inférieurs*. « Ceci étant, est-il défendu, dit M. Charpy[1], de se représenter un homme ancien ou son ancêtre avec un long thorax contenant de chaque côté 14 côtes (1 cervicale, 12 dorsales et 1 lombaire), ce qui était déjà un progrès considérable sur un type plus reculé d'être innommé où les apophyses costiformes avançaient toutes dans les parois abdominales ? »

M. Charpy va même plus loin. Il suppose que le thorax actuel à 12 côtes n'est qu'un type transitoire.

« Les pièces extrêmes du squelette thoracique montrent, poursuit-il, des signes évidents d'atrophie. Les deux dernières côtes sont, comme on sait, des côtes flottantes, c'est-à-dire sans connexion avec les autres. Cependant la 11° a eu autrefois un plus grand développement ainsi que l'atteste un cordon tendineux qui part quelquefois de son extrémité antérieure et s'enfonce dans le muscle petit oblique; ce cordon peut même renfermer des nodules cartilagineux. Quant à la 12°, elle est dans un grand nombre de cas anormalement courte de 4 à 5 centimètres, tellement courte qu'on peut ne pas la reconnaître dans les explorations opératoires de la région lombaire et que les rapports du rein en sont sensiblement changés. Enfin, elle peut faire totalement défaut. Pour la 1re côte, elle a ceci de grave contre elle qu'elle commence déjà à montrer de temps à autre des arrêts de développement inquiétants. Sa partie antérieure avorte, sa partie postérieure seule développée se perd dans les scalènes ou se soude avec la 2° côte ou s'unit au sternum par une bande ligamenteuse, états divers qui

---

[1] Charpy. *Le Midi médical*, 1893, p. 565.

nous rappellent les côtes flottantes et le cordon fibreux de la 11e. Dans un avenir lointain, il est à craindre qu'elle suive le sort de la 7e côte cervicale ; elle sera remplacée en partie par la clavicule avec laquelle elle semble faire double emploi en partie par la 2e côte qui passera ainsi au premier rang.

« Diminué de sa première côte et de ses deux dernières, le thorax futur, du type à 9 côtes, allégé de muscles inutiles, ou disparus, ou remplacés par de solides aponévroses, se présentera dans de meilleures conditions physiologiques. Les anatomistes admettent, en effet, que la réduction du nombre des côtes est en général un caractère de perfectionnement chez les animaux. »

DIAPHRAGME

CORPS DU DIAPHRAGME

Absence. — L'absence totale a été constatée par Donitz sur des monstres[1]. Quant aux hernies diaphragmatiques congénitales, on sait que leur siège de prédilection est la partie postérieure de chaque moitié du muscle[2] et qu'elles n'ont pas de sac.

Anatomie comparée. — Le diaphragme commence chez les *Vertébrés* par quelques fibres que le transverse envoie entre le foie et le péricarde. Chez beaucoup d'*Animaux à respiration aérienne* le muscle en cause est encore très incomplet. Quoiqu'il se montre, en effet, chez les *Sauropsidés*, chez les *Mammifères* seuls il sépare totalement l'une de l'autre les cavités pleurale et péritonéale.

Le squelette du tronc des vertébrés forme une double cavité tubulaire séparée en deux par la colonne des corps vertébraux. Chacune de ces cavités a sa membrane séreuse. En prenant le langage d'un autre temps on peut dire : dans le canal vertébral proprement dit, autour de l'axe nerveux, est la séreuse du viscère de la vie animale ; dans le canal vertébro-costal, autour du cœur, du poumon, de l'intestin et de la glande génitale est la séreuse des viscères de la vie organique. La première est toujours close, la seconde est toujours ouverte chez la femelle. Quand on suit chez l'embryon la marche ultérieure du développement de la cavité pleuro-péritonéale, on voit le péricarde

---

[1] Donitz. *Reichert u. Du Bois-Reymond's Arch.*, 1865, p. 132.
[2] Duguet. *De la Hernie diaphragmatique congénitale*, th. Paris, 1866.

s'isoler d'abord, puis les plèvres par la croissance du diaphragme qui peut rester imparfait[1]. Voilà pourquoi la hernie diaphragmatique n'a pas de sac.

Si la hernie diaphragmatique s'observe surtout en arrière, c'est parce que, dans l'embryon humain, comme dans l'évolution sériale des animaux, la partie antérieure ou ventrale du diaphragme à laquelle se rend le nerf phrénique en passant en avant du cœur, apparaît la première (*diaphragme pré-cardiaque* de His). La partie postérieure ou dorsale (*diaphragme post-cardiaque* de His) apparaît la seconde ; de larges trous y persistent normalement pour le passage de l'œsophage et de l'aorte. L'*Uromatix spinipes* n'a pas de diaphragme. Chez les *Poissons*, les diaphragmes pré-cardiaque et post-cardiaque ne sont représentés que par un mince fascia. Le diaphragme post-cardiaque fait défaut dans les *Sauriens* et les *Ophidiens* (Stannius). La portion du diaphragme correspondant au cœur manque chez quelques *Oiseaux*, chez l'*Aptéryx*, notamment[2] (Humphry).

Variations du centre phrénique. — « Il semble, dit le professeur Marey, que les muscles aient des âges bien distincts. Ainsi le diaphragme d'un enfant est en grande partie musculeux, tandis que chez le vieillard le centre aponévrotique, véritable tendon du diaphragme, s'étend aux dépens de la fibre contractile[3]. » Beaunis, Bouchard[4], Huber[5] et Tigri[6] ont trouvé des faisceaux charnus dans l'une ou l'autre des trois folioles. Sur une fillette que j'ai disséquée la foliole droite était presque entièrement musculeuse. Dursy a observé deux trousseaux de fibres rouges qui se portaient du bord postérieur de la foliole moyenne au pourtour de l'orifice œsophagien[7]. J'y reviendrai plus loin.

Le centre phrénique présente assez souvent, au dire de Morgagni[8], en plus de l'orifice qui donne passage à la veine cave inférieure, un

---

[1] Quant à la séreuse testiculaire, on ne la trouve que chez les *Animaux à testicules extérieurs* et son isolement est spécial à l'homme et très certainement provoqué par l'attitude bipède. Toutefois Godard avance qu'on l'observe aussi chez le « *chimpanzé* d'Afrique »[?] Godard. *Études sur la monorchidie et la cryptorchidie chez l'homme*, p. 27. Paris, 1857.

[2] Humphry. Observ. in *Myol.*, cit. p. 123.

[3] Marey. *La Machine animale*, p. 103.

[4] Beaunis et Bouchard. *Anat. descript.*, 2ᵉ édit. p. 354.

[5] Huber *in* Sœmmerring, vol. III, p. 162.

[6] Tigri. *Supra un'anomalia del musculo diaframma*. Rome, 1873.

[7] Dursy. *Henle u. Pfeufer's Zeitsch*, Bd. XXXIII.

[8] Morgagni. *De sedibus et causis morborum*, Neapoli. MDCCLXII, epistolæ V, LX, LXIV, LXVII, LXX.

ou deux orifices accessoires pour les veines sus-hépatiques. Cloquet[1] a décrit également dans le centre phrénique : un orifice pour la veine cave inférieure, un orifice pour la veine diaphragmatique et un ou deux orifices pour les veines sus-hépatiques.

Anatomie comparée. — Le centre phrénique acquiert son maximum de développement dans les *Périssodactyles* et les *Artiodactyles* et son minimum dans les *Carnivores* et les *Insectivores*. « Chez l'homme, remarque M. Lesbre, le diaphragme est certainement plus charnu que dans la plupart de nos grands *Herbivores domestiques*. Souvent il arrive dans ces derniers que la bande périphérique ne rejoigne pas les piliers et laisse arriver le centre aponévrotique jusqu'aux muscles sous-lombaires, ainsi qu'on l'observe notamment dans les *Solipèdes*[2]. » Dans l'*âne*, le *cheval*, le *mouton*, le *bœuf*, on ne saurait comparer le centre phrénique à une feuille de trèfle[3], mais cette comparaison s'impose chez les autres *Mammifères*, y compris l'homme. Il est presque entièrement charnu chez le *putois*, entièrement charnu chez le *marsoin*, et renferme un os chez le *dromadaire*.

Variations des insertions. — La première digitation peut s'attacher sur le cartilage de la 6e côte (Albinus, Haller, Theile, Cruveilhier, Tigri, Macalister, Weber-Hildebrandt[4], plusieurs cas personnels) ou de la 5e (un cas personnel) et la digitation de la 12e côte manquer ou être remplacée par une aponévrose (Cruveilhier, Testut, Bertelli)[5]. Henle a disséqué un sujet chez lequel la digitation de la 9e côte envoyait un trousseau de fibres au sternum et au cartilage de la 7e côte. L'espace triangulaire rétro-sternal peut être assez large, rudimentaire, faire même défaut. L'interstice qui existe entre la portion sternale et la portion costale est souvent comblé en partie par un faisceau du transverse. Quelques-unes des fibres ou toutes les fibres qui s'attachent au ligament cintré sont parfois absentes. Quand elles sont toutes absentes, on trouve entre la portion sterno-costale et la portion vertébrale un hiatus, dit *hiatus costo-lombaire*, au niveau duquel le tissu rétro-rénal communique avec le tissu cellulaire sous-pleural.

---

[1] Cloquet. *Anat. descript.*, 1834.
[2] Lesbre. *Loc. cit.*, p. 96.
[3] Chez ces animaux il ressemble plutôt au cœur d'une carte à jouer.
[4] Weber-Hildebrandt, p. 411.
[5] Bertelli. *Arch. per le scienze mediche.* Turin, 1895.

Anatomie comparée. — Dans le *Vespertilio murinus* la portion sterno-costale du diaphragme s'étend de la 6ᵉ côte à la 11ᵉ, dans le *Vesperugo noctula* de la 8ᵉ à la 11ᵉ, dans l'*Hapale penicillé* de la 7ᵉ à la 11ᵉ, dans le *Macacus sinicus* de la 6ᵉ à la 11ᵉ (Bertelli). Dans le *bœuf domestique* le diaphragme n'atteint pas non plus le dernier espace intercostal (Lecoq, Lesbre, Biele [1], Tabourin).

Segmentation du muscle. — Je viens de noter les variations de continuité qu'offrent les portions sternale, costale et vertébrale entre elles et celles qu'offrent les faisceaux sternaux entre eux. Il me reste à ajouter qu'on rencontre quelquefois entre les faisceaux qui constituent la portion costale, surtout entre les 11ᵉ et 12ᵉ côtes, des intervalles, au niveau desquels la plèvre répond immédiatement au péritoine.

Connexions plus intimes avec le transverse de l'abdomen, le grand et le petit psoas et le carré des lombes. — Henle [2], Bourguery et Bonamy [3], Rouget [4], Bertelli ont vu une partie de la gaine du psoas formée par l'épanouissement des extrémités tendineuses de faisceaux du diaphragme croisant l'arcade du carré des lombes. A. Thompson a pu suivre dans le fascia transversalis des fibres qui se portaient de la crête iliaque vers la portion costale du diaphragme. En avant, ce dernier muscle se continue fréquemment avec le transverse. La continuité des fibres du diaphragme et des fibres du carré des lombes est plus exceptionnelle. Bonamy [5] et Haller [6] en citent cependant des exemples. Winslow a disséqué des faisceaux du diaphragme qui allaient se perdre dans le grand et le petit psoas et dans le carré des lombes.

Anatomie comparée. — Chez les *Mammifères des ordres supérieurs* (*Singes, Chéiroptères, Carnassiers, Rongeurs*, etc.) la disposition du diaphragme est à peu près la même que chez l'homme ; à mesure que l'on descend la distinction en une portion verticale (piliers) et une portion horizontale (corps) tend à disparaître. Le diaphragme devient

---

[1] Biele. La fausse côte chez le bœuf, *Journ. de l'Ecole vétérinaire de Lyon*, 1895.

[2] Henle. *Muskellehre*, p. 83.

[3] Bourguery et Bonamy, pl. LXXV, 2.

[4] Rouget. *Gaz. med.*, 1852, p. 17.

[5] Bourguery et Bonamy, pl. XLIX.

[6] Haller. *Opusc. anat.* Gottingue, 1751, p. 10.

une cloison très oblique entre le thorax et l'abdomen et constitue en grande partie la paroi supérieure et antérieure de cette dernière cavité.

Chez les *Pachydermes* déjà où le sternum est relativement très court, les poumons s'étendent très loin en arrière, et le diaphragme est très obliquement tendu entre les dernières vertèbres lombaires et les bords de la vaste échancrure costo-sternale. De sorte que chez le *cheval*, par exemple, les poumons s'étendent au-dessus du diaphragme jusqu'aux limites postérieures de la région lombaire ; mais c'est chez les *Cétacés* que cette disposition est à son plus haut degré de développement (il n'y a que deux côtes sternales chez le *lamantin* et la *baleine jubarte*), et le diaphragme né des limites postérieures de la cavité abdominale s'étend si loin en avant qu'il est presque parallèle à l'axe du corps, et que la cavité du tronc se trouve séparée en deux compartiments situés, non pas l'un en avant, l'autre en arrière, mais l'un au-dessus de l'autre. Les poumons occupent toute l'étendue du compartiment supérieur, et le diaphragme constitue entièrement la paroi supérieure de l'abdomen. Cette prolongation du diaphragme en bas ou en haut est indiquée anormalement chez l'homme par l'insertion plus inférieure des piliers aux vertèbres lombaires, par les faisceaux signalés par Dursy, par l'extension du muscle à la 6° côte.

Le diaphragme des *Cétacés* offre encore d'autres particularités intéressantes. Nous avons vu, chez l'homme, des fibres du transverse se continuer avec le diaphragme ; chez les *Cétacés*, c'est le diaphragme tout entier qui s'insère sur les muscles larges de l'abdomen (Daubenton, Cuvier), c'est-à-dire se continue avec ces muscles et spécialement, peut-être uniquement, avec le plus interne, avec le transverse.

Ainsi, au dernier terme de la série des *Mammifères*, on trouve le diaphragme dans son type le plus simple, celui d'enveloppe contractile immédiate des viscères abdominaux ; de telle façon que diaphragme transverse et releveur de l'anus constituent une seule et même enveloppe contractile, dont les divers éléments seront plus ou moins développés, plus ou moins isolés, mais pourront toujours être ramenés à un type unique.

Au point de vue embryogénique le diaphragme n'est, au surplus, qu'une dépendance du feuillet le plus profond — du feuillet transverse — du muscle ventral duquel dérivent également le transverse de l'abdomen, le transverse du thorax, etc.

Faisceaux surnuméraires. — *M. hépatico-diaphragmatique.* — Ce muscle a été décrit avec des caractères différents par Knox[1] en Angleterre, et par Rouget en France[2]. Dans le cas observé, en 1842, par Knox il naissait de la moitié gauche du centre phrénique, se divisait, après avoir croisé l'œsophage, en deux languettes, dont l'une se perdait dans le péritoine, en avant de ses insertions vertébrales droites, et l'autre sur la face inférieure du foie autour du canal veineux.

« Je signalerai chez l'homme, a écrit d'autre part M. Rouget, un faisceau de fibres tendineuses déjà entrevues par Huschke, qui, logées entre les deux feuillets de l'épiploon gastro-hépatique, se rend du diaphragme au foie ; ce faisceau, détaché du bord supérieur de l'orifice œsophagien ne me paraît pas avoir ici d'autre action que de fixer solidement le foie au diaphragme, mais il tire un certain intérêt de l'existence d'un appareil musculaire spécial que j'ai découvert chez quelques *Oiseaux* et qui se porte du diaphragme sur le foie. »

Pour ma part j'ai vu chez deux hommes et chez une femme une troisième forme du *muscle hépatico-diaphragmatique*. Il était constitué par des fibres de la portion sterno-costale qui, après avoir cheminé entre les deux feuillets du ligament triangulaire gauche du foie se perdaient sur la capsule de Glisson. M. Macalister m'a écrit qu'il avait trouvé une fois ce vice de conformation.

PILIERS DU DIAPHRAGME

Les auteurs sont loin d'être d'accord sur le nombre des piliers du diaphragme :

Galien, Vésale, Bartholin, Riolan, Senac, Winslow, Bichat, Cruveilhier, Sappey, Quain, Testut, Poirier, etc., en admettant deux : un droit et un gauche.

Theile, Luschka, Krause[3] et Hyrtl[4] en admettent *trois*: Henle en admet *deux de chaque côté* : un *médian* et un *latéral* divisible en plusieurs faisceaux.

Haller qui en avait d'abord admis *deux de chaque côté*, a écrit dans

[1] Knox. *London med. gaz.*, 1842, p. 531.
[2] Rouget. *Mém. de la Soc. de Biolog.* in *Gaz. méd. de Paris*, 1852, p. 16, 30 et 44.
[3] Krause. *Handbuch des Menslischen*, Hannover, 1876.
[4] Hyrtl. *Lehrbuch der Anatom. des Menschen*, Wien, 1889.

un de ses derniers ouvrages, dans ses *Éléments de physiologie*, qu'il y en a *trois de chaque côté* auxquels s'adjoint quelquefois un *quatrième*.

Albinus, Meckel [1], Sœmmerring en admettent *quatre de chaque côté*.

Mes recherches qui corroborent celles de M. Bertelli me permettent d'avancer qu'ils sont au nombre de *trois* :

Un *médian* qu'on retrouve chez tous les *Mammifères* ;

Un *intermédiaire* qui existe seulement dans l'espèce humaine ;

Un *latéral* qui est l'homologue du pilier latéral des *Singes* et des *Carnivores*.

A. — Pilier médian.

Variations de volume. — Le pilier médian gauche peut avoir un volume plus considérable ou le même volume que le pilier médian droit ou un volume moindre que le pilier intermédiaire qui lui est contigu. Dans les *Chéiroptères*, les *Carnivores*, les *Insectivores* et quelques *Primates* les piliers médians ont la même grosseur.

Variations des insertions. — A l'état normal :

Le pilier médian droit, plus fort que le gauche, naît du corps de la 2ᵉ lombaire, du ménisque interposé entre la 2ᵉ et la 3ᵉ, du corps de la 3ᵉ, du ménisque interposé entre la 3ᵉ et la 4ᵉ, par des fibres charnues, et du corps de la 4ᵉ par une expansion aponévrotique qui se confond avec le ligament vertébral commun antérieur ;

Le pilier médian gauche naît du corps de la 2ᵉ, du ménisque interposé entre la 2ᵉ et la 3ᵉ, du corps de la 3ᵉ et de l'expansion aponévrotique du pilier médian droit.

A l'état anormal, chez les sujets très vigoureux, le pilier médian droit peut remonter jusqu'à la 1ʳᵉ lombaire et son expansion tendineuse descendre jusqu'à la 5ᵉ. Dans les *Périssodactyles* ce pilier descend jusqu'à la dernière lombaire et dans les *Artiodactyles* jusqu'à la seconde pièce du sacrum (Bertelli). Chez le *Chimpanzé d'Aubry Lecomte* un de ses faisceaux se détachait de la 1ʳᵉ lombaire.

Fusion du pilier médian et du pilier intermédiaire. — Elle peut être unilatérale ou bilatérale, partielle ou complète. Les cas d'absence du

---

[1] Meckel. *Manuale di Anat. gener. descrittiv. et patholog.* Milan, 1825.

pilier intermédiaire signalés jusqu'ici ne sont que des cas de fusion complète du pilier médian et du pilier intermédiaire. Dans l'espèce humaine le pilier intermédiaire est moins souvent uni au pilier médian que séparé de lui par une fente dans laquelle passent le grand sympathique, le grand splanchnique, le petit splanchnique et la veine lombaire ascendante, une des trois branches d'origine de la veine azygos. Il s'ensuit que les auteurs qui n'admettent pas un pilier intermédiaire chez l'homme prennent l'exception pour la règle.

Faisceaux surnuméraires. — 1. Faisceau phréno-œsophagien. — Dans un mémoire sur les malformations du diaphragme que j'ai publié en 1882 dans les *Bulletins de la Société d'Anthropologie de Paris*, j'ai écrit ceci : « Au-dessous et au niveau de l'orifice œsophagien on voit *constamment* des fibres musculaires se détacher des bords internes des deux piliers, se porter sur l'œsophage auquel elles sont intimement accolées et s'y terminer. » C'est le *diaphragme phrénico-œsophagien* de M. Jonnesco [1], la *membrana freno-œsophagea* de M. Bertelli [2]. Pour M. Jonnesco il est formé par du tissu élastique et quelques fibres musculaires lisses, pour M. Bertelli par du tissu conjonctif et quelques fibres musculaires striées venant des piliers médians, pour M. Rouget par des fibres musculaires striées, pour M. Laimer par du tissu conjonctif et du tissu élastique [3], pour M. Treitz par du tissu élastique, etc. Pour les uns, il est constant ; pour les autres, inconstant.

En face de ces assertions contradictoires, j'ai chargé, au commencement de cette année (1896), mon prosecteur M. Bougrier et un de mes élèves, M. Franchet, d'examiner avec le scalpel et le microscope le diaphragme phrénico-œsophagien de tous les sujets qui leur passeraient entre les mains. Aujourd'hui, d'accord avec M. Bertelli, j'affirme :

α. Que le diaphragme phrénico-œsophagien est bien plus souvent présent qu'absent [4] ;

β. Qu'il est constitué par du tissu connectif très dense et quelques fibres musculaires striés venant des piliers médians.

II. Faisceau phréno-gastrique. — M. Rouget a « observé, *mais exceptionnellement*, dit-il, un faisceau musculaire qui, se détachant du dia-

---

[1] Jonnesco. *Tube digestif* in *Trait. d'anat. humaine de Poirier*, Paris, 1885.

[2] Bertelli. *Arch. per la Sc. med. cit.*, p. 422.

[3] Laimer. *Jahrbuch*, Wien, 1883, III, IV, Heft.

[4] 75 fois sur 82 sujets examinés par moi et mes élèves dont 51 hommes et 31 femmes.

phragme, au niveau du bord supérieur de l'orifice œsophagien, descendait parallèlement aux fibres longitudinales de l'œsophage, sur la
face antérieure de l'estomac où il se perdait, croisant à angle droit le
sphincter œsophagien de l'œsophage. »

III. Faisceau phréno-hépatique. — En 1887, j'ai trouvé sur une
femme un faisceau musculaire qui avait la même origine que le précédent, s'accolait comme lui à l'œsophage, mais allait se terminer sur
la face inférieure du foie, autour du sillon transverse et de la veine
porte.

IV. Faisceau phréno-péritonéal. — M. Rouget a rencontré aussi et
constamment un faisceau charnu du diaphragme qui semble se rendre
au mésentère. Ce faisceau se détachant du pilier droit au niveau du
bord postérieur de l'orifice œsophagien, se porte, en bas et en avant,
au-devant du plexus cœliaque, du tronc cœliaque, et spécialement de
l'artère splénique, qui se recourbe en anse au-devant de lui et se termine soit au-dessous de l'artère splénique, soit au niveau de l'artère
mésentérique supérieure, par des fibres tendineuses qu'on ne peut
suivre plus loin. Dans un cas que M. le professeur Rouget a fait représenter, ce faisceau musculaire, qui était très développé et avait près
de 1 centimètre de largeur sur 4 à 5 centimètres de longueur, parais-
sait se terminer sur l'artère mésentérique supérieure. « Je n'ai pu
jusqu'à présent, dit cet habile anatomiste, suivre plus loin ses fibres
terminales, peut-être parviennent-elles jusqu'à la colonne vertébrale ;
mais ce que mes dissections me portent le plus à croire, c'est qu'il se
termine réellement dans l'épaisseur du mésentère, disposition qui, si
étrange qu'elle paraisse au premier abord, n'est pas sans analogie avec
ce qui existe chez les *Oiseaux*. Quoi qu'il en soit, si ce faisceau a
quelque insertion à la colonne vertébrale, il est disposé de façon à
comprimer l'artère splénique. Si au contraire, comme je le pense, il
se termine réellement dans le mésentère, il constituerait un soutien
actif du paquet de l'intestin grêle et serait peut-être en rapport avec
la station verticale, car je ne l'ai jusqu'à présent trouvé que chez
l'homme. »

Ce faisceau est le même que celui qui a été décrit par Treitz sous le
nom de *M. suspenseur du duodenum* et que cet anatomiste a cru être
formé par des fibres lisses et élastiques [1].

[1] Treitz. *Ueber einen Neuen Muskel am Duodenum des Menschen.*

Quoi qu'en dise le professeur Rouget, le *M. péritonéo-diaphragmatique* n'est pas constant. M. Bertelli n'a noté sa présence que chez 5 sujets sur 30 et moi chez 11 sur 82 (7 fois chez l'homme, 4 fois chez la femme).

V. Faisceau phréno-rétro-médiastinal. — Eppinger a donné le nom de *M. diaphragmatico-rétro-médiastinalis* à un faisceau qui, dans certains cas de malformations du cœur et des gros vaisseaux, « se porte de l'extrémité antérieure de la partie médiane de la portion lombaire du diaphragme dans le médiastin[1] ».

VI. Faisceaux divers. — Il n'est pas rare de voir l'extrémité supérieure et interne du pilier médian donner naissance à un trousseau de fibres qui se dirige obliquement de haut en bas et de dehors en dedans pour rejoindre un trousseau de fibres analogues venu du pilier opposé et constituer un corps charnu impair, médian, auquel succède un tendon qui s'insère sur le tendon commun des deux piliers. Il est facile de se rendre compte que ces *piliers accessoires* sont normaux dans le *bœuf* (*Bos taurus*). Les bords internes des deux piliers peuvent être, au niveau de la 2e lombaire, réunis par des tractus fibreux ou musculeux sur lesquels repose la face postérieure de l'aorte, comme chez les *Périssodactyles* et les *Artiodactyles* (Morgagni[2], Bertelli[3]). Sœmmerring et Theile ont disséqué et j'ai disséqué moi-même plusieurs fois des faisceaux qui se jetaient sur l'aorte. C'est une disposition fréquente chez les *Mammifères supérieurs*.

Anatomie comparée. — Le muscle phréno-œsophagien ou sphincter œsophagien paraît constant chez les *Rongeurs* et très commun chez les *Carnassiers* et les *Insectivores*. On a signalé sa présence dans le *lapin* (Rouget, Bertelli), le *cobaye*, le *surmulot* (Bertelli), le *chien* (Rouget, Bertelli), l'*ours* (Meckel, Testut), le *hérisson*, la *taupe* (Bertelli, Le Double).

D'après Cuvier, « il y aurait chez les *Chéiroptères*, en avant de l'œsophage, un entre-croisement des fibres musculaires venant de l'un et l'autre pilier, d'où résulterait une sorte de constriction qui empêcherait chez ces animaux qui passent presque toute leur existence la tête en bas, la sortie des matières alimentaires de l'estomac ». Il est

---

[1] Eppinger. *Wiener Klin. Wochensch*, Jahrb. II, 1889.
[2] Morgagni. *De sedibus et causis morborum*, cit. epistola XVIII.
[3] Bertelli. *Loc. cit. suprà*, p. 415.

de fait que le sphincter œsophagien a été trouvé dans le *Vespertilio murinus* par MM. Macalister, Maisonneuve et moi, et dans le *Vesperugo noctula* par M. Bertelli.

Dans le mémoire de Duvernoy *Sur l'estomac des Semnopithèques et le sphincter œsophagien de plusieurs Singes*, il en est également fait mention chez l'entelle (*Semnopithecus entellus*), le *papion* (*S. sphynx*), le *saï* (*S. capucina*) [1]. Il a été décrit, enfin, chez le *Macacus sinicus* par M. Bertelli.

Les autres faisceaux du diaphragme qui se portent, chez l'homme, sur le foie, l'estomac, l'artère mésentérique supérieure, etc., ont aussi des homologues dans la série animale. Pour le professeur Rouget, « il y aurait une analogie évidente entre le faisceau musculaire qu'il a rencontré une fois chez l'homme, entre le bord supérieur de l'orifice œsophagien du diaphragme et la petite courbure et la face antérieure de l'estomac et le faisceau tendineux qui, chez le *lapin*, croise à angle droit l'œsophage pour venir se terminer sur la face antérieure de l'estomac au niveau de la petite courbure ».

L'extrémité supérieure de l'aile droite du diaphragme du *chat* produit un large appendice tendineux constituant le ligament suspenseur du foie, lequel est ainsi fibreux et non un simple repli du péritoine comme dans l'espèce humaine (Strauss-Durckheim).

Pendant longtemps on a cru que les *Oiseaux* étaient dépourvus de diaphragme. Sappey a démontré qu'ils en possèdent deux qui divisent la cavité du tronc en trois compartiments : le *diaphragme thoraco-pulmonaire* — mieux appelé, à mon avis, *muscle du poumon* par Perrault, — et le *diaphragme thoraco-abdominal* [2]. Le professeur Rouget a complété les recherches de Sappey en prouvant que le diaphragme abdominal a un sphincter œsophagien appréciable et envoie, chez divers Oiseaux, aux deux lobes du foie et aux deux estomacs des fibres musculaires qui paraissent envelopper ces viscères. Parmi les espèces qu'il a examinés, le *canard* et la *Corneille à manteau gris* lui ont seuls présenté des fibres musculaires dans le ligament qui se porte vers le foie. Constamment au contraire on trouve, à gauche, des fibres musculaires qui se jettent sur le ventricule succenturié et le gésier ; elles existent chez les *Oiseaux à gésier musculeux* et chez ceux à *estomac*

---

[1] Duvernoy. *Mém. de la Soc. d'hist. nat. de Strasbourg*, vol. I.

[2] Sappey. *Recherches sur l'appareil respiratoire des Oiseaux*, grand in-8°, avec planches, 1847, pl. II, fig. 1, 2 et 3. J'ai noté plus haut le mode de conformation exceptionnel qu'offre, au dire de M. Humphry, le diaphragme de l'*Aptérix*.

membraneux, chez le *canard*, l'*oie*, les *Colombes*, les *Gallinacés*, la *huppe*, la *Corneille à manteau gris*.

Variations des orifices œsophagien et aortique et des organes qui les traversent. — J'ai noté les modifications que peut subir l'orifice aortique. Cruveilhier a vu la veine cave inférieure franchir cet orifice et prétend qu'il donne quelquefois passage au grand sympathique. M. Bertelli y a trouvé deux fois le grand splanchnique gauche, et moi 1 fois le grand splanchnique droit, 2 fois le petit splanchnique gauche, 3 fois le petit splanchnique droit et 1 fois les deux petits splanchniques.

Au lieu d'être charnu l'orifice œsophagien peut être aponévrotique (Morgenbesser[1], Theile, Cruveilhier). L'œsophage qui traverse le pilier droit chez l'*âne*, le *cobaye*, le *renard*, le *chat*, la *taupe*, le traverse aussi quelquefois chez l'homme. Dans le *chien* et le *porc* les deux piliers médians bien distincts au niveau de l'orifice aortique se réunissent après l'avoir dépassé, de sorte qu'il est bien difficile d'affirmer si l'œsophage passe entre les deux piliers, comme l'avance Rigot, ou dans le pilier droit, comme le veulent MM. Arloing et Chauveau.

B. — Pilier intermédiaire.

Absence. — Elle n'est qu'apparente et résulte, je l'ai dit, de la fusion du pilier médian et du pilier intermédiaire. Quand ce vice de conformation existe, le grand splanchnique pénètre dans la cavité abdominale par un canal minuscule creusé dans la chair du pilier unique dont le petit splanchnique et le grand sympathique côtoient, ainsi que dans beaucoup de *Mammifères*, le bord externe. M. Bertelli a fait mention d'un cas dans lequel le grand splanchnique était divisé en deux branches dont l'une traversait le corps charnu et l'autre le tendon du pilier médian insegmenté.

Variations de volume. (Voy. *Pilier médian*.) — J'ai vu le pilier intermédiaire gauche rudimentaire.

Variations de texture. — Le pilier intermédiaire naît par deux branches tendineuses entre lesquelles chemine le grand sympathique.

---

[1] Morgenbesser. *De vomitu*, in *Haller's disputat. anat. select. cit.*, vol. I.

Sur trois sujets disséqués par M. Bertelli la moitié inférieure charnue de ce pilier était séparée du pilier médian par une fissure que franchissaient le grand sympathique, le petit splanchnique et la veine lombaire ascendante et la moitié supérieure aponévrotique, soudée au pilier médian, creusée d'une boutonnière qui livrait passage au grand splanchnique [1].

Variations des insertions. — Le pilier en question provient quelquefois du ménisque qui sépare la 3ᵉ de la 4ᵉ vertèbre lombaire et du corps de la 4ᵉ lombaire.

C. — Pilier latéral.

Je comprends sous le nom de pilier latéral ce qu'on nomme, dans les traités classiques d'anatomie française, « les arcades du psoas et du carré des lombes ».

Variations de structure. — Le tendon du pilier latéral est quelquefois divisé en un tendon principal assez fort et plusieurs tendons accessoires très grêles. L'arcade du carré des lombes peut être musculeuse, ainsi que dans les *Carnassiers* (Strauss-Durckheim, Bertelli), ou inséparable de l'aponévrose sous-jacente, ainsi que dans le *babouin* (Bertelli).

Variations des insertions. — Je l'ai vu naître de l'apophyse transverse de la 3ᵉ lombaire. Sur une femme que j'ai disséquée en 1895 il provenait à la fois des apophyses transverses de la 2ᵉ et de la 3ᵉ. Des trousseaux fibreux émanant de l'apophyse transverse de la 1ʳᵉ lombaire se jettent souvent sur le tendon du pilier latéral bien conformé.

[1] Bertelli. *Loc. cit.*, p. 425.

MUSCLES DE L'ABDOMEN

DROIT ANTÉRIEUR

Absence. — L'absence totale a été signalée par Barkow et Charvet[1]. Dans le cas de Charvet elle coïncidait avec une ectopie vésicale. L'absence de la portion ombilicale a été également notée par Barkow[2].

Anatomie comparée. — Le droit antérieur représente la partie interne individualisée du muscle ventral qui dans les *Vertébrés inférieurs* s'étend du bassin au cou et duquel dérivent, je le répète, les obliques et le transverse de l'abdomen, les intercostaux, le transverse du thorax, etc. Muller a trouvé le grand droit différencié et recouvert par les obliques dans le *Bdellostoma*[3]. Ce mode de conformation est cependant irrégulier dans les *Poissons*. Chez le *lépidosiren* le grand droit n'existe pas encore en tant que muscle distinct. Dans le *cryptobranche* (Humphry), le *menopoma* et l'*iguane* (Mivart[4]) il se continue avec les feuillets externe et moyen du muscle ventral dont le feuillet interne passe en arrière de lui. Dans les *Serpents*, et plus clairement encore dans le *Pseudopus Pallasii* (Humphry, Anningson[5]), il est superposé au feuillet externe avec lequel il a des connexions plus ou moins intimes. Dans les *Mammifères*, enfin, il est indépendant et logé presque entièrement entre les couches du feuillet moyen.

[1] Charvet. *Gaz. des hôpitaux*, 1857, n° 8.
[2] Barkow. *Monstra*, cit. p. 9-20.
[3] Muller. *Abhandl der Berl. Akad.*, 1834, p. 345 et tab. 1.
[4] Mivart. *Proceed. Zool. soc.*, 1867, p. 770 et 1869, p. 258.
[5] Humphry et Anningson. *Observ. in myolog.* cit. passim.

Duplicité du muscle. — Elle aurait été constatée par Otto. Je me borne à citer cette malformation dont il m'a été impossible de retrouver un autre exemple [1].

Variations d'étendue. — I. *Variations de largeur*. — Dans un cas noté par M. Macalister le muscle en cause s'étendait en dehors, à plus de quatre pouces de la ligne blanche.

D'après M. Chudzinski « la plus grande largeur du grand droit de l'abdomen est presque égale dans toutes les races humaines par sa moyenne, mais le maximum et le minimum sont plus forts dans la race blanche. Dans la race jaune la largeur de ce muscle paraît être relativement moins considérable [2]. »

II. *Variations de longueur*. — On a vu le grand droit remonter jusqu'à la 4ᵉ côte (Kaauw [3], Cruveilhier, Testut, Colson, plusieurs cas personnels), la 3ᵉ (Chudzinski, Boerhaave, 1 cas personnel), la 3ᵉ et la 4ᵉ (Harrison, Meckel), la 2ᵉ (Beaunis et Bouchard), la clavicule (Lenoir [4]).

ANATOMIE COMPARÉE. — Entre le grand droit de l'*ornithorynque* dont les dimensions transversales sont très réduites et celui du *daman* dont les dimensions transversales sont considérables, on trouve tous les intermédiaires. Dans le *gorille* le muscle dont il s'agit est, en général, assez large. Chez les *Solipèdes* il déborde l'hypochondre et vient prendre adhérence à la face interne du grand oblique. J'ai déjà eu l'occasion d'écrire (voy. *M. sur-costal antérieur* et *M. présternal*) que chez les animaux il s'étend, au-dessous du grand pectoral, plus haut sur le thorax que dans l'espèce humaine. Chez beaucoup de *Singes quadrupèdes* (le *magot*, le *papion*, le *ouistiti*, le *callitriche*, les *Makis*, le *cynocéphale*, le *mangabey*, etc.), son extrémité supérieure se fixe encore à la clavicule. Chez les *Anthropoïdes* le nombre des espaces intercostaux inférieurs qu'il recouvre varie comme chez l'homme. C'est ainsi que sur 15 *gibbons* M. Keith a noté son insertion à la 3ᵉ côte chez deux, à la 4ᵉ chez six, à la 6ᵉ chez sept [5].

---

[1] Otto. *Patholog. anat.*

[2] Chudzinski. *Bullet. de la Soc. d'Anthropol. de Paris*, 1896, p. 540.

[3] Kaauw. *Nov. comment. Petropol.*, t. II, p. 559.

[4] Lenoir *in* Portal. *Bullet. de la Soc. anat. de Paris*, 1832, Cruveilhier, Testut, Harrison, Meckel. etc. *Loc. cit. passim*.

[5] Keith. *Journ. of anat. and phys.*, 1894.

Variations de nombre des intersections aponévrotiques. — On rencontre le plus communément 3 ou 4 intersections, quelquefois 5 et très exceptionnellement 2 ou 6. Ordinairement ces intersections sont en nombre égal à droite et à gauche. Il n'y a jamais plus d'une intersection sous-ombilicale, s'il y en a une, car cette intersection a une tendance manifeste à disparaître. L'intersection de l'ombilic me semble constante. Il appert aussi des dissections de M. Chudzinski :

« 1° Que les irrégularités dans la forme, le trajet, la direction et l'ordre des intersections tendineuses du droit antérieur sont plus fréquentes dans les races de couleur ;

« 2° Que les intersections sous-ombilicales sont moins rares dans les races de couleur ;

« 3° Que dans toutes les races les intersections du côté gauche s'élèvent davantage au-dessus du pubis que celles du côté droit ;

« 4° Que la hauteur de chaque intersection est plus grande dans la race noire, surtout chez les femmes [1]. »

J'ajouterai que dans toutes les races les intersections sont très souvent incomplètes et représentent tantôt une ligne transversale, très nette et presque rectiligne ou largement ondulée, tantôt une ligne brisée en zigzag ou en chevron, à sommet supérieur ou inférieur.

ANATOMIE COMPARÉE. — On considère généralement les intersections tendineuses du grand droit comme des côtes ventrales, les faisceaux musculaires compris entre ces intersections comme des muscles intercostaux et la ligne blanche comme un sternum abdominal. Il s'agit là, en réalité, de cloisons fibreuses intermusculaires séparant les muscles homologues des métamères voisins et analogues aux cloisons fibreuses qu'on trouve normalement dans divers muscles cervicaux. Les cloisons peuvent s'ossifier secondairement chez certains animaux (*Crocodiles*) et former de vraies côtes abdominales, mais on ne peut pas dire que ces intersections représentent les extrémités antérieures des apophyses costiformes des vertèbres lombaires. La distribution des nerfs suffirait même seule à renverser cette hypothèse.

Le nombre des intersections du droit antérieur des *Mammifères* oscille entre 4 et 10. Il y en 10 dans les *Solipèdes*, 4 à 5 dans les *Carnassiers*, 6 à 7 dans les *Ruminants*, le *porc* et le plus souvent 7 dans les *Singes quadrupèdes*. Chez les *Anthropoïdes* on compte d'or-

[1] Chudzinski. *Loc. cit. suprà*, p. 540.

dinaire 5 intersections ; pourtant M. Chudzinski en a observé 7 chez une *gorille* adulte et 6 chez un jeune *gorille*. Des 7 intersections du droit des *Singes quadrupèdes*, 3 sont sous-ombilicales. Chez les *Anthropoïdes*, comme chez l'homme, il n'y a qu'une intersection sous-ombilicale.

Connexions plus intimes avec les muscles voisins et faisceaux surnuméraires. — Meckel a vu quelques-unes des fibres du droit antérieur s'insérer au sternum, M. Nicaise [1] à la ligne blanche, et Cruveilhier à la partie la plus externe du cartilage de la 6e côte, de sorte que ce cartilage recevait deux faisceaux du même muscle.

PYRAMIDAL

Absence. — M. Thomas Dwight, de Cambridge en Massachusetts [2], et MM. Schwalbe et Pfitzner, de Strasbourg [3], ont vu ce muscle faire défaut :

MM. Th. Dwight	chez 450 hommes 81 fois, soit chez 18	p. 100
Schwalbe et Pfitzner.	— 284	— 39	—	13,7	—
MM. Th. Dwight.	— 223 femmes 60	—	26,9	—
Schwalbe et Pfitzner.	— 109	— 11	—	10,1	—

Sur 243 sujets dont 136 femmes et 107 hommes, j'ai noté 17 fois l'absence du pyramidal chez les femmes (11 fois des deux côtés, 2 fois à droite et 4 fois à gauche) et 9 fois chez les hommes (6 fois des deux côtés, 1 fois à droite et 2 fois à gauche).

Le muscle en question manquait chez :

141 sujets sur 673	examinés par	M. Th. Dwight ;
50	—	393	—	MM. Schwalbe et Pfitzner ;
26	—	243	—	l'auteur.

Soit chez 217 sujets sur 1309 examinés jusqu'ici ; soit chez 16,2 p. 100 des sujets.

[1] Nicaise. *Arch. gén. de méd.*, 1886, p. 44.

[2] Thomas Dwight. *Proceed. of the Americ. philosophic. Societ.*, 1893, S. 117-123.

[3] Schwalbe et Pfitzner. *Varietæten statistik*, cit. p.483.

Ici encore les influences ethniques et sexuelles se font sentir. Le pyramidal fait plus souvent défaut aux États-Unis qu'en Alsace-Lorraine et en France, et dans tous les pays, chez l'homme que chez la femme, des deux côtés que d'un seul, du côté gauche que du côté droit.

Cooke a écrit que lorsque les deux pyramidaux sont absents, les muscles obliques internes s'avancent plus en dedans sur le ligament de Poupart. Je suis bien loin d'avoir trouvé constamment ce mode de conformation [1].

ANATOMIE COMPARÉE. — Le pyramidal faisait défaut chez les *chimpanzés* de Champneys, de Duvernoy, de Vrolik, de Traill et existait chez le *chimpanzé* d'Alix. Il manquait également dans les *jeunes gorilles* de Duvernoy, de Bischoff et de Deniker, mais était bien développé dans le *fœtus de gorille* de Deniker et le *gorille adulte* de Duvernoy. Chez les *Anthropoïdes* comme chez l'homme, le pyramidal, devenu inutile, a donc de la tendance à disparaître. Il est absent chez tous nos *Animaux domestiques*, ainsi que chez le *Lemur varius, catta* et *nigrifons*, le *Nycticebus tardigratus*, ou *petit Loris*, le *Galagos* et l'*aye-l'aye* (Murie et Mivart), les *Indrisinés* (Milne-Edwards et Grandidier) les *Perodictiques* et le *Tarsier* (Van Campen et Burmeister), l'*aï*, le *coati*, le *tatou*, le *fourmilier*, le *porc-épic*, le *raton*, la *taupe*, la *marte*, les *Chauves-souris*, etc.

Multiplicité des pyramidaux. — On rencontre quelquefois deux pyramidaux d'un côté, et un seul du côté opposé. Cette malformation est indiquée par Winslow [2], Ruysch [3], Cruveilhier [4], etc. Quatre pyramidaux, deux de chaque côté, ont été trouvés par Sabatier [5] et Poland [6]. Enfin Horner [7] affirme qu'il en a vu deux, trois et quatre du même côté.

Variations d'étendue. — 1. *Variations de largeur.* — Les deux muscles peuvent s'étendre plus ou moins loin en dehors de la symphyse

[1] Cooke. *Myographia*. Londres, 1650, p. 603.
[2] Winslow. *Loc. cit. suprà*, p. 60.
[3] Ruysch. *Thesaurus anatomicus*, IV, n° 83.
[4] Cruveilhier. *Anat. descript.*, 2e édit., t. II, p. 108.
[5] Sabatier. *Anatomie*, t. I, p. 263.
[6] Poland. *Loc. cit. passim*.
[7] Horner, p. 391.

du pubis, se fixer même à la portion du bassin comprise de chaque côté entre cette symphyse et l'épine du pubis. Un des deux pyramidaux peut seul offrir cette conformation.

II. *Variations de hauteur.* — Sur un nègre disséqué par Cruveilhier les deux pyramidaux s'élevaient au-dessus de l'ombilic. Ce développement égal en hauteur des deux muscles est loin d'être constant. L'un peut avoir les insertions supérieures habituelles et l'autre s'attacher près de l'ombilic (Spigelius, Hoffmann) ou à l'ombilic (Diemerbroeck, Rolfincius) par des fibres charnues ou un tendon.

Les anomalies sus-indiquées se combinent parfois : ainsi un pyramidal bas et large coïncide avec un pyramidal étroit et haut, etc.

ANATOMIE COMPARÉE. — Au bas de l'échelle des *Mammifères* le pyramidal humain a pour homologue le *muscle* qui sert à comprimer les glandes mammaires incluses dans la poche abdominale où sont logés jusqu'à leur entier développement les fœtus informes des *Monodelphiens*. Dans les *Sarigues*, le *kanguroo*, l'*ornithorynque* le muscle en question dit *muscle protracteur de l'os marsupial*, plus large que le grand droit, occupe toute la longueur de l'abdomen. (Voyez les planches 176, fig. 3 [*Sarigue-crabier*], 178, fig. 2 [*Phalanger à front concave*] et 139 [*Kanguroo-géant*] de l'atlas de Myologie comparée de Cuvier et Laurillard.) Dans les *Mammifères placentaires* — y compris l'homme — où il est inutile puisque les petits naissent complètement formés, il est en général rudimentaire ou absent. Dans l'*hyène*, le *magot* et le *papion* il est constitué seulement par quelques fibrilles tendineuses nacrées qui se portent du pubis à la ligne blanche. Sa disparition constitue chez les *Mammifères placentaires* une anomalie évolutive, son accroissement d'étendue, sa multiplicité, des anomalies régressives.

Intersection tendineuse dans le corps charnu. — Verheyen a observé une intersection tendineuse dans un pyramidal qui s'étendait jusqu'à l'ombilic [1]. Elle a la même signification que celles du grand droit, du sterno-cléido-hyoïdien, etc.

[1] Verheyen. *Loc. cit.*, p. 60.

GRAND OBLIQUE

Absence. — L'absence de l'aponévrose d'insertion inférieure du grand oblique de l'abdomen a été signalée par Beaunis et Bouchard. Dans deux cas observés par Gruber le muscle en cause était rudimentaire[1].

Duplicité. — M. Macalister a trouvé, du côté gauche, chez un homme un muscle oblique supplémentaire s'étendant des 9e, 10e et 11e côtes à la crête iliaque. Les fibres de ce muscle avaient la même direction que celles du grand oblique normal dont il était séparé par un tissu cellulaire lâche.

On peut rapprocher de cette malformation les rubans charnus, indivis ou segmentés, sous-jacents au grand oblique, décrits sous divers noms, et en particulier sous celui de *M. rectus lateralis*, et qui se portaient :

De la 10e côte à la crête iliaque (Kelch[2], Gunz[3]) ;

De la 11e côte à la crête iliaque (Kelly, Baker[4]) ;

De la 12e côte à la crête iliaque (Pye-Smith, Howse et Davies-Colley) ;

De la 11e et de la 12e côte à la crête iliaque (Macalister) ;

De la 12e côte à l'épine iliaque antérieure et supérieure (Testut) ;

De la 11e et de la 12e côte à l'épine iliaque antérieure et supérieure (Davies-Colley, Taylor et Dalton) ;

De la 10e côte à l'arcade crurale (Auvray[5]) ;

De la 11e et de la 12e côte sur l'aponévrose du grand droit (Gruber) ;

De l'aponévrose du grand oblique sur l'arcade crurale (Gruber[6], 1 cas personnel).

ANATOMIE COMPARÉE. — Dans les *Vertébrés inférieurs* le muscle ventral n'est formé que d'une seule couche ou de deux (*Batraciens*). Chez tous les *Mammifères* il est subdivisé en trois feuillets, qui constituent

---

[1] Gruber. *Arch. f. pathol. anat. u. phys.*, t. LXV, avec 2 pl.

[2] Kelch. *Beiträge z. path. anat.* Berlin, 1813, p. 41.

[3] Gunz. *De herniis.* Lipsiae, 1744, p. 18.

[4] Baker. *North med. Arch. of med. and chirurg. sc.*, 1835, p. 306.

[5] Auvray. *Bullet. de la Soc. anat. de Paris*, 1890.

[6] Gruber. *Virchow's Arch.*, t. LXV, p. 16. Kelly, Macalister, etc. *Loc. cit. passim.*

les trois muscles pariétaux du tronc. Cette dissociation peut-elle être poussée plus loin ? C'est une hypothèse trop hardie pour qu'il soit possible de l'admettre à l'heure présente. Je reconnais toutefois volontiers que la multiplication des muscles pariétaux du tronc coïncidant plus tard avec une diminution du nombre des côtes faciliterait singulièrement le jeu des parties profondes et les protégerait davantage. Ce qui est certain, c'est que dans les *Mammifères domestiques* le grand oblique de l'abdomen qui s'amincit beaucoup sur le flanc et atteint à peine l'angle externe de l'ilium, est doublé extérieurement par une tunique élastique jaune dite *tunica abdominalis*. A peine accusée chez le *porc* et les *Carnivores*, mais épaisse et très manifeste dans les *grands quadrupèdes herbivores, Ruminants, Solipèdes, Éléphants*, etc., cette tunique vient en aide aux autres muscles pour soutenir le poids des viscères digestifs et remplit ainsi un rôle tout à fait équivalent à celui du ligament cervical postérieur.

Variations des insertions. — Le grand oblique peut avoir de 6 à 9 faisceaux. Deux faisceaux peuvent se détacher de la même côte; ceci a lieu le plus souvent pour la 8e et la 9e côte. Chez les hommes, il est fréquent de ne pas rencontrer de digitation pour la 12e côte. Il n'y a rien de fixe dans la distance qui sépare le grand dorsal du grand oblique, de sorte que le triangle situé entre les bords correspondants de ces deux muscles (triangle de J.-L. Petit) a une aire essentiellement variable.

Anatomie comparée. — Les insertions du grand oblique sont, ainsi que celles des deux muscles suivants, subordonnées à la forme du bassin et au nombre des côtes. Il ne s'étend toutefois qu'exceptionnellement jusqu'à la 1re (ex. *dauphin*); ordinairement il commence à la 4e, à la 5e ou à la 6e. Vrolik a avancé que la disposition anatomique de l'oblique externe variait dans chaque espèce d'*Anthropoïdes*. La lecture des mémoires de Champneys, de Deniker, etc., témoigne qu'elle varie non seulement dans chaque espèce d'*Anthropoïdes*, mais encore d'un individu à l'autre de la même espèce.

Intersections aponévrotiques dans le corps charnu. — J'ai observé, du côté gauche, sur un homme une intersection aponévrotique qui coupait le muscle grand oblique. Large d'un travers de doigt, en forme de zigzag, elle continuait la 6e côte, et était en rapport immédiat par son extrémité antérieure avec une intersection similaire du grand droit de l'abdomen[1]. Une anomalie du même genre a été présentée par mon savant collègue et ami Chudzinski à la Société d'anthropologie dans une séance à laquelle j'assistais.

Anatomie comparée. — Les intersertions fibreuses, cartilagineuses ou osseuses trouvées dans les deux obliques et le transverse de l'abdomen sont, comme celles du grand droit, du pyramidal, des intercostaux, etc., des traces de la composition métamérique de ces muscles. Qu'ils dérivent des myomères primitivement isolés, c'est ce que démontre la disposition réalisée chez les *Vertébrés inférieurs* où les muscles larges de l'abdomen sont divisés par des tendons intermédiaires en de nombreux segments correspondant aux métamères (*Reptiles*).

Connexions plus intimes avec les muscles voisins. — La continuité du grand dentelé du grand dorsal, des intercostaux externes et du grand oblique a déjà été notée par moi. En voici quelques nouveaux exemples : Budge a vu le faisceau du grand dentelé à la 9e côte s'unir au grand oblique, de sorte qu'une lame musculaire ininterrompue reliait le scapulum à l'os iliaque. Le professeur Macalister a disséqué un faisceau du grand oblique qui allait se fixer à l'apophyse coracoïde. Flesch a rencontré un trousseau de fibres sous-cutanées dépendant de la 9e digitation de l'oblique interne[2].

PETIT OBLIQUE

Absence. — L'absence de la portion antéro-supérieure a été constatée par M. Macalister et la non-insertion sur l'arcade crurale par Gruber[3]. Ne s'agirait-il pas là d'une absence *virtuelle* d'une portion du muscle, d'un défaut de dissociation? La fusion partielle, plus ou moins complète et plus ou moins étendue, de l'oblique interne et du transverse de l'homme a, du reste, été observée par Sœmmerring, Macalister et moi (des deux côtés chez un vieillard). En fait, chez les *Batraciens*, les fibres musculaires du tronc se décomposent en deux

[1] Le Double. *Revue d'Anthropologie*, 1886, p. 114.
[2] Flesch. *Varietæten Beobacht*. Wurzburg, 1876.
[3] Gruber. *Bullet. de l'Acad. impér. de Saint-Pétersbourg*, 1872, p. 157, 158.

couches : une couche externe de fibres ascendantes (grand oblique), une couche interne de fibres descendantes qui représente à la fois le petit oblique et le transverse.

Variations des insertions et faisceaux surnuméraires. — L'oblique interne peut s'attacher seulement aux trois derniers cartilages costaux ou recevoir un faisceau de renforcement provenant du 8e cartilage costal. Au mois d'avril de cette année (1897) j'ai trouvé avec mon collègue le professeur Lenormand, sur une négresse africaine, une bandelette musculaire de la largeur du petit doigt et très mince qui se portait de la partie supérieure du corps charnu du petit oblique de l'abdomen du côté droit sur l'apophyse transverse de la 2e vertèbre lombaire du même côté.

Anatomie comparée. — Dans les *Ruminants* et les *Carnivores* le petit oblique de l'abdomen, fixé aux apophyses transverses des vertèbres lombaires, occupe toute l'étendue du flanc (Lesbre).

Dans les *Solipèdes* les faisceaux lombaires du petit oblique se séparent du reste du muscle et constituent le *rétracteur de la dernière côte* (*retractor costæ* des Allemands), petit ruban charnu jeté des premières apophyses transverses lombaires au bord postérieur de la dernière côte.

Intersections tendineuses dans le corps charnu. — Elles ont été signalées dans la race blanche par Sœmmerring[1], Macalister[2], Henle[3], Testut, etc., et dans les races colorées par M. Chudzinski[4]. Bien que le petit oblique puisse être divisé par plusieurs intersections tendineuses, le plus ordinairement il n'en offre qu'une. Celle-ci se trouve habituellement au niveau de la 10e côte, quelquefois de la 11e et très exceptionnellement de la 8e ou de la 12e. Henle[5] et Hans Virchow[6] ont trouvé, chacun, une lamelle cartilagineuse dans une intersection de cette nature.

Anatomie comparée. — « Nous avons rencontré assez souvent dans

---

[1] Sœmmerring, p. 146.
[2] Macalister. *Cat.*, cit. p. 68.
[3] Henle, Eine art. *Intercostal Muskel abgegrenzt Wird*, p. 67.
[4] Chudzinski. *Bullet. de la Soc. d'Anthrop. de Paris*, 1880, p. 440.
[5] Henle. *Muskellehre*, p. 65, fig. 28.
[6] H. Virchow. *Variet. beobachtung*, cit. suprà.

l'épaisseur du petit oblique des *Solipèdes*, dit M. Lesbre, des intersections costoïdes prolongeant une ou plusieurs apophyses transverses lombaires, intersections fibreuses plus ou moins ossifiées[1]. »

TRANSVERSE

Absence. — L'absence totale du transverse a été notée par Charvet[2] et le professeur Macalister[3]. Dans le cas de Charvet elle coïncidait avec une ectopie vésicale. Hargrave a vu l'aponévrose d'insertion à l'arcade crurale faire défaut (Hargrave, *Operative surgery*, p. 487). La partie inguinale du transverse de l'abdomen est relativement moins développée dans les *Quadrupèdes* que dans l'homme ; dans les *Solipèdes* en particulier l'aponévrose d'insertion du muscle en cause à l'arcade crurale est rudimentaire.

Duplicité du muscle. — Dans la seule observation de cette malformation que je connaisse et qui est due à Horner[4], le transverse profond surnuméraire avait les mêmes insertions inférieures que le transverse superficiel, mais était seulement attaché, en haut, à la 12ᵉ côte.

Variations des insertions. — Tantôt il s'attache aux six dernières côtes, tantôt aux cinq dernières. On a beaucoup discuté pour savoir laquelle de ces deux dispositions est la plus commune ; tandis que Diemerbroeck, Hoffmann, Cruveilhier, Beaunis et Bouchard, etc., disent que c'est la première, Morgenbesser[5], Galen[6] et de Marchetti[7], etc., soutiennent que c'est la seconde. Pour moi, je crois que c'est la seconde. Une anomalie fort curieuse signalée par Guthrie et le professeur Macalister consistait dans la perforation du bord inférieur de ce muscle et de celui du petit oblique par la tige spermatique.

Intersections tendineuses dans le corps charnu. — Ces intersections

[1] Lesbre. *Loc. cit.*, p. 93.
[2] Charvet. *Gaz. des hôpit.*, 1857, nᵒ 8.
[3] Macalister. *Cat.*, cit. p. 68.
[4] Horner, p. 90.
[5] Morgenbesser. *In Haller's disputat.* cit., p. 273.
[6] Galen. *De administrat. anat.*
[7] De Marchetti. *Anatomia*, cap. ɪɪ, p. 17.

ont été mentionnées par Schwegl. Je n'ai pas à revenir sur les connexions du petit oblique et des intercostaux internes ni sur celles du transverse de l'abdomen avec le transverse du sternum et le diaphragme que j'ai interprétées précédemment.

CRÉMASTER

Gruber l'a vu émaner en partie ou en totalité du fascia transversalis. Dans un cas rapporté par Harnage, il était constitué uniquement par deux bandelettes musculaires détachées, l'une de l'épine du pubis, l'autre du transverse de l'abdomen. Chez un homme atteint d'un sarcocèle cancéreux que j'ai disséqué, les deux faisceaux de fibres qui naissent, l'externe de la gouttière de l'arcade crurale, l'interne de l'épine du pubis, étaient renforcés par des fibres du petit oblique qui accompagnaient le cordon et s'irradiaient en éventail autour du testicule. Les anses formées par les fibres du petit oblique autour de la glande séminale, distinctes en certains points de celles formées par les deux faisceaux périnéaux du gubernaculum, en étaient inséparables dans d'autres points.

Tandis que Meckel, Cloquet, Henle, Theile, Luschka, Morel et Mathias Duval, Blaise, etc., considèrent le crémaster comme une dépendance du petit oblique et du transverse, Paulet, Beaunis et Bouchard, Bonamy, Broca, Barrois, etc., en font un muscle testiculaire autonome et Hunter, Milne-Edwards, Sappey, Curling, Robin, Godard, Farabeuf, etc., un *gubernaculum testis* retourné [1].

Les faits que j'ai rapportés témoignent que chacune de ces trois opinions est trop exclusive. Il faut admettre que le crémaster se compose en partie de fibres provenant du petit oblique et en très petite quantité du transverse, en partie de fibres propres, vestiges du gubernaculum, naissant de l'épine du pubis, en dedans, et de l'arcade crurale, en dehors.

---

[1] Blaise. *Le canal inguinal chez l'adulte*, th. Paris, 1894.

MUSCLES SURNUMÉRAIRES

Pubio-péritonéal.

Il a été décrit en 1866, dans *The Medical Press* par M. Macalister qui ne l'a trouvé qu'une fois. Dans ce cas unique il était constitué par un ruban charnu, étroit, qui se portait derrière l'artère épigastrique et le ligament de Gimbernat, de la crête pectinéale au fascia transversalis, non loin de l'ombilic.

Pubio-transversal.

Il naît de la branche horizontale du pubis, se dirige obliquement de dedans en dehors et de bas en haut, et se termine près de l'orifice péritonéal du canal inguinal. Hyrtl le considère comme un faisceau d'insertion inférieure charnu de l'aponévrose du transverse de l'abdomen. L'honneur de sa découverte revient à Luschka (Luschka, *Reichert u. Du Bois-Reymon d'sArch.*, 1870, p. 227).

Tenseur du feuillet postérieur de la gaine du grand droit.

Ce muscle dont Gruber a observé 7 cas a été décrit pour la première fois par lui, en 1860, sous le nom de *tensor laminæ posterioris vaginæ m. recti abdominis*[1]. Il se détache du bord postérieur de l'arcade crurale et se perd sur la face postérieure du grand droit, plus ou moins près de l'ombilic. Il est, en général, assez grêle. Theile a appelé *ligamentum triangulare seu adminiculum lineæ albæ* (*ligament triangulaire de la ligne blanche*) un trousseau de fibres nacrées qu'il a regardé comme constant et qui n'est qu'un rudiment du muscle en question.

Tenseur du feuillet postérieur de la gaine du grand droit et du fascia transversalis.

Gruber a fourni un bon dessin de ce muscle qu'il a nommé : *tensor laminæ posterioris vaginæ m. recti et fasciæ transversalis abdominis* et

[1] Gruber. *Virchow's Arch.*, Bd. LXXX, p. 87.

dont il n'a rencontré qu'un cas, en 1872 [1]. Dans ce cas il naissait de la face profonde du fascia transversalis, près de l'orifice péritonéal du canal inguinal, par un faisceau unique qui se divisait bientôt en cinq languettes dont trois allaient se fixer sur le ligament semi-lunaire de Douglas et deux sur le fascia transversalis.

Tenseur de l'arcade crurale.

J'ai trouvé, en 1889, des deux côtés, chez une jeune fille un spéci-men de ce muscle ressemblant entièrement à celui qui a été décrit par Gruber, en 1861, sous le nom de *M. protractor arcus cruralis* [2]. Situé entre l'aponévrose du grand oblique et celle du petit oblique, il était fusiforme, dirigé obliquement de bas en haut, d'avant en arrière et de dedans en dehors et attaché, d'une part, sur la branche horizon-tale du pubis et, d'autre part, sur l'arcade crurale, à l'union de son tiers externe et de son tiers moyen.

Péri-xyphoïdien.

« Folius, dit Diemerbroeck [3], a remarqué sur les côtés de ce carti-lage (l'appendice xyphoïde) deux petits muscles, lesquels se meuvent vers le haut, soit en dehors, soit en dedans. » S'agit-il ici de deux muscles autonomes ou des faisceaux du grand droit de l'abdomen qui gagnent les bords latéraux de l'appendice xyphoïde ? Je l'ignore, n'ayant pu trouver l'ouvrage de Folius. Pour ma part, je n'ai jamais vu un muscle péri-xyphoïdien indépendant du grand droit.

[1] Gruber. *Bullet. de l'Acad. Imp. de Saint-Pétersbourg*, 1873, col. 144.
[2] Gruber. *Bullet. de l'Acad. Imp. de Saint-Pétersbourg*, 1873, col. 143.
[3] Diemerbroeck. *Loc. cit. suprà*, p. 669.

MUSCLES DE LA FOSSE LOMBO-ILIAQUE

CARRÉ DES LOMBES

Le nombre des apophyses transverses des vertèbres lombaires auxquelles il se fixe est loin d'être constant. En plus de ses faisceaux d'insertion aux apophyses lombaires, il peut présenter des faisceaux d'insertion aux corps des 10° et 11° dorsales, au corps de la 10° dorsale seulement, aux corps des vertèbres lombaires et même à la partie inférieure de la 11° côte. Ces variations sont en rapport avec les variations de nombre des vertèbres lombaires dans la série animale, et même chez l'homme, par suite de la sacralisation de la dernière lombaire. Chez le *chien* et le *chat* où le carré des lombes est formé seulement par les faisceaux ilio-transversaires, ceux-ci s'échelonnent sous les apophyses transverses lombaires, qu'ils revêtent d'une manière complète et s'étendent sur les deux dernières côtes et les deux derniers corps vertébraux dorsaux (Lesbre).

C'est dans les *Animaux sauteurs*, à reins voussés, chez le *lièvre* et le *lapin* par exemple, que le muscle dont il s'agit atteint son maximum d'épaisseur et de force, il est de beaucoup le plus développé des muscles sous-lombaires. Dans les *Ruminants*, les *Solipèdes*, le *porc* il est, au contraire, très mince et ne couvre que très incomplètement les apophyses costiformes lombaires.

Les descriptions qu'on a donné de ce muscle sont très différentes. En France, on le divise généralement en trois portions : une portion *ilio-costale*, une portion *lombaire* et une portion *transverso-costale*. D'accord avec la généralité des anthropo-zoologistes, je pense qu'il est plus logique de le diviser en deux portions que l'on doit considérer comme des muscles primitivement distincts : une portion *antérieure* (*portion principale du muscle scalène des lombes*, de H. Meyer, *portion lombo-costale* de Luschka, etc.), qui répond au groupe scalénique[1] et une portion *postérieure* (*petite portion du faisceau antérieur du carré des lombes*, de H. Meyer, *portion ilio-costale* de Luschka, etc.), qui répond au grand dentelé[2].

ILIAQUE

On a tort de réunir dans les livres d'anatomie l'iliaque et le grand psoas. L'iliaque appartient au bassin et le grand psoas, qui naît des apophyses costiformes des vertèbres lombaires, appartient au système des côtes ; l'un paraît dériver du feuillet profond de la masse musculeuse qui donne naissance aux muscles dorsaux de la cuisse, l'autre du feuillet profond du muscle ventral (Humphry), l'un a pour homologue le muscle sous-scapulaire, l'autre n'a pas d'homologue au membre supérieur ou en a un sur le déterminisme duquel on ne s'entend guère ; enfin, dans la série animale : l'iliaque est tantôt interne, tantôt externe, le grand psoas toujours interne ; l'iliaque peut exister sans être accompagné d'un muscle grand psoas, et réciproquement.

Segmentation du muscle. — Le grand psoas peut être divisé en un plus ou moins grand nombre de faisceaux. Presque toujours les fibres provenant du bord antérieur de l'os iliaque entre l'épine iliaque antérieure et inférieure et l'épine iliaque antérieure et supérieure constituent un muscle bien distinct que Cruveilhier a appelé *iléo-capsulo-trochantérien ;* Winslow, *petit iliaque ;* Harrison, *ilio-capsularis*, etc.

Ce muscle vient s'insérer isolément en bas, au-dessous du petit trochanter, à la ligne oblique étendue de ce petit trochanter à la ligne âpre. On a noté aussi l'indépendance de quelques-uns des faisceaux de l'iliaque attachés à l'aponévrose lombo-iliaque.

Anatomie comparée. — Le muscle iliaque se montre dès qu'apparaît

---

[1] Elle se porte des apophyses transverses des vertèbres lombaires sur une côte.

[2] Elle s'étend des apophyses transverses des vertèbres lombaires, du ligament ilio-lombaire, de la 12e côte à l'ilium, l'homologue du scapulum.

l'os iliaque, se rencontre par conséquent chez les *Mammifères*, les *Oiseaux* et les *Chéloniens*. Dans les espèces animales qui ont un ilium prismatique (*Chéiroptères*, *Léporides*, etc.), la fosse iliaque interne faisant défaut, le muscle iliaque est externe [1]. Dans les espèces qui ont un ilium ailé (*Ruminants*, *Solipèdes*, etc.), c'est-à-dire une fosse iliaque interne, le muscle iliaque est interne. Pour les anatomistes qui voient dans le muscle iliaque l'homotype du sous-scapulaire, cette homotypie se révèle par la tendance du premier à se diviser. Le *petit iliaque* de Winslow est représenté chez les *Solipèdes* et les *Carnivores* par le muscle décrit par Rigot, Arloing et Chauveau sous le nom de *grêle antérieur de la cuisse*, par M. Lesbre sous celui de *capsulaire de la hanche* et par plusieurs autres zootomistes sous celui d'*ilio-fémoral grêle* (pour détails complémentaires, voy. plus loin, *M. scansorius*). C'est une petite bandelette charnue accolée à la partie antérieure de la capsule coxo-fémorale, insérée, en haut, sur l'ilium, tout à côté de la branche externe du droit antérieur de la cuisse ; en bas, sur la face antérieure du fémur, à une petite distance de la tête articulaire (Lesbre). Deniker a retrouvé le muscle accessoire de l'iliaque chez un *fœtus de gibbon* où il coexistait avec un scansorius.

Indépendance complète du grand psoas et de l'iliaque. — Cette malformation, qu'explique complètement l'anatomie philosophique, a été observée par Lieutaud [2], Horner [3], M. le professeur Macalister et moi (chez deux hommes, des deux côtés, et chez une femme, à droite seulement). Dans les *Solipèdes*, les *Ruminants* et le *porc* la fusion des deux muscles ne se fait qu'au voisinage de leur terminaison. J'ai noté leur entière indépendance sur un *bœuf*.

Faisceaux d'union au-dessus du nerf, entre le grand psoas et l'iliaque. — C'est l'exagération de l'état normal. Quelques fibres de l'iliaque peuvent se continuer aussi avec les fibres de la portion lombo-costale du carré des lombes.

---

[1] En raison de cette disposition, Cuvier a pris chez les *Oiseaux*, le muscle iliaque pour le petit fessier. Meckel, Lannegrâce, Sabatier, etc., ont relevé cette erreur de Cuvier.

[2] Lieutaud, *in* Sœmmerring, p. 294.

[3] Horner, p. 400.

GRAND PSOAS

J'ai déjà signalé les faisceaux d'union entre le grand psoas et le diaphragme (voy. ce muscle), entre le grand psoas et l'iliaque et l'indépendance complète de ces deux muscles; je n'ai à ajouter en fait de malformations que l'augmentation de volume, la segmentation en un plus ou moins grand nombre de faisceaux (Albinus, Meckel, Horner), l'échange de trousseaux de fibres entre les deux psoas (voy. le muscle suivant), l'insertion assez rare, du reste, du grand psoas à la cinquième lombaire. Reid et Taylor ont décrit sous le nom de *psoas accessoire* un faisceau musculaire situé en dehors du grand psoas et séparé de ce dernier par le nerf crural[1]. Meckel et Maisonneuve ont noté la division du psoas en deux muscles distincts chez les *Loris* et le *murin*. Dans les *Quadrupèdes* il y a un rapport inverse de développement entre le carré des lombes et le grand psoas, c'est dans les *Carnivores* et les *Rongeurs* que le grand psoas est le plus réduit et le carré des lombes le plus fort. Selon M. Lesbre, la fasciculation fréquente du grand psoas humain est justifiée par ce fait que le grand psoas et l'iliaque réunis correspondent au sous-scapulaire et au sous-scapulaire accessoire[2]. (Voy. ces muscles.)

MUSCLE SURNUMÉRAIRE

Petit psoas.

Absence. — L'absence du petit psoas constitue-t-elle, dans l'espèce humaine, la règle ou bien l'exception, autrement dit le petit psoas est-il, dans l'espèce humaine, un muscle normal ou un muscle surnuméraire? D'accord avec tous les anatomistes, sauf avec Gruber, j'affirme que le muscle dont il s'agit est plus souvent absent que présent chez l'homme. Qu'on en juge :

[1] Reid et Taylor. *Anatom. variat.*, cit. *passim*.
[2] Lesbre. *Loc. cit.*, p. 104.

Les anatomistes anglais [1] ont noté l'absence du petit psoas chez			588 sujets sur		914
Schwalbe et Pfitzner [2]	—	—	318	—	561
Gruber [3]	—	—	731	—	1500
Th. Dwight [4]	—	—	368	—	608
Perrin [5]	—	—	80	—	112
Theile [6]	—	—	19	—	20
Testut [7]	—	—	26	—	32
L'auteur	—	—	337	—	600
Soit au total chez			2467	—	4347

Soit chez plus de la moitié des sujets.

Il est à remarquer que dans la statistique ci-dessus, comme dans les statistiques concernant le présternal et le pyramidal de l'abdomen, l'influence ethnique apparaît. Ainsi, à

Saint-Pétersbourg, le petit psoas fait défaut chez 49 p. 100 des sujets.				
Strasbourg	—	—	57	—
Cambridge (en Massachussets)	—	61	—	
Angleterre	—	64	—	

A Tours la proportion diffère également des précédentes.

En Angleterre même, les chiffres ne sont pas identiques dans les trois provinces du Royaume-Uni.

A Londres, le petit psoas n'existe pas chez 50 p. 100 des sujets.				
En Ecosse,	—	—	63	—
En Irlande,	—	—	66	—

Ainsi chez les Russes la présence du muscle en question serait la règle, à Londres il serait aussi souvent présent qu'absent ; dans tous les autres pays il serait plus souvent absent que présent.

Winslow [8] et J. Bell [9] ont affirmé que le petit psoas manque plus fréquemment chez l'homme que chez la femme ; par contre, Riolan a prétendu qu'on ne le rencontre pas chez la femme. Jusqu'en 1886, j'ai partagé l'opinion de Winslow et de J. Bell [10] ; depuis j'ai complété ma

[1] *Third annual report of collect. investig. of the anat. soc. of the Great Britain* (*Journ. of anat. and phys*, Bd. 27, S. 187).

[2] Schwalbe et Pfitzner. *Loc. cit. suprà*, p. 485.

[3] Gruber. *Boebachtung aus der menslichen*. Berlin, 1879, p. 29-39.

[4] Thom. Dwight. *Loc. cit. suprà*.

[5] Perrin. *Méd. Times and gaz.*, 1872, p. 202.

[6] Theile. *Encyclop. anat.*, t. III, p. 284.

[7] Testut. *Trait. des anom. musc.*, p. 188.

[8] Winslow. *Expos. de la struct. du corps hum*, 1766, t. II, p. 146.

[9] J. Bell. *The bones muscles*, Edimburgh, 1793, p. 34.

[10] Le Double. *Revue d'Anthropologie*, 1886, p. 658.

statistique et constaté sur 600 sujets comprenant un nombre égal d'hommes et de femmes que le petit psoas manquait chez 208 femmes et 129 hommes. Ces chiffres concordent avec ceux de Gruber, de Th. Dwight et des anatomistes anglais, mais pas avec ceux de Schwalbe et Pfitzner. En effet, le muscle dont je traite faisait défaut :

	P. 100.		P. 100.			
Chez	57	des femmes et	57	des hommes disséqués par Schwalbe et Pfitzner.		
Chez	54	—	45	—	—	Gruber.
Chez	70	—	56	—	—	Th. Dwight.
Chez	72	—	60	—	—	les anatomistes anglais.

Enfin je crois que dans les cas d'absence unilatérale le muscle droit manque aussi fréquemment que le muscle gauche, mais que l'absence bilatérale est moins rare que l'absence unilatérale.

ANATOMIE COMPARÉE. — Le petit psoas faisait défaut chez les *gorilles* jeunes et adultes de Deniker, de Duvernoy, de Chapman, mais était présent chez le *gorille adulte* de Bischoff et le *fœtus de gorille* de Deniker.

Variations de volume. — Le muscle en cause est d'ordinaire assez grêle. Il peut même être entièrement remplacé par un tendon (Blandin, Rouget). Sur un homme très robuste que j'ai disséqué en 1887, les deux petits psoas étaient près de trois fois plus volumineux que d'habitude.

ANATOMIE COMPARÉE. — Le petit psoas est, dans l'espèce humaine, le représentant d'un muscle très fort dans les *Mammifères sauteurs* où il fléchit énergiquement soit le bassin sur la colonne vertébrale, soit la colonne vertébrale sur le bassin. Chez le *kanguroo*, le *jerboa*, les *Macroscélides*, il est très long et beaucoup plus volumineux que le grand psoas[1]. Chez l'*ornithorynque* il remonte jusqu'aux cinq dernières dorsales et constitue, au dire de Meckel, le plus grand des muscles de cet animal. Il est encore très prononcé dans l'*écureuil*, le *lièvre*, les *Solipèdes*, les *Ruminants*, etc. Dans le *lapin* il n'est séparé antérieurement de son homologue du côté opposé que par le ligament vertébral commun inférieur.

Duplicité du muscle. — Le petit psoas surnuméraire est généralement

---

[1] Dans le *kanguroo* il naît de la dernière côte et de toutes les vertèbres lombaires, sauf de la dernière.

placé en dedans du petit psoas normal dont il partage les insertions. Une fois cependant j'ai trouvé, en dehors du petit psoas bien conformé, un second muscle qui naissait de la troisième lombaire et se terminait, comme d'habitude, sur l'éminence ilio-pectinée et la portion correspondante du détroit supérieur du bassin. Cette dernière anomalie, que M. Macalister m'a dit avoir observée, est signalée, au surplus, dans le *Traité d'anatomie* de MM. Beaunis et Bouchard. Meckel a fait mention d'un petit psoas supplémentaire, situé entre l'iliaque et le grand psoas et qui allait au petit trochanter.

Parfois la division, au lieu d'être totale, n'est que partielle, porte sur l'extrémité supérieure ou sur l'extrémité inférieure du muscle. Ces malformations seront interprétées avec celles qui suivent.

Variations des insertions. — Tandis que les insertions supérieures varient peu, les insertions inférieures varient fréquemment. J'ai vu le petit psoas se fixer en bas : 1° sur le fascia iliaca ; 2° sur l'arcade crurale ; 3° sur le fémur entre le petit trochanter et la tête fémorale ; 4° sur le petit trochanter avec le grand psoas.

Des malformations analogues ont été indiquées par MM. Macalister, Bankart, Pye-Smith et Philips, etc.

Anatomie comparée. — Dans le *phoque*, le petit psoas, douze fois plus volumineux que le grand psoas et l'iliaque réunis (Meckel), est partagé en deux chefs dont l'un s'insère au fémur, non loin du petit trochanter, et l'autre à l'éminence ilio-pectinée. Dans le *kanguroo*, le *jerboa* et les *Macroscélides* une partie des fibres du petit psoas s'attache à l'éminence ilio-pectinée tandis qu'une autre partie, convertie en une expansion aponévrotique, se perd sur l'arcade crurale. Dans le *dromadaire* le petit psoas indivis se fixe soit sur l'éminence ilio-pectinée, soit sur la partie inférieure des muscles de l'abdomen. Le muscle en question a une constitution semi-pennée très nette chez les *Solipèdes*, les *Ruminants domestiques* et le *porc :* ses faisceaux successifs, fixés sur les faces latérales des vertèbres, laissent entre eux des ouvertures pour le passage des vaisseaux lombaires et de diverses branches nerveuses.

Faisceaux d'union entre le petit et le grand psoas. — Ces faisceaux d'union sont assez communs. « Le grand et le petit psoas paraissent dériver, ainsi que quelques fibres du crémaster, du feuillet le plus profond du muscle ventral, » dit le professeur Humphry[1]. Les psoas existent, je crois, à partir de l'ordre des *Aglosses*. Chez le *pipa* et le *xenopus* ils me semblent constituer la partie inférieure de cette bande musculeuse, décrite par Meyer[2] sous le nom de *muscle abdominal postérieur*, muscle que Meckel et Rouget[3] considèrent comme l'origine des faisceaux œsophagiens du diaphragme. Ce muscle né de la diaphyse du fémur longe la paroi supérieure du tronc et vient s'attacher à l'hyoïde et au pharynx ou à la portion supérieure de l'œsophage.

Parmi les *Mammifères*, le grand et le petit psoas sont encore unis, en tout ou en partie, dans le *chat* (Strauss-Durckheim), l'*Ours brun d'Amérique* (Testut), etc.

[1] Humphry. Observ in *Myol. cit*, p. 122.
[2] Meyer, de Bonn. *Nova acta nat. curios.*, vol. II, p. 2.
[3] Meckel, Rouget. *Loc. cit. passim.*

MUSCLES DU PÉRINÉE

Le fait que, pendant une période de la vie fœtale, les organes génito-urinaires et l'intestin de l'homme sont réunis pour constituer le cloaque transitoire analogue au cloaque qui existe à l'état permanent chez les *Amphibiens*, les *Oiseaux* et même encore chez certains *Mammifères*, les *Monotrèmes*, permet de comprendre la musculature du détroit inférieur du bassin.

En effet, la disposition complexe des muscles périnéaux résulte de la disposition plus simple qu'ils présentent à ce stade plus reculé du développement. Ils dérivent d'un muscle qui entoure primitivement le cloaque et qui est en partie fixé aux organes squelettiques voisins. Ce muscle est le sphincter du cloaque (*sphincter cloacæ*). En même temps que le cloaque disparaît, son sphincter se divise : 1° en un groupe de muscles propres à l'anus ; 2° en un autre groupe de muscles propres à la paroi du sinus ou canal uro-génital ; et 3° enfin, en muscles qui n'appartiennent exclusivement ni à l'un ni à l'autre de ces groupes. Les muscles du canal uro-génital se sont secondairement mis en rapport avec les organes érectiles et servent à les comprimer.

Chez les *Vertébrés inférieurs*, la communauté d'origine de tous ces muscles, si différents au point de vue physiologique, peut se reconnaître facilement.

Dans l'espèce humaine elle-même, nous trouvons encore, non seulement dans les nombreuses variétés qu'ils présentent, mais aussi dans leurs rapports normaux et anormaux, des preuves certaines de leur communauté d'origine. On trouve en germe, dans le périnée de la femme, les mêmes éléments que dans celui de l'homme.

MUSCLES DE L'ANUS

SPHINCTER EXTERNE

« Chez la femme, a écrit Jamain, le sphincter externe est peut-être plus volumineux que chez l'homme [1]. »

Jamain a eu raison de ne pas se prononcer catégoriquement. Le sphincter externe de l'anus a des dimensions identiques et se comporte essentiellement de la même manière dans l'un et dans l'autre sexe.

Toutefois, chez la femme, il est de règle que des faisceaux du sphincter externe se rendent au muscle bulbo-caverneux du même côté.

En haut, le muscle sphincter externe, composé de fibres striées, embrasse le bord inférieur du muscle à fibres lisses dit sphincter interne et s'unit au releveur. Je l'ai trouvé quelquefois uni aussi au sphincter interne.

Il n'est pas rare de voir le sphincter externe envoyer en arrière un faisceau erratique à la pointe du coccyx ou en avant dans le dartos. Sur deux sujets du sexe masculin j'ai noté la présence simultanée du faisceau erratique coccygien et du faisceau erratique dartoïque.

MM. les professeurs Paulet, Macalister [2] et Gegenbaur ont observé également ces dernières anomalies.

« Ce sont là, dit Gegenbaur, des vestiges de l'unité primitive des muscles du périnée. Chez certains *Singes*, cette union est beaucoup plus intime. Chez le *cynocéphalus*, deux forts faisceaux de la couche superficielle du sphincter externe se rendent à la face inférieure du pénis et arrivent jusqu'au gland [3]. »

« Le muscle rétracteur du scrotum de certains *Carnassiers* est représenté chez l'homme, remarque d'autre part M. Paulet, par la continuité fréquente des fibres du sphincter anal avec la portion scrotale du dartos [4]. »

---

[1] Jamain. *Nouveau traité élémentaire d'anatomie descriptive*, p. 663.

[2] Macalister. *Proceedings of the Irish Academy*, 1872, en tirage à part.

[3] Gegenbaur. *Traité d'anatomie humaine*, trad. Ch. Julin, p. 717.

[4] Paulet. *Recherches sur l'anatomie comparée du périnée* (*Journal de l'anatomie et de la physiologie*, mai 1877, p. 78).

Chez beaucoup d'animaux, en effet, le sphincter externe envoie des prolongements vers le coccyx ou les bourses. Dans le *hérisson* (Humphry)[1], le *chien*, le *loup* (Paulet), le sphincter externe s'insère solidement aux vertèbres caudales.

Dans le *tigre royal*, le sphincter anal est constitué par plusieurs plans de fibres dont chacun mérite une description détaillée.

1° Le plan superficiel est formé de deux faisceaux qui partent du tissu sous-dermique, de chaque côté de la racine de la queue, croisent obliquement la face inférieure du muscle ischio-coccygien latéral et descendent sur les parties latérales de l'orifice anal qu'ils circonscrivent ; au-dessous de cet orifice, ces deux faisceaux se rejoignent et n'en forment plus qu'un seul, de telle sorte que l'ensemble de ce plan représente une espèce d'Y dont la branche inférieure occupe la ligne médiane du périnée et dont les deux branches supérieures circonscrivent l'ouverture anale et se rendent aux parties latérales de la base de la queue. Le faisceau médian, continuant sa marche d'arrière en avant, se termine dans le scrotum où il contracte des adhérences intimes avec le derme cutané et avec la cloison du dartos. Ce plan superficiel peut être considéré, avance M. Paulet, auquel nous empruntons ces détails, comme un *muscle rétracteur du scrotum*.

2° Le second plan forme le sphincter anal proprement dit. Il est constitué par des fibres annulaires ou plutôt ellipsoïdes.

3° Le troisième plan, qui est une dépendance du précédent, constitue le *muscle constricteur des poches anales*.

Strauss-Durckheim a décrit chez le *chat* une disposition analogue.

SPHINCTER INTERNE

Le sphincter interne a une épaisseur variable suivant les individus, mais cette épaisseur ne reste jamais au-dessous de 4 centimètres et peut s'élever à 6 et même 7. En bas, il a pour limite très précise la ligne circulaire au niveau de laquelle la muqueuse rectale se continue avec la peau. En haut, on le voit tantôt se confondre insensiblement avec les fibres plus élevées, en sorte qu'on ne saurait désigner alors le point précis où il commence, et tantôt se distinguer assez

[1] Humphry. Obs. in *Myology*, cit. p. 141.

brusquement du plan de fibres qui entoure l'ampoule rectale par sa plus grande largeur. Nous avons signalé la possibilité de l'union du sphincter interne et du sphincter externe.

SPHINCTER D'O'BEIRNE — SPHINCTER TERTIUS

Avec Sappey je nie l'existence du sphincter d'O'Beirne [1] et avec Nuhn [2] celle du sphincter tertius.

O'Beirne s'est trompé en affirmant que le sphincter auquel il a donné le nom de *sphincter supérieur* [3] est constant; car il est fréquent de voir les fibres circulaires de la première portion du rectum ne différer en rien par leur développement de celles de l'S iliaque ni de celles de l'ampoule rectale. Dans les cas assez rares où ces fibres sont plus prononcées que celles de l'S iliaque qui les précèdent et que celles du rectum situées plus bas, ce n'est pas un sphincter qu'elles forment mais un véritable canal de 6 à 10 centimètres de longueur.

Velpeau, Lisfranc, Nélaton, Hyrtl, etc., ont signalé, au niveau de la base de la prostate, l'existence d'un sphincter rectal qui n'offrirait pas moins d'intérêt que le sphincter supérieur. C'est le *sphincter tertius*.

Cet anneau musculaire, qui servirait à retenir les fèces dans l'ampoule rectale, serait presque toujours le siège des rétrécissements organiques du rectum.

Que les rétrécissements organiques du rectum siègent le plus souvent en ce point, soit ! Mais qu'il y ait là un sphincter qui s'oppose à la progression des fèces de la partie supérieure vers la partie inférieure du rectum, je ne saurais l'admettre.

Ce qui apporte un obstacle au cours du bol fécal dans le rectum, ce n'est pas un anneau musculaire, ce sont les replis transversaux qu'on voit dans l'intérieur de ce canal, replis qui sont dus aux froncements des parois dans chacun des points où elles changent de direction. Ces replis sont, en général, constitués par la tunique muqueuse et les fibres circulaires de la tunique musculeuse. Telle est la structure du sphincter tertius.

[1] J. O'Beirne. *Nouvelle théorie de l'acte de la défécation* (Arch. gén. de médec., 2e série, t. III, p. 84).

[2] Nunhn. *Verhandlungen des naturhistorish-medicinischen Vereins zu Heidelberg*, Band II (1859-1862, p. 225-228), et *Ueber den Sphincter ani tertius* (27 juin 1862).

[3] Parce qu'il correspond à l'origine du rectum, à la base du sacrum.

« Pour admettre l'existence d'un pareil sphincter, objecte avec raison
Nuhn, il faudrait que les fibres circulaires de la tunique musculeuse
fussent plus nombreuses à ce niveau et que le faisceau qu'elles constituent entourât tout le rectum. Ni l'un ni l'autre de ces *desiderata*
n'est rempli. L'épaississement en question est la conséquence du che-
vauchement d'un certain nombre de fibres circulaires de la tunique
musculeuse les unes sur les autres dû au coude que forme la paroi. »

RELEVEUR DE L'ANUS

Ce muscle a été admirablement décrit par Luschka (*Henle u. Pfeufer's
Zeitschrift*, vol. V, p. 113). M. le professeur Macalister assure qu'il ne
l'a jamais trouvé mal conformé. Je puis en dire autant. Sœmmerring
affirme pourtant l'avoir vu soudé à l'ischio-coccygien. Considérées séparément, les fibres du releveur de l'anus présentent une direction différente. Les antérieures, venues du pubis et de son voisinage, se portent
directement en arrière et glissent sur les parties latérales de la prostate chez l'homme et du vagin chez la femme ; les moyennes, détachées de la corde fibreuse qui s'étend du pubis à l'épine sciatique, se
dirigent obliquement en arrière et en dedans ; les postérieures, provenant de l'épine sciatique et des parties qui la touchent, sont transversales. Quelquefois, les fibres antérieures forment un faisceau
séparé, un muscle distinct (*M. levator prostatæ*, de Santorini ; *M. adduc-
tor vel compressor prostatæ*, de Leidy ; *M. prostatique supérieur*, de
Winslow ; *M. vésico-prostatique*, de Cruveilhier).

En se basant sur son mode d'innervation, on doit conclure que le
releveur de l'anus est primitivement indépendant du sphincter du
cloaque. Le nerf qu'il reçoit du plexus sciatique pénètre dans le
muscle *en dedans*, tandis qu'il devrait y pénétrer *en dehors*, comme
c'est le cas pour tous les autres muscles provenant du sphincter primitif.

Pour Lartscheider, le releveur de l'anus de l'homme est formé par
la réunion des deux puissants muscles de la queue des *Mammifères
inférieurs :* le muscle *pubo-coccygien* et le muscle *ilio-coccygien* [1].

---

[1] Lartscheider (J.), Die Steissbeinmuskeln des Menschen und ihre Beziehungen zum
M. levator ani und zur Beckenfascie. Eine vergleichende anatomische Studie. (*Anzeiger
der kaiserlichen Akademie der Wissenschaften zu Wien*, n° 24, p. 234-235.)

L'élargissement et l'étendue des insertions du releveur de l'anus dans l'espèce humaine sont en raison directe des dimensions transversales du bassin relativement à sa hauteur. Chez les *Carnassiers*, et en particulier chez les *Chiens*, où il est plus prononcé que dans les *Solipèdes* et *Ruminants*, il est, d'après W. Ellenberger et H. Baum, divisé en deux portions : un faisceau iliaque externe assez grêle et un faisceau ischio-pubien interne et plus fort. Le releveur de l'anus du *Troglodytes Aubryï* disséqué par Alix et Gratiolet ne différait pas sensiblement de celui de l'homme.

MUSCLES DU CANAL OU SINUS URO-GÉNITAL

On comprend aisément qu'en raison de la différence notable que présente dans son développement le canal ou sinus *uro-génital* dans les deux sexes, il doit exister aussi une grande différence dans la disposition des muscles de ce canal chez l'homme et chez la femme. Cependant, on reconnaît encore que ces muscles dérivent d'une disposition primitive commune aux deux sexes. Une couche de muscles striés entoure la paroi du canal uro-génital. Elle offre de nombreuses connexions avec la musculature de l'anus, ce qui rappelle l'état primitif des deux groupes musculaires de la région antérieure et de la région postérieure du périnée.

Une partie des muscles du canal uro-génital s'est mise en rapports avec les corps caverneux du pénis ou du clitoris [1]. D'autres muscles restent plus intimement unis, chez la femme, au sinus uro-génital,

[1] Tout l'appareil des organes génitaux externes chez la femme n'étant qu'une modification de l'ébauche indifférente commune aux deux sexes, il en résulte qu'on y retrouve les mêmes organes érectiles que chez l'homme. Ils se sont adaptés au rôle physiologique différent qu'ils ont à remplir. Au corps spongieux du canal uro-génital de l'homme correspond une paire de corps spongieux qui restent toujours séparés l'un de l'autre. Ils sont situés à droite et à gauche de la base des petites lèvres, c'est-à-dire sur les côtés du sinus uro-génital ; on leur donne le nom de bulbes du vestibule ou du vagin. Par leur structure, ils sont identiques au corps spongieux de l'homme. Comme lui ils sont convexes en dehors, lorsqu'ils sont distendus, et, comme lui, ils se rétrécissent en avant. Deux autres organes érectiles sont situés à la base du clitoris, ce sont les corps caverneux du clitoris. Ils rappellent, en petit, les corps caverneux du pénis et démontrent que ce n'est pas le clitoris seul, mais plutôt toute la paroi du sinus uro-génital, y compris les petites lèvres et les bulbes du vestibule, qui est l'homologue du pénis de l'homme.

et, chez l'homme, au canal uro-génital beaucoup plus allongé qui correspond au sinus uro-génital de la femme [1].

ISCHIO-CAVERNEUX

Syn. : *M. ischio-pénien* (Chaussier) ; *M. erector penis* ; *M. releveur de la verge.*

Il fournit quelquefois des faisceaux au muscle bulbo-caverneux ou à la face inférieure du feuillet inférieur de l'aponévrose moyenne du périnée (ligament triangulaire ou de Carcassonne) ou au sphincter de l'anus ou au transverse du périnée [2]. Il est moins développé chez la femme que chez l'homme.

Houston a décrit, sous le nom de *M. compressor venæ dorsalis penis* (Houston, *Dublin's Hospital Reports*, vol. V, p. 458), un faisceau musculaire qui longe en dehors l'ischio-caverneux dont il est très probablement une dépendance, bien qu'il en soit séparé par un certain intervalle. « Il naît, dit Quain [3], de la branche du pubis, en avant de l'ischio-caverneux, gagne le dos de la verge et, s'unissant à un faisceau semblable venu du côté opposé, constitue un tendon médian appliqué sur la veine dorsale qu'il peut comprimer. Bien qu'il soit très développé chez le *chien* et quelques autres animaux, ce muscle est loin d'être constant chez l'homme. »

Béraud l'aurait-il trouvé chez le *lapin ?* La phrase suivante, qu'on peut lire à la page 379 du second volume de ses *Éléments de physiologie de l'homme*, donnerait lieu de le supposer :

« L'ischio-caverneux remplit deux effets : il concourt à l'érection de la verge et fixe le membre viril contre les os du bassin. Outre ces usages, l'ischio-caverneux doit, chez le *lapin*, comprimer la veine dorsale et retenir ainsi le sang dans la verge. »

---

[1] Les portions érectiles des organes génitaux de l'homme étant plus saillantes et l'orifice du canal uro-génital étant reporté chez lui plus en avant à la face inférieure du pénis, il s'ensuit une différence de longueur de ce canal dans l'un et l'autre sexes.

[2] Je ne reviendrai plus sur les connexions des muscles du périnée entre eux : elles prouvent, je l'ai déjà répété, la communauté d'origine de tous ces muscles.

[3] Quain. *Anatomy*, 10e édition, vol. 2, 1892, p. 344.

BULBO-CAVERNEUX

Syn. : *Bulbo-uréthral* (Chaussier); *Urétro-bulbaire* ; *M. accelerator
ejaculator urinæ aut seminisaut.*

Chez la femme, le muscle bulbo-caverneux agit comme constricteur
du bulbe du vagin. On lui donne aussi le nom de muscle *constricteur
du vagin*. Chez l'homme, la partie antérieure du muscle qui entoure
les corps caverneux du pénis comprime la veine dorsale du pénis,
tandis que la partie postérieure comprime le bulbe du corps spongieux
et refoule le sang en avant. Ces deux parties sont le plus souvent
indépendantes l'une de l'autre, et c'est à la première que Kobelt a
donné le nom de *M. compressor venæ dorsalis penis* et à la seconde,
le nom de *M. compressor hemisphæriorum bulbi.*

Le nombre et la longueur des fibres qui composent chacun de ces
faisceaux sont très variables. J'ai trouvé quelquefois les bulbo-caverneux droit et gauche asymétriques.

« Les muscles bulbo-caverneux et ischio-caverneux ne présentent
dans la série des *Mammifères*, remarque M. Paulet[1], que des différences peu considérables ; leur disposition anatomique est fonda-
mentalement la même chez tous et ils paraissent appelés à remplir
les mêmes fonctions que chez l'homme. »

Quant au faisceau profond que Luschka a décrit sous le nom de
sphincter strié du vagin, il existe chez beaucoup d'animaux, mais non
chez la femme.

ORBICULAIRE DE L'URÈTRE

Syn. : *M. compressor sive constrictor uretræ; M. constrictor uretræ membranaceæ ; M. constrictor isthmi uretræ; Sphincter de l'urètre ; Sphincter externe de la vessie ; M. de Wilson ; M. de Guthrie; transverse profond du périnée; transverso-urétral; urétro-pubien ;
ischio-urétral ; ischio-pubio-urétral ; pubio-prostatique, etc.*

Dans un mémoire intitulé : *Description of the muscles surrounding
deep part of the uretra*[2] (Londres, 1808), Wilson a décrit ainsi qu'il

[1] Paulet. *Loco citato suprà*, p. 179.
[2] *Medic. chirurg. transactions*, t. 1, p. 175 (1805).

suit les fibres musculaires annexées à la portion profonde de l'urètre [1].

« J'ai démontré depuis dix années l'existence de deux corps charnus très distincts appartenant à des muscles de forme triangulaire, qui, réunis inférieurement par un tendon commun, tandis que chacun d'eux possède une attache tendineuse distincte à la face interne de la symphyse pubienne, sont placés de telle sorte qu'ils entourent la portion membraneuse de l'urètre. Le tendon qui appartient exclusivement à chaque muscle y est d'abord arrondi, puis il s'aplatit à mesure qu'il descend ; il se fixe à la partie postérieure de la symphyse du pubis, chez l'adulte, à un huitième de pouce environ au-dessus du bord inférieur de l'arcade cartilagineuse du pubis, et à une distance à peu près égale au-dessous de l'insertion du tendon de la vessie, auquel il est uni, ainsi qu'au tendon du muscle du côté opposé, par un tissu cellulaire très lâche. Ce tendon descend d'abord parallèlement à son congénère, au contact duquel il se trouve, puis il s'élargit bientôt et donne naissance à des fibres charnues qui augmentent aussi de largeur et, arrivées au voisinage de la partie supérieure de la portion membraneuse de l'urètre, s'isolent sur les parties latérales de cette portion membraneuse dans toute son étendue, s'incurvent sous celleci,et, rencontrant enfin des fibres homologues du côté opposé, forment avec elles une ligne tendineuse médiane. »

Tous les anatomistes se sont appliqués depuis à retrouver ce prétendu muscle de Wilson. Mais les uns ont décrit des choses différentes sous le même nom, d'autres ont nié résolument l'existence de ce muscle. Cadiat affirme catégoriquement que « cette description de Wilson est complètement imaginaire [2] » ; quelques-uns, moins sévères, tout en niant, ont cherché des explications.

« On se demande, dit M. Paulet, si la description de Wilson s'applique au transverse profond ou aux fibres antérieures du releveur de l'anus, et l'on s'arrête à cette dernière interprétation d'autant plus que la figure annexée au mémoire représente exactement l'extrémité antérieure du releveur. Wilson reconnaît lui-même que la confusion est possible, que les deux muscles sont contigus, et que leurs fibres semblent se mêler. » Quoi qu'il en soit, la description de l'auteur anglais ne répond nullement à ce que l'on désigne aujourd'hui sous le nom de muscle de Wilson.

---

[1] Traduction de Jarjavay, 1856.

[2] Cadiat. *Étude sur les muscles du périnée.* (*Journ. d'anat. et de phys.*, 1877.)

Un compatriote de Wilson, Guthrie, étudiant la question à son tour, trouva aussi des fibres musculaires entourant la portion membraneuse de l'urètre, et rencontra un muscle qui porte son nom et qui n'a pas été moins vivement contesté que le muscle de Wilson. Je n'ai pas sous les yeux le texte même de Guthrie, mais voici la description qu'en fournit M. Paulet :

« Lorsqu'on enlève le feuillet inférieur de l'aponévrose moyenne, on aperçoit un plan musculaire composé de fibres striées dont la disposition est des plus simples.

« Ces fibres s'insèrent en dehors, sur la lèvre interne de la branche ischio-pubienne, immédiatement au-dessus du feuillet inférieur de l'aponévrose moyenne. De là, elles se dirigent vers la ligne médiane du corps en convergeant de manière à constituer de chaque côté un muscle triangulaire dont la base adhère à la branche ischio-pubienne, et dont le sommet s'unit à la face latérale et à la face antérieure de la portion membraneuse de l'urètre tout près du bulbe.

« Quelques-unes de ces fibres atteignent la face postérieure de l'urètre, mais c'est l'exception, car le plus grand nombre se portent en avant du canal où elles passent d'un côté à l'autre de la ligne médiane, de telle sorte que les deux muscles transverses semblent en réalité n'en constituer qu'un seul composé de deux moitiés symétriques. Les insertions externes de ce transverse unique remontent plus ou moins haut sur les branches ischio-pubiennes, mais elles n'atteignent jamais la symphyse, de sorte que les deux moitiés du muscle sont toujours séparées en haut par un espace dans lequel s'engagent les veines dorsales de la verge pour gagner le plexus de Santorini. Notons enfin que le transverse profond est compris entre les deux feuillets de l'aponévrose moyenne. Telle est la description exacte de ce que l'on rencontre sur le sujet. Telle est aussi, et à peu de chose près, celle qu'a donnée Guthrie, l'anatomiste qui, à mon avis, s'est le plus rapproché de la vérité. »

Guthrie, du reste, a toujours considéré les fibres du transverse profond comme se rattachant à celles disséquées par Wilson et constituant avec elles un seul et même muscle profond. Telle est aussi l'opinion de Cruveilhier [1], qui ne reconnaît dans la couche musculaire profonde supérieure qu'un seul muscle transverso-urétral ; mais sa description diffère de la précédente :

---

[1] *Traité d'anatomie descriptive*, 2ᵉ édit., 1843.

« Ce muscle, dit-il, qui me paraît être le même que celui décrit sous le nom de muscle de Wilson et de Guthrie, ou de *compressor uretræ*, triangulaire comme le transverse superficiel, est situé au-dessus de ce dernier, dont il est séparé par l'aponévrose périnéale moyenne (ligament de Carcassonne) et sur un plan antérieur à ce muscle. Ce muscle, dont l'épaisseur est variable suivant les sujets, naît de la face interne de la branche descendante du pubis et un peu de la branche ascendante de l'ischion, immédiatement au-dessus de l'aponévrose périnéale moyenne, qui le sépare du transverse superficiel et de l'ischio-caverneux ; de là, ses fibres réunies en faisceaux se portent en divergeant à la manière d'un éventail, comme l'a dit Wilson, de dehors en dedans, et se divisent en trois ordres de fibres : 1° les fibres antérieures peu nombreuses, fibres bulbaires, gagnent la face inférieure du bulbe sur lequel elles se terminent par une lame aponévrotique très dense (lame aponévrotique du bulbe) qui se continue avec la lame fibreuse médiane ou bulbo-anale ; 2° les postérieures ou prostatiques, également peu nombreuses, forment un faisceau qui se porte sur les parties latérales de la prostate où il se perd ; 3° les fibres moyennes ou membraneuses destinées à la portion membraneuse de l'urètre, constituent la principale portion du muscle. Pour les mettre à découvert, il faut renverser le bulbe d'avant en arrière ; on voit alors que les deux muscles transverso-urétaux réunis constituent une sorte de plancher musculaire interposé au bulbe et à la portion membraneuse de l'urètre, plancher musculaire qui se divise en deux branches ou plans : l'un supérieur qui passe au-dessus de la portion membraneuse, l'autre inférieur qui passe au-dessous, de telle sorte que cette portion membraneuse est embrassée par le transverso-urétral comme par un sphincter qui occuperait toute sa longueur… Les fibres du transverso-urétral droit se continuent sans ligne de démarcation avec celles du transverso-urétral gauche… On voit aussi de la manière la plus évidente que ce muscle est distinct du releveur de l'anus, avec lequel on l'a confondu… Le transverso-urétral est vraiment le muscle sphincter de la portion membraneuse de l'urètre. »

. Dans la dernière édition de l'*Anatomie descriptive* de Cruveilhier publiée par MM. Marc Sée et Cruveilhier fils, la description change un peu, mais le fond reste le même. Voici ce qu'on y lit :

« En arrière de l'urètre, au-dessus du bulbe, les fibres transversales du côté droit et celles du côté gauche s'insèrent sur la ligne médiane à la lame fibreuse médiane, qui reçoit également des fibres du bulbocaverneux, du releveur de l'anus et du transverse superficiel.

« Autour de la portion membraneuse de l'urètre, elles se continuent d'un côté à l'autre en se recourbant en arc de cercle autour de la moitié antérieure et de la moitié postérieure de la circonférence du canal. Il n'est pas rare de rencontrer, au voisinage immédiat de ce dernier, de véritables faisceaux annulaires. Aux fibres qui passent au-dessus de l'urètre, se rattachent les faisceaux transverses de la prostate. La couche de fibres obliques, dont la direction principale est celle du bord externe du muscle, présente des faisceaux externes qui s'insèrent de distance en distance à la partie osseuse du bassin, en circonscrivant des boutonnières musculo-osseuses dans lesquelles passent les veines profondes ou caverneuses du pénis qui gagnent la honteuse interne. En avant, une portion plus ou moins notable de ces fibres obliques s'insère à l'aponévrose moyenne du périnée. La couche antéro-postérieure se compose généralement de faisceaux isolés, placés au-dessus du bulbe, sur les côtés de l'urètre, qu'ils entourent. Tous ces faisceaux commencent en arrière, à la lame fibreuse médiane ; en avant, les plus internes s'insèrent à la face supérieure du bulbe, celles qui se trouvent plus en dehors atteignent le tissu fibreux qui occupe l'angle de réunion des racines des corps caverneux. En arrière, toutes ces fibres s'insèrent à l'aponévrose moyenne ou directement à la lame fibreuse médiane du périnée. Le plus souvent, ces trois couches sont très difficiles à démêler. Le muscle paraît composé de lames multiples, entre lesquelles se trouvent les glandes de Cowper et les veines profondes du pénis ; mais dans chaque lame on voit des faisceaux affectant différentes directions, les uns parallèles, les autres perpendiculaires aux vaisseaux, de sorte que l'ensemble offre l'aspect d'un tissu caverneux à fibres musculaires striées. En avant, le muscle transverse profond se termine quelquefois par un bord transversal, d'autres fois par des fibres obliques s'insérant sur l'aponévrose moyenne du périnée ou bien par des fibres obliques qui s'unissent à angle, passent sous le bord inférieur de l'aponévrose moyenne, gagnent le dos de la verge et se confondent avec l'enveloppe fibreuse des corps caverneux. C'est cette portion antérieure du muscle transverse profond qui a été décrite sous le nom de muscle de Wilson ou pubio-prostatique, muscle constricteur de l'urètre. En arrière, les muscles des deux côtés se confondent l'un avec l'autre sur la ligne médiane, par une sorte de raphé. »

Jarjavay (1856) ne comprend pas de cette façon la contexture du transverse urétral. Selon lui, le transverse urétral est situé au-dessus du ligament de Carcassonne, au-dessous de l'aponévrose latérale de la prostate, ou, si l'on veut, entre les deux feuillets de l'aponévrose moyenne du périnée. Il s'insère sur les branches ischio-pubiennes d'une part, de l'autre au-dessus de l'urètre, sur ce que Jarjavay considère comme le point d'entre-croisement du muscle orbiculaire. D'après cet anatomiste, les fibres du transverse urétral se continueraient avec celles de l'orbiculaire, de telle sorte que le transverse urétral et l'orbiculaire ne feraient qu'un seul muscle, fixé par ses deux extrémités sur les branches ischio-pubiennes et formant une véritable boucle embrassant l'urètre.

M. Charpy admet le muscle de Guthrie[1]. En ce qui concerne le muscle de Wilson M. Charpy pense : « que le terme de muscle de Wilson ne peut avoir qu'un sens, celui de couche ou faisceau excentrique du sphincter et que, dès lors, il est inutile de le conserver[2]. »

En somme, chacun des anatomistes précités croit à l'existence d'un muscle unique dans la région périnéale profonde et chacun d'eux attribue à ce muscle unique un mode de conformation différent. Voici d'autres anatomistes qui admettent dans cette même région deux muscles, un muscle de Wilson et un muscle de Guthrie.

Pour Sappey, « le muscle de Wilson est situé au-dessous de la symphyse pubienne, sur le prolongement du grand axe de cette symphyse, au-dessus et en arrière de la portion bulbaire de l'urètre qu'il faut renverser en avant pour le mettre en évidence. C'est une lamelle rougeâtre triangulaire, ou plutôt rayonnée et assez mince. La base dirigée en avant s'attache au ligament sous-pubien par une expansion fibreuse que traversent sur la ligne médiane la veine dorsale profonde de la verge, et latéralement les artères dorsales et les nerfs correspondants.

« Le sommet de ce muscle, tourné en bas et en arrière, se perd sur l'extrémité antérieure de la portion membraneuse de l'urètre. La face antérieure du muscle de Wilson semble prolonger celle du muscle de Guthrie, mais occupe en réalité cependant un plan plus profond. Elle est recouverte par une lame fibreuse dépendant de l'aponévrose périnéale moyenne et par le bulbe de l'urètre.

« Ce petit muscle est formé de fibres striées, ses usages n'ont pas

---

[1] Charpy, cours de splanchnologie, *Organes génito-urinaires*, Toulouse, 1890.

[2] M. Rouget prétend, lui, « que les fibres décrites surtout sous le nom de muscle *ischio-urétral transverse profond* ne sont autre chose que les faisceaux du releveur de l'anus du côté opposé ». (Rouget, *Soc. de biologie*, 1855.)

été bien clairement déterminés. La direction de ses fibres, qui toutes convergent de la symphyse vers l'urètre, semble indiquer qu'il a pour attribution de soutenir ce canal et de le rapprocher un peu de la symphyse. »

Quant au muscle de Guthrie, voici comment Sappey le comprend : « Le transverse profond, qui serait mieux nommé ischio-pubio-urétral, est un muscle impair, médian et symétrique situé au-dessus des racines du corps caverneux et du bulbe de l'urètre, dans le triangle limité à droite et à gauche par les branches ischio-pubiennes, en avant par la symphyse du pubis, en arrière par les muscles transverses superficiels.

« Aplati, assez mince, il constitue un plan de figure triangulaire comme l'espace dans lequel il se trouve inscrit ; ce plan triangulaire s'attache de chaque côté à toute la longueur des branches ischio-pubiennes sur la lèvre interne ou profonde de celles-ci. Ses fibres, presque entièrement charnues, se dirigent de dehors en dedans en affectant une longueur d'autant plus considérable qu'elles sont plus postérieures. Toutes s'insèrent sur la partie médiane d'une lame fibreuse, triangulaire aussi, que recouvre le muscle et qui constitue l'aponévrose périnéale moyenne. Par l'intermédiaire de cette lame elles se trouvent en connexion étroite avec la portion membraneuse de l'urètre et l'extrémité postérieure du bulbe, mais elles ne se fixent, en réalité, ni sur l'une ni sur l'autre. »

Mon regretté maître, le professeur Richet, dans une description longtemps classique du périnée[1], signale au-dessus de l'aponévrose moyenne un muscle de Wilson ou pubio-urétral formé de « fibres musculaires qui, nées de la face postérieure de la symphyse et du corps du pubis, convergent vers la portion musculaire de l'urètre... Le muscle de Wilson ou pubio-urétral se compose principalement de fibres ayant des attaches fixes au squelette et des attaches mobiles à l'urètre, quelquefois à la prostate et même au rectum. »

L'agencement qu'il accorde au transverse profond est analogue à celui que lui attribuent Sappey, Paulet et autres. Nous n'y reviendrons plus.

MM. Beaunis et Bouchard donnent de leur côté[2] une description semblable du transverse profond, mais leur muscle de Wilson est loin de ressembler à celui de Sappey, dont la manière de voir est géné-

---

[1] Richet. *Traité pratique d'anatomie médico-chirurgicale.*
[2] Beaunis et Bouchard. *Nouveaux éléments d'anatomie descriptive et d'embryologie.*

ralement admise. D'après eux, « ce muscle décrit d'une façon très diverse par les auteurs et nié par beaucoup d'anatomistes, offre de grandes variétés individuelles. Il correspond à la moitié postérieure de la région membraneuse; ses fibres latérales s'attachent de chaque côté de la symphyse et forment une anse dont la concavité embrasse la partie postérieure de l'urètre et se fixe au raphé sous-urétral. Les fibres moyennes se portent du ligament transverse à la partie supérieure de l'urètre en bas, la prostate en arrière et l'angle de réunion des corps caverneux en avant. Le muscle de Wilson est séparé de chaque côté des fibres antérieures du releveur de l'anus par l'aponévrose latérale de la prostate... Nous devons dire que nous avons cherché en vain ce muscle chez beaucoup de sujets. »

En revanche, nombre d'auteurs refusent d'admettre ces muscles. Cruveilhier, nous l'avons déjà vu, ne regarde pas le muscle de Wilson comme un muscle distinct. Mon éminent ami, le professeur Farabeuf, dans ses cours à l'École pratique, a enseigné (1886) que tous les muscles transverses du périnée forment un seul plan musculaire. M. Paulet, qui accepte le muscle de Guthrie, proclame franchement que le muscle de Wilson n'existe pas. « Je crois, déclare-t-il, que, malgré son incontestable habileté, M. Sappey s'est laissé tromper par les apparences et qu'il a pris pour un muscle le tissu conjonctif un peu serré qui entoure les vaisseaux dorsaux à leur passage sous l'arcade pubienne, lequel est toujours rendu rougeâtre par le sang qui s'écoule infailliblement des veines dorsales si on n'a pas soin de les vider avant la préparation [1]. »

C'est en 1877 que Cadiat a publié, dans le *Journal de l'anatomie et de la physiologie* de Ch. Robin, sous le titre : *Étude sur les muscles du périnée, en particulier sur les muscles dits de Wilson et de Guthrie*, un travail très important, basé sur des recherches faites à l'aide du microscope, travail qui a semblé d'abord devoir mettre fin aux controverses. Son procédé d'investigation « consiste à prendre sur des cadavres d'enfants nouveau-nés tout le périnée, du pubis à l'anus, et à faire des coupes microscopiques comprenant toutes ces parties, coupes longitudinales de l'urètre et coupes perpendiculaires à son axe. » Cadiat a pu ainsi débiter en coupes fines et numérotées au nombre de 80, tout l'urètre depuis le bulbe jusqu'à la vessie. Ses conclusions générales ont été les suivantes :

---

[1] Ch. Paulet. *Loc. cit.*

« 1° Nous n'avons rien rencontré qu'on puisse décrire sous le nom de muscle de Wilson, rien non plus qui mérite d'être appelé le muscle de Guthrie ;

« 2° Tous ces muscles, que nous pourrions appeler *constricteurs de l'urètre*, sont disposés d'une façon très facile à comprendre, bien loin d'être éparpillés pour ainsi dire comme autant d'organes séparés, ainsi que sembleraient le faire croire les descriptions classiques... Le plan général est une gaine musculaire, enveloppant entièrement l'urètre à partir de la vessie jusqu'au bulbe inclusivement, continuant la couche des fibres circulaires de la vessie. En dehors de cette couche, il n'y a pas de muscles extrinsèques, de muscles allant s'insérer sur les os du bassin ou les ligaments qui les accompagnent... Au col de la vessie il n'y a que des fibres musculaires de la vie organique ; plus loin, à la portion membraneuse, nous trouvons des modifications importantes : une grande partie de ces éléments musculaires sont remplacés peu à peu par des faisceaux striés, mais la gaine musculaire ne change pas pour cela de forme ni d'épaisseur.

« L'ensemble de ces faisceaux forme donc au niveau de la région membraneuse un large anneau musculaire strié. Ce sont les différentes parties de cet anneau qui ont été décrites sous le nom de muscle de Wilson ou de sphincter externe de la vessie...

« Sur aucune de nos coupes nous n'avons rencontré de fibres transversales allant s'insérer sur l'urètre. Les seules fibres ayant cette direction et situées au voisinage de ce conduit sont situées à la partie inférieure, en dehors de l'anneau sphinctérien... Il résulte de nos recherches qu'elles appartiennent à un vaste plan rectangulaire commençant au bulbe, dont elles embrassent la partie inférieure, et se terminant sur la région membraneuse. Le transverse ne s'insère pas, comme on le prétend, sur les branches du pubis, mais sur des brides fibreuses de l'aponévrose superficielle.

« En résumé, il existe, au périnée, entre les deux sphincters, celui de l'urètre et celui de l'anus, une sorte de bande musculaire, à fibres transversales. Ces fibres s'insèrent d'une part sur le raphé, de l'autre sur des faisceaux celluleux ou des couches sous-cutanées suivant le niveau où elles se trouvent placées. Une partie de ces fibres forme ce qu'on appelle le transverse profond, enfin les plus inférieures appartiennent au bulbo-caverneux. Cette couche musculaire ne peut avoir d'action sur la circulation veineuse. »

MM. Morel et Mathias-Duval (*Manuel de l'anatomiste*, 1886) se sont ralliés à la manière de voir de Cadiat. Pour eux, on ne trouve rien qui doive être appelé muscle de Wilson ou de Guthric ou muscle en huit chiffres. En un mot, le muscle en question présente la forme d'une gouttière ouverte en arrière, qui embrasse le canal de l'urètre.

Mais M. Tillaux, dans son *Anatomie topographique* (4ᵉ édition, 1889), est venu jeter une note discordante. « M. Cardiat, dit-il, a nié l'existence indépendante des muscles de Guthric et de Wilson, et même du transverse superficiel. Mais les recherches de M. Cadiat n'ont porté que sur des enfants nouveau-nés, chez lesquels les organes génitaux sont très loin d'avoir acquis leur entier développement. Les résultats histologiques qu'il a obtenus sont sans doute très intéressants au point de vue de l'évolution du plancher musculaire du bassin, mais je maintiens que, chez l'adulte, les muscles du périnée présentent bien la disposition que je vais décrire :

« Après avoir rabattu l'aponévrose périnéale superficielle, enlevez le muscle ischio-caverneux ; vous mettrez ainsi à découvert le feuillet inférieur de l'aponévrose moyenne : enlevez ce feuillet, et vous trouverez aussitôt des fibres musculaires à direction transversale qui constituent le muscle transverse profond ou de Guthrie qu'il faut bien se garder de confondre avec le muscle de Wilson. Le muscle de Guthrie présente, comme la cloison elle-même dans laquelle il est contenu, la forme d'un triangle à base inférieure, ses fibres s'insèrent de chaque côté à la lèvre interne de la branche ischio-pubienne et sur la ligne médiane aux parois de la loge fibreuse et à la portion membraneuse.

« Au-dessus du muscle de Guthrie, on trouve le feuillet supérieur de l'aponévrose moyenne, et au-dessus de ce feuillet le deuxième plan musculaire composé des muscles de Wilson, releveur de l'anus, et ischio-coccygien.

« C'est un petit muscle (le muscle de Wilson) triangulaire rayonné, à base supérieure et à sommet inférieur.

« Il s'attache par sa base au ligament sous-pubien, et par son sommet à la portion membraneuse de l'urètre. Le muscle de Wilson a été considéré par certains auteurs comme la partie la plus antérieure du releveur de l'anus, mais c'est une erreur, ces muscles sont complètement séparés l'un de l'autre par l'aponévrose latérale de la prostate. »

Devant cette nouvelle affirmation catégorique, M. Quenu, chargé de rédiger l'article *Urètre* du *Dictionnaire encyclopédique des sciences naturelles*, a jugé à propos d'entreprendre des recherches personnelles.

Ces recherches l'ont conduit à formuler, au moins relativement au muscle de Wilson, des propositions qui sont en contradiction avec celles émises par MM. Morel, Cadiat et Mathias-Duval.

Le procédé d'investigation de M. Quenu a différé un peu de celui de Cadiat. Il a disséqué le périnée jusqu'aux parties discutées et lorsqu'il est arrivé à ces parties il les a détachées et en a fait des coupes qu'il a examinées au microscope. *Point important, ses recherches ont porté sur l'homme adulte.* Voici les résultats auxquels il est parvenu :

1° Le muscle de Wilson existe ;

2° Il ne s'insère au ligament sous-pubien qu'au moyen d'une couche de tissu fibreux creusé de lacunes veineuses ;

3° Ses fibres sont longitudinales ou obliques ;

4° La description que Sappey a fourni du muscle de Wilson est donc exacte en tous points ;

5° Le muscle de Guthrie ne prend pas d'insertion directe sur le bassin ni sur l'urètre ;

6° Il a la forme d'un prisme dont la base serait appliquée sur l'urètre ; ses fibres ont une direction circulaire, concentrique à celles de l'urètre, elles sont entourées d'un tissu conjonctif dense qui pénètre entre les faisceaux. En d'autres termes et comme conclusion, le muscle de Guthrie est un sphincter surajouté au sphincter urétral.

Avec M. Quenu il y avait tout lieu de présumer que le débat était définitivement clos. Une circonstance fortuite l'a rouvert. En août 1886, à Montpellier, les membres du jury du concours pour le prosectorat ayant donné aux candidats à « préparer les divers plans musculo-aponévrotiques du périnée », un d'entre eux, M. A. Cros, entreprit de confronter et de contrôler les assertions contraires de Quenu et de Cadiat, en employant successivement les procédés de l'un et de l'autre de ces anatomistes. Tout d'abord, M. Cros[1] a disséqué un certain nombre de périnées d'adultes, et a retrouvé, avec des variétés individuelles considérables, les parties d'apparence musculaire qui correspondent aux muscles de Wilson et de Guthrie tels que les décrivent Sappey, Richet, Tillaux, etc. Il a ensuite emprunté à ces parties d'apparence musculaire des parcelles de tissu qu'il a portées sous le microscope, sans autre préparation qu'une dissociation préalable à l'aide de deux aiguilles.

En ce qui concerne le muscle de Wilson, sur des nombreuses pré-

----

[1] Cros. *Recherches anatomiques sur les muscles de Wilson et de Guthrie.* Montpellier, 1887, p. 19 et suiv.

parations empruntées à trois sujets différents, M. Cros a constamment trouvé des fibres musculaires striées.

Quant au muscle de Guthrie, il a employé le même procédé chez deux sujets différents et de très nombreuses préparations lui ont permis d'arriver aux conclusions suivantes :

« *A*). Du muscle existe dans ce tissu d'apparence musculaire, mais en faible proportion ; le tissu fibreux l'emporte de beaucoup.

« *B*). On ne rencontre de fibres musculaires qu'au voisinage de l'urètre ; au voisinage des branches ischio-pubiennes on n'en trouve pas une seule, on y voit seulement du tissu fibreux avec de nombreux amas de vésicules adipeuses et, tout à fait à proximité de l'os, d'élégants réseaux de fibres élastiques anastomosées formant un feutrage très dense. En même temps, on voit la préparation constamment salie par des quantités considérables de détritus sanguins.

« *C*). Le muscle de Guthrie ne forme donc pas, comme on l'a dit, une lame continue d'une branche ischio-pubienne à l'autre ; il n'a pas d'insertions osseuses. Mais il ne faut pas prétendre non plus qu'il n'y a, dans la région assignée à ce muscle, que du tissu lamineux rougi par du sang sorti des vaisseaux. »

Ces conclusions préliminaires sont, comme on le voit, conformes à celles de M. Quenu ; mais il ne suffisait pas d'avoir prouvé qu'il y a en effet des fibres musculaires dans la région dont il s'agit, il fallait encore et surtout examiner quel est l'*agencement* de ces fibres les unes par rapport aux autres, par rapport au canal de l'urètre et au squelette, et voir s'il est bien tel qu'on l'a décrit. Pour cela M. Cros a fait deux ordres de coupes sur la région, les unes parallèles, les autres perpendiculaires au canal de l'urètre. Ces coupes ont porté sur l'adulte et le nouveau-né.

D'abord, M. Cros a voulu vérifier si les conclusions de Cadiat par rapport à l'enfant étaient exactes, et, refaisant ce que Cadiat avait fait le premier, il a débité en tranches aussi fines que possible un urètre de nouveau-né depuis la vessie jusqu'au bulbe. Il a pu obtenir ainsi 140 coupes (près du double de Cadiat [80]) qui ont été soigneusement numérotées au fur et à mesure, colorées au picro-carmin, et montées en préparations permanentes dans la glycérine.

Il a pu sur cette série de cent quarante préparations contrôler d'un bout à l'autre les assertions de Cadiat et se convaincre que les conclusions de celui-ci sont exactes en tous points. Il n'a trouvé que des fibres ayant une direction circulaire autour de l'urètre. Par conséquent, dit-il, les muscles de Guthrie et de Wilson n'existent pas chez l'enfant. Il n'y a qu'un seul muscle, l'orbiculaire de l'urètre ou sphincter urétral, qui s'étend depuis la prostate jusqu'au bulbe.

Mais M. Tillaux a soutenu que l'enfant, à cause de l'incomplet développement de ses organes génitaux, ne présente pas les dispositions que l'on trouve plus tard chez l'adulte. M. Cros a donc repris chez l'adulte les recherches qu'il avait faites chez le nouveau-né. Mais, à cause du volume plus considérable des parties, M. Cros a dû modifier légèrement son procédé. Au lieu de faire des coupes totales de l'urètre et des parties voisines, il n'a fait que des coupes partielles se complétant mutuellement. Il a donc commencé par préparer par sa face périnéale le muscle de Wilson qu'il n'avait jamais réussi à préparer par sa face pelvienne. Ensuite, rasant avec un scalpel les branches ischio-pubiennes, il a enlevé la partie triangulaire qui correspond à l'aponévrose moyenne ; en haut, il a conservé dans le lambeau une partie du ligament sous-pubien ; en arrière, il a fait porter la section sur la terminaison de la prostate et en avant, sur l'origine du bulbe. Alors il a partagé ce fragment d'urètre en trois portions, une supérieure, comprenant le prétendu muscle de Wilson avec la partie urétrale adjacente et deux inféro-latérales, correspondant chacune à l'un des muscles de Guthrie.

Pour le muscle de Guthrie, il a fait des coupes perpendiculaires au grand axe du canal de l'urètre, dans le plan de l'aponévrose moyenne, c'est-à-dire dans le plan assigné à ce muscle ; sur ces coupes il a constaté d'abord, d'accord en cela avec Cadiat et Quenu, l'absence de fibres perpendiculaires à l'urètre, la présence au contraire de nombreux faisceaux striés à direction générale circulaire, plus ou moins ondulés. Mais il n'a pas rencontré deux couches distinctes de fibres, qui formeraient, comme le veut M. Quenu, l'une, le sphincter urétral et l'autre, un muscle spécial, un sphincter surajouté au premier.

Restait le muscle de Wilson : sur le fragment enlevé, comme nous l'avons dit, M. Cros a fait des coupes verticales antéro-postérieures perpendiculaires au prétendu muscle, parallèles à la direction de l'urètre.

Sur ces nombreuses coupes il n'a vu aucune fibre ayant une direction radiée par rapport à ce canal. Par contre, il y a noté la présence de maints faisceaux annulaires. M. Cros aurait pu conclure, et à bon droit, d'après ces préparations microscopiques. Mais il a voulu accumuler les preuves et a réussi à obtenir chez l'adulte, comme chez l'enfant, des coupes d'ensemble de la totalité de la région. Sur ces coupes perpendiculaires à l'urètre il a retrouvé exactement ce qu'il avait trouvé chez le nouveau-né, c'est-à-dire des fibres circulaires plus ou moins flexueuses sur les parties latérales de l'urètre et pas autre chose.

« En résumé, il résulte de nos recherches, dit M. Cros, les faits suivants :

« 1° La région profonde du périnée présente chez l'adulte et chez l'enfant une structure identique, contrairement aux assertions de M. Tillaux ;

« 2° Le muscle de Wilson n'existe pas, quoi qu'en pensent MM. Richet, Sappey, Tillaux, Quenu, etc. ;

« 3° Le muscle de Guthrie n'existe pas davantage, malgré l'avis de MM. Richet, Sappey, Tillaux, Paulet, etc. ;

« 4° Autour de la portion profonde de l'urètre on ne trouve que des fibres circulaires (muscle orbiculaire de Cadiat) en plus de quelques fibres longitudinales. Il n'y a pas de fibres radiées allant s'insérer sur le squelette ou les parties fibreuses qui lui sont annexées (ligament sous-pubien).

« Au voisinage de la vessie, ces fibres circulaires appartiennent à la vie organique, ce sont des fibres lisses (sphincter vésical des auteurs). Vers la partie inférieure de la prostate, les fibres lisses sont peu à peu remplacées par des fibres striées affectant la forme d'un croissant qui embrasse la partie antérieure de l'urètre et se perd sur les parties latérales de la prostate (sphincter prostatique de Sappey, sphincter externe); au niveau de la portion membraneuse de l'urètre ces fibres striées forment un anneau complet autour de ce canal. Cet anneau s'élargit sur les parties latérales de l'urètre dans l'épaisseur du diaphragme uro-génital et ses fibres décrivent là des flexuosités qui leur donnent une direction presque transversale. Ce sont ces fibres qui ont été vues et décrites comme un muscle spécial : le transverse profond ou pubio-ischio-urétral, par Guthrie, Cruveilhier, Richet, Sappey, Paulet, Tillaux, etc. Cet anneau musculaire strié occupe toute la région bulbaire de l'urètre et ses fibres se confondent en avant et en bas avec celles du bulbo-caverneux, de telle sorte que la portion prostatique, la portion membraneuse et le bulbe de l'urètre sont enveloppés par une gaine contractile ininterrompue. Au niveau de la paroi supérieure de l'urètre, au-dessus du ligament sous-pubien, ces fibres deviennent également plus nombreuses et remontent à une plus grande hauteur dans l'épaisseur du tissu fibreux de la région. Ce sont les fibres qui forment cet épaississement de l'anneau musculaire sur la ligne médiane supérieure qui ont été décrites sous le nom de muscle de Wilson.

« La description de Cadiat est donc exacte en tous points, et l'on ne doit plus admettre avec lui, dans la région profonde du périnée, que le muscle orbiculaire de l'urètre ou sphincter urétral. »

J'ai tenu à reproduire, sans les modifier, les passages du mémoire dans lequel M. Cros a consigné le résultat de ses recherches anatomiques sur les muscles de Wilson et de Guthrie. Ils répondent absolument à ce que j'ai vu. En 1875, j'ai fréquenté assidûment le laboratoire d'histologie de la Faculté de médecine de Paris, et j'ai pu constater *de visu* quel soin mon regretté collègue d'internat et ami Cadiat a apporté dans la préparation de ses coupes histologiques du périnée infantile. Il était impossible d'être plus minutieux et plus méthodique et je suis heureux de l'hommage rendu par M. Cros à un savant trop déprécié, hélas ! de son vivant.

Depuis 1875, j'ai eu plusieurs fois l'occasion de disséquer la région périnéale superficielle et de pratiquer des coupes parallèles et contiguës de la région périnéale profonde depuis le bulbe de l'urètre jusqu'au col de la vessie aussi bien chez l'enfant que chez l'adulte. Pas plus chez l'un que chez l'autre je n'ai trouvé de muscle de Wilson ni de muscle de Guthrie. J'ai toujours noté chez l'enfant le mode de conformation observé par Cadiat, et chez l'adulte, celui signalé par Cros. C'est assez dire que depuis longtemps je professe qu'il n'y a autour de l'urètre qu'un seul muscle orbiculaire composé de fibres n'ayant aucune connexion avec le pubis ni avec les branches ischio-pubiennes [1].

La portion membraneuse du canal uro-génital étant relativement plus longue dans les premiers stades du développement, le muscle urétral est aussi alors relativement plus développé ; c'est à ses dépens que se forme pendant la vie fœtale le soi-disant muscle transverse profond du périnée, qui, en réalité, ne représente que certains faisceaux de l'orbiculaire de l'urètre. En avant, le muscle urétral se met en rapport

---

[1] En cela, je suis absolument aussi en désaccord avec M. Gegenbaur qui, dans son *Traité d'anatomie humaine* donne la définition suivante de l'orbiculaire de l'urètre : « C'est une couche musculaire disposée en anneau autour de la paroi membraneuse. Un certain nombre de ces fibres partent d'un raphé postérieur. Une partie assez importante du muscle s'est cependant unie au pubis dans le voisinage de l'arcade du pubis ; elle peut même se décomposer en plusieurs couches dont les fibres sont disposées obliquement ou transversalement. On a divisé cette partie du muscle urétral en deux muscles distincts : le *muscle transverso-urétral*, et le *muscle transverse profond du périnée*. »

intime avec le muscle bulbo-caverneux et le muscle transverse superficiel du périnée ; en arrière, il va se perdre à la surface de la prostate. Le raphé du pénis, duquel émanent certaines fibres en croissant
du sphincter urétral, est, comme le raphé du scrotum et celui du
périnée, le vestige de la soudure des deux replis génitaux primitifs.

Tandis que la vessie urinaire de l'homme se continue immédiatement avec le canal uro-génital, celle de la femme se prolonge encore
en un court canal de 2 à 3 centimètres de long que l'on désigne
sous le nom d'*urètre*. L'urètre s'ouvre chez la femme au moyen d'une
fente allongée dans le sinus uro-génital ou vestibule du vagin. Cette
partie de l'appareil urinaire de la femme n'a pas son équivalent chez
l'homme ; car le canal qu'on appelle urètre chez l'homme est le canal
uro-génital lui-même. La paroi de l'urètre de la femme n'est qu'un
prolongement de celle de la vessie. Elle est formée par une muqueuse
des fibres lisses longitudinales internes et des fibres lisses annulaires
externes recouvertes par une couche de fibres striées, disposées de
façon à former un sphincter externe. Plus en dehors, il existe des
faisceaux musculaires striés obliques ou transversaux qui sont unis
à la musculature du périnée.

TRANSVERSE DU PÉRINÉE

Syn. : *Transverse superficiel du périnée* ; *ischio-périnéal* (Chaussier) ;
transverso-anal (Cruveilhier).

On donne ce nom à un petit muscle transversal situé entre l'anus
et le sinus uro-génital, et qui se trouve par conséquent *en rapport à
la fois avec les muscles de ces deux organes.*

Absence. — Le transverse du périnée de l'homme fait quelquefois
défaut. Je l'ai vu pour ma part manquer des deux côtés chez une
vieille idiote ; du côté droit, chez une fillette morte de méningite ; et
du côté gauche, chez un ataxique.

Anatomie comparée. — « Le muscle transverse du périnée n'appartient pas à proprement parler, dit M. Paulet, au plan général de la
région. Il manque normalement dans un grand nombre d'espèces, et
l'on constate souvent son absence, à titre d'anomalie, chez les animaux

même où il existe le plus constamment. Ses fonctions, si elles ne sont pas nulles, sont au moins peu importantes[1]. » De fait, M. Paulet ne l'a pas rencontré dans le *cerf d'Aristote*, le *cerf Muntjack*, le *cerf frontal*, le *papion*. Les hippotomistes affirment que le transverse du périnée est constant dans le *cheval*. Je reconnais que ce muscle se rencontre chez ce *solipède* dans la majorité des cas ; mais l'éminent professeur d'anatomie de la Faculté de médecine de Montpellier, dont je viens de citer le nom, l'a vu faire défaut des deux côtés sur un *cheval* qu'il a disséqué à Alfort, en 1876.

Variations de développement. — Le transverse du périnée peut être réduit à quelques fibres et, quoi qu'en dise Cadiat — et c'est le seul point sur lequel nous sommes en désaccord — provient généralement de l'ischion aussi bien chez l'enfant que chez l'adulte.

Duplicité ou triplicité du muscle. — Il n'est pas rare de trouver, soit à droite, soit à gauche, deux et même trois transverses ; M. le docteur Embleton a même disséqué un matelot fortement musclé chez lequel il y avait deux transverses de chaque côté[2]. C'est à ces transverses surnuméraires qu'on a donné le nom de muscle *transversus perinei alter*. De même que les faisceaux aberrants dont nous allons parler, les transverses du périnée supplémentaires doivent être regardés comme des reliquats du sphincter du cloaque.

Connexions plus intimes avec les muscles voisins et faisceaux surnuméraires. — On voit assez communément quelques trousseaux de fibres du transverse naître du tendon de l'ischio-caverneux, de l'aponévrose de l'obturateur interne, d'arcades tendineuses étendues entre cette aponévrose et le releveur de l'anus ou même de l'aponévrose moyenne du périnée.

Sur un grand nombre de sujets dont le transverse du périnée était très développé, Cruveilhier et Marc Sée ont trouvé la disposition suivante : « Les deux tiers antérieurs des fibres du transverse, parvenus sur les côtés de la ligne médiane, changeaient immédiatement de direction pour se porter d'arrière en avant et se confondre avec le bulbo-caverneux dont ils constituaient une des origines principales.

---

[1] Paulet. *Loco citato suprà*, p. 179.

[2] Embleton. *Anomalies of arrangement* (*Journ. of anat. and phys.*, 2ᵉ série, n° 9, 1871, p. 216).

La même disposition avait lieu des deux côtés. Ce faisceau bulbo-caverneux des transverses n'est souvent qu'à l'état de vestige[1]. »

J'ai disséqué, pour ma part, plusieurs sujets dans lesquels le transverse droit, le transverse gauche ou les deux transverses, se terminaient en totalité sur le feuillet inférieur de l'aponévrose périnéale moyenne, dans le bulbo-caverneux ou le sphincter externe de l'anus. J'en ai disséqué aussi quelques-uns chez lesquels, le raphé médian du périnée faisant défaut, les deux transverses, se continuant directement, semblaient ne former qu'un seul muscle semi-circulaire dont la concavité embrassait la partie antérieure du rectum.

Le transverse du périnée reçoit exceptionnellement un faisceau de renforcement émanant de l'aponévrose fessière. C'est le muscle *gluteo-perinealis*.

Parfois, au lieu de rejoindre le transverse du périnée, ce faisceau va se fixer sur la face inférieure du feuillet inférieur de l'aponévrose moyenne du périnée ou sur l'intersection fibreuse qui sépare le sphincter externe de l'anus du bulbo-caverneux.

Il peut être unilatéral ou bilatéral, mais il est toujours innervé par le nerf fémoro-périnéal de Sappey (*nervus pudendus inferior*) qui perfore si souvent le transverse.

Dans son mémoire sur les *Anomalies musculaires*, M. Macalister joint au nom de ce muscle celui de Krause. J'ai reçu, le 27 juin 1895, une lettre du professeur d'anatomie de l'Université de Berlin dans laquelle il se défend en ces termes, non seulement d'avoir découvert le glutéo-périnéal, mais même de l'avoir jamais rencontré : « Le glutéo-péri-néal a été décrit en 1876 par W. Gruber, de Saint-Pétersbourg, dans : *Virchow's Arch. für pathologische Anatomie*, t. LXVII, p. 353, sous le nom de *musculus transversus perinei superficialis*. Deux ans plus tard, W. Gruber a publié un nouveau travail sur ce muscle qu'il a débaptisé et appelé *M. gluteo-perinealis*, voir : *Virchow's Arch. für pathologische Anatomie*, 1878, t. LXXIV, p. 454. Gruber l'a trouvé quatre fois, dont une fois des deux côtés. C'est donc à tort qu'on m'attribuerait la découverte de cette rare anomalie dont on n'a pas encore vu jusqu'à ce jour un seul exemple à Berlin. »

Si mes recherches bibliographiques sont exactes, c'est à mon bien regretté maître Broca que reviendrait l'honneur de cette découverte. (Consultez Broca, *Bulletins de la Société anatomique de Paris*, 1851,

---

[1] Cruveilhier et Marc Sée. *Traité d'anat.*, cit. t. II, 1re partie, p. 428.

n° 7, p. 230.) Le glutéo-périnéal a été retrouvé récemment par M. Macalister et plusieurs anatomistes italiens. Je ne l'ai jamais vu.

MUSCLES DE LA RÉGION CAUDALE
DE LA COLONNE VERTÉBRALE

La disposition des muscles de l'extrémité anale du canal intestinal et du canal uro-génital détermine la fermeture du détroit inférieur du bassin, fermeture qui est complétée par le muscle ischio-coccygien. En France, on regarde encore le muscle ischio-coccygien comme un muscle du périnée. Cette manière de voir n'est pas soutenable dans l'état actuel de nos connaissances. Il appartient à la musculature ventrale de la portion caudale de la colonne vertébrale.

L'atrophie de la région caudale du corps de l'homme ne se manifeste pas seulement par une réduction des dernières vertèbres sacrées et des dernières vertèbres coccygiennes, mais elle se manifeste également par l'atrophie de sa musculature primordiale, qui se trouve réduite à quelques muscles insignifiants.

Les muscles moteurs de la queue, qui sont généralement si puissants dans les *Mammifères* et principalement dans le *castor*, le *kanguroo*, le *lion*, etc., qui ont la queue longue et forte, manquent, ou sont tout à fait rudimentaires chez l'homme. Ces rudiments ont toutefois une grande importance morphologique. Ils témoignent de l'existence chez quelque ancêtre des *Primates*, d'un appendice caudal que l'on voit, du reste, réapparaître parfois dans l'espèce humaine.

Ils se répartissent en muscles ventraux ou antérieurs et en muscles dorsaux ou postérieurs ; ils correspondent respectivement aux deux grands groupes de muscles de mêmes noms que l'on rencontre dans le restant de l'axe du corps. Bien qu'ils n'affectent, en apparence, aucune connexion anatomique avec ces derniers, il conviendrait cependant de les réunir à eux pour les décrire. Et si je ne l'ai pas fait, c'est pour ne rien changer aux usages reçus [1]. La transformation des muscles

---

[1] « Dans les *Cétacés*, où la queue est, comme dans les *Poissons*, l'instrument principal du mouvement progressif, les muscles coccygiens ont atteint un volume et un développe-

de la queue en fascia et en aponévroses, les modifications d'insertions et de fonctions qu'ils subissent, ainsi que le releveur de l'anus, dans les diverses espèces et surtout dans les *Singes* et dans l'homme, ont été très bien étudiées par Kollmann [1] et Lartscheider [2].

A) MUSCULATURE VENTRALE DU COCCYX

ISCHIO-COCCYGIEN

Syn. : *M. coccygeus* (N. a.); *M. abductor coccygis*; *triangularis coccygis* (Santorini); *levator coccygis* (Morgagni); *coccy-ischiatique* (Lannegrâce); *ischio-caudal* (Humphry).

Absence. — L'ischio-coccygien manque très souvent. Cette malformation ne saurait surprendre ; la disparition ou plutôt l'atrophie de la portion caudale de la colonne vertébrale dans l'espèce humaine doit entraîner et entraîne la disparition ou l'atrophie de tous les muscles qui la meuvent, aussi bien de ceux qui la meuvent dans le sens latéral que dans le sens antéro-postérieur. Si les abducteurs du coccyx sont plus constants que les fléchisseurs et les extenseurs du coccyx, c'est que les abducteurs servent non seulement à imprimer des mouvements à l'appendice caudal, mais encore à fermer la région ano-caudale. Leur défaut de présence constitue une de ces anomalies que M. Mathias Duval appelle *anomalies évolutives ou progressives*.

Variations de structure. — L'ischio-coccygien est composé normalement de faisceaux aponévrotiques entremêlés de faisceaux charnus qui lui donnent beaucoup de rapport avec les muscles intercostaux.

Chez le plus grand nombre des sujets, la portion aponévrotique domine la portion charnue, mais c'est souvent l'inverse. Parfois même ce muscle est complètement transformé en une masse tendineuse (Sœmmerring, Gegenbaur). Cette transformation fibreuse du muscle est l'indice de la tendance qu'il a à faire défaut. Quant aux cas de duplicité et de triplicité de l'ischio-coccygien qui ont été signalés

---

ment infiniment supérieur à celui d'aucun *Quadrupède*; mais comme il n'y a pas de bassin, ils se confondent avec ceux du dos et ne forment avec eux qu'une série. » (Cuvier.)

[1] Kollmann J., *Der Levator Ani und der Coccygeus bei den geschwanzten Affen und den Anthropoïden* (Verhandl. d. Anat. ges. auf der achten Versamml. in Strassburg in E., p. 198-205, avec 2 fig.).

[2] Lartscheider. *Loco citato suprà.*

par Sœmmerring, ce sont, je suppose, des cas de division de ce muscle en deux ou trois chefs indépendants par suite de la disparition des intersections fibreuses.

Variations des insertions et connexions plus intimes avec les muscles voisins. — Je n'ai jamais rencontré la fusion complète du releveur de l'anus et de l'ischio-coccygien, notée par Sœmmerring. Peut-être celui-ci s'est-il mépris. L'ischio-coccygien semble, en effet, au premier abord, se continuer sans ligne de démarcation avec le bord postérieur du releveur de l'anus, en sorte qu'on serait tenté de confondre l'ischio-coccygien et le releveur de l'anus en un seul et même muscle formant un plan non interrompu, depuis le bord inférieur du pyramidal jusqu'à l'arcade du pubis. L'ischio-coccygien comprendrait toute la portion du plancher qui s'insère au bord du coccyx, le releveur de l'anus, le reste du plancher ; mais on reconnaît bientôt que ces deux muscles sont séparés l'un de l'autre par une lamelle aponévrotique.

J'ai vu, comme Sœmmerring [1] et M. Watson, l'insertion totale de l'ischio-coccygien sur le sacrum, en dedans, et, comme M. Watson, le renforcement de ce muscle par des fibres provenant de l'aponévrose d'enveloppe de l'obturateur interne, en dehors.

Anatomie comparée. — L'abducteur du coccyx constitue chez les *Mammifères* un muscle qui fait mouvoir latéralement la queue. Comme tous les muscles de la queue — le coccyx, en anatomie humaine — il offre beaucoup de variétés. Ce muscle a été retrouvé par Alix et Gratiolet dans le *Troglodytes Aubryi*.

Remarquons, en terminant, que le nom de *levator coccygis* qui lui a été donné par Morgagni ne lui est nullement applicable.

MUSCLES SURNUMÉRAIRES

Fémoro-coccygien.

Syn. : *Faisceau caudal du grand fessier ; coccy-fémoral* (Testut) ; *paraméral* (Strauss-Durckheim) ; *agitator caudæ, caudo-fémoral* des zootomistes.

On donne ce nom à un faisceau musculaire étroit, contigu au bord inférieur du grand fessier auquel il est quelquefois plus ou moins

[1] Sœmmerring. *Loco citato suprà*, p. 212.

uni et étendu du coccyx au-dessous de la cinquième vertèbre sacrée,
ou à la fois du coccyx et de la cinquième vertèbre sacrée à la ligne
âpre du fémur. Il a été signalé par MM. Chudzinski, Macalister, Sabatier, Testut, etc.

Je l'ai trouvé sept fois : cinq fois chez l'homme, une fois chez une
femme blanche, une fois sur une Angolaise. Sur un homme, où il
existait des deux côtés, il naissait en totalité des faces latérales du coccyx, longeait le bord inférieur du grand fessier dont il était séparé par
un espace linéaire comblé d'un tissu cellulo-graisseux à larges mailles,
et se divisait, immédiatement au-dessous de l'insertion du grand
fessier, en deux branches dont une se fixait à la ligne âpre du fémur
et l'autre se perdait sur l'aponévrose fémorale.

Sur tous les autres sujets, sauf chez un homme et chez l'Angolaise,
il n'était développé que d'un seul côté, à droite.

Dans la femme blanche et dans un des sujets du sexe masculin il
était presque confondu avec le grand fessier. Dans l'Angolaise il était
constitué par une languette d'un rouge pâle, large d'un travers de
doigt environ, et dont l'extrémité interne était insérée sur le grand
ligament sacro-sciatique et l'extrémité externe en partie sur la ligne
âpre, en partie sur l'aponévrose crurale.

Il est bon d'observer que M. Chudzinski a noté cet agencement chez
un nègre.

ANATOMIE COMPARÉE. — Pour bien comprendre les divers modes de
conformation des abducteurs du coccyx de l'homme, il est nécessaire
d'avoir une idée très nette de la disposition de ces mêmes abducteurs
dans la série animale. C'est ce dont nous allons nous occuper d'abord.

M. le professeur Humphry a démontré que, chez le *cryptobranche*,
la partie la plus inférieure de chaque groupe ventral des muscles de la
queue se divise, au niveau du bassin, en trois faisceaux qu'il a nommés :
ischio-caudalis, *caudo-cruralis* vel *caudo-pedalis* et *caudo-femoralis*.

L'*ischio-caudal*, qui correspond à notre ischio-coccygien, va se fixer
sur l'ischion.

Le *caudo-crural* va s'insérer en partie sur une intersection tendineuse
qu'offre la couche superficielle d'un large muscle qui s'étend de la
ceinture pelvienne au membre inférieur et en partie sur la masse
musculaire de la plante du pied par un chef aberrant qui descend derrière la cuisse et la jambe. D'où les deux noms de *caudo-cruralis* et de
caudo-pedalis que M. Humphry a donnés à ce faisceau.

Le *caudo-fémoral* va s'attacher par un fort tendon à la partie moyenne de la face plantaire du fémur.

De ces trois faisceaux, le plus interne est l'ischio-caudal, le plus externe le fémoro-caudal.

Cette disposition paraît constante dans tous les *Urodèles*. Elle a été constatée, en effet, par le professeur Humphry[1], non seulement dans le *cryptobranche*, mais encore dans l'*axolotl*, le *menopoma* et le *menobranche*. (Mivart, *Proceed. Zoological societ.*, 22 avril et 24 juin 1869.)

Le caudo-fémoral a été décrit encore dans les *Reptiles* et les *Oiseaux* par Sabatier, dans les *Monotrèmes* par Alix, dans la *loutre* par Humphry, dans de *chat* par Strauss-Durckheim, dans le *kangouroo*, le *phoque*, l'*hyène*, le *raton* par Meckel qui le considère comme une portion du grand fessier, dans le *megaderma* par le professeur Macalister, le *murin* par le professeur Maisonneuve, etc. S'il faut en croire MM. Milne-Edwards et Grandidier[2], « le grand fessier des *Lémuriens* de l'île de Madagascar est constitué par deux faisceaux : un faisceau supérieur et un faisceau inférieur. Le faisceau supérieur s'insère, en haut, par l'intermédiaire d'une aponévrose qui se continue jusqu'au sacrum à toute la crête antérieure et interne de l'os iliaque, et même à la première vertèbre caudale, et, en bas, à la crête sous-trochantérienne, en débordant cette crête un peu en dessous. Le faisceau inférieur s'attache à l'aide de courtes fibres aponévrotiques à la deuxième et à la troisième vertèbre caudale ; puis les fibres musculaires qui font suite s'accolent au faisceau précédent et descendent se fixer en dehors de la ligne âpre jusque vers le tiers inférieur du fémur, entre les points d'attache du muscle crural et ceux du grand adducteur ». Le caudo-fémoral n'existe pas chez les *Anthropoïdes*, mais on le trouve chez tous les autres *Singes pourvus d'une queue ;* chez les *Cercopithèques*, les *Semnopithèques*, les *Macaques*, etc.

Cruro-coccygien.

Syn. : *Caudo-crural , cruro-pedalis ; faisceau coccygien du biceps crural, du demi-membraneux, du demi-tendineux.*

Dans les *Vertébrés supérieurs*, le *caudo-crural* perd son chef plantaire. Inséré inférieurement d'abord sur l'*adducto-flexor-mass* du membre

[1] Humphry. Obs. in *Myology*, cit. p. 6 et 7.
[2] Milne-Edwards et Grandidier. *Hist. nat., physique et politique de Madagascar*, t. I.

postérieur et plus particulièrement sur la portion de cette lame musculaire de laquelle provient le demi-tendineux, il se fixe inférieurement, dans les *Mammifères*, sur l'un ou l'autre des faisceaux résultant
de la segmentation de cette masse (demi-tendineux, demi-membraneux, etc.). Pour M. le professeur Humphry, l'intersection aponévrotique du demi-tendineux de l'homme est l'homologue de l'« *inscription
tendinous* » qu'offre la couche superficielle du muscle qui, dans les
Urodèles, s'étend de la ceinture pelvienne au membre inférieur et sur
laquelle s'attache le caudo-crural. Il est certain que l'insertion, très
fréquente, sinon constante des têtes pelviennes surnuméraires du demi-
tendineux de l'homme sur l'intersection aponévrotique qui coupe les
fibres de ce muscle viendrait à l'appui de l'opinion du professeur
Humphry ; quoi qu'il en soit, le caudo-crural se reproduit dans l'espèce
humaine sous forme de bandelettes contractiles provenant du coccyx
ou du sacrum et se rendant aux muscles superficiels de la région postérieure de la cuisse. Nous aurons l'occasion de les décrire longuement
plus loin. (Voy. *M. demi-tendineux, M. demi-membraneux* et *M. biceps
crural.*)

Sacro-coccygien antérieur.

Syn. : *M. curvator coccygis ; M. sacro-coccygeus anticus* (N. a.); *M. sacro-coccygeus inferior,
M. curvator coccygis tenuis ; M. depressor caudæ ; M. abaisseur de la queue ; M. fléchisseur de la queue.*

« Ce muscle, dont l'existence est très rare, dit Gegenbaur, naît de la
face antérieure des parties latérales des dernières vertèbres sacrées.
Tantôt il va se terminer à la cinquième vertèbre sacrée ; tantôt il
converge avec celui de l'autre côté, vers la face antérieure du corps de
la première vertèbre coccygienne où il s'insère. »

Cette définition ne concorde pas avec toutes les observations de
muscles fléchisseurs du coccyx que j'ai relevées dans la littérature anatomique.

Elle est trop précise. La lecture des pages qui suivent le prouvera
surabondamment.

J'ai disséqué deux fois le fléchisseur du coccyx : une première fois
en décembre 1881, sur un homme et du côté gauche seulement ; une
seconde fois, en février 1890, également sur un sujet du sexe masculin,
mais des deux côtés.

I. — H., vingt-huit ans, pleurétique. — Sauf le transverse gauche qui était double, les muscles du périnée ainsi que le bassin et le sacrum étaient normaux. L'articulation sacro-coccygienne était très mobile. De tout le bord interne du quatrième trou sacré antérieur et de la moitié interne de la face antérieure de la branche osseuse qui sépare le quatrième trou sacré antérieur du troisième, naissait, à gauche, un faisceau charnu aplati qui allait se fixer sur le milieu de la face antérieure de l'avant-dernière vertèbre coccygienne ; ce faisceau avait la forme d'un triangle isocèle très allongé et était dirigé obliquement de haut en bas, de dehors en dedans et d'avant en arrière. Il recevait, vers le tiers supérieur de son bord externe, un filet nerveux gracile provenant du rameau descendant de la quatrième branche sacrée gauche qui s'anastomose avec la cinquième paire sacrée du même côté.

II. — H., soixante-dix ans, hémiplégique. — Le sacrum et les os iliaques étaient bien conformés. Le coccyx était constitué par quatre fausses vertèbres assez mobiles. Les muscles du périnée n'offraient rien de particulier, sauf les ischio-coccygiens qui naissaient par deux chefs distincts, l'un provenant de l'épine sciatique, l'autre de l'aponévrose d'enveloppe des muscles obturateurs internes. A droite et à gauche, en dedans des deuxième et troisième trous sacrés antérieurs, se détachait un petit faisceau symétrique qui allait insensiblement se perdre sur la seconde et la troisième pièce du coccyx, en s'étalant en éventail. Chacun de ces petits faisceaux était innervé par un ramuscule émanant de la branche descendante qui relie la quatrième paire sacrée à la cinquième.

Il est à remarquer que chez mes deux sujets le muscle anormal était innervé par un rameau provenant de la branche qui unit la quatrième paire sacrée à la cinquième. Il en était de même chez un homme que M. le professeur Watson a disséqué, en 1879, dans les salles d'anatomie d'Owen's College, à Manchester [1].

Les fléchisseurs du coccyx sont les homologues des muscles *sacro-coccygiens inférieurs* ou *abaisseurs de la queue* des animaux. Comme eux, ils fléchissent d'abord le coccyx sur le sacrum, puis les vertèbres coccygiennes les unes sur les autres. Le développement des fléchisseurs de la queue est en rapport avec le développement de cet organe ; ils sont surtout très prononcés chez les animaux qui ont la queue pre-

---

[1] *On the curvatores coccygis muscles of the man* (*Journ. of anat. and phys.*, vol. XIV, part. IV, juillet 1880, p. 407).

nante, et en particulier dans les genres *Atèle* et *Cebus*. Dans les *Anthropoïdes*, où la queue s'est atrophiée, ces muscles, d'après Huxley[1], font entièrement défaut. Il en est de même chez l'homme. Les sacro-coccygiens antérieurs qui paraissent répondre au muscle long du cou, n'arrivent au contact dans la série animal, qu'à une certaine distance de l'anus ; ils sont d'abord séparés par un espace angulaire qui reçoit une projection de la couche charnue du rectum, vestige très remarquable de l'intestin coccygien de l'embryon.

Albinus (1734) me semble avoir le premier signalé non seulement la présence, mais encore le degré de fréquence d'apparition de ces muscles chez l'homme. Opposons les lignes qu'il leur a consacrées à celles que leur ont consacrées les autres anatomistes. « *Fuerunt*, dit-il, *ab utroque latere musculus parvus, oblongus, angustus, tenuis, majorem partem tendineus, gemino capite, incipiebat altero ab interiore et eâdem inferiore et laterali parte corporis imi ossis sacri ; altero, quod in aliis bifidum, ab interiore eâdemque laterali coccygis primi ; descendensque, tribus extremis definiebat ad eamdem partem coccygis ossiculi secundi, tertii, quarti, præcipue quarti extremo insigniore, tendineo, quo dexter cum sinistro conjunctus erat. Curvatorem appellare libuit quoniam coccygem curvat : curvat autem in priora. Inveni eum in tribus, in aliis imperfectum et degeneratum ; in aliis non musculo, sed ligamento similem. »* (Albinus, *Historia musculorum*, p. 336.)

De ce texte un peu obscur il appert que chez tous les sujets qu'il a disséqués, *sauf chez trois*, Albinus n'a pas trouvé les muscles en question ou, pour être plus exact, a trouvé à leur place des ligaments ou des fibres tendineuses. Dans ce texte le même auteur n'a pas mentionné non plus — ce qu'il n'a jamais manqué de faire pour les autres muscles — que les fléchisseurs du coccyx aient été observés avant lui. De ce dernier fait je me crois en droit d'induire qu'Albinus est le premier anatomiste qui ait décrit les fléchisseurs du coccyx dans l'espèce humaine. Il est étrange pourtant de ne pas voir ces muscles indiqués dans la *Tabula musculorum* d'Albinus.

Sandifort (1783) s'est borné à reproduire mot pour mot le texte d'Albinus[2].

Sœmmerring[3] (1794) a donné la description suivante des *curvatores*

---

[1] Huxley. *Med Times and Gazette*, 1864, vol. 11, p. 40.

Le professeur Watson a vainement cherché aussi ces muscles chez le *Troglodytes niger*. Watson. *Loco citato suprà*, p. 409).

[2] Sandifort. *Exercitationes academicæ*, Lug. Batav., liv. I, p. 89.

[3] Sœmmerring. *De corporis humani fabricâ*, t. 11, p. 212.

coccygis : « *Ab internâ inferiore et laterali parte corporis imi sacri, et ab internâ et laterali parte ossis primi coccygis ortus, oblongus, exilis, tenuis, plurimam partem tendineus descendit, ut tribus caudis partis lateralis secundi, tertii, præsertim vero quarti ossis coccygis dextro musculo et sinistro inter se ibi conjunctis, inseratur.* »

Ce n'est là évidemment encore, mais sous une autre forme, que la description d'Albinus.

Meckel a écrit : « *Die Curvatores Coccygis sind ungewöhnliche, kleine, meistens wo sie vorhanden sind, auf beiden Seiten workommende, längliche, dünne, grossentheils schnige Bündel, welche von der vordern Fläche des letzten Heiligbeinwirbels und des ersten Steissbeinwirbels entspringen und sich mit mehrerem Zipfeln an die vordere Fläche der untern Steissbeine heften, wo der rechte und linke gewöhnlich zusammenfliessen* [1]. »

Au dire de Meckel, les fléchisseurs du coccyx seraient donc des faisceaux musculaires dont la présence ne serait pas habituelle chez l'homme.

Ainsi que les anatomistes précités, il n'a pas dit dans quelle proportion on les y rencontre, et, si on compare sa rédaction à celle d'Albinus, il y a tout lieu de croire qu'elle n'en est qu'une copie déguisée.

En parlant du muscle ischio-coccygien, Cloquet (1822) a avancé que « *souvent* il reçoit de la partie inférieure du sacrum un petit trousseau (*M. curvator coccygis tenuis*) mince, grêle, descendant sur le milieu du coccyx, et s'unissant aux deux muscles de droite et de gauche à la fois [2] ». La parenthèse intercalaire et la similitude des expressions permettent ici encore d'admettre que Cloquet a emprunté sa description à Sœmmerring. Il convient en outre d'observer que Cloquet est responsable du mot *souvent* dont ne s'est pas servi Sœmmerring.

Gunther (1844) a certainement vu ces muscles dont il a donné de bons dessins dans son *Atlas* (Gunther, *Chirurgische Anatomie*, tab. XXXIV, I, 6 ; tab. XXXI, III, 6). Gunther a l'air de présumer qu'ils sont toujours présents.

Von Behr (1846) les a regardés comme constants [3].

Theile [4] (1844) s'en est référé aux planches de Gunther, et Cruveilhier [5]

[1] Meckel. *Handbuch der menschlichen Anatomie*, Band II, p. 478.
[2] Cloquet. *Traité d'anatomie descriptive*, vol. I, p. 462.
[3] Von Behr. *Handbook of human anat.* (Trad. angl. de Birkett).
[4] Theile. *Encyclopédie anatomique*, t. III, p. 360.
[5] Cruveilhier. *Traité d'anatomie*, t. III, p. 666.

(1852) s'est contenté de renvoyer ses lecteurs à l'ouvrage de Sœmmer-ring. Dans les traités d'anatomie de Henle et de Sappey, ces muscles sont passés sous silence.

Dans un mémoire intitulé : *Beiträge zur Anatomie der Steissbeinmus-culatur des Menschen* (Contribution à l'anatomie des muscles coccygiens de l'homme, *Arch. f. Anat. und Phys.*, anat. Abth heft 5-6, 1888), Jacobi affirme avoir trouvé trois fois ce muscle sur 56 sujets. Pour cet anato-miste il n'est donc pas absolument rare. Il résulte des observations de Jacobi que le sacro-coccygien antérieur, mêlé de nombreuses fibres tendineuses, naît de la partie antéro-latérale et inférieure de la cin-quième vertèbre sacrée et du bord supérieur de la première coccygienne, et s'insère en se rapprochant, sur la ligne médiane, de son congénère du côté opposé, à la face antéro-latérale des deuxième, troisième et quatrième vertèbres coccygiennes, soit directement sur les corps ver-tébraux, soit sur les ligaments sacro-coccygiens qui les recouvrent.

A part Gunther et Von Behr qui ont prétendu que les sacro-coccy-giens antérieurs étaient constants et Jacobi qu'ils n'étaient pas abso-lument rares, Sandifort, Sœmmerring, Meckel et Cloquet ont transcrit, en le modifiant plus ou moins, le texte d'Albinus. Or, Albinus, nous l'avons vu, a déclaré qu'il n'avait jamais rencontré ces muscles que *trois fois*. Il faudrait donc les considérer comme très exceptionnels. C'est aussi l'avis de M. Watson : sur plus de mille sujets qui lui sont passés sous les yeux depuis qu'il professe l'anatomie à Manchester, il n'en a trouvé qu'un cas. Depuis que je dissèque, je n'ai jamais également trouvé que les deux cas dont j'ai donné une analyse succincte. En 1893-1894, j'ai cherché en vain ce muscle sur 87 cadavres d'hommes et 80 cadavres de femmes.

B) MUSCULATURE DORSALE DU COCCYX

MUSCLE SURNUMÉRAIRE

Sacro-coccygien postérieur.

Syn. : *Levator caudæ; extenseur de la queue; sacro-coccygien supérieur.*

Ce muscle a été décrit par Theile, puis par Luschka dans son mémoire sur le *fascia pelvien*, Hyrtl, Gegenbaur, Jacobi[1], etc. « Il naît, dit Gegenbaur, de la deuxième vertèbre sacrée ou de la première vertèbre coccygienne et va se fixer à l'une des dernières vertèbres caudales. Il peut même remonter jusqu'au grand ligament sacro-sciatique[2]. » Jacobi ne l'a trouvé qu'une fois sur les 56 sujets qu'il a disséqués ; il serait donc, d'après cet anatomiste, beaucoup plus rare que le sacro-coccygien antérieur. Mes recherches sont loin d'être favorables à cette manière de voir. Le sacro-coccygien postérieur trouvé par Jacobi s'étendait de la cinquième vertèbre sacrée à la première vertèbre coccygienne. Celui du côté droit était séparé sur la ligne médiane de celui du côté gauche par le ligament sacro-coccygien postérieur. Hyrtl prétend que le sacro-coccygien postérieur est toujours constitué par une couche charnue épaisse. Dans le cas de Jacobi il était cependant mélangé de beaucoup de fibres tendineuses. Je l'ai trouvé deux fois (une fois des deux côtés chez un homme et une fois à droite chez une femme). Dans ces deux cas, il était absolument charnu et avait les mêmes attaches que dans le cas observé par Jacobi. Ces deux cas ont été rencontrés sur 122 sujets examinés (60 hommes et 62 femmes). Ce muscle est le rudiment d'un *extenseur* ou *releveur de la queue* bien développé chez les *Mammifères* qui sont pourvus d'une queue. C'est une sorte de long épineux ; mais tandis que ses attaches fixes sont en haut et ses attaches mobiles en bas, c'est le contraire pour le long épineux du dos.

[1] Voy. Jacobi. *Loco citato suprà.*

[2] Gegenbaur. *Trait. d'anatomie,* trad. française de Julin.

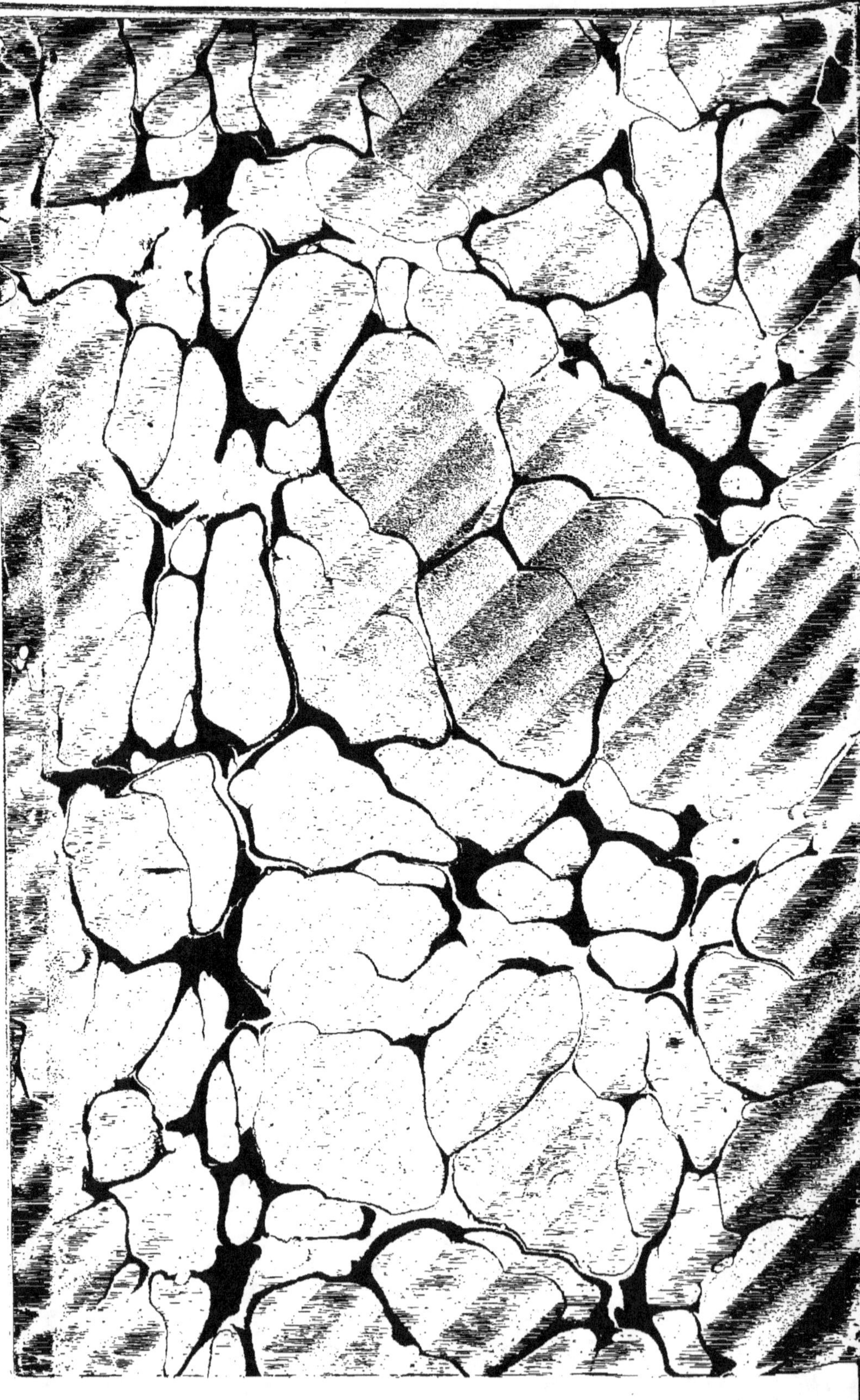

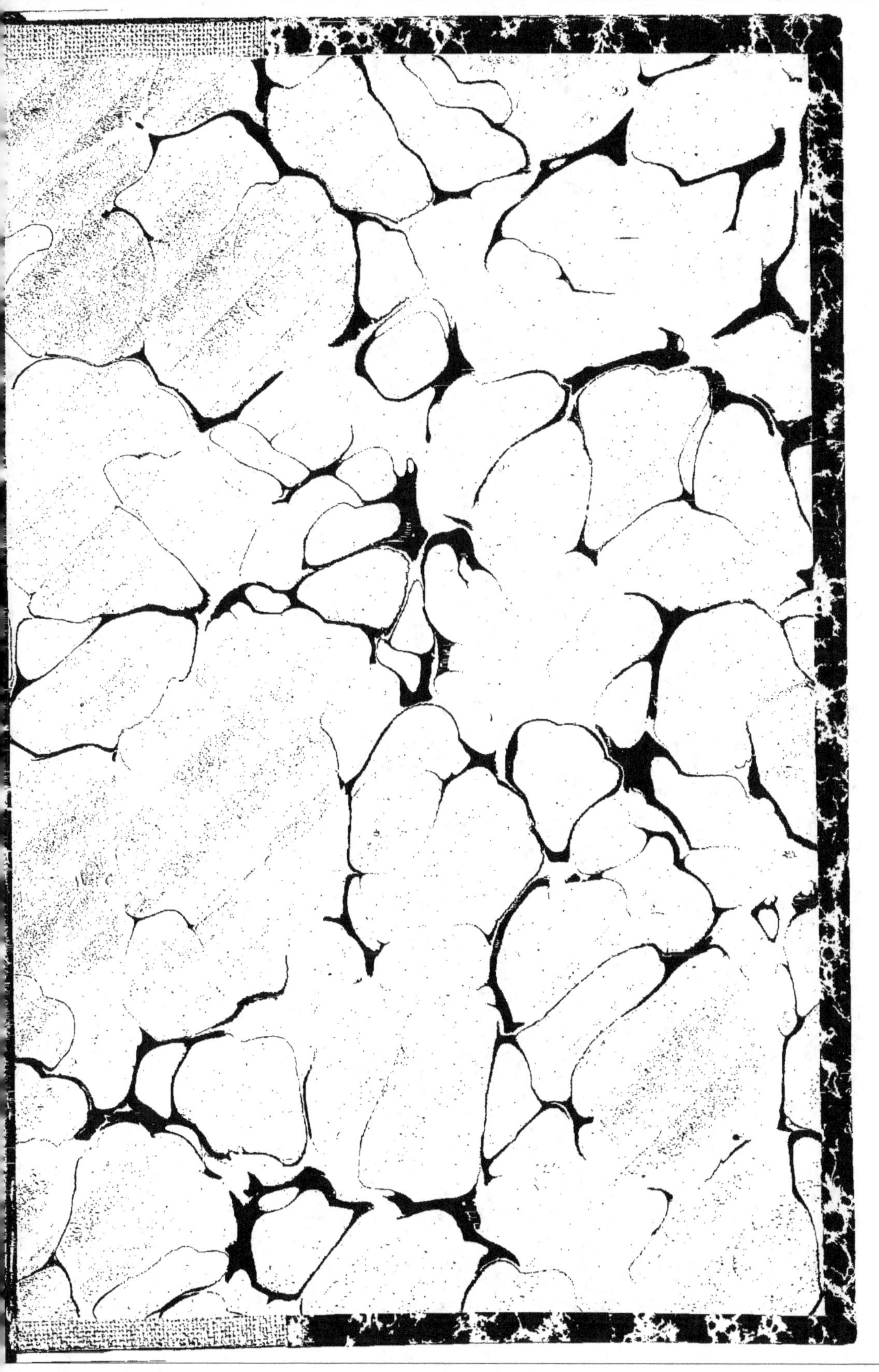

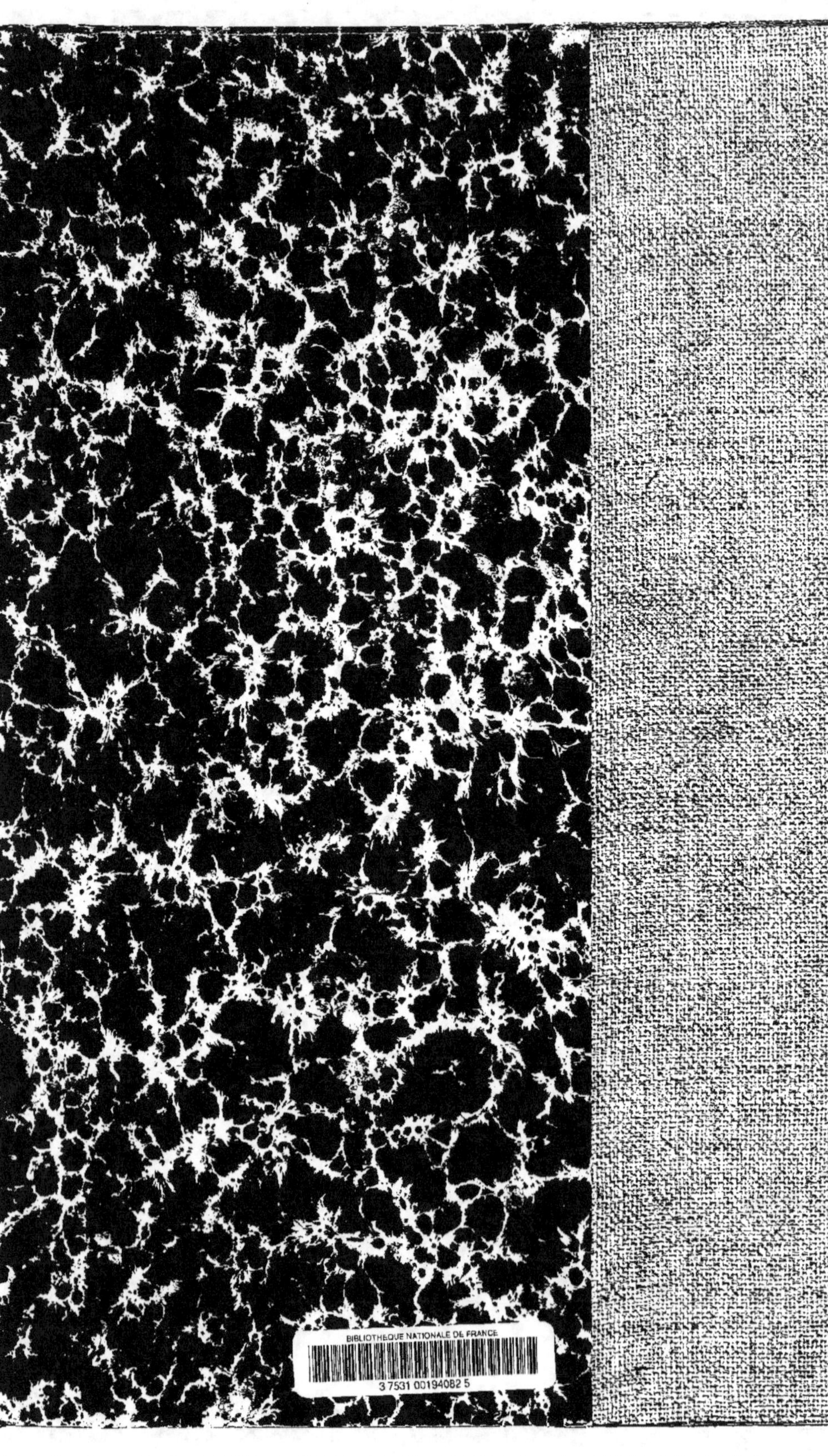